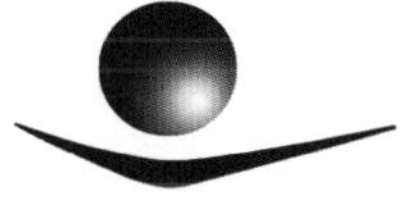

Bund Deutscher Hebammen e.V.

Zwischen Bevormundung und beruflicher Autonomie

Die Geschichte des Bundes Deutscher Hebammen

Bund Deutscher Hebammen (Hrsg.)

Unter Mitarbeit von

Brigitte Borrmann
Sigrid Ehle
Irmengard Huhn
Sabine Krauss
Marion Schumann
Nora Maria Szász
Kirsten Tiedemann
Edith Wolber

Bund Deutscher Hebammen • Karlsruhe

Bibliografische Information
der Deutschen Bibliothek

Die Deutsche Bibliothek verzeichnet diese Publikation in der Deutschen Nationalbibliografie; detaillierte bibliografische Daten sind im Internet über http://dnb.ddb.de abrufbar.

Herausgeber:
Bund Deutscher Hebammen e. V.
Gartenstraße 26
76133 Karlsruhe

Printed in Germany

Redaktion: Renate Reutter, Hippokrates Verlag, Stuttgart
Umschlaggestaltung: Thieme Verlagsgruppe
Umschlaggrafik: Martina Berge, Erbach
Verwendete Fotos von: Noel Tovia Matoff, Berlin
Satz: DOPPELPUNKT Auch & Grätzbach GbR, Leonberg
Druck: Grafisches Centrum Cuno GmbH & Co. KG, Calbe

ISBN 3-00-017313-7

Inhalt

Vorwort

Exklusiv, zum ersten Mal, noch nie vorher gab's das – die Geschichte des Bundes Deutscher Hebammen von Hebammen, einer Sozialwissenschaftlerin und einer Ethnologin recherchiert und aufgeschrieben. Begeisternd und bewegend! Eine Geschichte, die gewoben ist aus vielen einzelnen Geschichten mutiger Frauen, die mit Engagement, Visionen und Liebe zu ihrem Beruf gekämpft und sich eingesetzt haben für bessere Bedingungen in der Hebammenarbeit, bei Schwangerschaft, Geburt und Wochenbett. Frauen, so vielfältig, wie wir Hebammen heute, so unterschiedlich in den Prioritäten, die sie setzten, aber alle getragen von dem sehnlichen Wunsch nach einer besseren Welt für Frauen und Hebammen.

Und da bin ich schon bei einer herausragenden Stärke des Buches: die Geschichte der Hebammen ist aufgerollt und beschrieben, parallel zur Geschichte der Frauen, zur Zeitgeschichte. Dieser Fokus vermag deutlich zu machen, wie sehr, bis heute, die „Befindlichkeitskurve" von Hebammen und den Frauen, die sie begleiten, sich ähneln, wie abhängig sie voneinander sind. Es ist spannend diesen roten Faden durch die Zeiten zu verfolgen. Er macht weiterhin sichtbar, dass Veränderungen bei der einen Seite nur mit der anderen zu machen sind. Hebamme und schwangere Frau, ein Paar, das, so kommt es mir vor, auf Gedeih und Verderb aufeinander angewiesen ist, im Schlechten, wie im Guten.

Dann der Verband, seine Themen, seine Kämpfe, sie ähneln sich sehr, sind zum Teil die Gleichen, heute wie vor fünfzig Jahren: Gebührenverhandlungen, Abgrenzung und Behauptung der Autonomie gegenüber den Frauenärzten, das Ringen um gesetzliche Regelungen, die unserem Beruf die notwendige Freiheit lassen, jetzt und in der Zukunft. „Sagen Sie mal, hat sich zwischen Hebammen und Frauenärzten denn irgendetwas verändert seit dem Mittelalter? Das ist doch immer noch der gleiche Kampf um Macht und Geld!" warf ein Soziologe nach einem Vortrag zum Wunschkaiserschnitt ein. Gott sei Dank hat sich einiges verändert, besonders bei den Hebammen selbst, in ihrem Selbstbewusstsein, ihrem Auftreten, ihrer Kompetenz. Auch sie sind gestärkt aus den Jahren der aktiven Frauenbewegung hervorgegangen, übrigens zusammen mit den Frauen. Gleichwohl begleitet sie dieser Konflikt in unterschiedlicher Farbe und Stärke bis heute, wenn wir nur an das außerordentlich hartnäckige hierarchische Gefüge in den Kliniken denken oder die Rolle der Hebammen in der Schwangerenvorsorge.

Im Vergleich zu anderen Hebammengeschichtsschreibungen ist die vorliegende die erste vollständige. Die Zeit des Nationalsozialismus, die wohl zu den dunkelsten unserer Geschichte gehört, hat Eingang gefunden. Ich erinnere an die öffentliche Stellungnahme zur Rolle des Berufsverbandes in dieser Zeit, die der BDH im November 2001 herausgegeben hat. Auch die langen Jahre der deutschen Teilung sind integriert, indem der ehemaligen DDR ein Kapitel gewidmet ist. Gott sei Dank gehört sie seit nunmehr fast 16 Jahren der Vergangenheit an.

Alles, die dunklen und die lichten Seiten und Zeiten gehören dazu, um zu verstehen, warum wir Hebammen heute so sind, wie wir sind, warum wir stehen, wo wir stehen, unsere Stärken und Schwächen, unsere Kämpfe, Verluste und Erfolge. Dazu trägt dieses Buch sehr viel bei. Es vermag uns, von kundigen Frauen geschrieben, Verständnis für unsere Berufsgruppe und die Entwicklung unseres Berufes, Respekt und Stolz auf unsere Geschichte und unsere beruflichen Vorfahren zu vermitteln. Das ist ein großer Verdienst dieses Buches!

Und dabei sollten wir nicht stehen bleiben. Getragen von einer Gruppe starker Kolleginnen, denen, wenn es drauf ankam, jedes Mittel recht war, um für ihren Beruf einzutreten, können wir es mutig aufnehmen, mit den Herausforderungen der Gegenwart, denn die Gebauers, Springborns und Hipps und alle anderen sind vorausgegangen und haben ihre deutlichen Spuren hinterlassen. Oft furchtlos und unerschrocken. Oft beispielhaft! Da geht's lang! Ich bin stolz, zu ihnen zu gehören und über acht Jahre diesen starken Verband führen zu dürfen.

Mein herzlicher Dank gilt zuerst den Autorinnen: Ihr habt uns mit diesem Buch ein kostbares Geschenk gemacht. Ihr habt die Kraft unserer Geschichte sichtbar gemacht, die Kraft, die jede von uns im Rücken hat, auf die sie jederzeit zurückgreifen kann.

Und dann all meinen Kolleginnen vor mir: ohne euch wäre diese vielfältige, spannende (manchmal einem Krimi gleich) und oft segensreiche Geschichte nie zustande gekommen!

Magdalene Weiß
Präsidentin des BDH 1997–2005

Tübingen, im Sommer 2005

Anschrift der Autorinnen

Brigitte Borrmann
Vorsitzende des Sächsischen
Hebammenverbandes
Rosa-Menzer-Str. 13
01309 Dresden

Sigrid Ehle
Vorsitzende des Landeshebammenverbandes
Mecklenburg-Vorpommern
Seehofer Str. 22
19055 Schwerin

Irmengard Huhn
Lehrerin für Hebammenwesen
Reimerdesstrasse 15
49076 Osnabrück

Marion Schumann
Physiotherapeutin und Sozialwissenschaftlerin
Glünderstr. 4
30167 Hannover

Nora Maria Szász
Hebamme und Ärztin
Friedrich-Ebert-Str. 130
34119 Kassel

Kirsten Tiedemann M. A.
Historikerin und Hebamme
Große Johannisstr. 106
28199 Bremen

Dr. Edith Wolber
Pressereferentin beim
Bund Deutscher Hebammen
Bergstr. 3
74909 Meckesheim

Projektleitung:

Sabine Krauss
Große Straße 102
27283 Verden / Aller

1 „Den zukünftigen Hebammen die Wege ebnen" – die Gründung der Hebammenverbände (1885–1933)

Nora Maria Szász

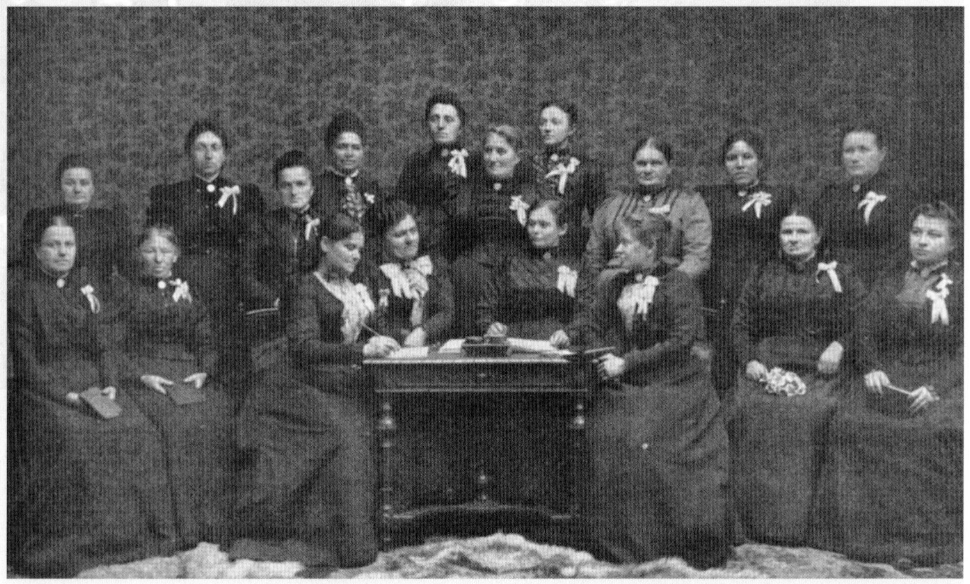

„Unser Streben endet nicht mit unserem Leben, es kommt den nach uns Lebenden zu Gute. Wir werden noch oft die Geringschätzung der Mitlebenden erdulden müssen, aber wir freuen uns in dem Gedanken, daß wir den zukünftigen Hebammen die Wege ebenen, um eine Stellung einzunehmen, wie sie der hohen Verantwortung unseres Berufes entspricht."

Olga Gebauer 1892

Der *Bund Deutscher Hebammen* blickt auf ein lange Geschichte zurück. Als eingetragener Verein hatte er im Jahr 2004 sein 50jähriges Jubiläum zu feiern, darüber hinaus aber existiert eine wesentlich ältere Tradition. Es findet sich eine Kette von Vorgängerorganisationen, die aus großen und kleinen Perlen besteht, teils einreihig, teils mehrreihig nebeneinander aufgefädelt. Die Geschichte beginnt mit einer kleinen Berliner Perle.

Der Verein Berliner Hebammen

Die **Geburtsstunde der deutschen Hebammenbewegung** fällt in das Jahr 1885. Im Sommer dieses Jahres hatte es bereits im süddeutschen Raum mit der kurzfristigen Herausgabe einer Stuttgarter Hebammen-Zeitung einen Versuch gegeben, zu Hebammenzusammenkünften anzuregen (1).Doch es sollte in Berlin, der Hauptstadt des deutschen Kaiserreichs sein, wo es wenig später zur Gründung des ersten deutschen Hebammenvereins kam.

Am 3. Oktober 1885 fand in den Räumen des Restaurants Sanssouci in der Kottbusser Straße im heutigen Berlin-Kreuzberg das **erste Treffen Berliner Hebammen** statt (2).

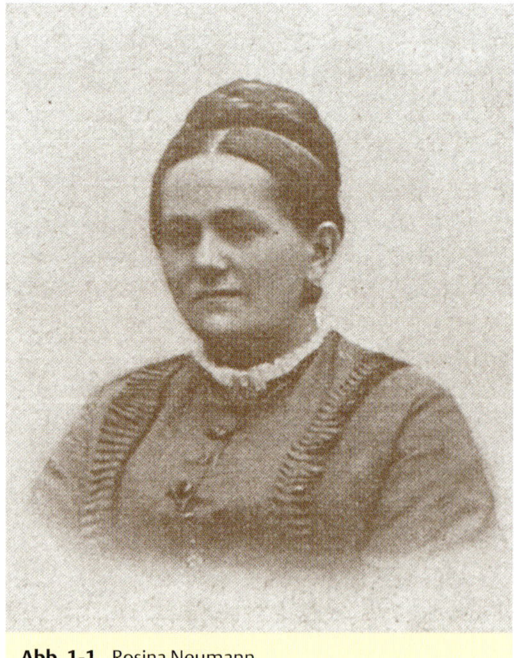

Abb. 1-1 Rosina Neumann

Dazu aufgerufen hatte die 38jährige ***Rosina Neumann*** (1847–1903), die seit 1879 als *freipraktizierende* Hebamme in Berlin tätig war. Neumann hatte die Initiative ergriffen, nachdem *„eine ihrer Nachbarkolleginnen aus Mittellosigkeit nach mühevoller Lebenszeit und schwerem Leiden nicht beerdigt werden konnte"* (3). Sie veranlasste zur Unterstützung der Familie eine Geldsammlung unter den Berliner Hebammen und gab vermutlich dabei zugleich den entscheidenden Impuls für eine erste Versammlung (4).

Das Echo ihrer Initiative war beeindruckend. Von den 732 Hebammen Berlins (5) nahmen immerhin ganze 300 an der Versammlung teil. Es ging um die schlechte Lage der Hebammen und wie diese zu verbessern sei. Möglichkeiten der Selbsthilfe wurden besprochen und noch am gleichen Abend wurde der ***Verein Berliner Hebammen*** gegründet. Der Verein stellte sich die Aufgabe, seine Mitglieder *„durch wissenschaftliche ärztliche Vorträge, durch Besprechungen über Fälle aus der Praxis weiterzubilden"* (6) und eine Kranken- und Sterbekasse zu gründen.

Die **mangelnde soziale Absicherung im Krankheitsfall und im Alter,** die *„Unversorgtheit der Hebammen"* war allgemein ein großes Problem. Einerseits gab es noch kein für sie greifendes System der Sozialversicherung wie heute und andererseits funktionierten insbesondere in den Städten alte Traditionen von Hebammenunterstützung immer weniger. Die Bedürftigkeit unter den Hebammen war groß und so wundert es nicht, dass gleich 78 der Anwesenden dem neugegründeten Verein beitraten (6).

Ein zunächst **vierköpfiger Vorstand** wurde gewählt. Vorsitzende wurde Rosina Neumann, stellvertretende Vorsitzende ***Minna Seidel***, Kassiererin ***Adelheid Bußler*** und Schriftführerin ***Olga Gebauer*** (7).

Die Letztere, mit 27 Jahren die Jüngste im Vorstand, sollte drei Jahre später selbst Vorsitzende des Vereins werden und diesen Posten über mehr als drei Jahrzehnte innehaben. Mit ihrem Namen ist die frühe deutsche Hebammenbewegung aufs Engste verknüpft. Innerhalb kürzester Zeit entwickelte sie sich, auch über die Grenzen Berlins hinaus, zu deren wohl bedeutendster Führungspersönlichkeit.

Zur Person

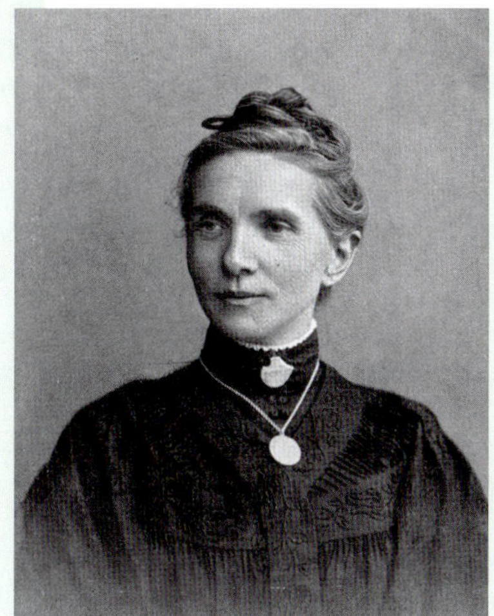

Abb. 1-2

Olga Gebauer wurde 1858 als Berta Malvine Olga Mangelsdorf in St. Petersburg/Russland geboren. Ihr Vater war ein aus Deutschland eingewanderter Ingenieur, der starb, als Olga sechs Jahre alt war. Nach seinem Tod kehrte die Familie nach Deutschland zurück, wo auch die Mutter bald starb. Olga wuchs bei einer wohlhabenden Tante in Berlin auf und besuchte dort die Schule (was nicht sebstverständlich war).

Ihrer älteren Schwester folgend, die Lehrerin in Leipzig wurde, konnte sie es durchsetzen mit 17 Jahren auch nach Leipzig zu gehen, um sich dort in Privatstunden auf das Lehrerinnenexamen vorzubereiten. Dieses legte sie dann 1876 in Dresden ab – mitten im Zentrum der Lehrerinnenbewegung, denn hier war bereits 1865 der erste Lehrerinnenverein gegründet worden (8).

Nach dem Examen trat sie eine Stelle als Erzieherin für ein Mädchen auf einem Rittergut in Thüringen an. Hier und auch im Hause ihrer Schwester, wo sie ihre Ferientage verbrachte, fand sie ein Umfeld, das sie in Fragen der Literatur und Politik anregte. Sie las viel und diskutierte gerne. Hier lernte sie auch die dortige Landhebamme kennen und war entsetzt über deren ärmliche Verhältnisse.

1880 heiratete sie Gustav Gebauer, einen Lehrer aus Berlin und Freund des Hauses ihrer Schwester. Mit ihm zog sie auf ein einsames Gut in Schlesien, wo sie schwere Jahre hatten. 1881 wurde ihr Sohn Hermann und 1883 ihre Tochter Julie geboren. 1883 gab die Familie aus wirtschaftlichen Gründen das Gut wieder auf und zog über Breslau nach Berlin. Hier blieb der offensichtlich herzkranke und zurückgezogen lebende Gustav Gebauer Privatier.

Olga Gebauer las viel in seiner umfangreichen Bibliothek und entwickelte in diesen Tagen den Wunsch, Hebamme zu werden, um

„diesen Stand aus seiner Erniedrigung und Verachtung heraus zur ihm gebührenden Höhe zu führen.“ (9)

1884 begann sie in Wittenberg bei Prof. Wachs mit der 6-monatigen Hebammenausbildung und legte im März 1885 dort das Examen ab. Zurück in Berlin, begann sie zugleich als freipraktizierende Hebamme zu arbeiten, wahrscheinlich auch, um ihre Familie dadurch mit zu ernähren (10).

Der Berliner Verein entfaltete schnell ein reges Vereinsleben, hielt regelmäßige Sitzungen ab und konnte innerhalb weniger Monate über 300 Mitglieder verzeichnen. Dieser große Zulauf ist sicherlich dem Plan zu verdanken *„zur Unterstützung kranker und nothleidender Colleginnen“* und zur *„Unterstützung in Sterbefällen“* eine **Kranken-, Sterbe- und Hilfskasse für Hebammen** einzurichten. Hierbei ist zu bedenken, dass die zu dieser Zeit überwiegend freipraktizierenden Hebammen aufgrund ihres Status als Selbstständige nicht unter die in den 1880er-Jahren geschaffenen Regelungen der Sozialversicherung fielen.

Die **Sterbekasse** des Berliner Vereins funktionierte durch ein Umlageverfahren: Starb eine Vereinshebamme, so zahlten alle anderen Mitglieder 1 Mark in die Kasse. Von der Gesamtsumme erhielt die Familie der Verstorbenen 75 %, während 25 % dem Verein verblieben und in die Hilfskasse flossen. Die **Hilfskasse** war wiederum dazu da, Vereinsmitglieder bei längerer Krankheit, in besonderen Unglücksfällen oder Not zeitweilige Unterstützung zukommen zu lassen.

Eine funktionierende **Krankenkasse** zu gründen, gestaltete sich jedoch weitaus schwieriger, u. a. mussten dazu notwendige Vereinsstatuten erarbeitet und vom Polizeipräsidenten genehmigt werden. Die Höhe des Monatsbeitrags und davon abhängig die Frage des Rechtsanspruchs auf Krankengeld waren zu klären. Angestrebt war zunächst ein monatlicher Beitrag von 1 Mark, wofür als Gegenleistung während eines Jahres ein wöchentliches Krankengeld in Höhe von 10 Mark für dreizehn Krankenwochen gewährt werden sollte. Das ganze Verfahren der behördlichen Genehmigung der Krankenkasse zog sich über fast zwei Jahre hin und war für die Berlinerinnen ein erster Vorgeschmack darauf, wie langatmig und zäh mitunter die Durchsetzung von Forderungen sein konnte.

Neben diesem Hauptzweck des Vereins, den Hebammen eine eigene Kasse zu geben, lag ein weiterer Schwerpunkt auf der **Fortbildung** seiner Mitglieder, so wie es Olga Gebauer auf der Gründungsversammlung formulierte:

> *„Wir müssen bei uns selbst anfangen, müssen unermüdlich danach streben, uns durch Fortbildung ein gründliches Wissen zu erringen. Dann wird dem Hebammenstande Ansehen und Achtung nicht versagt werden können.“* (4)

Ein Blick in den Vorstandsbericht über das **erste Vereinsjahr** zeigt dann auch, dass zweiwöchentlich Versammlungen stattfanden und dabei monatlich einmal ärztliche Vorträge gehalten wurden. Dafür war es den Berliner Hebammen schnell gelungen, Ärzte zu gewinnen. Die Themen reichten von Ursachen der Fehlgeburten, Wehen und Mutterkorn, über Blutungen und Wochenbettfieber bis hin zu Säuglingsernährung und Kinderkrankheiten (11).

Neben dem Ziel der Fortbildung zeichnet sich hier eine Strategie ab, die die Hebammen sich von Beginn an zu eigen gemacht hatten: nämlich **Mediziner zur Unterstützung ihrer Vereinsinteressen** zu finden. Bald schon konnte Prof. Carl Schröder (1838–1887), Direktor der Universitätsentbindungsanstalt und Hebammenschule in Berlin, als erster Ehrenvorsitzender des Vereins gewonnen werden. Nach seinem Tod 1887 übernahm Prof. Adolf Gusserow, Direktor der Hebammenlehranstalt der Charité den Ehrenvorsitz des Berliner Vereins, den er für viele Jahre innehaben sollte. Reihherum hielten nun vor allem die Klinikassistenten die monatlichen Vorträge.

Die Vereinssitzungen wurden zum Ort, an dem die Hebammen belehrt wurden, sich aber auch gegenseitig belehrten, denn den sich jeweils an die Vorträge anschließenden Besprechungen kam eine wichtige Rolle zu. Hier schufen sich die Hebammen einen Raum für den **fachlichen Austausch**. Offensichtlich erfolgreich – so resümierte Olga Gebauer mehr als ein Jahr später – die alten Kolleginnen würden nun lieber als zuvor von ihren Erfahrungen erzählen und den jüngeren zuhören, wenn es um Sachen ginge, die jetzt anders gelehrt würden als früher (12). Mit dem Vereinsleben würden freundschaftliche Beziehungen untereinander entstehen und dabei Konkurrenz, Neid und Missgunst abgebaut werden. Auch einige Beschlüsse, die gleich innerhalb der ersten Wochen verfasst wurden, wie etwa die Festlegung, dass kein Vereinsmitglied eine Entbindung mit Besuchen unter 6 Mark übernehmen dürfe, sollten dazu beitragen.

Ob bei den Versammlungen tatsächlich eine ungezwungene Atmosphäre herrschte, ist fraglich. Aufgrund der strengen Vereinsgesetze wurden sie vielfach **unter polizeilicher Aufsicht** abgehalten und fanden dann in den folgenden Jahren oft sogar im Versammlungssaal des Polizeipräsidiums statt (11). Die Hebammen standen also mit ihren Vereinsaktivitäten unter obrigkeitlicher Beobachtung und so könnte folgende Ermahnung Olga Gebauers vor allem auch demonstrativ gemeint sein, um den Verein schlichtweg zu schützen:

> *„Unsere Bestrebungen sind nicht gegen die Obrigkeit gerichtet, wir betonen es immer wieder nur unter ihrem Schutze können wir gedeihen.“* (12)

Neben den Versammlungen organisierten die Hebammen auch Gartenkonzerte, Abendunterhaltungen, Tanz- und Familienkränzchen, welche die Vereinskasse aufbesserten und zugleich das Zusammengehörigkeitsgefühl stärkten.

Ziel des Berliner Hebammenvereins 1886

Die Ziele des Vereins sind folgende:
1. Unterstützung kranker und nothleidender Colleginnen
2. Unterstützung in Sterbefällen
3. Anregung zur geistigen Fortbildung
   a. Durch Befestigung des Fachwissens durch ärztliche Vorträge
   b. Durch eine Vereinsbibliothek, welche durch Zuwendung des Herrn Buchhändlers Staude bereits zu einigem Umfange gewachsen ist
   c. Durch die Verbreitung der Allgemeinen Deutschen Hebammen-Zeitung
4. Die Einführung einer neuen Hebammentaxe nach eingeholter Genehmigung
5. Säuberung unseres Standes von Nichthebammen (13)

Berliner Hebammen-Zeitung

Bereits ein halbes Jahr nach der Vereinsgründung erschien die erste Ausgabe der Berliner Hebammen-Zeitung allerdings im Alleingang **Olga Gebauers**. Im Verein war eine solche Idee zunächst auf Ablehnung gestoßen: Als Olga Gebauer auf einer Versammlung am 6. März 1886 die Herausgabe einer Zeitung vorschlug, sorgte sie für heftigste Erregung. Sätze wie *„Wir brauchen keine Hebammenzeitung!"*, *„Das ist ja doch nur Käsepapier!"* oder *„Für die Wickelfrauen gut!"* und andere seien im dichtgedrängten Konzertsaal des Restaurants *„Sanssouci"* zu hören gewesen (14).

Unbeirrt von dieser Ablehnung trieb Olga Gebauer ihre Idee voran und es blieb ihr keine andere Möglichkeit, als die Zeitung aus eigenen Mitteln und im **Selbstverlag** herauszugeben. Das Blatt habe sich zur Aufgabe gemacht, so schrieb sie in der ersten Nummer im April 1886, durch einen regen Gedankenausstausch die Berufsgenossinnen einander anzunähern. Dies sei die erste Bedingung für ein gemeinschaftliches Handeln.

„Soll aber unser Blatt diesem Zweck voll und ganz gerecht werden können, so muß es ohne Frage ein durchaus selbständiges werden. Es muß aus eigenen Quellen und Erfahrungen schöpfen. Die Hebammen müssen es gemeinsam durch die eigenen Kräfte schaffen und jede Vormundschaft darüber ausschließen." (15)

Dieser deutliche Autonomieanspruch sollte bald schon strategischen Überlegungen bzw. Sachzwängen weichen. Die privaten Mittel, die Olga Gebauer für die Zeitung zur Verfügung standen, waren nach wenigen Ausgaben erschöpft und sie sah sich gezwungen, einen Verlag zur weiteren Herausgabe zu finden. Zunächst wandte sie sich an die Hirschwald'sche Verlagsbuchhandlung, wo auch das Preußische Hebammenlehrbuch erschien. Der Inhaber lehnte ab, empfahl sie aber erfolgreich weiter an den **Elwin Staude Verlag**, ein kleineres Berliner Unternehmen, welches sie schließlich dafür gewinnen konnte, die Zeitung zu übernehmen. Olga Gebauer hatte die Abonnentinnenzahl auf etwa 700 geschätzt, nach der Übernahme der Zeitung blieben aber zunächst nur knapp 300 feste Bezieherinnen (16) – eine Zahl, die sich in den folgenden Jahren beständig steigern sollte.

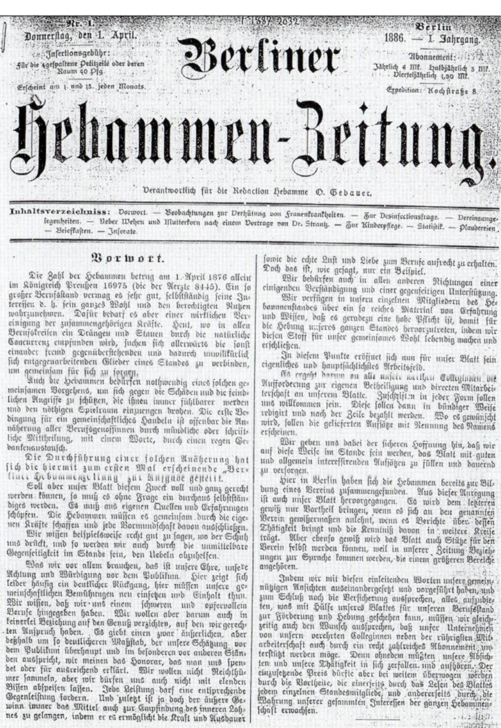

Nr. 1. Donnerstag, den 1. April.

Insertionsgebühr: Für die 4gespaltene Petitzeile oder deren Raum 40 Pfg.

Erscheint am 1. und 15. jeden Monats.

Berliner Hebammen-Zeitung.

Berlin 1886. — I. Jahrgang.

Abonnement: Jährlich 6 Mk. Halbjährlich 3 Mk. Vierteljährlich 1,50 Mk.

Expedition: Kochstraße 8.

Verantwortlich für die Redaction Hebamme O. Gebauer.

Inhaltsverzeichniss: Vorwort. — Beobachtungen zur Verhütung von Frauenkrankheiten. — Zur Desinfectionsfrage. — Vereinsangelegenheiten. — Ueber Wehen und Mutterkorn nach einem Vortrage von Dr. Strantz. — Zur Kinderpflege. — Statistik. — Plaudereien. — Briefkasten. — Inserate.

Vorwort.

Die Zahl der Hebammen betrug am 1. April 1876 allein im Königreich Preußen 16975 (die der Aerzte 8445). Ein so großer Berufsstand vermag es sehr gut, selbstständig seine Interessen d. h. sein ganzes Wohl und den berechtigten Nutzen wahrzunehmen. Dafür bedarf es aber einer wirklichen Vereinigung der zusammengehörigen Kräfte. Heut, wo in allen Berufskreisen ein Drängen und Stauen durch die natürliche Concurrenz empfunden wird, suchen sich allerwärts die sonst einander fremd gegenüberstehenden und dadurch unwillkürlich sich entgegenarbeitenden Glieder eines Standes zu verbinden, um gemeinsam für sich zu sorgen.

Auch die Hebammen bedürfen nothwendig eines solchen gemeinsamen Vorgehens, um sich gegen die Schäden und die feindlichen Angriffe zu schützen, die ihnen immer fühlbarer werden und den nöthigen Spielraum einzuengen drohen. Die erste Bedingung für ein gemeinschaftliches Handeln ist offenbar die Annäherung aller Berufsgenossinnen durch mündliche oder schriftliche Mittheilung, mit einem Worte, durch einen regen Gedankenaustausch.

Die Durchführung einer solchen Annäherung hat sich die hiermit zum ersten Mal erscheinende „Berliner Hebammenzeitung" zur Aufgabe gestellt.

Soll aber unser Blatt diesem Zweck voll und ganz gerecht werden können, so muß es ohne Frage ein durchaus selbstständiges werden. Es muß aus eigenen Quellen und Erfahrungen schöpfen. Die Hebammen müssen es gemeinsam durch die eigenen Kräfte schaffen und jede Vormundschaft davon ausschließen.

Wir wissen beispielsweise recht gut zu sagen, wo der Schuh uns drückt, und so werden wir auch durch die unmittelbare Gegenseitigkeit im Stande sein, den Uebeln abzuhelfen.

Was wir vor allem brauchen, das ist unsere Ehre, unsere Achtung und Würdigung vor dem Publikum. Hier zeigt sich leider häufig ein deutlicher Rückgang, hier müssen unsere gemeinschaftlichen Bemühungen neu einsetzen und Einhalt thun. Wir wissen, daß wir uns einem schweren und opfervollem Berufe hingegeben haben. Wir wollen aber darum auch in keinerlei Beziehung auf den Genuß verzichten, auf den wir gerechten Anspruch haben. Es giebt einen zwar äußerlichen, aber deßhalb um so deutlicheren Maßstab, der unsere Schätzung vor dem Publikum überhaupt und im besonderen vor anderen Ständen ausspricht, wir meinen das Honorar, das man uns spendet oder für ausreichend erklärt. Wir wollen nicht Reichthümer sammeln, aber wir dürfen uns auch nicht mit elenden Bissen abspeisen lassen. Jede Leistung darf eine entsprechende Gegenleistung fordern. Und zuletzt ist ja doch der äußere Gewinn immer das Mittel auch zur Empfindung des inneren Lohnes zu gelangen, indem er es ermöglicht die Kraft und Ausdauer sowie die echte Lust und Liebe zum Berufe aufrecht zu erhalten. Doch das ist, wie gesagt, nur ein Beispiel.

Wir bedürfen auch in allen anderen Richtungen einer einigenden Verständigung und einer gegenseitigen Unterstützung.

Wir verfügen in unsern einzelnen Mitgliedern des Hebammenstandes über ein so reiches Material von Erfahrung und Wissen, daß es geradezu eine hohe Pflicht ist, damit für die Hebung unseres ganzen Standes hervorzutreten, indem wir diesen Stoff für unser gemeinsames Wohl lebendig machen und erschließen.

In diesem Punkte eröffnet sich nun für unser Blatt sein eigentliches und hauptsächlichstes Arbeitsfeld.

Es ergeht darum an alle unsere werthen Colleginnen die Aufforderung zur eigenen Betheiligung und directen Mitarbeiterschaft an unserem Blatte. Zuschriften in jeder Form sollen uns willkommen sein. Diese sollen dann in bündiger Weise redigirt und nach der Zeile bezahlt werden. Wo es gewünscht wird, sollen die gelieferten Aufsätze mit Nennung des Namens erscheinen.

Wir geben uns dabei der sicheren Hoffnung hin, daß wir auf diese Weise im Stande sein werden, das Blatt mit guten und allgemein interessirenden Aufsätzen zu füllen und dauernd zu versorgen.

Hier in Berlin haben sich die Hebammen bereits zur Bildung eines Vereins zusammengefunden. Aus dieser Anregung ist auch unser Blatt hervorgegangen. Es wird dem letzteren gewiß nur Vortheil bringen, wenn es sich an den genannten Verein gewissermaßen anlehnt, wenn es Berichte über dessen Thätigkeit bringt und die Kenntniß davon in weitere Kreise trägt. Aber ebenso gewiß wird das Blatt auch Stütze für den Verein selbst werden können, weil in unserer Zeitung Beziehungen zur Sprache kommen werden, die einem größeren Bereiche angehören.

Indem wir mit diesen einleitenden Worten unsere gemeinnützigen Ansichten auseinandergesetzt und vorgeführt haben, und zum Schluß noch die Versicherung aussprechen, alles aufzubieten, was mit Hülfe unseres Blattes für unseren Berufsstand zur Förderung und Hebung geschehen kann, müssen wir gleichzeitig auch den Wunsch aussprechen, daß unser Unternehmen von unsern verehrten Colleginnen neben der rührigsten Mitarbeiterschaft auch durch ein recht zahlreiches Abonnement unterstützt werden möge. Denn ohnedem müßten unsere Absichten und unsere Thätigkeit in sich zerfallen und aufhören. Der einzusetzende Preis dürfte aber bei weitem überwogen werden durch die Vortheile, die einerseits durch das Lesen des Blattes jedem einzelnen Standesmitgliede, und andererseits durch die Wahrung unserer gesammten Interessen der ganzen Hebammenschaft erwachsen.

1-3 Erste Ausgabe der Berliner Hebammen-Zeitung, 1. April 1886

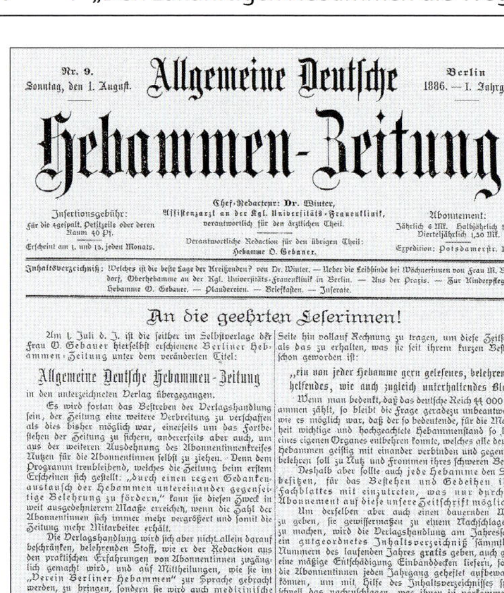

Nr. 9. Sonntag, den 1. August.

Allgemeine Deutsche Hebammen-Zeitung.

Berlin 1886. — I. Jahrgang.

Insertionsgebühr: Für die 4gespalt. Petitzeile oder deren Raum 40 Pf. Erscheint am 1. und 15. jeden Monats.

Chef-Redacteur: Dr. Winter, Assistenzarzt an der Kgl. Universitäts-Frauenklinik, verantwortlich für den ärztlichen Theil. Verantwortliche Redaction für den übrigen Theil: Hebamme O. Gebauer.

Abonnement: Jährlich 6 Mk. Halbjährlich 3 Mk. Vierteljährlich 1,50 Mk. Expedition: Potsdamerstr. 122c.

Inhaltsverzeichniß: Welches ist die beste Lage der Kreißenden? von Dr. Winter. — Ueber die Leibbinde bei Wöchnerinnen von Frau M. Sittendorf, Oberhebamme an der Kgl. Universitäts-Frauenklinik in Berlin. — Aus der Praxis. — Zur Kinderpflege von Hebamme O. Gebauer. — Plaudereien. — Briefkasten. — Inserate.

An die geehrten Leserinnen!

Am 1. Juli d. J. ist die seither im Selbstverlage der Frau O. Gebauer hierselbst erschienene Berliner Hebammen-Zeitung unter dem veränderten Titel:

Allgemeine Deutsche Hebammen-Zeitung

in den unterzeichneten Verlag übergegangen.

Es wird fortan das Bestreben der Verlagshandlung sein, der Zeitung eine weitere Verbreitung zu verschaffen als dies bisher möglich war, einerseits um das Fortbestehen der Zeitung zu sichern, andererseits aber auch, um aus der weiteren Ausdehnung des Abonnentinnenkreises Nutzen für die Abonnentinnen selbst zu ziehen. Denn dem Programm treubleibend, welches die Zeitung beim erstem Erscheinen sich gestellt: „durch einen regen Gedankenaustausch der Hebammen untereinander gegenseitige Belehrung zu fördern,“ kann sie diesen Zweck in weit ausgedehnterem Maaße erreichen, wenn die Zahl der Abonnentinnen sich immer mehr vergrößert und somit die Zeitung mehr Mitarbeiter erhält.

Die Verlagshandlung wird sich aber nicht allein darauf beschränken, belehrenden Stoff, wie er der Redaction aus den praktischen Erfahrungen von Abonnentinnen zugänglich gemacht wird, und auf Mittheilungen, wie sie im „Verein Berliner Hebammen“ zur Sprache gebracht werden, zu bringen, sondern sie wird auch medizinische Autoritäten auf dem Gebiete der Geburtshilfe für die Mitarbeiterschaft interessiren. Dies dürfte dadurch leichter erreichbar sein, als es uns jetzt gelungen ist,

Herrn Dr. Georg Winter,

I. Assistenz-Arzt an der Kgl. Universitäts-Frauen-Klinik zu Berlin

zur Uebernahme der Chef-Redaction dieser Zeitung zu gewinnen. Damit ist zugleich die Bürgschaft gegeben, daß der medizinische Theil derselben stets auf der Höhe der Wissenschaft gehalten sein wird.

Für den übrigen Theil der Zeitung behält Frau O. Gebauer die Redaction.

Auch das Vereinsleben soll gefördert werden, um dadurch die sociale Stellung des Hebammenstandes zu heben und zu befestigen.

Kurz — die Verlagshandlung wird in hohem Maaße bemüht sein, den Interessen der Abonnentinnen nach jeder Seite hin vollauf Rechnung zu tragen, um diese Zeitschrift als das zu erhalten, was sie seit ihrem kurzen Bestehen schon geworden ist:

„ein von jeder Hebamme gern gelesenes, belehrendes, helfendes, wie auch zugleich unterhaltendes Blatt.“

Wenn man bedenkt, daß das deutsche Reich 44 000 Hebammen zählt, so bleibt die Frage geradezu unbeantwortet, wie es möglich war, daß der so bedeutende, für die Menschheit wichtige und hochgeachtete Hebammenstand so lange eines eigenen Organes entbehren konnte, welches alle deutsche Hebammen geistig mit einander verbinden und gegenseitig belehren soll zu Nutz und Frommen ihres schweren Berufs.

Deshalb aber sollte auch jede Hebamme den Stolz besitzen, für das Bestehen und Gedeihen ihres Fachblattes mit einzutreten, was nur durch ein Abonnement auf diese unsere Zeitschrift möglich ist.

Um derselben aber auch einen dauernden Werth zu geben, sie gewissermaßen zu einem Nachschlagebuch zu machen, wird die Verlagshandlung am Jahresschluß ein gutgeordnetes Inhaltsverzeichniß sämmtlicher Nummern des laufenden Jahres gratis geben, auch gegen eine mäßige Entschädigung Einbanddecken liefern, so daß die Abonnentinnen jeden Jahrgang geheftet aufbewahren können, um mit Hilfe des Inhaltsverzeichnisses später schnell das nachzuschlagen, was ihnen in vorkommenden Fällen für wichtig erscheint.

Es ist daher zu empfehlen, daß die Abonnentinnen jede Nummer sorgfältig aufbewahren, weil sie sich damit einen werthvollen Schatz sammeln, der ihnen in vielen Fällen gute Dienste leisten wird

Der bisherige Abonnementspreis bleibt unverändert bestehen und zwar;

jährlich 6 Mk. — halbjährlich 3 Mk. — vierteljährlich 1,50 Mk.

Ein Jahresabonnement zu nehmen ist deshalb sehr empfehlenswerth, weil in diesem Falle jede Abonnentin der wiederholten Erneuerung des Abonnements überhoben wird und also keine Unterbrechung im Fortbezuge der Zeitung eintritt.

Den in diesem Quartal neu hinzutretenden Abonnentinnen werden auf Wunsch die bis jetzt bereits erschienenen 8 Nummern — soweit der Vorrath reicht — gratis

1-4 Erste Ausgabe der ADHZ, 1. August 1886

Allgemeine Deutsche Hebammen-Zeitung (ADHZ)

Mit der Übernahme wurden vom Verlag einige wesentliche Umstrukturierungen zur Bedingung gemacht und schnell umgesetzt: Mit verändertem Titel sollte sie nun als Allgemeine Deutsche Hebammen-Zeitung (ADHZ) mit eher überregionalem Charakter reichsweit vertrieben werden. Ferner sollte die Herausgabe unter ärztlicher Leitung erfolgen, um die Akzeptanz in Fachkreisen zu steigern.

Als erster Chefredakteur konnte Georg Winter (1856–1946), Assistent der Universitätsfrauenklinik, gewonnen werden. Er sollte diese Position bis zu seiner Berufung auf den Lehrstuhl in Königsberg 1897 innehaben. Die Zeitung wurde nun auch von den Hebammen zunehmend als Vereinsorgan akzeptiert, da die Finanzierung durch den Verlag gesichert war. Die Verbindung des Staude-Verlags mit der Hebammenbewegung sollte eine langanhaltende, für den Verlag geschäftlich erfolgreiche und eine in ihrer beeinflussenden Bedeutung für die Entwicklung der Verbandspolitik über mehr als ein Jahrhundert nicht zu unterschätzende sein. Erst vor wenigen Jahren hat sich der Bund deutscher Hebammen nach immer wiederkehrenden Spannungen endgültig vom Staude-Verlag getrennt.

Humanitätsverein Berliner Hebammen

Vielleicht ausgelöst durch die Auseinandersetzungen innerhalb des Berliner Vereins um die Hebammenzeitung oder aufgrund anderer bereits brodelnder Konflikte (um die Höhe der Mitgliedsbeiträge?) kam es schon im Laufe des ersten Vereinsjahres zu einer nicht geringen **Austrittswelle**. Wurden auf der Generalversammlung im Oktober 1886 noch 319 Mitglieder angegeben, waren es ein Jahr später nur noch 208 (17)

Ein **zweiter Hebammenverein** wurde gegründet, der sich Humanitätsverein Berliner Hebammen nannte, und über den sich lediglich einige Hinweise finden lasssen (18). Eine exponierte Vertreterin dieses Vereins war eine der wenigen jüdischen Hebammen Berlins, Ottilie Silberstein, geb. Silberstein (1850–1916).

Offensichtlich waren die beiden Vereine zunächst untereinander verstritten. Dennoch entwickelten sich gewisse Formen der **Zusammenarbeit**. So wurde 1889 – angeregt durch den Humanitätsverein – eine gemeinsame Erklärung der beiden Vereine zur schlechten Bezahlung von Hebammenleistungen verfasst, welche dann in mehreren Berliner Zeitungen erschien. 1890 auf dem **Ersten Deutschen Hebammentag** kam es von beiden Seiten vor großem Publikum zu gegenseitigen Friedensbekundungen. Ottilie Silberstein betonte, dass man nur vereint zum Ziele gelangen könne und rief alle dazu auf, für die Ehre der Kolleginnen einzutreten und sich nicht gegenseitig zu verkleinern oder zu verdrängen. Olga Gebauer deklamierte,

> *„... daß unser gegenseitiges Verhältnis nunmehr ein friedfertiges geworden ist. Der Verein Berliner Hebammen und der Humanitätsverein werden fortan in den Berufsangelegenheiten Hand in Hand mit einander vorgehen.“* (19)

Wie *„friedfertig"* der Umgang der beiden Berliner Vereine (die in der ADHZ als der *„große"* und der *„kleine"* Berliner Hebammenverein bezeichnet wurden) nun tatsächlich in den folgenden Jahren war, darüber lässt sich nur spekulieren. Einige Hebammen waren offensichtlich Mitglied in beiden Vereinen und diese Möglichkeit wurde ab 1892 vom *großen* Verein seinen Mitgliedern untersagt. Auch schlugen Versuche, die beiden Vereine miteinander zu veschmelzen, fehl (29).

Gründung weiterer lokaler Hebammenvereine

Nach Berlin wurden in zahlreichen Städten des Reiches weitere lokale Hebammenvereine gegründet. Entscheidende Impulse gingen dabei von Berlin aus, denn seit 1886 unternahm vor allem Olga Gebauer so genannte **Agitationsreisen** in verschiedene Städte, wo es dann noch während oder in der Folge ihres Besuches zu Vereinsgründungen kam. Der Staude-Verlag stellte für diese Reisen beträchtliche Mittel und Beihilfen zur Verfügung,

„ ...die es den Damen ermöglichten überall im Lande umherzureisen, um Versammlungen einzuberufen und abzuhalten", denn sie waren zugleich auch (erfolgreiche) Werbekampagnen für die Verbreitung der Hebammenzeitung (21).

Die **erste Reise** im Mai/Juni 1887 dauerte fast zwei Monate und führte Olga Gebauer in Begleitung von Minna Seidel nach Leipzig, Chemnitz, Dresden, Prag und Wien, München, Stuttgart, Zürich und Frankfurt/Main. In den einzelnen Städten wurden sie von den dort ansässigen Hebammen in der Regel freudig empfangen. Daneben versuchten sie mit den zuständigen Medizinalräten (wie Amtsärzte) oder Hebammenlehrern Kontakt aufzunehmen und diese dafür zu gewinnen, die Vereinsidee zu protegieren. Hier stießen sie nicht nur auf Zuspruch, wie dies anschaulich aus einer Tagebucheintragung Minna Seidels hervorgeht. Prof. Leopold (1846–1911, Ordinarius und Direktor der Hebammenschule in Dresden) hatte sich nach einer schriftlichen Anfrage bereit erklärt, Olga Gebauer zu empfangen.

> *„Er ließ sie allein im Zimmer fast zwei Stunden warten, dann unterzog er sie einem langen und schwierigen Examen. Nur Olgas Klugheit ist es zu verdanken, daß es hier zu einem günstigen Resultat kam. Professor Leopold ist der Meinung die Hebammen in Dresden seien noch nicht reif für die Sache. Er erklärte seinen Schwiegervater Credé für hirnverbrannt, weil er den Bestrebungen der Hebammen so liebevoll entgegenkommt. Auch ist Professor Leopold entschieden gegen die Allgemeine Deutsche Hebammenzeitung; er würde diese Zeitung nur dann empfehlen, wenn die von den Hebammen eingesandten Artikel und Arbeiten nicht aufgenommen würden."* (22)

Trotz dieser Widerstände konnte tags darauf die Hebammenversammlung im Lehrsaal der Königlichen Entbindungsanstalt in Dresden mit 80 Teilnehmerinnen abgehalten werden. Nach einer wohl überzeugenden Rede Gebauers wurde der Verein gegründet, in den 36 Hebammen gleich eintraten. Ein Vorstand wurde gewählt und immerhin – ein respektabler Erfolg Olga Gebauers – übernahm Prof. Leopold sogar den Ehrenvorsitz (23).

Mit den Zielen Prag, Wien und Zürich führte diese erste Reise auch ins **Ausland**. Aus den Reiseberichten wird deutlich, dass es hier zum einem darum ging, sich und die Berliner Vereinsideen bekannt zu machen, sowie die jeweiligen Verhältnisse vor Ort kennenzulernen. Zum anderen wurde aber vor allem auch Werbung für die ADHZ gemacht. So überredeten Olga Gebauer und Minna Seidel beispielsweise die **Wiener Hebammen**, die sich gerade von einer bereits existierenden Zeitung getrennt hatten und ihre eigene gründen wollten, dies zu unterlassen und lieber die ADHZ zu abonnieren (24).

In **Zürich** bestand zwar der Hebammenverein bereits seit 1882, aber es gab noch keine eigene Zeitung, sodass auch hier Abonnentinnen gewonnen werden konnten, *„die treue Leserinnen der ADHZ wurden"* (25).

Innerhalb der nächsten fünf Jahre kam es zur **Gründung von über 70 lokalen Vereinen im ganzen Deutschen Reich**. Bei dieser rasanten Entwicklung spielten die Reiseaktivitäten der Berliner Hebammen, sowie die Zeitung und der Verlag eine sicherlich nicht unerhebliche Rolle (26).

I. Deutscher Hebammentag (1890)

1890 fand dann in Berlin der I. Deutsche Hebammentag statt. Er war von den Berlinerinnen organisiert und einberufen worden, wodurch einmal mehr deutlich wurde, dass der Verein die Keimzelle oder wie Olga Gebauer es formulierte *„der Mutterverein“* (27) der Bewegung war. Es war das erste nationale Hebammentreffen überhaupt.

Über die **historische Tragweite** waren sich die Hebammen durchaus bewusst, wie Olga Gebauer in ihrer Eröffnungsrede der Tagung betonte: *„... wir wollen in unserm Stande auch Geschichte machen ...“* (28). Sie verglich in pathetischen Worten den Hebammenstand mit einer Winterlandschaft, die er noch bis vor fünf Jahren gewesen sei. Gute Keime seien wie vergraben unter Schnee und Eis gewesen. Still und einsam sei eine jede ihres Weges gegangen und hätte viel dadurch verloren. Aber nun sei die neue Zeit eines allgemeinen Volks- und Völkerfrühlings auch bei den Hebammen eingezogen und alles würde keimen, sprossen, grünen und blühen. Von zentraler Bedeutung seien dabei die **neuen Lehren in der Geburthilfe**, hier vor allem die Einführung der Desinfektion, die **Antisepsis**. Sie sei die Sonne, die die Hebammen wachgeküsst und zu neuem Bewusstsein geführt habe. Sie habe den Hebammen ihre Bedeutung für die ganze Menschheit bewusst gemacht, nämlich die Behüterinnen von Mutter und Kind zu sein und damit dem Staate zu dienen (29).

In zwei Tagen diskutierten die über 900 TeilnehmerInnen (darunter auch Hebammen aus Österreich und Ungarn) dann aber auch über die Tücken und Ungerechtigkeiten, die für die Hebammen mit den neuen, ihnen angeordneten Desinfektionsmaßnahmen verbunden waren. Weitere Themen waren die viel zu niedrigen Taxsätze (Gebühren), die Ausbildung bzw. Schülerinnenauswahl, die zunehmende Tendenz von Ärzten, Wärterinnen bei Geburten heranzuziehen anstelle von Hebammen, sowie eine mögliche Namensänderung von *Hebamme* zu *Geburtshelferin*. Gefordert wurde u. a. eine Erhöhung der bestehenden, veralteten Taxe, ein Beschäftigungsverbot für Wärterinnen bei Geburten, eine Ausweitung der für Hebammen bestehenden *Desinfektionsvorschriften* auch auf Ärzte, sowie die staatliche Unterstützung bei der Gründung einer reichsweiten Kranken- und Sterbekasse für Hebammen.

Olga Gebauer führte die Teilnehmerinnen mit Charisma und großem Geschick durch die Veranstaltung. Wie aus dem Tagungsprotokoll erkennbar ist, war sie auf alle Tagesordnungspunkte exzellent vorbereitet, nahm jeweils ausführlich inhaltlich Stellung, leitete die Diskussionen offensichtlich stringent und fasste Ergebnisse prägnant zusammen. Wie tragend ihre Rolle war, wurde auch bei den an sie gerichteten Dankesworten am Ende des Kongresses deutlich:

> *„Ohne sie wäre der Tag sicher nicht so zahlreich besucht gewesen, ohne sie wäre der Tag vielleicht überhaupt nicht zustande gekommen, ja ohne sie wären vielleicht keine Vereine mehr da.“*

Der Zuspruch zu ihrer Person war aber wohl nicht 100 %ig, denn sie wurde zugleich auch pauschal für erlittene Beleidigungen und ihre *Widersacher* um Verzeihung gebeten (30).

Während der Tagung fand auch eine **Fachausstellung** statt, welche durch Elwin Staude, den Verleger der Allgemeinen Deutschen Hebammen-Zeitung, organisiert worden war. Hier zeigte sich, dass der geschäftliche Markt um Produkte rund um die Arbeit der Hebammen, Schwangerschaft, Geburt und Wochenbett längst entdeckt worden war. Zahlreiche Unternehmen stellten Gegenstände für die Hebammenpraxis wie Hebammentaschen, Instrumente, Hebammenkleider und Schürzen sowie Artikel, die bei der Geburt oder im Wochen- und Kinderzimmer gebraucht wurden, aus (31). Die Ausstellung stieß auf großes Interesse der Besucherinnen, besonders auch dort wohl, wo kostenlos probiert werden konnte, wie etwa von Malzbier oder anderen alkolholischen Stärkungsgetränken. Für die ausstellenden Unternehmen war die Bilanz recht befriedigend, so die Berichterstattung, es sei reichlich gekauft bzw. zahlreiche Geschäftsverbindungen geknüpft worden (32).

Vereinigung deutscher Frauen im Dienste der Geburtshülfe

In der Folge dieser für die Ausbreitung der Hebammenbewegung entscheidenden Großveranstaltung wurden **jährlich Delegiertentagungen in verschiedenen Städten** abgehalten. Die Idee war geboren, eine reichsweite Organisation zu gründen. Auf der ersten Delegiertentagung 1891 in München wurde zunächst der Plan Olga Gebauers übernommen, eine *„Vereinigung deutscher Frauen im Dienste der Geburtshülfe"* zu gründen. Hier sollten nicht nur Hebammen aus den einzelnen Vereinen, sondern in einer Art Patronagesystem **Frauen als Ehrenmitglieder** gewonnen werden. Die Frauenwelt sollte – so Gebauer – in die Reformbestrebungen der Hebammen eingebunden werden und eine wichtige Rolle bei deren Umsetzung übernehmen.

In dem von ihr vorgetragenen Konzept sollte neben der Gründung einer Versorgungskasse vor allem dem Bereich der **(Fort-)Bildung** eine wichtige Rolle zukommen. Diese sollte allmählich von gut ausgebildeten Hebammen aus den eigenen Reihen selbst übernommen und Fortbildungsschulen gegründet werden, in denen Hebammen theoretisch und praktisch die Fortschritte der Geburtshilfe vermittelt würden. Ein wichtiges Ziel der Vereinigung sollte es ferner sein, zu erreichen, *„... daß keine Familie der Geburt ohne Zuziehung einer Hebamme entgegensähe ..."* (33). Damit war **erstmals die Hinzuziehungspflicht formuliert** worden, viele Jahrzehnte bevor sie dann von den Nationalsozialisten reichsweit gesetzlich verankert werden sollte. Dieses beachtenswert weitreichende Konzept Gebauers, dass deutlich Elemente von Professionalisierungsbetrebungen enthält, konnte sich dann allerdings nicht durchsetzen.

Vereinigung Deutscher Hebammen (VDH)

Trotz noch anhaltender Diskussion um das Thema Namensänderung (s.u.), wurde 1892 die *Vereinigung Deutscher Hebammen* (VDH) mit Sitz in Berlin gegründet. Zahlreiche lokale Vereine schlossen sich dieser reichsweiten Hebammenorganisation an, deren Geschäftsführerin Olga Gebauer wurde. In dieser einflussreichen Machtposition sollte sie dann über drei Jahrzehnte bis zur Spaltung der Bewegung nach dem Ersten Weltkrieg wirken.

In den folgenden Jahren erlebte die **Vereinsentwicklung** einen enormen Aufschwung. Dazu mag das insgesamt freiere politische Klima dieser Jahre beigetragen haben, das in Deutschland nach der Entlassung Bismarcks und der Aufhebung der Sozialistengesetze 1890 herrschte und durch welches das Interessensverbandswesen im ganzen Reich insgesamt einen Auftrieb erfuhr.

Auf dem 1895 stattfindenden **2. Deutschen Hebammentag** zog Olga Gebauer dann vor 1000 teilnehmenden Hebammen eine erste Bilanz über das bisher Erreichte:

> *„Man kann nicht behaupten, daß es dem Hebammenstand bezüglich seiner Bestrebungen leicht gemacht wurde, im Gegentheil, er hat um kleine Errungenschaften ehrlich kämpfen müssen, aber gerade in diesen Kämpfen ist der Stand erstarkt und hat seine Ziele immer klarer erkannt."* (34)

Die Themen dieser Jahre, mit denen sich die Hebammen beschäftigten, waren vom zentralen **Ziel, einer gesellschaftlichen und ökonomischen Besserstellung ihrer Tätigkeit** gekennzeichnet. Dabei entwickelte sich allmählich auch ein eigenes Standesdenken, wie es vorher nicht existeren konnte, heraus.

Erste Ansätze dazu zeigten sich bereits bei der Gründung des Berliner Vereins. Hier waren es zuerst **Ausschlusskriterien über die Aufnahme in den Verein**, wie etwa die Entscheidung, Hebammen, die unerlaubt Abtreibungen durchführten, nicht in den Verein aufzunehmen oder die Forderung nach *„Säuberung des Standes von Nichthebammen"* (13). In den Vereinstatuten wurde festgelegt, dass ein *„unbescholtener Lebenswandel"* als Voraussetzung für eine Aufnahme in den Verein gelte (35).

Erste Standesordnungen

Bald schon verabschiedeten die einzelnen Vereine *Standesordnungen*, die einen **Verhaltenskodex** für die Praxis und das öffentliche Auftreten von Vereinshebammen enthielten, wie etwa den, dass sich eine jede *„ehrbar und sittsam betragen"* solle (36). Nie dürfte eine Vereinshebamme öffentlich etwas Böses über eine Kollegin sagen, sie solle im Gegenteil stets die Kollegin in Schutz nehmen oder schweigen. Sie solle *„zuvorkommend gegen Arzt und Publikum sein, dürfe sich aber weder vom Arzte, noch von dem Publikum unwürdig behandeln lassen."*

Ferner vereinbarten die Hebammen **Mindesttaxen** und beschlossen, sich nicht gegenseitig zu unterbieten. Keinesfalls wollten sie die Dienste einer bloßen Wärterin durch unnötig lange Wochenpflege übernehmen (37).

In der Hebammenzeitung erschienen Beiträge zur Hebammengeschichte, die durch einen historischen Rückblick **Vorbilder und Leitfiguren** aufbauen sollten. Stolz blicke der Stand auf *Berufsgenossen* wie Justina Siegemundin, die sich um die Hebung des Ansehens und die Förderung der Leistungen des ganzen Standes verdient gemacht habe (38).

Diskussion über die Berufsbezeichnung Hebamme

Ein Kristallisationspunkt im Ringen um gesellschaftliche Aufwertung lag in der Auseinandersetzung um die Bezeichnung **Hebamme** selbst, die tatsächlich für den ganzen Stand als schädigend angesehen wurde. Das Thema wurde für so wichtig erachtet, dass es auf dem Ersten Hebammentag einen eigenen Tagesordnungspunkt wert war. Hier wurde der Vorschlag gemacht, die Bezeichnung Hebamme durch **Geburtshelferin** zu ersetzen. Zur Begründung dafür wurde angeführt, dass das Wort Hebamme in unangenehmer Weise an *Amme* erinnere, was der eigentlichen Tätigkeit in keiner Weise gerecht werde.

Im Antrag und der Diskussion wurden zahlreiche Beispiele dafür angeführt, welche **Nachteile** Hebammen oft allein **durch ihre Berufsbezeichnung** hätten. So gäbe es Schwierigkeiten bei der Wohnungssuche, weil an Hebammen oft gar nicht vermietet würde. Schon Hebammenschild und Nachtglocke am Haus würden in den Augen mancher Wirte das ganze Haus verunzieren. Auch sei es äußerst schwierig, als Hebamme ein Dienstmädchen zu finden. Man müsse sich bei der Suche nach einer solchen schon mal die Äußerung gefallen lassen: *„Zu einer Hebamme ziehe ich in meinem ganzen Leben nicht"*. Selbst die eigenen Kinder würden sich nicht getrauen zuzugeben, dass ihre Mutter Hebamme sei...

Olga Gebauer berichtete über Schwierigkeiten, eine Unterkunft für die zum Hebammentag anreisenden Hebammen zu finden. Bereits reservierte Betten seien vom Hotel abgesagt worden, nachdem bekannt wurde, dass es sich um Hebammen handelte. Unter Hebamme stelle man sich eine ungebildete, nicht gesellschaftsfähige Person vor. Ein neuer Name sei notwendig, an dem *„noch kein Schatten hänge"*. Hießen die Hebammen erst **Geburtshelferinnen**, so hätten *„sie mit einem Schlage ihren Stand außerordentlich im Ansehen des Publikums gehoben"*. Einstimmig wurde daher beschlossen, die Behörden aufzufordern, das Wort Hebamme durch Geburthelferin zu ersetzen und sich selbst von nun an so zu benennen (39).

In der Zeit nach dem Hebammentag finden sich tatsächlich zahlreiche Hinweise für die Umsetzung dieses Beschlusses, so wurden etwa die in der Zeitung gedruckten Vereinsberichte mit **„Verein Berliner Geburthelferinnen"** unterzeichnet. Zwei Jahre später auf dem Delegiertentag in Wiesbaden 1892 wurde nochmals bekräftigt, dass die Namensänderung keine Nebensache, sondern die Hauptsache sei und bleiben würde. Die angestrebte Umbenennung sei nicht so grausam, wie das Verhalten der Ärzte zu Beginn des Jahrhunderts, so Olga Gebauer, wo diese

> *„die Benennung unserer ganzen Kunst strichen und für Hebammenkunst das Wort Geburtshülfe setzten. (...) Die männlichen Geburthelfer drückten unserer Wissenschaft den Namen auf, und wunderbarer Weise sträuben sie sich dagegen, die Lehrtöchter der Wissenschaft diesen rechtmäßigen Namen führen zu lassen. (...) Es giebt keine Hebammenkunst mehr, folglich giebts auch keine Hebammen mehr; und ehe wir auf den Titel Geburtshelferin verzichten, weil uns der Einwand gemacht wird, wir können nicht alle Hülfe bei den Geburten leisten, stellen wir lieber den Antrag, daß man uns vollendet in unserer Kunst ausbilden soll."* (40)

In der Folgezeit erhielten Hebammen zunehmend Verwarnungen und auch **Anzeigen von Seiten der Behörden**, wenn sie die Bezeichnung *Geburtshelferin* auf ihrem Schild führten, teilweise kam es sogar zu Prozessen. Vielleicht aufgrund dieser Schwierigkeiten blieb der Versuch der Namensänderung nur ein vorübergehendes Phänomen von einigen Jahren, bis die Bezeichnung *Geburtshelferin* verschwand und die Hebammen wieder Hebammen hießen.

Bis dahin wurden auf den Tagungen, Vereinssitzungen oder in Leserbriefen an die Zeitung immer wieder auch **Alternativvorschläge**, die sich schon gar nicht durchsetzten, gemacht und diskutiert, wie *„Frauenschwester"*, *„Vertrauensfrau"* oder *„Geburtsgehülfin"* (41).

Auch wenn dieser Versuch einer Namensänderung scheiterte, so ist er doch nicht ohne Wirkung geblieben. In späteren Jahren sollten die Hebammen gerade auch ihren Berufsnamen mit einem gewissen Stolz gegen Angriffe verteidigen und insofern stellt auch der gescheiterte Versuch eine wichtige Etappe in der Herausentwicklung eines neuen Standesbewusstseins dar.

Bildung und Fortbildung

Ein wichtiger Bereich der Aktivitäten der Vereine lag im Bereich der Bildung und Fortbildung seiner Mitglieder. Dass es sich dabei keineswegs nur um eine ärztliche Belehrung handeln sollte, das hatte Olga Gebauer in programmatischen Worten bereits längst formuliert:

> *„Wir verfügen in unseren einzelnen Mitgliedern des Hebammenstandes über ein so reiches Material von Erfahrung und Wissen, daß es geradezu eine hohe Pflicht ist, damit für die Hebung unseres ganzen Standes hervorzutreten, indem wir diesen Stoff für unser gemeinsames Wohl lebendig machen und erschließen."* (42)

So wurden in den Vereinen regelmäßig **Fälle aus der Praxis** besprochen oder auch **Vorträge** nicht nur von Ärzten, sondern auch von den Hebammen selbst gehalten. Wie häufig dies allerdings geschah, ist von Verein zu Verein unterschiedlich. Dabei fanden in den ländlichen Vereinen, die sich im Laufe der Zeit gründeten, eher weniger ärztliche Vorträge statt (43) als in den städtischen, wo mehr Ärzte zur Verfügung standen bzw. dafür zu gewinnen waren.

Im **Berliner Verein**, wo getrennt von den geschäftlichen Sitzungen einmal pro Monat so genannte wissenschaftliche Sitzungen stattfanden, wurde teilweise gut die Hälfte von den Hebammen selbst bestritten. Die Sitzungen waren außerordentlich gut besucht, die Zahl lag nie unter 200, bei den ärztlichen Vorträgen allerdings teilweise deutlich höher mit bis zu 600 (!) Besucherinnen (44).

In der **Hebammenzeitung** war die Rubrik „Aus der Praxis", unter der Hebammen Fälle aus der Praxis vorstellen konnten, beliebt bei den Leserinnen. Allerdings trugen die dort zu lesenden Berichte einen teilweise unübersehbar belehrenden Charakter und erscheinen dadurch nicht immer authentisch.

Ab Frühjahr 1887 organisierte der Berliner Verein und auch andere Vereine in eigener Regie die vorgeschriebenen *Wiederholungscurse* (45) für im Beruf stehende Hebammen, die zunächst von Ärzten der Charité, dann aber auch von Olga Gebauer selbst geleitet wurden, welche großen Zuspruch gefunden hätten, wie die Zeitung berichtete.

Dass gerade von diesen Kursen vielleicht auch Aspekte einer nicht durch etablierte Autoritäten, sondern auf Gegenseitigkeit beruhender Belehrung ausgegangen sein mögen, davon zeugt ein Bericht aus der Praxis einer Hebamme aus Oschersleben aus dem Jahr 1896 über eine Fehlgeburt im sechsten Monat bei einer Blasenmolen-Schwangerschaft. Ihre detaillierte Darstellung – insbesondere auch immer wieder der Verweis auf vorbildliche Desinfektion unter der Geburt – beendet sie damit, dass sie schrieb: *„Die Blasenmole sandte ich wohl verpackt an Frau Gebauer, die mir mittheilte, daß die Theilnehmerinnen des Wiederholungscursus dieselbe eingehend betrachtet hätten."* (46)

Diese Eigeninitiative besonderer Art demonstriert die Motivation der Vereinshebammen, sich untereinander Wissen weiterzugeben und sich dadurch weiterzubilden.

Eine längerfristige Idee der Vereinigung Deutscher Hebammen bezüglich der Weiterbildung von Hebammen bestand, laut Beschluss des 2. Deutschen Hebammentags von 1895 in Berlin, darin, **staatliche Unterstützung** für die Vereine zu erlangen, damit diese *„gewissermaßen Fortbildungsschulen für Hebammen werden"* (47). Vereine sollten flächendeckend existieren. Damit verbunden sollten alle Hebammen verpflichtet werden, einem Verein beizutreten und dort regelmäßig an Fortbildungen teilzunehmen (48). Auch sollten die Vereine bei der Auswahl der Schülerinnen mitbeteiligt werden (49). Dieser weitgehende Ansatz, den Bereich der Bildung nicht nur zu einem wichtigen zu machen, sondern ihn auch zu übernehmen und selbstständig gestalten zu wollen, konnte nicht umgesetzt werden. Dennoch sollte der Fortbildung bis in die Gegenwart immer eine zentrale Rolle in den Vereinsaktivitäten zukommen.

Die wirtschaftliche Lage der Hebammen

Beim Kampf um eine Besserstellung ihrer wirtschaftlichen Lage hatten die Hebammen seit den Vereinsgründungen mit den Themen Einkommensverbesserung und der *Kassenfrage* zwei entscheidende Ansatzpunkte. Ihr Verdienst war oft so gering, dass viele Hebammen am Rande des Existenzminimums lebten.

Es gab zwar **Medizinaltaxen** (Gebührenordnung), diese waren aber veraltet und nicht wirklich bindend. Diejenigen, die als Stadt-, Distrikt- oder Bezirkshebammen angestellt waren, hatten oft Probleme, ihre Gelder und Begünstigungen wie Steuerbefreiung, kostenloses Brennholz usw. von den Gemeinden oder Städten zu erhalten. Althergebrachte Formen der Unterstützung wurden nach 1870 eher abgebaut oder wie die **Hebammenfonds aus Trauungs- und Taufgebühren** ohne entsprechende Alternative gänzlich abgeschafft (50). Nicht wenige Hebammen lagen im Rechtsstreit um nicht gezahlte Zuwendungen; ein Problem war, dass viele Verordnungen, insbesondere wenn sie Rechte von Hebammen regelten, kaum mehr als Kannbestimmungen waren. Außerdem war seit Mitte des 19. Jahrhunderts die Zahl der **Armengeburten** erheblich angestiegen, für deren kostenlosen Beistand die bei der Gemeinde oder Stadt angestellten Hebammen vertraglich verpflichtet waren und von denen die freipraktizierenden Hebammen keinen Lohn zu erwarten hatten.

Vielerorts kämpften daher die Hebammenvereine um eine Erhöhung der Taxsätze und konnten dabei auf lokaler Ebene durchaus Erfolge erzielen. Der Berliner Verein hatte zunächst zur Orientierung bei streitigen Fällen eine **neue Taxe als Empfehlung** eingeführt, u. a. wurde für eine Geburt 10–30 Mk., für einen Besuch tags 1 Mk., nachts 2 Mk. angegeben. Diese wurde dann regelmäßig in der Presse veröffentlicht und erhielt dadurch allmählich eine gewisse ortsübliche Geltung. Seinen Mitgliedern stellte der Verein sogar einen Rechtsanwalt zur Verfügung, um im Falle von Nichtbezahlung des Honorars prozessieren zu können. Ein Versuch, die Taxe durch den Berliner Polizei-Präsidenten bewilligen zu lassen, schlug fehl, da dieser sich für nicht zuständig erklärte. Dennoch seien Prozesse allmählich leichter zu führen gewesen, vor allem auch, weil das Polizeipräsidium von da an auf Anfragen von Gerichten die Sätze des Hebammenvereins als zeitgemäß empfahl. Die Hebammenschaft sei zwar vorläufig mit diesen Erfolgen zufrieden, so schrieb Olga Gebauer 1896, dennoch sei das eigentliche Ziel der Vereinigung Deutscher Hebammen, eine **einheitliche Taxe für ganz Deutschland** zu erreichen (51).

Zum Ringen um eine Verbesserung ihrer sozialen Lage, ist auch die **Bekämpfung der Pfuscherinnentätigkeit** durch die Vereinshebammen zu rechnen. Hier ging es vor allem darum, unliebsame Konkurrenz auszuschalten. Um nicht ausgebildeten Personen, die dennoch illegal geburtshilflich arbeiteten, das Handwerk zu legen, forderten die Hebammen auf dem Zweiten Deutschen Hebammentag 1895 die Einführung **schriftlicher Geburtsmeldungen an die Standesämter**:

> *„Würden die Geburtsmeldungen laut Antrag durch schriftlich von der Hebamme ausgefüllte Formulare bewerkstelligt werden, so würden Unberufene schnell und endgültig aus unserem Gewerbe heraus müssen.“* (52)

Eigene Unterstützungskassen

Dem Vorbild Berlins entsprechend, hatten die einzelnen Hebammenvereine jeweils ihre eigenen Unterstützungskassen gegründet. Diese lokalen, auf Selbsthilfe basierenden Kassen waren zwangsläufig nur von kleinem Volumen und konnten somit ihren Zweck nur unzureichend erfüllen.

Schon 1890 ging es daher auf dem Hebammentag um die Kassenfrage, die bezüglich der angestrebten Besserung der sozialen Lage ein brennendes Thema war. In einem Grundsatzvortrag forderte Olga Gebauer eine **„allgemeine deutsche Kranken- und Sterbekasse für Hebammen“** und trieb diese Idee energisch voran. Einstimmig wurde beschlossen, dass die Vereine bereit wären, als Grundkapital einer solchen staatlichen Einrichtung ihre gesamten Kassengelder zur Verfügung zu stellen (53).

Dieser Versuch einer Integration der Hebammen in die bestehende Sozialversicherung war aber in der Folgezeit nicht durchsetzbar und so übernahm es die *VDH* 1893 selbst, eine solche **reichsweite, auf Selbsthilfe beruhende Kasse** einzurichten. Die Mitglieder des Berliner Vereins traten zunächst vollständig der Kasse bei, was aber wohl eher eine

Ausnahme blieb. Die Mitgliederentwicklung ist als äußerst zögerlich zu bezeichnen. Von den mehr als 36 000 reichsweit registrierten Hebammen (54) waren Ende 1895 nur 847 (!) Kassenmitglieder (55).

Es bestand offensichtlich eine gewisse Skepsis – dies dokumentieren Leserbriefe in der ADHZ und Stellungnahmen auf den Tagungen. Viele Vereine hielten ihre kleine Vereins-Krankenkasse für vorerst verlässlicher und überschaubarer.

Das Königreich Sachsen ging einen Sonderweg. Vielleicht als Reaktion auf die Kassengründung der VDH rief der Dresdener Hebammenverein die sächsischen Hebammen 1893 zum **I. allgemeinen sächsischen Hebammenverbandstag** in Dresden auf. Hier ging es dann vor allem um die Errichtung einer allgemeinen sächsischen Pensionskasse für alte und erwerbsunfähige Hebammen, sowie einer allgemeinen sächsischen Kranken- und Sterbekasse, welche bald schon gegründet wurde. Die durchwegs angestellten sächsischen Hebammen waren von nun an alle in diesen staatlich finanzierten Kassen versichert.

Nach der Gründung der reichsweiten Kranken- und Sterbekasse wurde als nächster Schritt die Einrichtung einer **Altersversorgungskasse** durch die VDH geplant, denn insbesondere das Problem der alten unversorgten Hebammen war nach wie vor nicht gelöst. 1897 wandte sich die VDH in einer großangelegten Petition an den Deutschen Reichstag, in der die Einrichtung einer staatlichen Pensionskasse auch für Hebammen gefordert wurde – nach dem Muster der bereits existierenden Reichsinvaliditäts- und Altersversicherung für Arbeiter. Eine freiwillige Versicherung der bis zu 40-jährigen Hebammen war zwar inzwischen möglich, wurde aber von der VDH entschieden abgelehnt. Sie forderten einen Versicherungsschutz für alle Hebammen ohne Ausgrenzung der Älteren und Alten, bei denen die Armut am größten war. Die Petition ging durch den Petitionsausschuss, wurde im Reichstag behandelt, für wichtig erachtet und dem Reichskanzler als Material vorgelegt. Hier sollte sie dann lange ohne unmittelbaren Erfolg liegen bleiben.

Dennoch ist die **Petition** durchaus als **Erfolg für die Hebammen** zu werten. Immerhin war es ihnen gelungen, fast 60 000 Unterschriften zu sammeln. Unter den Unterzeichnenden waren zahlreiche *„Personen autoritativen Charakters"*, wie im Reichstag anerkennend festgestellt wurde (56). Es finden sich ca. 2500 Ärzte, 280 Medizinalbeamte, 170 Bürgermeister, 800 Gemeinde-Vorsteher, 750 Pfarrer, über 1000 Lehrer, 16 Direktoren von Hebammenschulen und 127 Professoren (57).

Fazit: Die Hebammen – und dies ist der eigentliche Erfolg – hatten es in einem Zeitraum von kaum mehr als 10 Jahren geschafft, im Kampf für ihre Berufsinteressen allgemeine gesellschaftliche Beachtung zu erlangen und Verbündete gerade auch unter den Medizinern zu finden.

In den folgenden Jahren hielten die Hebammen beharrlich an ihrer Forderung fest. Die Hoffnung, dass die Petition doch noch durchkäme, wurde lange hochgehalten und auf eine positive Antwort des Bundesrates gewartet.

Im Jahr 1900 gründete die VDH dann eine **eigene Alterszuschusskasse**, wo die Hebammen sich in 3 Stufen freiwillig versichern konnten. Je höher der monatliche Beitrag war, umso höher war die zu erwartende Rente ab dem 65. Lebensjahr. Darüber hinaus empfahl die VDH nun doch auch die Möglichkeit der freiwilligen Versicherung in der Reichsinvaliditätskasse wahrzunehmen. Diese Übergangslösung bestand dann viele Jahre. Erst Ende der 20er-Jahre wurden die Hebammen in die Angestelltenversicherung mit aufgenommen.

In diesen letzten Jahren des ausklingenden 19. Jahrhunderts konzentrierten sich die Aktivitäten der Vereinigung Deutscher Hebammen vor allem in eine Richtung, die Besserung der Lage der Hebammen auf reichsweiter Ebene anzustreben. Zu unterschiedlich war die Situation in den einzelnen deutschen Staaten und preußischen Provinzen. Auch gab es insbesondere in den innerdeutschen Grenzgebieten zahlreiche Konflikte über die Zulassung und Berechtigung zur Berufsausübung.

Erster Entwurf für ein deutsches Hebammengesetz

Auf dem **Delegiertentag 1898 in Halle/Erfurt** wurde erstmals ein Entwurf für ein Hebammengesetz für das ganze deutsche Reich vorgestellt. Begründet wurde die Notwendigkeit eines solchen Gesetzes damit, dass die Hebammen aller deutschen Staaten unter dem deutschen Strafgesetz stünden. Demgegenüber sollten aber auch die Rechte und Pflichten der Hebammen übereinstimmend für alle durch ein Reichsgesetz festgelegt werden.

Formuliert wurde im Entwurf, dass gewerbliche Geburtshilfe nur durch Frauen ausgeübt werden dürfte, die ein **Prüfungszeugnis** einer deutschen Behörde erhalten hätten und von einer Stadt- und Landgemeinde fest angestellt seien. Dem *Pfuschertum* (58) – worunter auch nicht approbierte Helferinnen bei der Geburt fielen – sollte dadurch das Handwerk gelegt werden, dass **jede Geburt von einer Hebamme angemeldet** werden musste. Die Ausbildung zur Hebamme sollte einheitlich im ganzen Reich auf ein Jahr (später sogar zwei Jahre) verlängert werden. Die Länge, Inhalte und der Ablauf der Hebammenkurse war an den einzelnen Schulen recht unterschiedlich geregelt. Die Dauer reichte von 3,5 Monaten in Jena bis zu 9 Monaten in Danzig, Kiel, Köln, Metz und Straßburg (59). Die **Auswahl der Schülerinnen** sollte strenger sein (Aufwertung des Standes), das Alter zwischen 20–30 Jahren (Vorbeugung der Überalterung) liegen (60).

Forderung nach einer zeitgemäßen Vergütung

Ferner wurde beharrlich die Einführung einer allgemeinen zeitgemäßen **Taxe für das ganze Reichsgebiet** gefordert. Kleine Erfolge konnten allerdings vorerst nur lokal/regional erzielt werden. Ein Blick in die Hebammentaxen deutscher Städte zeigt, dass die für Entbindungen gewährten Kosten sich zwischen 4,50 Mk. bis max. 12 Mk. bewegten und damit deutlich unter den von den Vereinshebammen geforderten Sätzen lagen (61).

Dennoch, um der Wichtigkeit der Taxen Nachdruck zu verleihen, gab die VDH im Staude-Verlag **Taxsammlungen** heraus. Auch wurde im jährlich erscheinenden *Hebammen-Kalender* eine Übersicht über die Staaten/Städte/Kreise gegeben, die bereits eine neuere Taxe verabschiedet hatten (62).

Der Erfolg der Taxerhöhungen war auch durch die **Armut breiter Bevölkerungskreise** begrenzt, denn Hebammenleistungen waren noch lange keine Kassenleistung. Zwar wurden die Kosten für Armengeburten, d. h. Geburten bei registrierten Armen, von Gemeinde bzw. Magistrat im Prinzip übernommen, aber auch hier gab es reichlich Klagen und Prozesse über ausstehende Gelder (63).

Zur Sicherstellung insbesondere auch der Landhebammen, forderte die VDH für diese **verbindliche Anstellungsverträge** mit den jeweiligen Gemeinden/Bezirken abzuschließen, die ein Mindesteinkommen beinhalten sollten. Die Jahreseinkünfte vieler Hebammen auf dem Lande waren mit 200–300 Mk pro Jahr verheerend niedrig. Im Vergleich dazu: Ein Dienstmädchen verdiente zu dieser Zeit 150–200 Mk., eine Arbeiterin in einer Wäscherei 600 Mk (64).

Mit dem Streben nach längerfristiger Anstellung aller Hebammen war auch die **Forderung nach einem Mindesteinkommen** verbunden. Jeder angestellten Hebamme sollte ein Jahresgehalt von 1200 Mk zugesichert sein (65).

Begrenzter öffentlicher Handlungsspielraum

Insgesamt ist durchaus ein **wachsendes Selbstbewusstsein** der Hebammen bei der Formulierung ihrer Ziele zu erkennen. Zugleich schien sich aber auch in den eigenen Reihen eine *gewisse Unzufriedenheit* breit zu machen. Darauf bezugnehmend gesteht Olga Gebauer zum Jahreswechsel 1898/99:

> *„Das Werk allseitiger Verbesserung des Hebammenwesens in Deutschland geht nur sehr langsam vor sich. Da giebt es denn viele, die zürnen und zweifeln, … (…). Wir haben es auch in diesem Jahre mehrfach erfahren, daß die Hebammenschaft unser langsames Vorwärtsstreben tadelte…“* (66)

Sie ruft dazu auf, weiter den eingeschlagenen Weg zu gehen, nämlich Hand in Hand mit den Vorgesetzten zu arbeiten. Die Hebammen stünden nun mal unter der Aufsicht der Kreisphysiker, der Polizeibehörde und des Medizinalministeriums, danach hätten sich auch die Inhalte der Hebammenzeitung zu richten. Gezogene Grenzen dürften nicht überschritten werden, damit die Hebammenschaft nicht in unfruchtbare Kämpfe verwickelt würde (67).

Hinter dieser Ermahnung steckten wohl auch **leidvolle Erfahrungen Olga Gebauers** bezüglich ihres eigenen Handlungsspielraumes. So beschreibt Julie Gebauer, die Tochter Olga Gebauers, in ihren Erinnerungen einen Vorfall, der sich Anfang 1898 ereignete. Ihre Eltern hatten eine Veranstaltung mit der bekannten Sozialistin und Frauenrechtlerin Lily

Braun (1865–1916) zum Thema *„Die Heiligkeit der Ehe im Polizeistaat"* besucht. Ihre Mutter sei begeistert gewesen und habe ebenfalls dazu öffentlich Stellung genommen. Dabei habe sie u.a. die unhaltbaren Zustände im Umgang mit Frauen in den Gebäranstalten und die Verletzung ihrer Menschenrechte und Menschenwürde angeprangert. Schutzlos seien die werdenden Mütter dort den Zwecken wissenschaftlicher Studien preisgegeben. Würden ihre Männer, Väter und Brüder sie nicht einfach in die Anstalten bringen, ohne groß zu fragen oder zu forschen, was weiter mit ihnen geschieht, könnten diese Übergriffe bedeutend vermindert werden.

Am nächsten Tag hätten ihre Worte in allen Berliner Tageszeitungen gestanden und für einigen Aufruhr gesorgt. **Elwin Staude** schaltete sich ein, er forderte von Olga Gebauer niemals wieder in einer *„fortschrittlich angehauchten"* politischen öffentlichen Versammlung zu sprechen und verpflichtete sie sogar, dies schriftlich zu erklären. Die Entscheidung dazu sei ihrer Mutter sehr schwer gefallen. Viele Tage habe sie mit ihrem Vater darüber diskutiert. Sie habe diese Maßnahme als eine fast unerträgliche Fessel empfunden und sei nahe daran gewesen, die Arbeit für die deutsche Hebammenschaft aufzugeben. Schlussendlich gab sie dann wohl aber doch die Unterschrift (68).

Entwicklung der ADHZ

Es gibt mehrfache weitere Hinweise darauf, dass mit der nicht unerheblichen finanziellen Förderung der Hebammenbewegung in diesen Jahren durch den **Staude-Verlag** auch eine inhaltliche Einflussnahme durch den Verlagsleiter verbunden war. Von Anfang an war er bei den Redaktionssitzungen anwesend und nahm an Hebammentagungen und Sitzungen teil.

Seit der Übernahme der Allgemeinen Deutschen Hebammen-Zeitung (ADHZ) 1886 hatte der Verlag allmählich einen Schwerpunkt auf den Hebammenbereich verlagert. Neben der Zeitschrift und dem ab 1889 jährlich erscheinendem **Deutschen Hebammen-Kalender** vertrieb der Verlag bald schon eine zunehmende Anzahl von Formularen, wie etwa Hebammen-Tagebücher, Temperaturzettel, Kassenbücher, Meldebriefe und Rechnungsbücher. 1904 starb Elwin Staude unerwartet an einem Schlaganfall und sein erst 19jähriger Sohn Erich Staude übernahm die Verlagsgeschäfte, die er bis 1920 führte.

Die **ADHZ** hatte sich im Laufe der Jahrzehnte gut etabliert und auch geschäftlich erfolgreich entwickelt (was auch eindrucksvoll am wachsenden Anzeigenanteil zu sehen ist). Eine Strategie dabei war, mehrfach Konkurrenzblätter bzw. andere Hebammenzeitungen aufzukaufen und in der ADHZ aufgehen zu lassen. Davon betroffen war auch eine von 1894–96 in Frankfurt/Main erschienene **Süddeutsche Hebammen-Zeitung** (69). Deren Gründung war offensichtlich auf dem Hintergrund einer Kritik an der ADHZ entstanden, nämlich wenig Interesse für süddeutsche Hebammenangelegenheiten zu zeigen. *„Jetzt haben wir wieder für die Hebammen ganz Deutschlands eine gemeinsame Zeitung!"* verkündigt Olga Gebauer bei der Übernahme. Zugleich warnte sie in recht scharfen Tönen vor erneuten *„Sonderbestrebungen"*, die der gemeinsamen Sache nur schaden würden (70).

Auch wenn dieses bereits zweite Zeitungsprojekt (71) im Süddeutschen Raum wieder gescheitert war, war zweifelsohne eine zunehmende Formierung regionaler Interessen insbesondere der sächsischen und bayerischen Hebammen bereits in vollem Gange. Deren Kritik war nicht unberechtigt, denn die Hebammenbewegung, welche ihren Ausgang im Herzen Preußens genommen hatte, zeigte trotz ihrer reichsweiten Ausdehnung eine gewisse **preußische Dominanz**.

I. Allgemeiner Sächsischer Hebammenverbandstag

In Dresden, der Hauptstadt des Königreichs Sachsen, hatte bereits 1893 der I. allgemeine sächsische Hebammenverbandstag stattgefunden. Aufgerufen dazu hatte der seit 1887 bestehende Dresdener Hebammenverein unter dem Vorsitz von **Clara Helbig**. In deutlicher Abgrenzung zu den VDH-Bestrebungen zur Gründung reichsweiter Hebammenkassen, wurde hier eine nur für die sächsichen Hebammen geltende **Kranken-, Sterbe- sowie Pensionskasse** gefordert (72) – und auch schließlich erfolgreich durchgesetzt. Obwohl die sächsischen Hebammen sich damit recht früh von den reichsweiten Aktivitäten abgrenzten, bestand dennoch weiterhin eine gewisse Loyalität zur VDH. Zwar nahmen sie nur vereinzelt an den Delegiertentagungen teil, aber es bestanden freundschaftliche Verbindungen z. B. zwischen Olga Gebauer und der Vorsitzenden des Leipziger Hebammenvereins **Marie Kanne**, die in ihrer Bedeutung nicht zu unterschätzen sind (73).

Um die Hebammen Sachsens besser anzusprechen, erschien der **Deutsche Hebammen-Kalender** ab 1892 beachtlicherweise in einer preußischen und einer **sächsischen Ausgabe** (74). Wie lange dies fortgesetzt wurde und wie groß die Akzeptanz sowohl der ADHZ als auch des Hebammen-Kalenders in Sachsen war, lässt sich nicht mehr beurteilen.

Sächsische Hebammen-Zeitung

1896 tauchte erstmals auf dem Hebammenverbandstag in Chemnitz auch hier die Forderung auf, eine eigene Hebammenzeitung für Sachsen zu gründen. Dies konnte sich aber noch nicht durchsetzen und wurde von Olga Gebauer scharf kritisiert (75). Die Idee gärte offensichtlich weiter. Ausgehend von den beiden führenden sächsischen Hebammenvereinen in Leipzig und Dresden erschien dann ab 1904 die **Sächsische Hebammen-Zeitung,** im Verlag Zahn und Jaensch, Dresden. Die Zeitung hielt sich bis 1923, um dann vom Staude-Verlag aufgekauft und eingestellt zu werden. Verantwortliche Hebammenredakteurin wurde die langjährige Vorsitzende des Dresdener Hebammenvereins, **Bertha Patzig**. Die ärztliche Herausgeberschaft übernahm Prof. Paul Zweifel (1848–1927), Ordinarius und Direktor der Hebammenschule in Leipzig.

Im Aufbau war die Zeitung ähnlich strukturiert wie die ADHZ mit wissenschaftlichen Aufsätzen, dienstlichen Vorschriften, Prozessberichterstattungen, Fällen aus der Praxis, Vereinsberichten und Fragebeantwortungen für den Beruf.

Bayerischer Hebammen-Verein und Bayerische Hebammen-Zeitung

In Bayern sah die Sache etwas anders aus. 1887 war erstmals von Olga Gebauer und Minna Seidel erfolglos versucht worden, einen Verein in München zu gründen. Lediglich die Bildung eines **Ausschusses zur Förderung eines Hebammen-Vereines** kam zustande, dem bereits die spätere langjährige Vorsitzende **Therese Danner** angehörte. Nachdem auf dem 1. Hebammentag in Berlin die Bayern nicht vertreten waren (76), wurde 1891 der I. Delegiertentag der VDH gezielt in München im Hörsaal der Universitäts-Frauenklinik abgehalten. *„Ich erwarte, daß unser Delegiertentag günstig auf einen baldigen Zusammenschluß der Kolleginnen wirken wird"*, schrieb Olga Gebauer 1891 an Marie Kanne (77). Diese Erwartungen sollten für München noch Jahre nicht in Erfüllung gehen.

Bayern war zu diesem Zeitpunkt bis auf die fränkische Region noch ohne weitere Hebammenvereine. Allerdings standen die beiden Vereine in Nürnberg (gegr. 1890) und Würzburg (gegr. 1889) in einem loyalen Verhältnis zur VDH und waren auf deren Tagungen in der Regel präsent. 1894 verkündete die Würzburger Vorsitzende Crescentia Kuhn anlässlich eines Besuches von Olga Gebauer, dass der Verein das VDH-Programm in allen Punkten unterstütze,

> *„... auch in denen, die für unsere Ortsverhältnisse weniger wichtig erscheinen, denn wir wünschen den Kolleginnen in ganz Deutschland ein besseres Los zu bereiten."* (78)

Diese Haltung nahm auch der 1897 gegründete **Pfälzische Hebammenverein** ein, mit dem erstmals ein regionaler Zusammenschluss mehrerer kleinerer Hebammenvereine entstanden war. Der Verein gründete zugleich eine eigene Kranken- und Sterbekasse und hatte innerhalb des ersten Jahres einen Mitgliederzuwachs von 21 auf 405 Mitglieder aus insgesamt 13 Bezirksvereinen zu verzeichnen (79). Mit **Katharina Ruckteschler** hatten die bayrischen Pfälzerinnen eine langjährige Vorsitzende, die sich durchaus an exponierter Stelle an den Aktivitäten der VDH beteiligte.

Bezugnehmend auf neueste Entwicklungen in der bayerischen Landeshauptstadt warnte Olga Gebauer 1898 auf dem **Erfurter Delegiertentag** vor einem bayerischem Sonderweg und plädierte für ein gemeinsames Vorgehen aller Vereine reichsweit:

> *„Wir rufen den bayerischen Kolleginnen zu: Es liegt eine Gefahr für uns alle darin, daß sich einzelne Glieder unseres Standes absondern und nur für sich arbeiten wollen."*

Sie verwies auf Sachsen. Zwar hätten die sächsischen Kolleginnen inzwischen die Sicherstellung erreicht, die reichsweit angestrebt würde, aber diese Sonderstellung sei in kollegialer Beziehung nicht nutzbringend:

> *„Es scheine so, als hätten sie mit der Erreichung ihres Zieles kein Herz mehr für die Fortschrittsideen unseres Standes, mir will das traurig für alle Teile erscheinen…“.*

Ausgehend von einem **solidarischen Konzept**, das ein reichsweit flächendeckendes Netz von Hebammenvereinen vorsah, die alle in der VDH zusammengeschlossen sein sollten, rief sie die Teilnehmerinnen dazu auf, sich weiterhin für die Gründung von Hebammenvereinen einzusetzen und diese der VDH zuzuführen (80).

Auffallend ist bei einem Blick auf die Teilnehmerinnenliste, dass diejenigen, die der Aufruf vor allem erreichen sollte, gar nicht im Auditorium saßen. So waren unter den anwesenden Delegierten aus 61 Vereinen keine Vertreterinnen aus München, Dresden und Leipzig (81).

Vier Monate zuvor war es im Mai 1898 zur Gründung des **Bayerischen Hebammen-Vereins** in München gekommen. Zugleich erschien die **Bayerische Hebammen-Zeitung** als eigenes Vereinsorgan, die über viele Jahrzehnte hinweg Bestand haben sollte. Ab 1912 wurde sie das Organ der neugeschaffenen Bayerischen Landesverbände und erst 1943 (!) eingestellt. Erstmals war nun neben der reichsweiten VDH eine überregionale landesweite Organisation geschaffen worden. Vorsitzende wurde die schon seit vielen Jahren aktive Münchener Hebamme Therese Danner.

Der Verein sollte zugleich ein **Berufs-, Kranken- und Sterbeunterstützungsverein** für alle Bayerischen Hebammen werden. Diesbezüglich wandte sich der Vereinsvorstand an die Bayerische Regierung mit der Bitte um Unterstützung und erhielt die Adressen von 4300 bayrischen Hebammen. Trotz schriftlicher Benachrichtigung aller kam es zu keiner großen Eintrittswelle, die Mitgliedszahl von 500 konnte lange nicht überschritten werden (82).

Olga Gebauer besuchte bald nach der Vereinsgründung die Münchnerinnen. In ihrem *Reisebrief* wertete sie das Treffen als erfolgreich. Lange Gespräche seien über Ziel und Zweck der Hebammenvereine, die Wünsche des Hebammenstandes und den einzuschlagenden Weg geführt worden, und man sei mit einem festen Zusammengehörigkeitsgefühl wieder auseinander gegangen (83).

Doch diese kurzfristig positive Stimmung mischte sich wohl schnell wieder mit einer grundlegenden Skepsis darüber, dass ein Anschluss der bayerischen Hebammen an die deutsche Hebammenschaft, nämlich der preußischen, dazu führen könnte, dass mögliche Erfolge hauptsächlich den preußischen Hebammen zugute kämen. Es schien unter den Münchnerinnen die Überzeugung verbreitet – so die Vorsitzende des Nürnberger Hebammenvereins Julie Küchle –, dass sich die bayerischen Hebammen zur Durchsetzung ihrer Interessen in erster Linie an die bayerische Regierung zu wenden hätten (84).

Auch wurde in der **Bayerischen Hebammen-Zeitung** die ADHZ als defizitär kritisiert:

> *„Die Allgemeine Deutsche Hebammenzeitung genügt für Süddeutschland nicht. Die Vorschriften für die Hebammen sind in Preußen ganz andere als bei uns, die ganzen Lebensverhältnisse sind grundverschieden. Was wir zur Hebung, zur Besserung unseres Standes ansstreben wollen, ist nur durch die Kgl. Bayerische Behörde zu erreichen. Die Petitionen an den Reichstag nehmen sich auf dem Papier ganz gut aus – einen praktischen Erfolg werden sie nicht haben.“* (85)

Nach Lesen dieser Zeilen, die ihr *„großen Schmerz bereitet“* hatten, wandte sich Olga Gebauer an den Münchner Vorstand mit der Frage, ob dies ein kollegiales Vorgehen sei. Sie bekam die ausweichende (?) Antwort, dass diese Zeilen vom Verleger der Zeitung geschrieben und in erster Linie die Meinung der Vorgesetzten sei. An den **Delegiertentagungen** dieser Jahre nahmen die Münchnerinnen geradezu demonstrativ nicht teil. Lediglich die Fränkinnen und Pfälzerinnen beteiligten sich aktiv, hier vor allem Julie Küchle für den Nürnberger, Crescentia Kuhn für den Würzburger und Katharina Ruckteschler für den Pfälzer Hebammen-Verein.

Bald schon konstatierte auch Olga Gebauer, die kurz zuvor noch den *„neuen Schwester-Verein im Süden Deutschlands"* (86) beglückwünscht hatte, dass von Bayern, insbesondere von München, eine **„deutliche Strömung gegen die VDH"** zu spüren sei. Tatsächlich hatten die Münchnerinnen in ihrem Bestreben, alle Hebammen Bayerns in einem Verband zu einen, versucht, die restlichen Vereine zur Mitgliedschaft zu bewegen und sie damit von der VDH zu lösen. An die Pfälzerinnen wurde der Vorschlag herangetragen, ihren regionalen Verein als Ganzes im Bayerischen Verband aufgehen zu lassen, was diese aber entschieden ablehnten (87).

Insgesamt wurden von den über 37 000 im Deutschen Reich registrierten Hebammen (88) bis zur Jahrhundertwende 6300 Mitglied in der VDH (89). Viel war erreicht, aber bis zum selbstgesteckten Ziel, alle Hebammen in der VDH zu vereinen, war es noch ein weiter Weg.

III. Allgemeiner Deutscher Hebammentag

1900 fand der III. Allgemeine Deutsche Hebammentag in Berlin statt, der später als der **I. Internationale Hebammenkongress** bezeichnet wurde. Themen waren die nach wie vor ungeklärte Altersversorgung, Probleme rund um die Desinfektionsvorschriften, Abgrenzung zu den Wochenpflegerinnen, bisherige Errungenschaften der Bewegung und Berichte über neugegründete Hebammenvereine. Kontrovers wurde das Thema Tragen von sogenannten *Waschkleidern* als Berufstracht diskutiert.

Es wurde beschlossen, erneut beim Reichstag mit der Forderung nach einer zwangsweisen Versicherung aller Hebammen in der Reichsinvaliditäts- und Altersrentenkasse zu petitionieren. Zugleich sollte der Ausbau der Alterszuschusskasse der VDH und das Ziel einer reichsweiten Einheitstaxe weiter verfolgt werden.

Bezüglich der **Wochenpflegerinnen** wurde eine gesetzliche Regelung gefordert, wodurch sich deren schlechte soziale Lage verbessern und die Tätigkeit klarer von derjenigen der Hebamme abgegrenzt würde. Ferner sollte das **Tragen von Waschkleidern** für alle Vereinshebammen im Beruf angestrebt werden. Unter Waschkleid wurde ein fußfreies bequemes langes schwarzes Kleid verstanden mit einer weißen Schürze darüber. Lernten die Hebammen, nur in diesen saubersten Waschkleidern in Geburts- und Wochenzimmern zu erscheinen, so war die Vorstellung, würde das Ansehen im Publikum steigen und sie vor einer Verdrängung durch Wärterinnen oder sonstige Pflegerinnen sichern. So Olga Gebauer.

> *„Eine Hebamme muß, will sie als Hebamme gefallen, immer aussehen, als wäre sie eben aus dem Ei gekrochen, wie der Volksmund diese Sauberkeit zu bezeichnen pflegt. Fort mit aller unnützen Kleiderpracht, Schmuck etc., an ihre Stelle gehört eine einfache Berufstracht..."* (90)

Nach der Tagung wurden den Hebammen zum Selbstkostenpreis waschechte billige Stoffe in schwarz und weiß über die Geschäftsstelle der VDH angeboten. Es wurde aber auch festgestellt, dass zu der selbstgesteckten Forderung, dass bei jeder Geburt ein reines Kleid angezogen werden sollte, vor allem für Hebammen, die viele arme Familien betreuten, auch ein besseres Einkommen gehören müsse (91).

Unter den ca. 1000 Teilnehmerinnen des Kongresses waren **19 Hebammen aus dem Ausland** vertreten, nämlich: aus Dänemark 7, aus Holland 1, aus Rußland 3, aus Schweden 3, aus der Schweiz 3 und aus Ungarn 2 (92). Über die Hebammenverhältnisse in jedem dieser Länder wurden Vorträge gehalten, wobei die ungarische Referentin als einzige diese als deutlich schlechter als die deutschen bezeichnete.

Bereits seit 1896 hatte Olga Gebauer formuliert, dass die Hebammenfrage schon längst eine internationale geworden sei. In vielen Ländern gäbe es bereits Vereine und Hebammenzeitungen. So etwa in Frankreich, wo das *Journal des sages femmes* bereits seit 1873 existierte. Auch in Österreich, der Schweiz, England, Schweden, Italien, Ungarn, Russland, Amerika gäbe es bereits vergleichbare Zeitungen. Hier sei eine **„Weltliteratur für Hebammen"** entstanden. Zwar seien die Verhältnisse und gesetzlichen Regelungen des Hebammenwesens in den einzelnen Ländern recht unterschiedlich, aber die Wissenschaft und das Streben nach Vervollkommnung sei ein allgemeines. Seit 1895 erfolgten regelmäßige Berichte in der ADHZ aus und über diese Hebammenzeitungen anderer Länder (93).

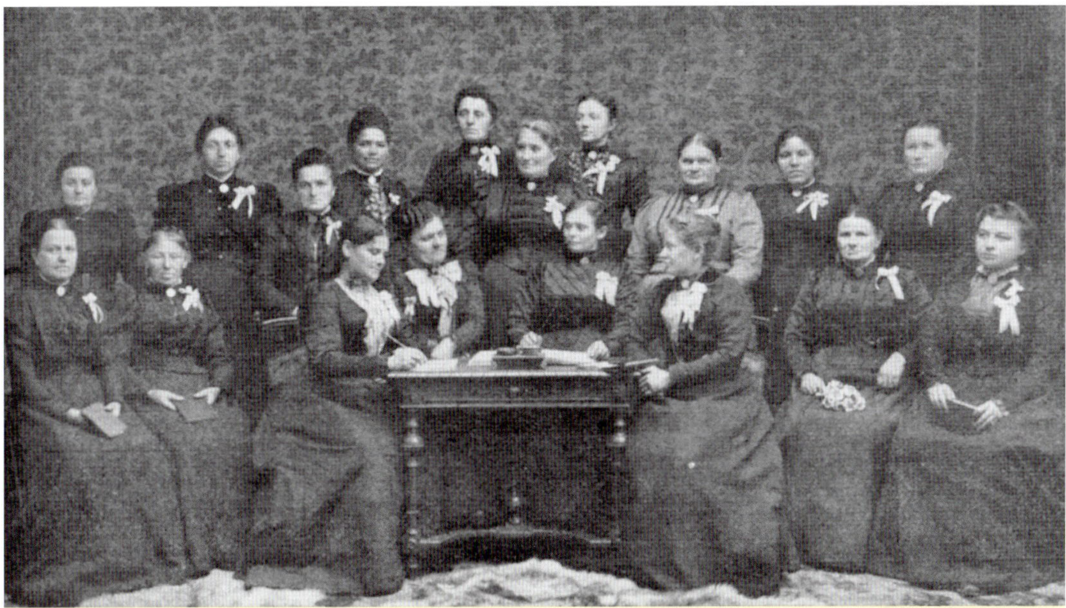

Abb. 1-5 Gesamtvorstand des Pfälzer Hebammenvereins um 1902. Vierte von rechts, erste Reihe Katharina Ruckteschler

Preußischer Hebammenverband

Auf dem fünf Jahre später 1905 wieder in Berlin stattfindenden **IV. Allgemeinen Deutschen Hebammentag** waren nur wenige Gäste aus dem Ausland anwesend (94). Dies waren zwei russische, zwei Schweizer und eine österreichische Vertreterin. Der erste Tag der diesmal dreitägigen Konferenz stand ganz im Zeichen Preußens und hatte als Höhepunkt die geplante Gründung des Preußischen Hebammenverbandes durch die preußischen Delegierten zur Folge. Als Sitz des Verbandes wurde Frankfurt/Main gewählt, Vorsitzende wurde die dortige Vereinsvorsitzende Anna Otto. Ein Vortrag über das als mangelhaft und fehlerhaft gewertete neue **Preußische Hebammenlehrbuch** von 1904 (95) leitete die erste Aktivität des neugegründeten Verbandes ein, nämlich eine Petition mit dem Ziel der Veränderung verschiedener Vorschriften im Lehrbuch an die Preußische Regierung zu richten. Immerhin erschien bereits ein Jahr später eine verbesserte 2. Auflage (96).

Die Gründung des Preußischen Hebammenverbandes markiert einen **Wendepunkt in der Strategie der VDH**. Die Erfahrung hatte gezeigt, dass das Durchsetzen von Forderungen auf Reichsebene, wie etwa die nach einer einheitliche Taxe oder einem Hebammengesetz, durch das komplizierte staatliche Verwaltungssystem der einzelnen deutschen Staaten sehr gehemmt und erschwert war. Die angestrebte Vereinheitlichung des ganzen Hebammenwesens war dadurch kaum zu erreichen. Neben den Aktivitäten in Sachsen existierten bereits als regionale/landesweite Zusammenschlüsse seit 1897 der **Pfälzischen Hebammenverein**, seit 1898 der **Bayrischen Hebammenverein**, seit 1903 der **Württembergische Landesverband** und seit 1904 der **Verband Reichsländischer Hebammen** (Elsass-Lothringen). Das Verhältnis der VDH zu diesen Organisationen bewegte sich in einem immerwährenden Spannungsfeld zwischen Abgrenzung und Loyalitätsbekundungen.

Teilweise führten Erfolge vor Ort zu einem Abwenden von der VDH. Eine Entwicklung, der vor allem Olga Gebauer mit ganzem Einsatz immer wieder entschieden entgegenzuwirken versuchte. Um die notwendige Reform des Hebammenwesens reichsweit durchzusetzen, wurde es nun von der VDH begrüßt, dass die Hebammen durchaus **Aktivitätsschwerpunkte in den einzelnen deutschen Staaten** setzten. Auch dies würde die allgemeinen Bestrebungen der VDH unterstützen. Mit der Gründung des Preußischen Hebammen-Verbandes sollte zugleich aber auch **die Rolle Preußens als Schrittmacher** der Bewegung verstärkt werden

(97). Auch müssten die Umgestaltungsideen und Verbesserungsbestrebungen mit größter Energie vor allem auch in Preußen fortgesetzt werden.

Um noch mehr preußische Hebammen einzubinden und effizienter arbeiten zu können, wurden in den folgenden Jahren nach und nach **Provinzialverbände** als Untereinheiten des Preußischen Verbandes geschaffen (98).

Weitere Verbandsgründungen auf Länderebene

In den folgenden Jahren folgten weitere Verbandsgründungen in den einzelnen Staaten des Deutschen Reiches. Bis 1911 waren praktisch in allen, auch den kleineren Fürstentümern eigene Landesverbände gegründet worden. In Sachsen wurden gleich zwei Organisationen mit Sitz in Leipzig hintereinander gegründet: 1908 der **Verband Sächsischer Hebammen** (Vorsitzende: Louise Wankel) und 1909 der zahlenmäßig größere **Bund der Hebammenvereine im Königreich Sachsen** (Vorsitzende: Hedwig Beyer). Deren zunächst langjährige Kassiererin **Emma Rauschenbach** (1870–1946) sollte in der Hebammenbewegung der folgenden Jahrzehnte noch eine wichtige Rolle spielen.

Diese Jahre zwischen der Jahrhundertwende und dem Ausbruch des 1. Weltkrieges 1914 wurden von Olga Gebauer einmal treffend als **Sturm- und Drangperiode** bezeichnet (99). Die Hebammenfrage war vielschichtiger geworden und vor allem auch durch das Engagement der Hebammen mehr in das öffentliche Interesse gerückt. Über einen engeren Fachkreis hinaus hatten verschiedene gesellschaftliche Gruppen angefangen, sich mit Aspekten rund um das Hebammenwesen zu befassen.

Zu den mehr medizinisch-medizinalpolizeilichen Gesichtspunkten gesellten sich nun zunehmend auch **sozial-gesundheitspolitische Betrachtungen**. Natürlich wurden die Hebammen von den Strömungen der Zeit, vor allem der Fürsorge- und Frauenbewegung, beeinflusst. Sie nahmen an Kongressen zur Säuglingsfürsorge, zum Mutterschutz, zur Tuberkulosefrage, zu Geschlechtskrankheiten, über Armut oder dem Problem des Alkoholismus teil und brachten diese Themen in ihre eigenen Diskussionen ein.

Bürgerliche Frauenbewegung

Zur bürgerlichen Frauenbewegung bestanden seit den 90er-Jahren Kontakte.

Es finden sich allerdings nur vereinzelt diesbezügliche Hinweise, wie etwa die Teilnahme Elsbeth Krukenbergs als Vertreterin des Allgemeinen Deutschen Frauenvereins an einer Hebammentagung (100) oder eine *„persönliche Besprechung mit einigen Damen der Frauenbewegung“* (101).

Als Delegierte des Berliner Hebammenvereins nahm Olga Gebauer 1894 an der Gründungsveranstaltung des **Bundes Deutscher Frauenvereine** (BDF), dem zentralen Dachverband der bürgerlichen Frauenbewegung, teil. Hier schaltete sie sich auf der Seite der radikalen Frauenrechtlerinnen Lina Morgenstern, Minna Cauer und Lily von Gizycki in eine Kontroverse um die Aufnahme sozialdemokratischer Arbeiterinnenvereine in den Bund ein (102).

Insgesamt war das Verhältnis der Hebammen- zur Frauenbewegung nicht unbedingt spannungsfrei. Dies mag u. a. daran gelegen haben, dass die innerhalb der Frauenbewegung geförderten neu entstehenden Frauenberufe wie Fürsorgerinnen und Säuglingspflegerinnen prinzipiell eine Bedrohung der Arbeitsbereiche von Hebammen darstellten. Auch die Ärztinnenfrage distanzierte das Verhältnis eher. Hebammen wurden vielfach als Bestandteil eines veralteten Systems begriffen, was sich natürlich hemmend auf eine Zusammenarbeit auswirkte.

Dennoch kam es im Laufe der Jahre zu einer immer deutlicheren Annäherung und letztendlich zum **organisatorischen Anschluss** an die Frauenbewegung: Als erste Hebammenorganisation wurde der Bund der Hebammenvereine im Königreich Sachsen 1913 Mitglied im Bund Deutscher Frauenvereine. Die VDH und der Preußische Hebammenverband folgten 1915 (103).

1908 organisierte der **Bund für Mutterschutz**, der 1905 aus dem radikalen Flügel der bürgerlichen Frauenbewegung hervorgegangen war, eine **Tagung zur Reform des Hebammenwesens**, an der auch zahlreiche Hebammen teilnahmen. Die unhaltbare Not vieler gebärender Frauen und die Missstände im Hebammenwesen waren die Hauptthemen. In den Redebeiträgen wurden z. T. alte Vorwürfe gegen die Hebammen wieder aufgewärmt, wie etwa deren angebliche Hauptverantwortung für die hohe Müttersterblichkeit oder deren Unzulänglichkeit. Einzelne forderten gar den ganze Hebammenstand besser abzuschaffen oder den Namen „Hebamme“ wegen seines schlechten Images abzuändern.

Olga Gebauer brachte in einem recht ausgleichenden Vortrag zum Ausdruck, dass sich die Hebammen tief gekränkt fühlten, wenn sie für alles verantwortlich gemacht würden. Die wahren Ursachen seien eher in Faktoren wie der sozialen Armut, dem weiterhin existierenden Kurpfuscherwesen oder dem Alkoholismus zu suchen.

Trotz der massiven Vorwürfe gegen die Hebammen, die teilweise auf der Tagung zu hören gewesen waren, kamen die letztendlich verabschiedeten **Beschlüsse** den langjährigen Forderungen der Hebammenbewegung sehr nahe: ein dringend notwendiges Hebammengesetz, bessere Auswahl von Hebammenschülerinnen, Ausbildungszeit von 1 ½ Jahren, Anstellung aller Hebammen, aber dabei freie Hebammenwahl, Mindestgehalt von 1200 Mk. und Aufnahme aller preußischen Hebammen in die Pensionskasse der Staatsbeamten (104). Olga Gebauer zog nach der Tagung die Bilanz:

> *„Man sieht hier deutlich, daß der Bund für Mutterschutz, der sich zumeist aus Frauen zusammensetzt, den Forderungen der organisierten Hebammenschaft ein großes Stück mehr entgegenkommt, als dies von Seiten der Männerwelt aus geschieht, ganz gleich ob es sich dabei um Mediziner, Staatsvertreter oder Parlamentarier handelt.“* (105)

Während **Olga Gebauer** ihre Unzufriedenheit über nicht Erreichtes oder die Langsamkeit von Erfolgen häufig genug in ihren Auftritten und Vorträgen zum Ausdruck brachte, offenbaren vor allem ihre Tagebuchseiten auch noch eine andere Seite, nämlich die der zunehmenden Nähe zur Frauenbewegung. So schreibt sie 1908:

> *„Wer Augen zum Sehen hat, der muß erkennen, daß die allgemeine Frauenbewegung ringsumher sich kraftvoll emporarbeitet. Es ist nur noch eine Frage der Zeit, daß wir Frauen endlich auch für die Politik reif gehalten werden und Staatbürgerrechte erhalten wie der Mann.“ (...) „Sobald Frauen unsre Hebammeninteressen im Parlament vertreten werden, wird das bisher Nicht-Erreichte im Sturmschritt erobert werden. Diese Zuversicht stärkt meinen Willen und begeistert mich für unsre Arbeiten, die zu dauerndem Stückwerk verdammt bleiben müßten, stünde nicht das leuchtende Morgenrot politischer Mündigkeit und staatbürgerlicher Selbständigkeit über Deutschlands Frauenwelt.“* (106)

Bis zur politischen Mündigkeit der Frauen sollte es noch Jahre dauern: Erst 1919 mit Beginn der Weimarer Republik erhielten die Frauen das aktive und passive Wahlrecht.

Um sich ganz und gar der Frauenbewegung hinzuwenden, oder auch die Hebammenbewegung in diese Richtung zu lenken, dazu war Olga Gebauer zu sehr Strategin. Eine gute Kooperation mit Hebammenlehrern, zuständigen Ärzten, Medizinalbeamten und den Behörden, die sie von Beginn an eingefordert hatte, stand für sie immer an erster Stelle. Dies bedeutete insgesamt ein eher gemäßigtes Vorgehen (107).

Vereinigung zur Förderung des Hebammenwesens

Als 1903 die Vereinigung zur Förderung des Hebammenwesens von Hebammenlehrern und Direktoren verschiedener Hebammenlehranstalten aus der **Deutschen Gesellschaft für Gynäkologie** heraus gegründet wurde, notierte Olga Gebauer entsprechend begeistert in ihr Tagebuch: *„Mit dieser Tat rückten die Bestrebungen zur Hebammenreform in eine neue und bedeutungsvolle Entwicklungsphase“.*

Die Vereinigung, dessen Vorsitz **Prof. Leopold** übernahm (108), hatte sich zur Aufgabe gemacht, die Hebung und den Ausbau des Hebammenwesens in Deutschland zu fördern. Unter dem wohl mehr auf die sächsischen Hebammenverbände bezogenen Vorsitzenden Prof. Leopold/Dresden kam es auf organisatorischer Ebene zunächst zu keiner näheren Zusammenarbeit mit der VDH. Dies zeigte sich auch bei einer Petition, die die ärztliche Vereinigung 1907 an alle Ministerien, dem Deutschen Reichstag und Behörden richtete.

Unter dem Titel **„Zur neuen Hebammenordnung“** wurde hier eine reichsweite Regelung des Hebammenwesens sowie vor allem Verbesserungen im Bereich der Aus- und Fortbildung der Hebammen gefordert – so wie es seit Jahren schon von der VDH angestrebt wurde. In einer umfangreichen Kritik an den bestehenden Regelungen und Lage der Hebammen, wurde auch festgestellt, dass es für die Hebammen leider noch keine Berufsgenossenschaften und kein Recht auf irgend eine Kasse gäbe (109).

Dies traf natürlich so nicht zu und wurde entsprechend von den Hebammen kritisiert. Zum einen gab es bereits Bundesstaaten mit geregelten Pensionsverhältnissen wie etwa Sachsen, zum anderen hatten die VDH und andere Hebammenvereine inzwischen ein beachtliches, auf Selbsthilfe beruhendes Kassensystem für ihre Mitglieder aufgebaut. Hier konnten sich alle unter 50-jährigen Hebammen stufenweise versichern und hatten dann eine Rente bis max. 300 Mk./Jahr zu erwarten. Für die Älteren bestand die Möglichkeit, Mitglied im VDH-Unterstützungsverein *„Alterstrost für deutsche Hebammen“* zu werden und sich so vor völliger Unversorgtheit im Alter zu schützen.

Auf der **1908** stattfindenden **Delegiertentagung** der VDH in München wurde mit Bezug auf die Petition der Hebammenlehrer, der Antrag gestellt und beschlossen, die VDH in eine **Berufsgenossenschaft** umzuwandeln. Entscheidend war hierbei eine Zwangmitgliedschaft aller Hebammen. Jede Schülerin sollte bereits vor Erteilung des Prüfungszeugnisses dem Hebammenverein und den damit verbundenen Unterstützungskassen beitreten müssen. Neu sollten noch eine Haft- und Unfallversicherung hinzukommen. Dies würde die Leistungsfähigkeit der Kassen so erhöhen, dass keine großen öffentlichen Gelder mehr notwendig seien (110).

Konferenz über die Mängel im Hebammenwesen

Auch vorangetrieben durch die Aktivitäten der Hebammenlehrer fand Anfang 1908 im Kultusministerium in Berlin eine Konferenz über die *„Mängel im Hebammenwesen“* statt, an der neben Abgeordneten, ärztlichen Sachverständigen, Medizinal- und Verwaltungsbeamten auch Olga Gebauer als Geschäftsführerin der VDH teilnahm. Hier wurde festgestellt, dass sich das geforderte Hebammengesetz zurzeit wohl nicht verwirklichen ließe. Aber es wurde zugleich die dringende Notwendigkeit gesehen, in Preußen eine diesbezügliche Verwaltungsreform zur Verbesserung der Lage der Hebammen durchzuführen. Dies sei auch bedeutungsvoll für die allgemeine Volkswohlfahrt (111).

Preußische Gebührenordnung

Noch im gleichen Jahr wurde im preußischen Abgeordnetenhaus endlich eine für Preußen einheitliche Gebührenordnung, wie sie teilweise in anderen Staaten bereits existierte, beschlossen (112). Der preußische Minister bezeichnete sie als *„einen Grundstein der Reform des preußischen Hebammenstandes“*. Für die einzelnen Leistungen waren hier keine festen Summen, sondern vielmehr Von-bis-Bereiche angegeben.

Bei der Abrechnung nach den neuen Sätzen ergaben sich dann durchaus **Probleme**. Zum einen wurde diese nicht von allen Städten und ländlichen Gemeinden anerkannt. Zum anderen hatten so manche Hebammen Furcht, nun etwa höhere Sätze als gewohnt zu fordern oder verstanden die etwas komplizierte Taxe nicht richtig anzuwenden (113).

Mustervertrag und Standesordnung für Hebammen

Auf der folgenden **Delegiertentagung 1909** verabschiedete die VDH einen **Mustervertrag („*Kontrakt*“) für Hebammen** als vereinheitlichte Grundlage für deren Anstellung in den Bezirken. Damit sollte gesichert werden, dass mit der verabschiedeten Taxe nicht nur einseitig die hier möglichen niedrigsten Sätze gezahlt würden, zusätzlich ein Mindesteinkommen gezahlt wird und auch die übrigen gesetzlichen Regelungen zur Anwendung kämen.

Auch sollten Instrumentarium, Bücher, Schreibwerk, Desinfektionsmittel und – beachtlicherweise – auch der Deutsche Hebammen-Kalender und die ADHZ unentgeltlich zur Verfügung gestellt werden. Eine Teilnahme an den Hebammenvereinssitzungen sollte ggf. entschädigt werden und eine festgelegte Unterstützung zu den Kassenbeiträgen durch die Gemeinden erfolgen.

Die VDH nahm mit dem Musterkontrakt bewusst in Kauf, dass diese vertragliche Vereinbarung fester Gebührensätze zwischen den Hebammen und den

Gemeinden zugleich einen wesentlichen Einbruch in den freien Berufsstatus der Hebammen bedeutete. Es wurde allerdings als der richtige Schritt auf dem Weg zur ersehnten Anstellung aller Hebammen mit festem Gehalt und Versicherung gesehen und erhöhte tatsächlich die Mitgliedszahlen in der VDH und ihren Kassen (114).

Zusammen mit dem Musterkontrakt wurde auch eine von der VDH erarbeitete **Standesordnung der deutschen Hebammen** vorgestellt. Diese galt exklusiv für Vereinshebammen und formulierte zum einen Verhaltenskodizes im Umgang miteinander und mit dem Publikum. Zum anderen legte sie die im Kontrakt formulierten Vereinbarungen bezüglich **Gehalt und sozialer Absicherung** noch einmal fest und verpflichtete die Hebammen, nicht unter Wert zu arbeiten (115).

Die Hebammen kamen mit diesem Paket Musterkontrakt/Standesordnung ihrem Ziel einer berufsgenossenschaftlichen Organisation näher, nämlich möglichst alle Hebammen sozial sicherzustellen und in die Vereine mit einzubeziehen. Parallel dazu blieben die alten Forderungen nach einer grundlegenden Reform des Hebammenwesens durch ein einheitliches Hebammengesetz und die Integration aller Hebammen in das staatliche Sozialversicherungssystem weiter bestehen.

Zur Person

Olga Gebauer. Neben ihren Aktivitäten um Verein und Zeitung hatte Olga Gebauer seit 1885 neben ihrer Privatpraxis hin und wieder auch Vertretungen in der Universitäts-Frauenklinik unter Prof. Robert Ohlshausen in Berlin übernommen. 1888 trat sie dort eine Stelle als Hebamme, dann als Oberhebamme an und musste dazu von ihrer Familie getrennt in der Klinik wohnen.

1892 schied sie nach vierjähriger Tätigkeit auf Drängen ihres Mannes und mit *„angegriffener Gesundheit"* wieder aus der Klinik aus. Wegen Überarbeitung habe sie die Vereinssachen vielfach liegen lassen müssen, schrieb Gebauer über diese Zeit, was bei der Durchsicht der Sitzungs- und Tagungsprotokolle, in denen sie allgegenwärtig zu sein scheint, kaum zu glauben ist. Sie betrieb dann noch

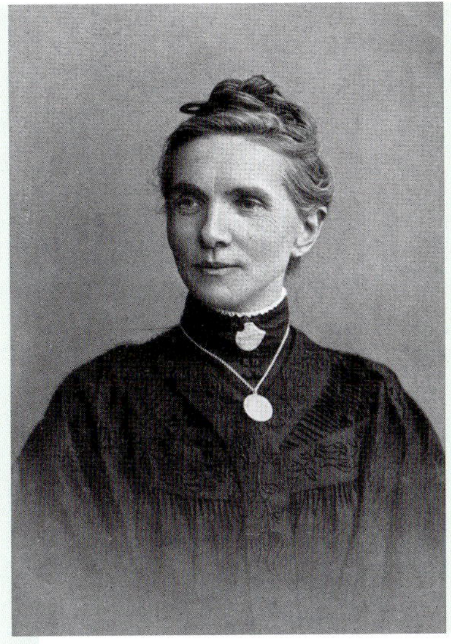

für einige Zeit etwas Privatpraxis, gab diese aber bald endgültig auf, um sich ganz und gar der Hebammenbewegung zu widmen.

Inzwischen war sie neben ihrer Tätigkeit als Berliner Vereinsvorsitzende und Schriftleiterin der ADHZ bereits Geschäftsführerin der VDH geworden und erhielt nach einigen internen Auseinandersetzungen auch eine entsprechende Entlohnung, wodurch sie die Familie dauerhaft finanzieren konnte. Weiter war sie in Personalunion zugleich Vorsitzende der Allgemeinen Kranken-Unterstützungs- und Sterbekasse der VDH, Vorsitzende des Vereins „Alterstrost für Deutsche Hebammen" und Vorsitzende der Allgemeinen Deutschen Alterszuschusskasse der VDH. Die Familie Olga Gebauers hatte sich immer den Anforderungen ihrer Verbandstätigkeit unterzuordnen. So waren mehrfach Umzüge in und am Rande Berlins notwendig. Erst 1906, nachdem Olga Gebauer erneut aufgrund ihrer „Herzschwäche" erkrankt war, bezog die Familie ein kleines Landhaus in Hermsdorf, nördlich von Berlin, wo Olga Gebauer bis zu ihrem Tod leben sollte. Im Sommer 1900 war, nur wenige Tage vor dem I. Internationalem Hebammenkongress in Berlin, ihr Sohn Hermann im Alter von nur 19 Jahren an Typhus erkrankt und verstorben. In tiefer Trauer nahm Olga Gebauer dennoch im vollen Umfang und leitend am Kongress teil.

Ihre Tochter Julie fing auf Drängen ihrer Mutter im Büro der VDH buchhalterisch an zu arbeiten, was nicht immer einfach für diese war. *„Nicht ohne Kampf habe ich mich dem Bureauleben der Vereinigung Deutscher Hebammen ergeben“* schrieb sie (S. 359). Zusätzlich übernahm Julie gemeinsam mit ihrer Mutter die Schriftleitung der 1903 neugegründeten, zunächst kurzfristig im Selbstverlag (dann Staude-Verlag) herausgegebenen Zeitschrift „Die Mutter“ (116). Die Tochter sollte bis über den Tod Olga Gebauers hinaus in geradezu übersteigerter Mutterverehrung und Ergebenheit an deren Seite oder besser wohl in deren Schatten wirken (117).

25-jähriges Jubiläum des Berliner Hebammenvereins

1910 feierte der Berliner Hebammenverein und damit die Hebammenbewegung ihr 25jähriges Jubiläum. Eine typische Bilanz dieser Jahre lautete:

> *„Vieles ist seit der Gründung unseres Vereins für uns Hebammen gebessert, aber vieles bleibt noch zu wünschen übrig.“* (118)

Eine besondere Ehre wurde **Olga Gebauer** in diesem Zusammenhang zuteil: Für ihre Verdienste um den Hebammenstand wurde ihr 1911 das **Frauenverdienstkreuz** am weißen Bande verliehen. Bei

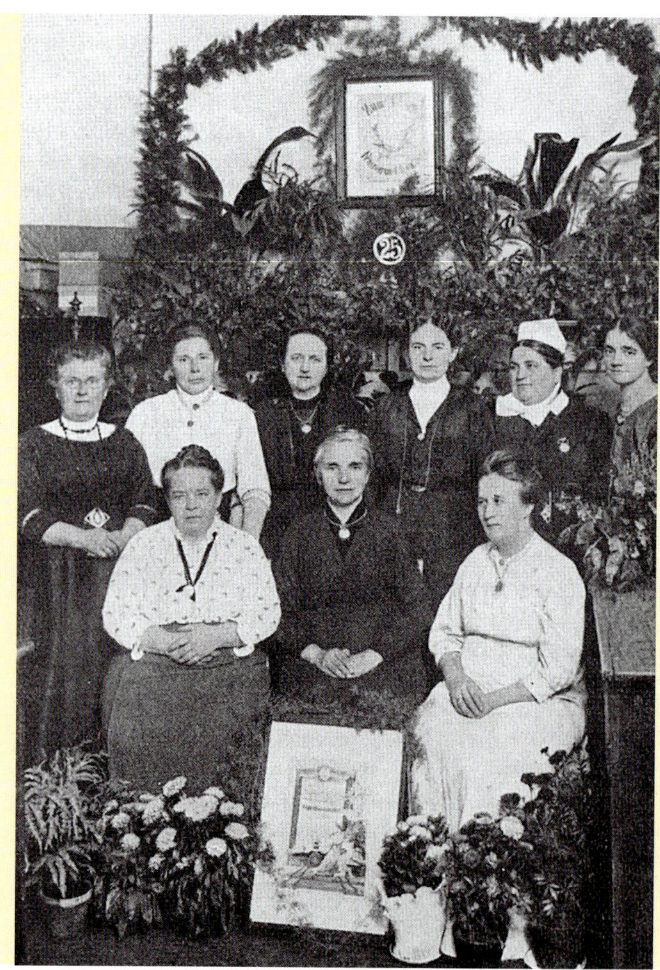

Abb. 1-6 25-jähriges Jubiläum des VDH.
Obere Reihe: Julie Gebauer 1. von rechts, Emma Kauder 2. von rechts, vordere Reihe Mitte: Olga Gebauer

der Verleihung verwies sie darauf, dass durch diese hohe Auszeichnung nicht nur sie selbst, sondern der ganze Hebammenstand geehrt worden sei (119).

Entwicklung der VDH

Die VDH war inzwischen zu einer beachtlichen Größe angewachsen: **19 096 Hebammen aus insgesamt 404 Vereinen** hatten sich angeschlossen. Das war ungefähr die Hälfte der 37 736 reichsweit registrierten Hebammen. Von diesen waren allerdings insgesamt 32 200 in einem Hebammenverein Mitglied, d. h. nur knapp 60 % aller organisierten Hebammen waren zu diesem Zeitpunkt auch zugleich Mitglied in der VDH. Die Gründe dafür, dass ein Verein oder Verband sich nicht der VDH anschloss, waren vielfältig. Häufig mögen aber vor allem für Vereine in den ärmeren Gegenden die dann fälligen zusätzlichen Beiträge für die VDH einfach zuviel erschienen sein (129).

Diese Erwägung mag auch für die nur zögerliche Inanspruchnahme der Versicherung in einer der **Kassen der VDH** eine Rolle gespielt haben (121). Die Verwaltung der Allgemeinen Kranken-, Unterstützungs- und Sterbekasse, der Alterszuschusskasse und des Unterstützungsvereins Alterstrost beanspruchten einen erheblichen Verwaltungsaufwand, und es ist nicht zu übersehen, dass die VDH im Laufe der Jahre zu einem geradezu **bürokratischen Apparat** herangewaschen war.

Eine der Hauptaufgaben der VDH sei nun, so Olga Gebauer, die **Einrichtung von Hebammenkammern** durchzusetzen, damit ihre Bestrebungen überall gestützt seien (121). Diese sollten Standesvertretungen mit weitreichenden Befugnissen sein, ähnlich den Ärztekammern (122).

Internationaler Hebammenkongress

Der eigentlich für 1910 geplante so genannte **„II. Internationale Hebammenkongress“** war um ein Jahr verschoben worden, um ihn gemeinsam mit der vielbeachteten **Internationalen Hygiene-Ausstellung** 1911 in Dresden abhalten zu können. Er wurde maßgeblich vom Dresdener Verein unter dem Vorsitz von Bertha Patzig und der Unterstützung Prof. Leopolds vorbereitet und fand im Park der Hygiene-Ausstellung statt. Der Ort war geradezu ideal, proklamatisch den Kampf um eine Verbesserung der Lage der Hebammen in einen bevölkerungspolitischen Zusammenhang zu stellen (124). Die Reform des Hebammenwesens wurde als ein zentraler Punkt der modernen Hygiene begriffen.

Im Vorfeld des Kongresses war von der VDH in mühevoller Arbeit eine **Fragebogenaktion zur Erfassung der Lage der Hebammen** im Deutschen Reich durchgeführt worden. Dazu waren 600 Fragebögen an Hebammenlehranstalten, Ministerien, Bezirks- und Kreisärzte versandt worden (125). Die Ergebnisse wurden sowohl in einem Vortrag auf dem Kongress als auch in einer eigenen Ausstellung präsentiert.

Hier ging es u. a. um die Anzahl der Hebammen, angestellt oder freipraktizierend, in den einzelnen Bundesstaaten, ihre soziale Herkunft, ihr Alter, die Resultate der Hebammentätigkeit für Mutter und Kind, die Verschuldungen der Hebammen an Erkrankungen und Todesfällen, am Kindbettfieber und an der Säuglingssterblichkeit. Das präsentierte Zahlenmaterial, besonders zu den letztgenannten sensiblen Themen, war entlastend für die Hebammen, konnte doch nur in einem sehr geringen Prozentsatz diesbezüglich schuldhaftes Verhalten von Hebammen aufgezeigt werden. Die weiteren Ergebnisse machten vor allem die immer noch bestehenden regionalen Unterschiede der Lage und des Status der Hebammen deutlich, sowie eine weiterhin bestehende Überalterung, Mängel in der Ausbildung und der sozialen Situation (126).

Die Zahl der am Kongress teilnehmenden Hebammen lag bei 810, dazu 19 Vertreterinnen aus dem Ausland (127). Das Programm war umfangreich und beinhaltete auch zahlreiche Vorträge zu sozialhygienischen und fürsorgerischen Themen. In ihrem Schlussvortrag *„Die Bedeutung der Hebammentätigkeit für die Familie und den Staat“* betonte Olga Gebauer, die zentrale Rolle der Hebammen auf dem Gebiet der Gesundheitspflege, ihre Berufsarbeit als Dienst am Staat und Volk (128).

Mütter- und Säuglingsfürsorge

Die Verankerung der Hebammen in der sich entwickelnden Mütter- und Säuglingsfürsorge war zu einem Arbeitsschwerpunkt geworden.

1912 wurde ein der VDH angegliederter **Bund freiwilliger Helfer und Helferinnen zum Segen deutscher Frauen und Kinder** gegründet. Seine Hauptaufgabe sollte in der Zusammenarbeit mit den bestehenden Säuglingszentralen für Verbreitung und Aufklärung *„anerkannter Gesundheitslehren, besonders für die Mutter und das Kind im Säuglingsalter“* liegen. Sowenig wie die **Zeitung „Die Mutter“** konnte der Bund jedoch irgend eine größere Bedeutung erlangen und war bis zum Beginn der Weimarer Republik nicht mehr existent.

In diesen Jahren bis zum 1. Weltkrieg entwickelte Olga Gebauer eine unvergleichbare **Vereinsreiseaktivität**. Bei praktisch jeder Jahrestagung aller (!) existierenden noch so kleinen Landes- und Provinzialverbänden war sie in der Funktion der VDH-Geschäftsführerin, oft auch zusammen mit Anna Schinkel, der Vorsitzenden des Preußischen Landesverbandes, anwesend.

Dieses beeindruckende Engagement hatte vor allem zum Ziel, die Bindung der Landesverbände an die VDH zu erhöhen, die Ideen der Standesordnung und Musterkontrakte der VDH nahezubringen, und vor allem für sämtliche gemeinsame Publikationen mit dem Staude-Verlag zu werben, was immer wieder auch gebetsmühlenartig getan wurde.

Ausbruch des I. Weltkriegs

Für das Jahr 1914 war der nächste so genannte **III. Internationale Hebammenkongress** in Wien geplant. Hier sollte eine „Internationale Hebammenvereinigung“ gegründet werden, was bereits 1911 in Dresden beschlossen worden war (129). An den umfangreichen Kongressvorbereitungen und Vorbesprechungen in Wien hatte auch Olga Gebauer teilgenommen. Sie war verantwortlich für die inhaltliche Bearbeitung von Deutschland und dem übrigen Ausland. Der Ausbruch des **I. Weltkrieges 1914** verhinderte dann die Durchführung des geplanten Kongresses. Erst nach Kriegsende sollte es 1919 zu ersten internationalen Hebammentreffen in Brügge und 1923 in Antwerpen kommen mit der Gründung der **International Midwives Union**.

Unmittelbar nach dem Ausbruch des I. Weltkrieges 1914 rief die VDH ihre Mitglieder und die Vereinsvorstände dazu auf, gemeinsam für das Ziel zu kämpfen, dem Vaterland seine Mütter und Kinder gesund und damit die Stärke des Deutschen Volkes zu erhalten (130). Tatsächlich folgten die meisten Hebammen, so wie große Teile der bürgerlichen Frauenbewegung, in patriotischer Stimmung dem Ruf des Vaterlandes in der Stunde der Not. Zahlreiche Hebammenvereine beschlossen, für eine **Kriegstaxe mit ermäßigten Gebühren** zu arbeiten. So boten die Berliner Hebammenvereine an, für eine Pauschale von nur 15 Mk. Frauen in Schwangerschaft, Geburt und Wochenbett zu betreuen, was dankbare Anerkennung vom Polizeipräsidenten brachte (131). In den Zeitungen fanden sich sogar Anzeigen von Hebammen mit dem Angebot, Frauen deren Männer an der Front waren, unentgeltlich zu entbinden. Das Letztere wurde allerdings von der VDH scharf kritisiert, es sehe zwar selbstlos aus, sei aber letztendlich *„...eine Spekulation fürs eigene Ich“* und würde den Hebammenstand unnötig schaden (132).

Im Rahmen des **Vaterländischen Frauendienstes**, dem sich die VDH anschloss, beteiligten sich die Hebammen in Stadt und Land als freiwillige Helferinnen an Sammlungen für die Kriegspflege, halfen mittellos gewordenen Kriegerfrauen und ihren Angehörigen, verteilten Kriegskochbücher an die Bevölkerung, strickten Socken für die Soldaten oder arbeiteten mit dem Roten Kreuz an der Front. Auch gab der Vaterländische Frauenverein kostenlos Pakete an Hebammen aus für die Austattung von Müttern und Neugeborenen. (131) Beim Eintreffen der ersten ostpreußischen Flüchtlinge erhielten diese aus Sammlungen Geld und Kleiderspenden. Die Berliner Geschäftsstelle der VDH galt als Anlaufstelle und Vermittlungszentrale für die in Not geratenen, geflüchteten ostpreußischen Hebammen (133).

Gewissermaßen als eine der „Sofortmaßnahmen“ der Kriegsfürsorge und Kriegswohlfahrtspflege trat Ende 1914 die **Reichswochenhilfe** in Kraft. Sie galt in erster Linie den Frauen, deren Männer an der Front waren (134). Als Reichsbeihilfe war hier neben Wochen- und Stillgeld auch die Zahlung von Hebammenhilfe vorgesehen. Auf dieser Grundlage versuchten die Hebammen nun vermehrt wieder ihre normalen Sätze abzurechnen anstelle der Pauschale bzw. ermäßigten Kriegstaxe. Dabei stießen sie auf erhebliche Schwierigkeiten, bei den Krankenkassen, mit denen sie jetzt erstmals zu tun hatten, und auch dem Publikum. So manche Kriegerfrau, die genauso viel Geld wie vorher hätte, würde sich jetzt plötzlich weigern, die früher üblichen Sätze zu zahlen. Auch kam es vor, dass sogar Helferinnen des Nationalen Frauendienstes oder des Roten Kreuzes den Frauen rieten, nicht den normalen Satz an die Hebammen zu zahlen. Oft wurde es geradezu als vermessen eingeschätzt, wenn Hebammen die gesamte Summe, die die Reichswochenhilfe dafür zur Verfügung stellte, abrechnen wollten (135).

Dies führte zu erheblicher Unzufriedenheit unter den Hebammen und machte einmal mehr deren nach wie vor ungeregelte Stellung deutlich. Auch trug der schon vorher einsetzende und während der Kriegsjahre deutlich angestiegene Geburtenrückgang und die zunehmende Verteuerung zur **Verschlechterung der Lage der Hebammen** bei (136).

„Es gibt wohl keinen Stand, der durch den Krieg so schwer geschädigt wird, als der Hebammenstand, droht uns doch in nicht zu langer Zeit die Brotlosigkeit."

klagte etwa die Vorsitzende des Hebammenvereins in Ratibor in der ADHZ. Nach wie vor engagierten sich viele Hebammenvereine in vielfältiger Weise bei den Hilfsaktionen, aber zugleich stieg der Unmut. Der **VDH-Vorstand** versuchte die patriotische Stimmung in den eigenen Reihen hoch zu halten, so in einem **Aufruf an die Vereine** 1915:

„Mit innigem Dank an unsere Hebammenvereine verbinden wir die erneute Bitte, sich zu regen für die Not des Vaterlandes, im besonderen für die Not unseres Standes. Geben und opfern sind unsere Waffen gegen die Feinde unseres Volkes; je mehr wir helfen, je größeren Anteil haben wir an dem Sieg unseres tapferen Heeres: Und wir werden siegen !" (137)

Diese Worte waren voll Überzeugung gesprochen. So hatte die VDH gerade in nicht geringem Umfang **Kriegsanleihen** gezeichnet. Aus dem Vermögen der Kranken- und Sterbekasse der VDH wurden tatsächlich sage und schreibe 50 000 Mk zur Verfügung gestellt (138). Die Hoffnung auf die erwartete Geldvermehrung trat nicht ein, im Gegenteil: bei Kriegsende und einem verlorenem Krieg war das gesamte Geld weg.

Denkschrift an das preußische Ministerium des Innern

1916 richtete die VDH eine umfangreiche Denkschrift an das preußische Ministerium des Innern, in der grundlegend die inzwischen **„unhaltbaren Zustände des Hebammenwesens** *mit all ihren durch den Krieg ins Unerträgliche gesteigerte Härten und Nöten"* geschildert wurden. Hier ging es auch um die gewünschte **Eingliederung der Hebammen in die Mütter- und Säuglingsfürsorge** (139). Dieses Thema war schon vor Kriegsbeginn zu einem wichtigen Arbeitsschwerpunkt insbesondere der VDH, aber auch der einzelnen Landesverbände geworden. An

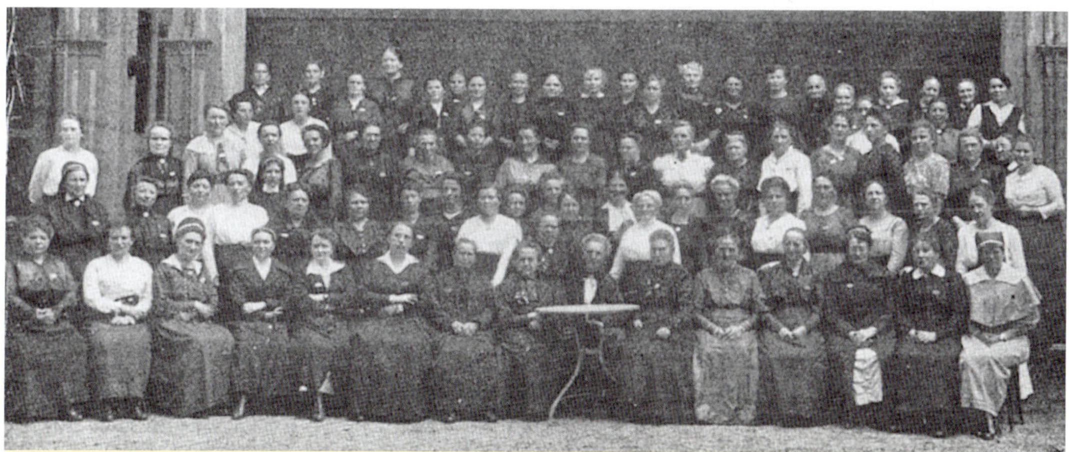

Abb. 1-7 Generalversammlung der VDH in Weimar, 1920
Unterste Reihe von links: 6. Else Henseleit, 7. Katharina Ruckteschler, 9. Olga Gebauer
Zweite Reihe von links: 11. Anna Schinkel
Dritte Reihe von links: 5. Emma Rauschenbach

praktisch allen wichtigeren Tagungen, die sich mit Mutter- oder Säuglingsschutz, Säuglingssterblichkeit, sozialer Fürsorge oder auch Bevölkerungspolitik befassten, nahmen Hebammen teil. Eigene Konzepte wurden entwickelt, wie diese Felder besetzt bzw. verteidigt werden könnten. Vor allem wurde es als wichtig erachtet, dass in der Hebammenausbildung die Säuglings- und Krankenpflege zukünftig ein fester Bestandteil würde.

Kriegsjahre

Der Krieg dauerte länger als erwartet und forderte unendlich viele Todesopfer, die Schätzungen liegen bei 1,9 Millionen Gefallenen oder Gestorbenen. In dem Maße, wie im Laufe des Krieges Armut, Hunger und Tod auch für die Hebammen immer erfahrbarer wurden, rückten viele von ihrer anfänglichen Kriegsbegeisterung wieder ab. Es gab zunehmend Austritte aus den Vereinen, Sitzungen fielen aus, die Kassen leerten sich und es wurde vor allem in den ländlichen Gegenden schwieriger, ein reguläres Vereinsleben aufrecht zu erhalten.

Während der Kriegsjahre hatten die Hebammen zwar neue erfreuliche Bündnisse wie etwa die zur bürgerlichen Frauenbewegung geschlossen (140), erlebten aber insgesamt kaum Fortschritte bezüglich ihrer langjährigen Forderungen, wie etwa die nach einer gesetzlichen Regelung des Hebammenwesens. Trotz mehrfacher Eingaben war es diesbezüglich lediglich zur Verabschiedung recht unverbindlicher Richtlinien im Bundesrat 1917 gekommen.

So wuchs gegen Ende des Krieges der Unmut der Hebammen über die mangelnde Durchsetzungsfähigkeit ihrer eigenen Organisationsspitze. Sie verlangten nach **innerverbandlicher Erneuerung** und mehr Mitsprachemöglichkeiten. Ende 1917 holte sich die Vorsitzende des Bundes der Hebammenvereine im Königreich Sachsen, **Hedwig Beyer**, von Olga Gebauer das Einverständnis für ein jährliches Treffen aller Vorstände der Landesverbände mit dem Ziel einer einheitlicheren Verfolgung ihrer Ziele (141). Dies war der organisatorische Anfang eines **Bündnisses der Landesverbände jenseits der VDH**.

Einzelne Vereinshebammen, auch aus den Vorständen, hatten außerdem die Ansicht entwickelt, dass die bisherige Organisationsform nicht mehr ausreichte und hatten nach Ausbruch der Revolution 1918 **Kontakt zu den Gewerkschaften** aufgenommen zwecks eines etwaigen Anschlusses.

Aufbruchsstimmung nach Gründung der Weimarer Republik

Das Kriegsende und die Ausrufung der Weimarer Republik im November 1918 bedeuteten zugleich den Untergang des monarchistischen Obrigkeitsstaates (Kaiserreich). Ausgehend von Matrosen- und Soldatenaufständen hatte sich in kürzester Zeit eine revolutionäre Massenbewegung im Reich gebildet und forderte eine umfassende Neugestaltung der politischen Verhältnisse. Auch viele Hebammen waren von dieser Atmosphäre ergriffen.

So schrieb Olga Gebauer voll Freude und Zuversicht in ihr Tagebuch anlässlich der Wahlen zur konstituierenden Nationalversammlung im Januar 1919, bei der **erstmals auch Frauen das Wahlrecht** hatten:

> *„Nun ist die Bahn frei ! Unsere Ansprüche und Rechte, um die wir bisher mit Petitionen und Resolutionen, Kongressen und Prostestversammlungen vergeblich gerungen haben, werden jetzt wir selbst an verantwortlicher Stelle zu fördern und zu entscheiden haben. Die Erlangung des politschen Stimmrechts stellt uns Frauen vor große, verantwortliche Aufgaben. Jede einzelne muß mitarbeiten und kommunalpolitisch mitwirken.“* (142)

Ob und in welchem Ausmaß sich auch Hebammen an den zahlreichen Demonstrationen und Protestveranstaltungen dieser ersten Monate der Republik beteiligten oder gar Mitglied in einer der Parteien wurden und waren ist nicht bekannt. Wohl eher eine Ausnahmeerscheinung stellte die Hebamme **Käthe Siemen**, Vorstandsmitglied des Münchener Hebammenvereins dar, die aktiv im Arbeiterrat war und tatsächlich auch in den bayrischen Rätekongress gewählt wurde (143). Dieser war dann allerdings im Mai 1919 blutig niedergeschlagen worden. Ob Käthe Siemen dabei zu den Hunderten von Todesopfern gehörte, ist nicht geklärt, aber durchaus möglich.

Die **Hebammenversammlungen** in diesen ersten Monaten der jungen Republik waren gesprägt von einer unübersehbaren Aufbruchsstimmung. Es wird deutlich, auch an den zum Teil heftigen Kontroversen, dass viele, auch neu hinzugekommene Hebammen mitwirken, gestalten und gehört werden wollten.

An **Vorwürfen zu bisherigen Strategien**, besonders bezüglich des eher gemäßigten Kurses Olga Gebauers und der VDH, wurde dabei allerdings nicht gespart. So forderte **Leopoldine Püschel**, die Vorsitzende des Neuköllner Hebammenverbandes und spätere Nachfolgerin Olga Gebauers als Geschäftsführerin der VDH, die Hebammen dazu auf, gegen ihre Ausbeutung zu kämpfen: Die Vereine sollten den preußischen Verband und die VDH mehr dazu drängen, nicht nur Forderungen zu stellen, sondern diese auch verwirklicht zu sehen (144).

Nun wurde nicht mehr nur gefordert, sondern Ultimaten gestellt oder gar zu einem Hebammenstreik aufgerufen. Mit **gewachsenem Selbstbewusstsein** wurde manches als nicht mehr zeitgemäß gewertet und verurteilt, wie etwa das immer noch existierende Tragen der Kinder zur Taufe oder die zwangsweisen Nachprüfungen durch die Amtsärzte, welche oft als demütigend erlebt wurden. Oder sie empörten sich über eine 1920 verfasste Dienstanweisung, die Verhaltensvorschriften formulierte, wie etwa die, dass die Hebammen dem Kreisarzt und den hinzugezogenen Ärzten Gehorsam und Achtung schuldig seien. Hebammen würden in dieser mittelalterlich anmutenden Ordnung wie Kinder behandelt, aber nicht wie Personen, die auf einem für die Gesundheitspflege verantwortlichen Posten stünden, so die Kritik (145).

Der Kampf um eine **gesetzliche Grundlage zur Reformierung des Hebammenwesens** war der eindeutige Schwerpunkt der Aktivitäten der VDH und der Landesverbände. Dabei stand fast unisono die Forderung nach einer Anstellung oder Verbeamtung aller Hebammen mit sozialer Absicherung, sowie die Angleichung der Gebührenordnung an die rasante Inflationsrate im Vordergrund.

Gewerkschaftsanschluss oder Standesorganisation

Über die Strategien der Durchsetzung dieser Forderungen, die angesichts der elenden sozialen Situation vieler Hebammen nach Kriegsende immer dringender wurde, entstanden zunehmende Meinungsverschiedenheiten. Einzelne Hebammen hatten sich bereits einer der Gewerkschaften angeschlossen. Zwischen dem **Verband der Gemeinde- und Staatsarbeiter im Allgemeinen Deutschen Gewerkschaftsbund**, dem VDH-Vorstand und dem Berliner Hebammenverein liefen seit 1919 Verhandlungen mit der Frage des Anschlusses. Hier trat vor allem die Berliner Hebamme **Else Henseleit** anfangs unterstützt von Olga Gebauer, in den Vordergrund.

Als Olga Gebauer 1920 ihr Amt als Vorsitzende des Berliner Hebammenvereins niederlegte, das sie über 32 Jahre innehatte, übernahm Henseleit deren Nachfolge und arbeitete mit ihr auch zusammen in der Schriftleitung der ADHZ (146).

Unter Henseleits Regie war bereits eine gewerkschaftsähnliche Umstrukturierung des Berliner Vereinswesens mit Schaffung von über ganz Berlin verteilten Ortsgruppen, die nun alle im **Gross-Berliner Hebammenbund,** vereint wurden, im vollen Gang (147). Grundidee war dabei mit der Kampfkraft einer großen Gewerkschaftsorganisation im Rücken mehr Macht und Erfolg bei der Durchsetzung von Hebammeninteressen zu erlangen. Nachdem sich 1921 auf einer Generalversammlung eine Mehrheit tatsächlich für den **Anschluss an den Gemeinde- und Staatsarbeiterverband** entschieden hatte, trieb Else Henseleit diesen maßgeblich voran (148).

Die Spaltung der Bewegung

Die Verlagsleitung der ADHZ, die seit 1920 von Erich Staude aus gesundheitlichen Gründen an den Verlagsbuchhändler **Rudolf Zickfeldt** übertragen worden war (149), weigerte sich nun zunehmend Artikel der Berlinerinnen abzudrucken. Es würde nicht geduldet, so die Verlagsleitung, dass die Hebammenzeitung zu einem Gewerkschaftsorgan degradiere (150). Durch scharfe Kritik vonseiten der Vereinigung der Hebammenlehrer bestärkt, schlug der Verlag ab 1921 eine immer härtere Gangart vor allem gegen den Gross-Berliner-Hebammenbund ein und druckte keinerlei Mitteilungen von diesen mehr ab. Dieses Vorgehen wurde von den Hebammen als nicht akzeptable Einmischung in die Angelegenheiten der Hebammenschriftleitung empfunden. Ihrer Plattform beraubt, kündigte die VDH schließlich ihre bisherige Verbandszeitung.

Eine neue Hebammenzeitung, die **Zeitschrift für die Hebammen Deutschlands (HZfD)**, herausgegeben vom Verleger Heinrich Schütt und dessen Ehefrau, der Hebamme Elisabeth Schütt, war Anfang 1922 in Berlin zunächst als Organ des Groß-

Berliner Hebammen Bundes entstanden und wurde nun zum offiziellen Sprachrohr der VDH. Verantwortliche Redakteurin dieser Zeitschrift war **Else Henseleit**, allerdings nur für kurze Zeit. Für ihr energisches Vorantreiben der Realisierung des gewerkschaftlichen Anschlusses erntete sie soviel Kritik aus den eigenen Reihen, dass sie sich schließlich gezwungen sah, die Schriftleitung sowie sämtliche Vorstandsämter niederzulegen.

Seit 1922 widmete sie sich mit einer unbekannten Zahl von weiteren Hebammen ganz dem Aufbau des **Deutschen Hebammen-Bundes** innerhalb des Allgemeinen Deutschen Gewerkschaftsbundes (eingegliedert als eine Abteilung im Verband der Gemeinde- und Staatsarbeiter, Sektion Gesundheitswesen). Hier blieb sie die führende Kraft bis zur Zerschlagung der Gewerkschaften durch die Nationalsozialisten 1933.

Die Spaltung der Hebammenbewegung, die bis 1922 mit der Vereinigung Deutscher Hebammen über nur eine reichsweite Organisation verfügte, hatte ihren Anfang genommen.

Am 1. Mai 1922 verstarb **Olga Gebauer** im Alter von 64 Jahren an einem schon länger bestehenden Herzleiden und wurde auf dem Hermsdorfer Friedhof bei Berlin beigesetzt. Es ist ihr großer Verdienst, die deutsche Hebammenbewegung in führender Position auf- und ausgebaut und über mehrere Jahrzehnte hinweg entscheidend geprägt zu haben.

Bei der Wahl ihrer Nachfolgerin als Geschäftsführerin der VDH kam es zu heftigen Auseinandersetzungen und Richtungskämpfen. Mit **Leopoldine Püschel** als Nachfolgerin Olga Gebauers setzte sich eindeutig die eher „fortschrittliche und zielbewusste“ Richtung durch (151).

Heftige Kritik erntete der Staude-Verlag für die **Zensur von Hebammenartikeln** in der ADHZ und seine offene Unterstützung der eher gemäßigten Vertreterinnen der Landesverbände. Der Vorwurf der Hebammen, im Verlag „den wahren Urheber der Zersplitterungsbestrebungen“ zu sehen (152), war nicht ungerechtfertigt. Längst kam ihm eine zentrale Rolle bei der Einmischung in die Strategien der Verbandspolitik zu. Geleitet von geschäftlichen Interessen galt es dabei in Zusammenarbeit mit Hebammenlehrern und Regierungsbeamten einer Radikalisierung der Hebammenbewegung entgegenzuwirken. Hieran beteiligten sich auch reaktionäre Kreisärzte, die mitunter ihre Position dazu missbrauchten, „rote“ Hebammen zu diskriminieren, wie das etwa die Hebamme Neumann aus Berlin bei einer Nachprüfung erleben musste (153).

Arbeitsgemeinschaft Deutscher Hebammenverbände (ADHV)

Um eine Oppositionsbewegung gegen die VDH aufzubauen, investierte der Verleger Rudolf Zickfeldt (Osterwieck a.H.) weiterhin ausreichend Mittel für Propagandareisen u. a. 1922 kam es so zur Gründung der **Arbeitsgemeinschaft der Landesverbände** mit Sitz in Leipzig, die sich in der Folgezeit **Allgemeiner Deutscher Hebammenverband** (ADHV) nannte und deren Zeitung nun die ADHZ wurde. Langjährige Vorsitzende der ADHV wurde **Emma Rauschenbach**, Leipzig, die gemeinsam mit Anna Schinkel, Frankfurt/Main, Vorsitzende des Preussischen Hebammenverbandes, auch die Herausgabe der ADHZ übernahm.

Nachdem Ende 1922 ein Versuch, den Preußischen Hebammenverband von der VDH abzutrennen, zunächst gescheitert war, kam es im darauffolgendem Jahr mit intensiver Unterstützung durch Regierungsvertreter, Ärzteschaft und Verlag doch noch zum Anschluss an die ADHV (154). Damit hatte die VDH einen erheblichen Mitgliederschwund zu verzeichnen und war vor allem auch dadurch geschwächt, dass viele Kreisärzte ihr nun die frühere Unterstützung entzogen (155). Die ADHV hingegen wurde zur mitgliederstärksten Hebammenorganisation und blieb dies auch bis 1933.

Preußisches Hebammengesetz 1923

Am 1.4.1923 trat das von den Hebammen hart erkämpfte Preußische Hebammengesetz in Kraft (156). Von den Hebammen mit großer Hoffnung auf Anstellung, ausreichendes Gehalt und finanzieller Sicherheit bei Krankheit und im Alter erwartet, war das **Ergebnis** in vielerlei Hinsicht **enttäuschend**. Zwar wurden einige Forderungen, wie etwa nach einer Verlängerung der Ausbildungszeit, erfüllt, dennoch trug es eher den Charakter eines Abwehrversuchs der geforderten Sozialisierung bzw. Verbeamtung der Hebammen (157). Neben geringen Mindesteinkommen und Niederlassungsbeschränkungen fehlte trotz einer vorgesehenen Zwangspensionierung aller über 65jährigen Hebammen jegliche Regelung der Altersversorgung.

Selbst die wenigen Errungenschaften, wie etwa die Einrichtung von Hebammenstellen als kommunale Mitbestimmungsorgane für Hebammen, fanden kaum eine Umsetzung.

Ein zentrales Problem der folgenden Jahre war für die Hebammen die mit der begrenzten Erteilung der Niederlassungserlaubnis verbundene **geplante Verminderung der Hebammenanzahl**. Diese war einerseits bezüglich des erhofften Konkurrenzabbaus durchaus erwünscht, andererseits hätten mehrere Tausend Hebammen nach einer Übergangsfrist von 5 Jahren ihre Berufszulassung verloren, ohne dass für sie eine soziale Absicherung existierte. Dies konnte 1926 durch die Klage einer Hebamme vor dem Oberverwaltungsgericht verhindert werden, in dem die im Gesetz enthaltene Niederlassungsbeschänkung und Zwangspensionierung als mit der Reichsgewerbeordnung (Gewerbefreiheit) unvereinbar erklärt und wieder aufgehoben wurde (158).

In der Folgezeit stand nun die Abänderung der Reichsgewerbeordnung und damit der Verlust des freien Berufsstatus zur Diskussion. Zu dieser komplexen Frage hatten die einzelnen Hebammenverbände unterschiedliche Positionen. Bei allen Kontroversen, die in Einzelfragen existierten, gab es aber eine große **gemeinsame Forderung** die durchgängig bestand, nämlich die **nach einem einheitlichen Reichsgesetz**, wozu verschiedene Gesetzesvorlagen eingebracht worden waren.

Mangels ausreichender gesetzlicher Regelung mussten die Hebammen in den Inflationsjahren immer wieder um eine Erhöhung bzw. Anpassung ihrer Gebühren kämpfen. Hier kam in den Verhandlungen eine zentrale Rolle Else Henseleit und den Vertreterinnen des Deutschen Hebammenbundes zu.

1926 wurde dann im Rahmen der Reichswochenhilfe die **Hebammenhilfe zur Kassenleistung**. Dies war ein wichtiger, lange erwarteter Schritt, brachte für die Hebammen aber zahlreiche neue (Abrechnungs-)Probleme mit sich (159).

Hier wie auch im Ringen um eine optimale Umsetzung des preußischen Hebammengesetzes waren die Hebammen in den zahlreichen Verhandlungen dadurch deutlich benachteiligt, dass ihnen eine starke **gemeinsame Interessensorganisation** fehlte. Diese sein oder werden zu wollen, beanspruchten praktisch alle existierenden reichsweiten Hebammenverbände für sich. Anfang der 30er-Jahre existierten durch weitere Aufspaltungen oder Zusammenschlüsse insgesamt fünf an der Zahl mit ihren überwiegend eigenen Verbandsorganen:

1. Allgemeiner Deutscher Hebammenverband
2. Berufsorganisation Deutscher Hebammen (1928 hervorgegangen aus dem Preußischen Hebammenverband),
3. Vereinigung Deutscher Hebammen,
4. Deutscher Hebammen-Bund (Deutscher Gewerkschaftsbund)
5. Neupreußischer Hebammen-Verband (1928 hervorgegangen aus dem Preußischen Hebammenverband), vereinigt mit Schutzverband preußischer Hebammen (gegründet in Berlin nach 1923).

Diese Verbände und ihre Protagonistinnen im Einzelnen und im Verhältnis zueinander wirklich zu verstehen, stellt noch ein spannendes, größtenteils unbearbeitetes Forschungsfeld dar.

Entwicklung der Volkswohlfahrt

Insgesamt ging die Entwicklung der Volkswohlfahrt in den 20er-Jahren über die Köpfe der Hebammen hinweg. Während der Anteil der Anstaltsgeburten bis zum Ende der Weimarer Republik auf ca. 20 % anstieg, wurden Hebammen kaum in die neu geschaffenen Fürsorgestellen wie Schwangeren- und Säuglingsberatung miteinbezogen (160).

In ihrem z. T. aussichtlosen Kampf um die Durchsetzung ihrer Interessen als Berufsstand waren die Hebammen in dieser Zeit besonders empfänglich fur Konzepte der seit der Jahrhundertwende verstärkt aufkommenden **bevölkerungspolitischen Bewegungen** und Ideen, die für Hebammen eine wichtige Position im Kampf gegen den Geburtenrückgang propagierten. Hier gewann zunehmend die Eugenik und Rassenhygiene auch in Bezug auf die Hebammen an Bedeutung.

Literatur

Dieses Kapitel beruht auf Vorarbeiten zu einem Dissertationsprojekt am Institut für Geschichte der Medizin der Freien Universität Berlin unter Prof. Gerhard Baader.

1. ADHZ 10.1895, Nr. 18, S. 234 und ADHZ 1.1886 Nr. 18, S. 89
2. Gebauer, Julie: Erinnerungen an Olga Gebauer, Osterwieck a.H. 1930 , S. 14
3. ADHZ 18.1903, Titelseite, Nachruf auf Rosina Neumann
4. Gebauer, Julie: Erinnerungen an Olga Gebauer, Osterwieck a.H.1930, S. 14
5. GSTA Merseburg Rep 76 VIII A Nr. 720 und Nr. 721 (jetzt im Brandenburgischen Landeshauptarchiv in Potsdam)
6. Gebauer, Julie: Erinnerungen an Olga Gebauer, Osterwieck a.H. 1930, S. 14–15
7. ADHZ 1.1886, Nr. 6, S. 5
8. Kerchner, Brigitte, Beruf und Geschlecht, Göttingen 1992, S. 75
9. Gebauer, Julie: Erinnerungen an Olga Gebauer, Osterwieck a.H. 1930, S. 8
10. Gebauer, Julie: Erinnerungen an Olga Gebauer, Osterwieck a.H. 1930, S. 1–14; ADHZ 10.1895, Nr. 18, S.151–153
11. Bericht über das erste Geschäftsjahr des Vereins Berliner Hebammen vom Oktober 1885–1886, in: ADHZ 1.1886, Nr. 16, S. 77
12. ADHZ 2.1887, Nr. 3, S. 22
13. ADHZ 1.1886, Nr. 14, S. 62
14. Gebauer, Julie: Erinnerungen an Olga Gebauer, Osterwieck a.H. 1930, S. 16
15. Berliner Hebammen-Zeitung 1.1886, Nr. 1, S.1 (Titelseite)
16. ADHZ 40.1925, Nr. 1, S. 1–4
17. ADHZ 1.1886-ADHZ 8.1893
18. ADHZ 2.1887, Nr. 21, S. 171
19. Offizieller Bericht über die Verhandlungen des Ersten Deutschen Hebammentages zu Berlin am 22. und 23. September 1890, Sonderdruck, S. 20.
20. ADHZ 7.1892, Nr. 21, S. 254
21. ADHZ 40.1925, Nr. 1, S. 2–3
22. Reisetagebuch der Minna Seidel, in Gebauer, Julie: Erinnerungen an Olga Gebauer, Osterwieck a.H. 1930, S. 40–41.
23. Reisetagebuch der Minna Seidel, in Gebauer, Julie: Erinnerungen an Olga Gebauer, Osterwieck a.H. 1930, S. 41–42.
24. Gebauer, Julie: Erinnerungen an Olga Gebauer, Osterwieck a.H. 1930, S. 47–52
25. Gebauer, Julie: Erinnerungen an Olga Gebauer, Osterwieck a.H. 1930, S. 56–57
26. DeutscherHebammen-Kalender für das Jahr 1889, Berlin; erschien jährlich
27. ADHZ 8.1893, Nr. 19, S. 230.
28. Offizieller Bericht über die Verhandlungen des Ersten Deutschen Hebammentages zu Berlin am 22. und 23.9.1890 (Sonderdruck), S. 1.
29. ADHZ 5.1890, Nr. 19, S. 156
30. Offizieller Bericht über die Verhandlungen des Ersten Deutschen Hebammentages zu Berlin am 22. und 23.9.1890 (Sonderdruck), S. 22
31. ADHZ 5.1890, Nr. 19, S. 155
32. ADHZ 5.1890, Nr. 20, S. 168–169
33. ADHZ 6.1891, Nr. 20, S. 234–235
34. ADHZ 1895, Nr. 18, S. 233
35. ADHZ 2.1887, Nr. 17, S. 139/40 (Beilage)
36. ADHZ 3.1888, Nr. 18, S. 143
37. ADHZ, 5.1890, Nr. 20, S, 170
38. ADHZ 3.1888, Nr. 18, S. 141
39. Offizieller Bericht über die Verhandlungen des Ersten Deutschen Hebammentages zuBerlin am 22. und 23.9.1890 (Sonderdruck), S. 11–13
40. ADHZ 7.1892, Nr. 20 (Beilage), S. 246
41. ADHZ 10.1895, Nr. 1, S. 10
42. ADHZ 1.1886, Nr. 1 (Titelseite)
43. Bericht vom Delegiertentag in Hamburg am 12./13.9.1894, in: ADHZ 10.1895, Nr. 1, S. 12
44. Jahresbericht des Vereins Berliner Hebammen vom Oktober 1889 bis Oktober 1890, in: ADHZ 5.1890, Nr. 21, S. 180–181
45. ADHZ 8.1893, Nr. 24, S. 298
46. ADHZ 11.1896, Nr. 9, S. 130
47. ADHZ 10.1895, Nr. 1, S. 12
48. ADHZ 10.1895, Nr. 24, S. 335
49. ADHZ 10.1895, Nr. 23, S. 320
50. Labouvie, Eva: Beistand in Kindsnöten. Hebammen und weibliche Kultur auf dem Land (1550–1910), Frankfurt/Main 1999, S. 312–323.
51. ADHZ 11.1896, Nr. 5, S. 84
52. Zitat von Olga Gebauer inADHZ 10.1895, Nr. 22, S. 320
53. Officieller Bericht über die Verhandlungen des Ersten Deutschen Hebammentages zu Berlin am 22. und 23. September.1890. Sonderdruck, S. 21
54. Statistisches Jahrbuch für das Deutsche Reich, hrsg. Vom Kaiserlichen Statistischen Amt, Berlin 1899, S. 218–19
55. Kassenbericht der Allgemeinen Deutschen Hebammen-Kranken-Unterstützungs- und Sterbekasse der VDH für das Jahr 1894, in: ADHZ, 1895, Nr. 3 (Beilage), S. 51
56. ADHZ 13.1898, Nr. 11, S. 179f.
57. ADHZ 12.1897, Nr. 5, S. 62–71
58. Huerkamp, Claudia: Der Aufstieg der Ärzte im 19. Jahrhundert, Göttingen 1985, S. 34f.
59. Deutscher Hebammenkalender für das Jahr 1898, Berlin 1897, S. 85–106
60. Bericht der VDH-Delegiertentagung 1898, in: ADHZ 13.1898, Nr. 21, S. 319
61. Fürst, Moritz, Stellung und Aufgabe des Arztes in der öffentlichen Armenpflege, Jena 1903, S. 213

62. z. b. Deutscher Hebammen-Kalender für das Jahr 1901, Berlin 1900, S. 148
63. ADHZ 14.1899, Nr. 9, S. 129
64. Frevert, Ute: Frauen-Geschichte zwischen bürgerlicher Verbesserung und Neuer Weiblichkeit, Frankfurt/Main 1986, S. 85f.
65. ADHZ 14.1899, Nr. 1, S. 8
66. ADHZ 14.1899, Nr. 1, S. 6–7
67. ADHZ 14.1899, Nr. 1, S. 7
68. Gebauer, Julie: Erinnerungen an Olga Gebauer, Osterwieck a.H. 1930, S. 321–322
69. Die „Süddeutsche Hebammen-Zeitung. Schrift zur Wahrung und Förderung der Interessen des deutschen Hebammenstandes" erschien im E.v.Linsingen-Verlag in Frankfurt/Main von 1894–1896
70. ADHZ 11.1896, einseitige Beilage zu Nr. 17
71. Die „Allgemeine Zeitschrift für Hebammen- Wochen- und Kinderpflege", erschien im A. Jung Verlag, Stuttgart 1885–1886 und war vom Staude-Verlag übernommen und eingestellt worden.
72. ADHZ 8.1893, Nr. 8, S. 93
73. Briefwechsel Marie Kanne und Olga Gebauer in: Gebauer, Julie: Erinnerungen an Olga Gebauer, Osterwieck a.H. 1930
74. ADHZ 7.1892, Nr. 1, S. 6
75. ADHZ 11.1896, Nr. 8, S. 182
76. Offizieller Bericht über die Verhandlungen des Ersten Deutschen Hebammentages zu Berlin am 22. und 23.9.1890, Sonderdruck, S. 23
77. Brief Olga Gebauers an Marie Kanne vom 26.8.1891, in: Gebauer, Julie: Erinnerungen an Olga Gebauer, Osterwieck a.H. 1930, S. 136
78. Aus dem Reisebericht von Olga Gebauer vom Mai 1894, in: Gebauer, Julie: Erinnerungen an Olga Gebauer, Osterwieck a.H. 1930, S. 199–200
79. ADHZ 1897, Nr. 20, S. 311; ADHZ 23.1908, Nr. 11, S. 201
80. Vortrag Olga Gebauers auf Delegiertentagung 1898 in Erfurt, in: Gebauer, Julie: Erinnerungen an Olga Gebauer, Osterwieck a.H. 1930, S. 316
81. Bericht über den 7. Delegiertentag am 15./16.9.1898 in Halle a.S. und Erfurt, in: ADHZ 13.1898, Nr. 19, S. 288
82. ADHZ 23.1908, Nr. 11, S. 200–202
83. Reisebrief von Olga Gebauer aus dem Jahr 1898, in Gebauer, Julie: Erinnerungen an Olga Gebauer, Osterwieck a.H., S. 281
84. Bericht über dieDelegiertentagung in Barmen 1899, in:ADHZ 15.1900, Nr. 2, S.29
85. Zitiert aus: Bayerische Hebammen-Zeitung 2.1899, Nr. 2, in: ADHZ 15.1900, Nr. 2, S. 29
86. ADHZ 1899, Nr. 2, S. 20
87. Tagebuch Olga Gebauers Oktober 1901, in: Gebauer, Julie: Erinnerungen an Olga Gebauer, Osterwieck a.H. 1930, S. 343–344
88. Spree, Reinhard: Historische Statistik des Gesundheitswesens vom frühen 19. Jahrhundert bis 1938. Lange Reihen zum Heilpersonal und zum Krankenhauswesen, Konstanz 1990, Tab. Nr. 170
89. ADHZ 26.1911, Nr. 19, S. 423
90. Deutscher Hebammen-Kalender für das Jahr 1901, Berlin 1900, S. 45
91. Deutscher Hebammen-Kalender für das Jahr 1903, Berlin 1902, S. 45
92. ADHZ 26.1911, Nr. 19, S. 415ff
93. ADHZ 11.1896, Nr. 1, S. 3–4
94. ADHZ 20.1905, Nr. 22, S. 381
95. Dudenhausen, Jochen Wolfram und Manfred Stürzbecher: Zur Geschichte der preußischen Hebammenlehrbücher in: Die Hebamme im Spiegel der Hebammenlehrbücher. Bücher, Bilder, Dokumente, Berlin 1985, S. 24–26
96. ADHZ 20.1905, Nr. 19, S. 381
97. Gebauer, Julie: Erinnerungen an Olga Gebauer, Osterwieck a.H. 1930, S. 423, sowie ADHZ 26.1911, Nr. 19, S. 423–424
98. ADHZ 23.1908, Nr. 13, S. 248
99. Bericht über den 2. Preußischen Hebammen-Verbandstag am 21./22.5. zu Saarbrücken und den 14. Delegiertentag der VDH am 25./26.5.1908 in München, in: ADHZ 23.1908, Nr. 13, S. 247
100. Gebauer, Julie: Erinnerungen an Olga Gebauer, Osterwieck a.H. 1930, S. 375
101. Tagebuch Olga Gebauers März 1908, in Gebauer, Julie: Erinnerungen an Olga Gebauer, Osterwieck a.H. 1930, S. 402
102. Gerhard, Ute: Unerhört. Die Geschichte der deutschen Frauenbewegung, Hamburg 1991, S. 178–179
103. Jahrbuch der Frauenbewegung, hrsg. im Auftrage des BDF von Dr. Elisabeth Altmann-Gottheimer, Leipzig-Berlin 1914–1915
104. ADHZ 23.1908, Nr. 6, S. 98–99; Gebauer, Julie: Erinnerungen an Olga Gebauer, Osterwieck a.H. 1930, S. 402–404, sowie Die Neue Generation (Bund für Mutterschutz) 4.1908, S. 112–114
105. Tagebuch Olga Gebauers März 1908, in: Gebauer, Julie: Erinnerungen an Olga Gebauer, Osterwieck a.H. 1930, S. 404
106. Gebauer, Julie: Erinnerungen an Olga Gebauer, Osterwieck a.H., S. 404–405
107. ADHZ 15.1900, Nr. 2, S. 22
108. ADHZ 26.1911, Nr. 19, S. 422
109. Gebauer, Julie: Erinnerungen an Olga Gebauer, Osterwieck a.H. 1930, S. 390
110. Gebauer, Julie: Erinnerungen an Olga Gebauer, Osterwieck a.H. 1930, S. 410
111. ADHZ 23.1908, Nr. 6, S. 99–100
112. ADHZ 23.1908, Nr. 7, S. 118–119
113. ADHZ 27.1912, Nr. 1, S. 11
114. Gebauer, Julie: Erinnerungen an Olga Gebauer, Osterwieck a.H. 1930, S. 427–428, sowie Kerchner, Brigitte: Beruf und Geschlecht: Frauenberufsverbände in Deutschland, 1848–1908, Göttingen 1992, S. 188–190
115. Gebauer, Julie: Erinnerungen an Olga Gebauer, Osterwieck a.H. 1930, S. 425–427
116. Die Mutter: Zeitschrift für Verbreitung anerkannte Gesundheits-, Erziehungs- und Rechtslehre, erschienen 1.1903–20.1922 im Staude-Verlag

117. Gebauer, Julie: Erinnerungen an Olga Gebauer, Osterwieck a.H. 1930, S. 446
118. ADHZ 27.1912, Nr. 1, S. 10
119. Gebauer, Julie: Erinnerungen an Olga Gebauer, Osterwieck a.H. 1930, S. 462
120. ADHZ 26.1911, Nr. 19, S. 426
121. Kassenberichte in ADHZ 27.1912, S. 29, 30, 73.
122. Tagebuch Olga Gebauer 1911, in: Gebauer, Julie, Erinnerungen an Olga Gebauer, Osterwieck a.H. 1930, S. 464
123. Vortrag Emma Schmidt, Berlin zum Thema „Die Einrichtung von Hebammenkammern“, gehalten auf dem II. Internationalem Hebammenkongress 1911 in Dresden, in Gebauer, Julie: Erinnerungen an Olga Gebauer, Osterwieck a.H. 1930, S. 477–478
124. ADHZ 26.1911, Nr. 19, S. 416
125. ADHZ 26.1911, Nr. 19, S. 425
126. ADHZ 26.1911, Nr. 19, S. 424–425
127. ADHZ 16.1911, Nr. 19, S. 415
128. Gebauer, Julie: Erinnerungen an Olga Gebauer, Osterwieck a.H. 1930, S. 480
129. Aufruf zum III. Internationalen Hebammenkongress, in: ADHZ 29.1914, S. 312
130. Aufruf des Vorstandes der VDH, in: ADHZ 29.1914, Nr. 17, S, 376
131. ADHZ 29.1914, Nr. 19, S. 417
132. Aufruf der VDH, in:ADHZ 29.1914, Nr. 18, S. 397
133. Jahrbuch des BDF 1916, S. 169–170
134. Schabel, Elmer: Soziale Hygiene zwischen Sozialer Reform und Sozialer Biologie. Fritz Rott (1878–1959) und die Säuglingsfürsorge in Deutschland, Husum 1995, S. 62
135. ADHZ 30.1915, Nr. 1 S. 6–7, S. 12, Nr. 4, S. 71
136. Schabel, Elmer: Soziale Hygiene zwischen Sozialer Reform und Sozialer Biologie. Fritz Rott (1878–1959) und die Säuglingsfürsorge in Deutschland, Husum 1995, S. 63
137. ADHZ 30.1915, Nr. 5, S. 93
138. ADHZ 30.1915, Nr. 4, S. 68, Nr. 7, S. 138
139. Denkschrift betreffend die Notwendigkeit der Reform des Hebammenwesens der Vereinigung Deutscher Hebammen, Berlin 1916
140. ADHZ 32.1917, S. 49
141. ADHZ 32.1917, Nr. 10, S. 171
142. Tagebuch Olga Gebauers vom 19.1.1919, in: Gebauer, Julie: Erinnerungen an Olga Gebauer, Osterwieck a.H. 1930, S. 516
143. ADHZ 34.1919, Nr. 6, S. 73
144. Artikel von Leopoldine Püschel, in: ADHZ 34.1919, Nr. 6, S. 71–72
145. Hebammen-Zeitschrift für Deutschland: Fachblatt zur Wahrung und Förderung der Berufs- und Wirtschaftsinteressen, Berlin (Hebammen-Dank) (HZfD) 1.1922, Nr. 3, S. 21
146. ADHZ 35.1920, Nr. 15, S. 198
147. ADHZ 35.1920, Nr. 20, S. 275–276
148. HZfD 1.1922, Nr. 5, S. 33; und auch Die Sanitätswarte. Zeitschrift für das Personal in Kranken-, Pflege- und Irren-Anstalten usw., Beilage zur „Gewerkschaft“, Organ des Verbandes der Gemeinde- und Staatsarbeiter, Berlin 21.1921, Nr. 22, S. 194–195
149. Ankündigung Erich Staude in ADHZ 35.1920, Nr. 7, Titelseite
150. ADHZ 35.1920, Nr. 16, S. 209
151. HZfD 1.1922, Nr. 12, S. 83
152. HZfD 1.1922, Nr. 22, S. 148–149
153. Sanitätswarte 22.1922, Nr. 11, S. 97–98
154. HZfD 1.1922, Nr. 22, S. 148–149, ADHZ 38.1923, S. 218–220
155. Sanitätswarte 24.1924, Nr. 16, Sonderbeilage
156. Das preußische Hebammengesetz vom 20.7.1922 und die Gesetzesnovellen vom 31.12.1922 und vom 15.3.1923, erläutert von Otto Krohne, Osterwieck a.H. 1923
157. Schabel, Elmer: Soziale Hygiene zwischen Sozialer Reform und Sozialer Biologie. Fritz Rott (1878–1959) und die Säuglingsfürsorge in Deutschland, Husum 1995, S. 283
158. Sanitätswarte 26.1926, Nr. 6, S. 101
159. Sanitätswarte 26.1926, Nr. 16, S. 277
160. Schabel, Elmer: Soziale Hygiene zwischen Sozialer Reform und Sozialer Biologie. Fritz Rott (1878–1959) und die Säuglingsfürsorge in Deutschland, Husum 1995, S. 272–291

2 Die Zeit des Faschismus in Deutschland (1933–1945)

Kirsten Tiedemann, Irmengard Huhn

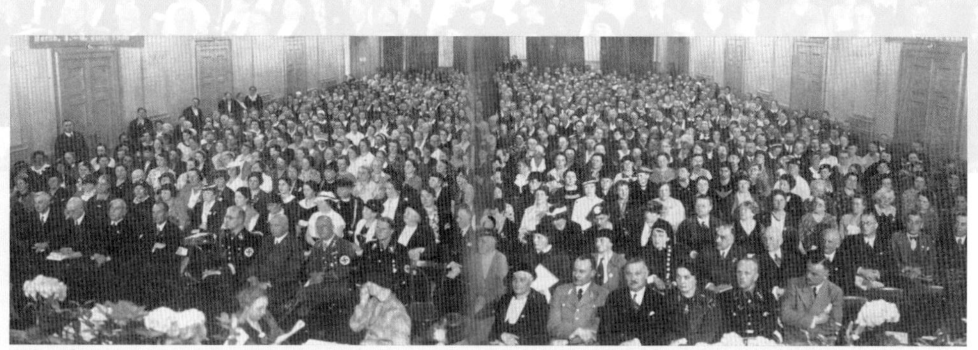

„Ich gehörte während des ganzen Dritten Reiches nie irgendeiner Organisation der Nazis an. Das gab, als ich Hebamme war, immer wieder Probleme. Ich sollte sogar schriftlich hinterlegen, warum ich nirgends organisiert sei. Aufgrund meiner Weigerung übte man permanent Druck auf mich aus. ... Auch ermahnten mich die nationalsozialistischen Schwestern immer wieder, mich nach den Vorschriften zu verhalten und nicht den Polinnen und Russinnen die Bettruhe zu gestatten. Ich solle ihnen einen Tritt in den Hintern geben und sie zur Arbeit jagen. Ich verbat mir die Einmischung in meinen Tätigkeitsbereich und bestand darauf, alle meinen Frauen, gleich ob Deutsche, Polin oder Russin, zu pflegen."

Emmy Krüger, Visselhövede, Lüneburger Heide (22)

Kirsten Tiedemann

Hebammen blieben nicht von der rassistischen Diktatur der Nazis verschont. Die faschistischen Machthaber zollten den Hebammen und ihren Berufsverbänden bald besondere Aufmerksamkeit. Die unmittelbare Nähe von Hebammen zu Schwangeren und Gebärenden und deren Vertrauen in die Hebamme hielten die faschistischen Machthaber für nützlich, um ihre menschenfeindliche Ideologie in die Bevölkerung tragen zu lassen. Gleichzeitig konnten Hebammen für die rassistischen Absichten der Nazis bedrohlich werden, denn sie verfügten immer auch über Kenntnisse von Empfängnisverhütung und Abtreibung und konnten diese problemlos weitergeben. Dazu kam noch, dass Hebammen zu dieser Zeit überwiegend in freier Praxis arbeiteten. Sie gingen in den Wohnungen und Häusern ihrer Klientinnen ein und aus, wo sie kaum kontrolliert werden konnten. Hebammen besaßen daher einen großen Handlungsspielraum vor Ort.

Rassismus

Die **Diskriminierung aus rassischen** Gründen, d. h. aus Gründen der Zugehörigkeit zu einer bestimmten Gruppe von Lebewesen, die sich durch bestimmte ethnische Gemeinsamkeiten von anderen Art-Angehörigen unterscheiden, war ein zentrales Element der nationalsozialistischen Ideologie. Es wurde ein Konstrukt einer germanischen oder nordischen Rasse propagiert, die gegenüber den als „minderwertig" angesehenen „Ostvölkern" und den als „Untermenschen" diffamierten Juden als höherwertig eingestuft wurde.

Fanatiker forderten Maßnahmen zur Bewahrung der „völkischen Reinheit". In einer aggressiven Vorgehensweise setzten die Faschisten diese Forderungen in die Praxis um. Mit ihrer Rassenpolitik verfolgten sie das Ziel, Menschen mit bestimmten Krankheiten aussterben zu lassen und andere zur Fortpflanzung zu verpflichten. Hierfür wurden extra Gesetze geschaffen („Gesetz zur Verhütung erbkranken Nachwuchses" vom 14.7.1933). Die Praxis sah so aus, dass vom Gesetz betroffene Frauen und Männern gegen ihren Willen sterilisiert und Abtreibungen bei Frauen gegen deren Willen vorgenommen wurden (Zwangssterilisation/Zwangsabtreibung). Nur solche Menschen, die als „erbgesund" eingestuft wurden und eine bestimmte Herkunft nachweisen konnten, galten in dieser Zeit als berechtigt zur Fortpflanzung (Stammbaum zum Nachweis der Herkunft/amtsärztliche Gesundheitszeugnisse vor der Eheschließung).

Mit dem Begriff **„Euthanasie"** tarnten die Faschisten Programme zur Ermordung von körperlich und geistig Behinderten, auch Neugeborener mit Fehlbildungen. Daneben gab es ab 1935 das Kriminaldelikt der „Rassenschande", das sexuelle Beziehungen zwischen Deutschen und „Nicht-Ariern" unter Strafe stellte.

Der systematischen Verfolgung und Ermordung von Juden sowie Sinti und Roma lag diese Rassen-Ideologie zugrunde.

Die Einbindung der Hebammen

Kirsten Tiedemann

Um eine größtmögliche Kontrolle über Hebammen zu erreichen, wurden im Frühjahr 1933 bestehende, demokratisch organisierte und zum Teil gewerkschaftsnahe Berufsverbände und ihre Zeitungen zwangsweise aufgelöst. Es fanden so genannte **„Säuberungen"** unter den Mitgliedern statt, die die politischen Gegner des faschistischen Regimes betrafen. Dass auch Hebammen zu den politischen Gegnerinnen der Nazis gehörten, wissen wir mit Sicherheit. Welche Konsequenzen betroffene Hebammen zu tragen hatten, ist bisher leider noch nicht geklärt.

Alle anderen Mitglieder und die Vereinsvermögen wurden von der Hebamme Nanna Conti als Treuhänderin verwaltet. Dem *Allgemeinen Deutschen Hebammenverband (ADHV)* wurden die Mitglieder der anderen Verbände und deren Vereinsvermögen überantwortet. Als älteste und größte Dachorganisation der Weimarer Republik wurde er nach denselben Prinzipien wie der faschistische Staat erheblich umstrukturiert. Im Oktober 1933 wurde der *ADHV* schließlich umbenannt und mit einem neuen Namen **Reichsfachschaft Deutscher Hebammen** versehen als Verein eingetragen. Zu diesem

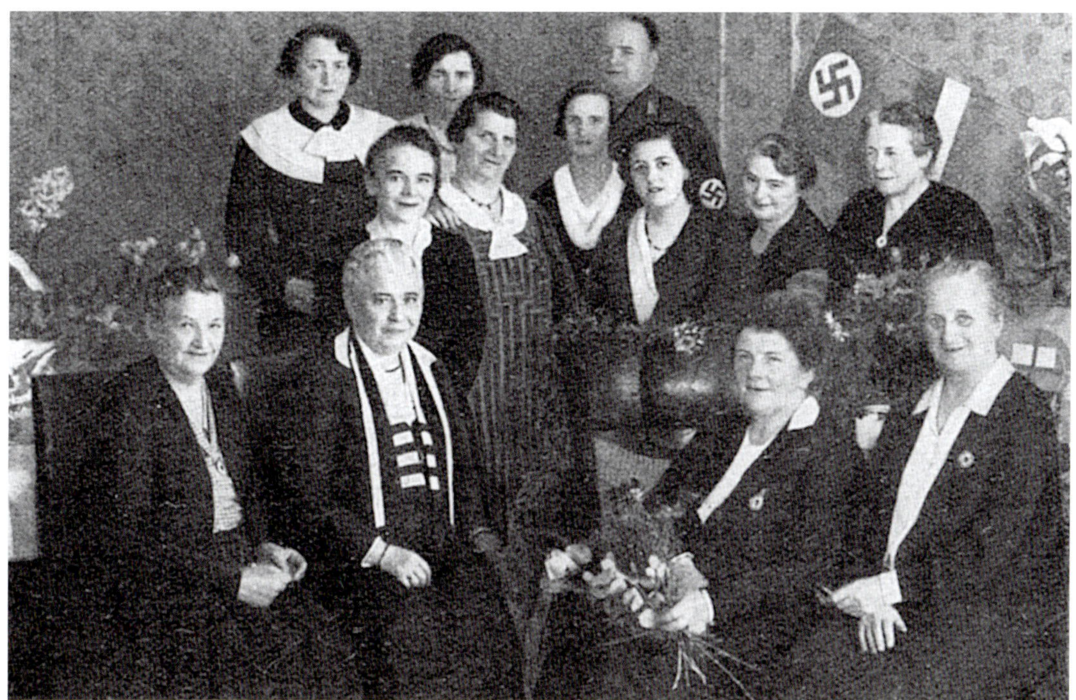

Abb. 2-1 Die Feier des 30-jährigen Berufsjubiläums für Frau Nanna Conti (1934) über die im NS-Gesundheitsdienst berichtet wird. Untere Reihe von links nach rechts: Frau Ketzer, Frau Rauschenbach, Frau Conti, Frau Schulz. Zweite Reihe: die zweite Frau Zahrt, die vierte Frau Scherres, die fünfte Frau Schlorke. In der obersten Reihe Herr Fleck

Zeitpunkt gab es 21 000 Mitglieder. 1937 waren es 25 000 und 1944 hatte die Organisation schließlich 27 200 Mitglieder, darunter etwa 250 Wochenpflegerinnen. Zur **Reichshebammenführerin** ernannte man **Nanna Conti**. Ihre Stellvertreterin wurde die langjährige Vorsitzende des *ADHV* Emma Rauschenbach. Die Vorsitzende des *Neupreußischen Hebammenverbandes*, Elisabeth Schulz, nahm die Schriftführung auf.

Zur Person

Elisabeth Schulz, geb. Opgenhoff (1873–1936), hatte fünf Kinder und verwitwete früh. Sie übte ihre Hebammentätigkeit zunächst freiberuflich und später als Leiterin einer Entbindungsanstalt in Bonn aus. Von 1929 bis 1933 war sie Vorsitzende des „Neupreußischen Hebammenverbandes" unter dem Dach der ADHV. Ab Juni 1933 war sie Schriftführerin der Reichsfachschaft Deutscher Hebammen.

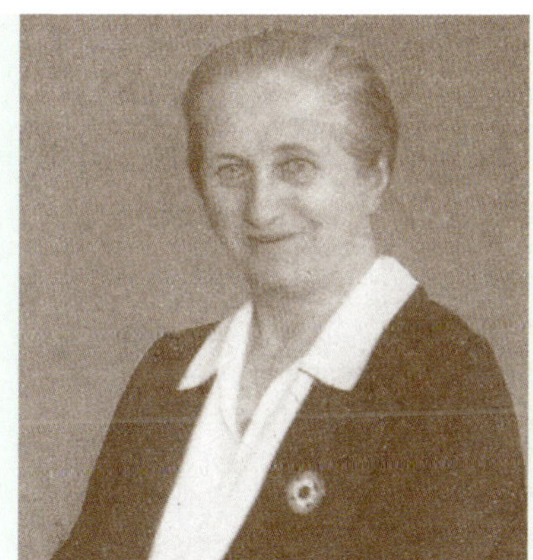

Abb. 2-2

Die gläubige Katholikin unternahm 1935 eine Wallfahrt nach Rom, wo sie vom Papst gesegnet wurde. Sie stand hinter Nanna Conti und unterstützte deren berufspolitischer Arbeit, ohne selbst nationalsozialistisch organisiert zu sein. Elisabeth Schulz starb in Glotterbad/Baden im Alter von 63 Jahren.

Diese **Gleichschaltung der Hebammenorganisationen** fand zeitgleich mit denen der Gewerkschaften statt. Die Eintragung ins Vereinsregister sollte das Vorgehen der faschistischen Diktatoren formell legitimieren. Damit wurde eine **Scheinlegalität** hergestellt, wie sie auch für die Gewerkschaften beschrieben wird. Es gab keinen Sonderweg im Umgang mit den Hebammenverbänden. Die *Reichsfachschaft Deutscher Hebammen* war keine eigenständige unabhängige Gruppierung wie die früheren Berufsverbände. Sie wurde dem Reichsministerium des Inneren unterstellt und war damit eng in den faschistischen Staat eingebunden. Damit änderte sich die Stellung der Hebammenorganisation vollkommen gegenüber Kaiserreich und Weimarer Republik.

Gleichschaltung

Die Bezeichnung „Gleichschaltung“ umfasste vier zentrale Vorgehensweisen/Maßnahmen, die die Nationalsozialisten zur Errichtung ihres einfachen, geschlossenen und gleichgerichteten totalen Staates betrieben, mit dem Ziel einer „irreversiblen Sicherung ihrer Macht“. Der Historiker Albrecht Tyrell stellte fest, dass die Nazis:

1. sehr viele direkte Gegner ausgeschalten,
2. Organisationen und Institutionen, von denen Gefahr für die absolute Herrschaft der Faschisten ausgehen könnte, beseitigten oder lähmten (z. B. demokratische Parteien, Gewerkschaften und Berufsorganisationen),
3. staatliche und gesellschaftliche Schlüsselfunktionen mit zuverlässigem, d. h. parteieigenem Personal besetzten,
4. wurde ein politisch-psychologischer Klimawechsels herbeigeführt, den die Bevölkerung den Nationalsozialisten zurechnete. Ziel dieser vierten Maßnahme war es, Großwirtschaft und Reichswehr aus der Politik zurückzudrängen und auf deren eigene Bereiche eng zu beschränken. (50)

Wie die Faschisten an die Macht kamen

Als Adolf Hitler am 30. Januar 1933 zum **Reichskanzler in der Präsidialregierung** ernannt wurde, war es den Vertretern der NSDAP möglich, den politischen Umsturz zur Diktatur in Deutschland zu beginnen. Eine Brandstiftung im Reichstag in Berlin nahm man zum Anlass, am 28.2.1933 eine „Notverordnung gegen Brandstiftung und Terrorakte“, die „Verordnung zum Schutz von Volk und Staat“, zu erlassen. Mit dieser rief man den **militärischen und zivilen Ausnahmezustand** aus. Alle demokratischen Grundrechte der Weimarer Verfassung waren damit bis zum Waffenstillstand am 8. Mai 1945 außer Kraft gesetzt.

Diese Regelung sollte angeblich „staatsgefährdende kommunistische Gewaltakte“ abwehren helfen und die „öffentliche Sicherheit und Ordnung“ wiederherstellen. Verdächtige Personen konnten ohne Beweise und Rechtsbeistand willkürlich verhaftet und festgehalten werden. Strafen für so genannten Hochverrat konnten nun nachträglich in die Todesstrafe umgewandelt werden. Die Praxis der berüchtigten „Schutzhaft“ politisch mißliebiger Personen, genauer gesagt von Gegnern des NS-Regimes, und deren brutale Misshandlung in den bald darauf eingerichteten Konzentrationslagern wurde damit legalisiert.

Ein weiteres „Gesetz zur Behebung der Not von Volk und Reich“, dem so genannten **„Ermächtigungsgesetz“** vom 21. März 1933, brachte weiterreichende Befugnisse für die Regierung. Sie konnte nun Gesetze ausfertigen, erlassen und verkünden ohne Zustimmung des Reichstags sowie Verträge mit anderen Staaten schließen.

In einem stufenförmigen Vorgang formierten die Nationalsozialisten die von ihnen angestrebte Diktatur durch zwei ineinander greifende Strategien: aggressive Aktionen von SA, Parteigenossen und Sympathisanten auf den Straßen trafen auf scheinbar legale administrative Maßnahmen der Reichsregierung von oben.

Mit dem vorerst letzten Wahltag in Deutschland am 5. März 1933 begann der Prozess der Gleichschaltung in Ländern und Kommunen sowie in den Verbänden und Vereinen. In der teils freiwilligen und teils gewaltsamen Gleichschaltung wurden alle wichtigen Positionen im Staatsapparat, in Vereinen und Verbänden von Parteimitgliedern der NSDAP besetzt. (33)

Im deutschen Faschismus galten **ganz andere Regeln als in der Weimarer Demokratie.** Die Machthaber ließen nur eine einzige Standesorganisation für Hebammen zu und unterstellten sie dem Reichsministerium des Innern unter Minister Wilhelm Frick. Für die innere Struktur galt das so genannte **Führerprinzip**, d. h. Nanna Conti war die autoritäre „Reichsführerin der Hebammen“, in deren Händen die Macht über die Berufsorganisation lag. Sie war innerhalb der Einheitsorganisation die oberste Instanz für alle Belange der Berufsgruppe. Sie vertrat und repräsentierte die Berufsgruppe nach außen – gegenüber den Mitarbeitern des Ministeriums und politischer Ämter. Ihnen gegenüber besaß sie jedoch weder Macht noch Entscheidungsbefugnisse.

Mitarbeiter des Reichsministeriums des Innern bestimmten über die personelle Besetzung innerhalb der *Reichsfachschaft Deutscher Hebammen*. Von 1939 an entschied der Minister des Innern persönlich über den Posten. Außerdem musste die Zustimmung für seine Entscheidung vom Stellvertreter des Diktators Adolf Hitler eingeholt werden. Offenbar gefiel den zuständigen Mitarbeitern des Reichsministeriums die Arbeit der Hebamme Nanna Conti, denn sie blieb während der gesamten Dauer der Diktatur die Leiterin der *Reichsfachschaft Deutscher Hebammen*.

Zur Person

Nanna Conti, geb. Pauli (1881–1951), war Hebamme mit einem bildungsbürgerlichen Hintergrund. Ihr Vater, Prof. Dr. Carl Pauli, war Althistoriker. Nanna Pauli wurde in Uelzen geboren und wuchs in Leipzig und Lugano auf. Aus ihrer 1898 geschlossenen Ehe mit dem Postdirektor Silvio Conti gingen drei Kinder hervor, von denen eines der spätere nationalsozialistische Reichsgesundheitsführer Leonardo Conti war. 1902 wurde die Ehe geschieden.

Im selben Jahr ließ Nanna Conti sich in Magdeburg zur Hebamme ausbilden, um anschließend eine **Hebammenpraxis** in Berlin zu eröffnen. Die Alleinerziehende schuf nicht nur die Existenzgrundlage für ihre Familie, sie ermöglichte auch zwei von ihren drei Kindern – den Söhnen – eine akademische Ausbildung. Einer wurde Jurist und Leonardo wurde Kinderarzt.

Nanna Conti erhielt von Zeitgenossen ein starkes **politisches Interesse** am rechten Rand der Parteienlandschaft bescheinigt. Sie trat 1918 der **Deutschnationalen Partei** bei und wechselte 1924 zur **Völkischen Freiheitspartei**. Unklar bleibt, ob sie bereits vor den Septemberwahlen 1928 oder erst 1930 in die NSDAP eingetreten war. Sie wurde überzeugte Nationalsozialistin und Antisemitin.

Seit Anfang der 20er-Jahre war Nanna Conti nachweislich berufspolitisch interessiert. Ab 1929 war sie Schriftführerin des **Neupreußischen Hebammenverbandes**. 1933 wurde sie neben anderen von der nationalsozialistischen Regierung mit der Gleichschaltung der Hebammenverbände betraut. Außerdem

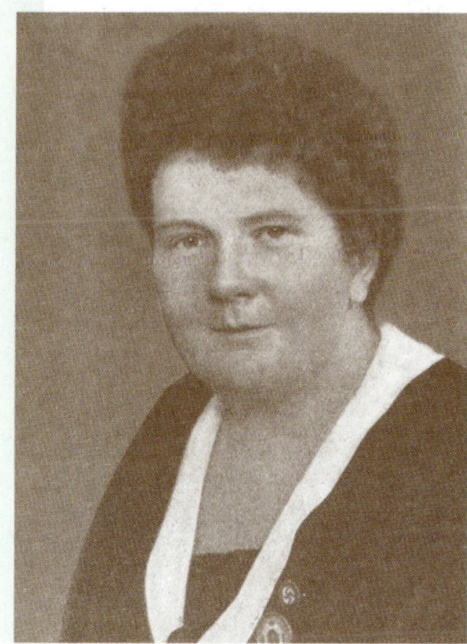

Abb. 2-3

erhielt sie die Leitung der **Reichsfachschaft Deutscher Hebammen** und wurde damit deren Geschäftsführerin und rechtliche Vertreterin. Diese Funktion behielt sie bis März 1945. Von 1933 bis zum 31.12.1940 führte sie auch die **Landesfachschaft Preußens**. Als Mitherausgeberin der Hebammenzeitung fungierte sie von Juni 1933 bis März 1945! Anlässlich der Gleichschaltung unternahm sie **Propagandareisen zu den Hebammenverbänden** im gesamten Deutschen Gebiet, mit dem Ziel, die Hebammen auf die ideologische Linie der NSDAP zu bringen. Diese wiederholte sie in Österreich anlässlich der Annexion 1938.

Nanna Conti entwickelte ein **„neues" Hebammenbild**, das die Tätigkeit von Hebammen in die rassistische NS-Bevölkerungspolitik einband (Propagandistin/Spitzeldienste). Abgesehen von ihrer vielseitigen Öffentlichkeitsarbeit und der Wahrnehmung von Repräsentationsaufgaben im In- und Ausland, war sie Mitarbeiterin diverser Arbeitsgruppen und Einrichtungen, z. B. der Reichsversicherungsanstalt für Angestellte bei der Gewährung von Renten und Heilverfahren für Hebammen, der Berufsgenossenschaft für Gesundheits- und Wohlfahrtspflege in der Entwicklung von Statistiken über Säuglings- und Müttersterblichkeit, in der Vereinigung zur Förderung des Hebammenwesens, der Reichsarbeitsgemeinschaft Mutter und Kind, der AG für Krebsbekämpfung, der AG zur Bekämpfung der Geschlechtskrankheiten, im erweiterten Stab der Reichsfrauenführerin ab 1937, im Sachverständigenbeirat für Volksgesundheit ab 1939 und im Vollkornbrotausschuss ab 1941.

Sie setzte sich zusammen mit Dr. med. Maria-Elise Kayser aus Erfurt besonders für den Aufbau von so genannten **„Muttermilchsammelstellen"** im gesamten Reichsgebiet ein und engagierte sich stark in der Kontroverse um den Geburtsort. Nanna Conti veröffentlichte Aufsätze in verschiedenen Zeitschriften zu rechtlichen, medizinischen und aktuellen Fragen des Hebammenwesens und nahm positiv Stellung zu ausgewählten parteiideologischen Ereignissen wie den Nürnberger Parteitagen. 1936 richtete sie mit den deutschen Hebammen den **internationalen Hebammenkongress in Berlin** aus

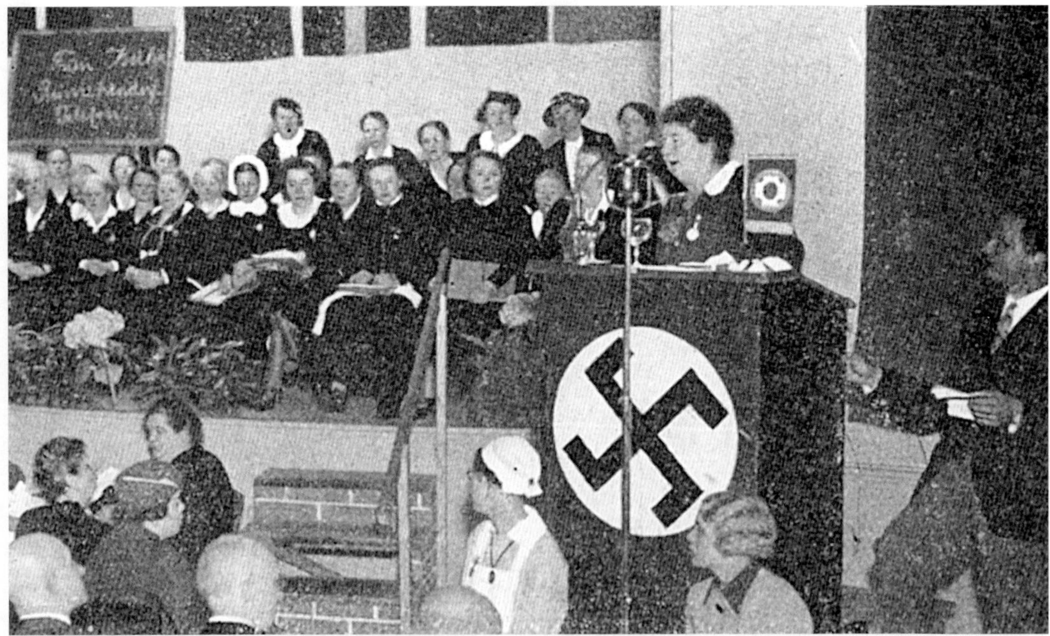

Abb. 2-4 Nanna Conti eröffnet den Internationalen Hebammenkongress 1936

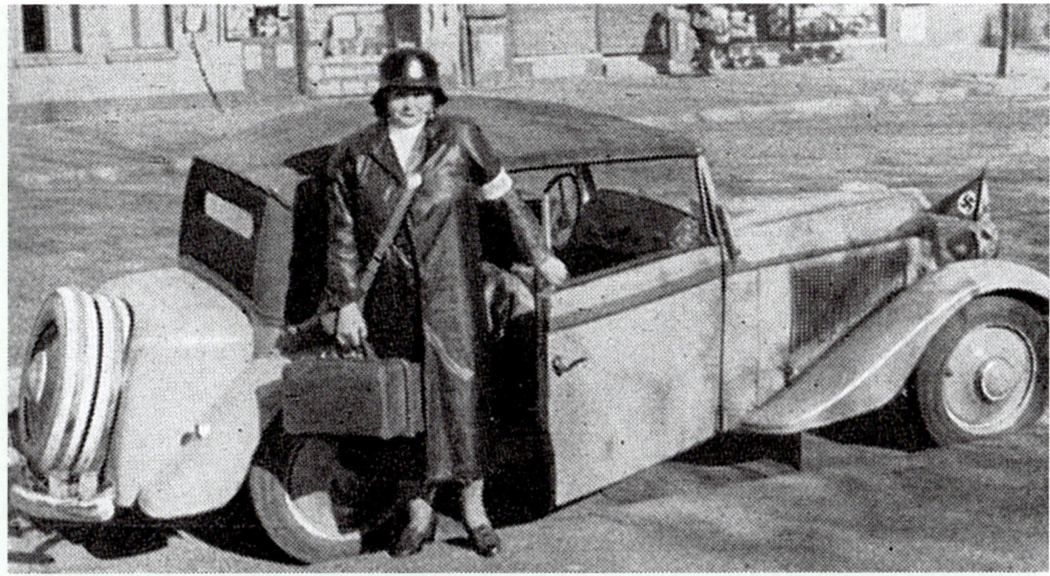

Abb. 2-5 Die Hebamme kommt auch bei Luftalarm (1940)

und war zwei Jahre lang Vorsitzende der internationalen Hebammenvereinigung, der **International Confederation of Midwives ICM**.

Daneben interessierten Nanna Conti nationale und internationale Tagungen, die an das eigene Berufsfeld grenzten, z. B. besuchte sie 1935 den Kongress der Gesellschaft zum Schutz des Kindes, und 1938 den Kinderschutz-Kongress in Belgrad. Eigenen Auskünften zufolge nutzte sie diese Begegnungen auch für Propaganda zugunsten der Faschisten:

„Ich selbst habe unermüdlich gesprochen und aufgeklärt in bezug auf die Anschauungen und alle Einrichtungen des neuen Deutschlands ... besonders bei den Festlichkeiten und Ausflügen...“ (7)

Unter Contis Regie wurden die regelmäßig einberufenen **regionalen Versammlungen von Hebammen** um Schulungen erweitert, **Leitungskurse** für Hebammen in der so genannten Ärzteführerschule in Alt-Rhese eingerichtet und eine **Hebammenoberschule** zur Ausbildung einer Elite an der Brandenburgischen Landesfrauenklinik Berlin-Neukölln geschaffen. Neben der fachlichen Aus- und Weiterbildung wurde in diesen Einrichtungen großer Wert auf die politische Beeinflussung von Hebammen gelegt. Nanna Contis Mitarbeit am Reichshebammengesetz 1938 ist anzunehmen, da profunde Kenntnisse und Sachverstand in dieses Gesetz einflossen.

1941 erhielt die Reichshebammenschaft ein Haus für die **Geschäftsstelle** in Berlin-Südende vom Reichsministerium des Innern geschenkt, das 1944 bei einem Angriff der Alliierten zerstört wurde. Fortan hatte die Reichsfachschaft ihr Büro in der Hebammenschule Berlin-Neukölln.

Auch in der **Kriegszeit** stellte Nanna Conti ihre Reisen nicht ein: 1941 reiste sie in die Slowakei, 1943 besuchte sie in Norwegen ein Lebensbornheim (2). Während des Zweiten Weltkrieges richtete sie Fachschaften für Hebammen in den von der deutschen Wehrmacht besetzten, östlich von Deutschland gelegenen Ländern ein, achtete auf die Umsetzung von Anordnungen des Reichsgesundheitsführers, z. B. die Organisation von Sonderlehrgängen, die Suche nach Hebammen, die in den so genannten Ostgebieten arbeiten sollten und den Umgang mit rationierten Materialien sowie die Arbeit bei Fliegeralarm.

Tatsächlich rief Nanna Conti die Hebammen über die Fachzeitung bis März 1945 zum Einsatz für den NS-Staat auf. In ihrer Amtszeit erhielt sie verschiedene **staatliche Auszeichnungen**: das Ehrenzeichen für Volkspflege (1939) und das Volkspflegezeichen zweiter Klasse (1941). Nanna Conti wirkte in ihrer Funktion als Reichshebammenführerin engagiert, klug und vielfältig an der Einbindung des Hebammenwesens in das menschenverachtende nationalsozialistische System mit und leistete auf ihrem Gebiet einen Beitrag zum Aufbau und zur Etablierung der faschistischen Diktatur.

Die Reichshebammenführerin flüchtete 1945 aus Berlin nach Schleswig-Holstein. Es ist nicht bekannt, ob Nanna Conti für ihre NS-Tätigkeit zur Verantwortung gezogen wurde. Sie selbst reflektierte ihre faschistische Gesinnung und ihr Mit-Tun im und am faschistischen Regime nicht kritisch – im Gegenteil war sie sich keiner Schuld bewusst. Sie starb 1951. Viele ihrer „Berufsschwestern" begleiteten Nanna Conti zur letzten Ruhe in Bielefeld.

Für die Standesorganisation wurde offiziell ausdrücklich festgestellt, dass diese **keine reine „Interessenvertretung im früheren Sinne"** war, die Ansprüche und Forderungen an den Staat richtete und deren Mitgliedschaft freiwillig bleiben würde (38). Die Reichshebammenführerin Nanna Conti machte damit klar, dass die Organisation es nicht als ihre erste Pflicht und Verantwortung betrachtete, die Interessen ihrer Mitglieder zu wahren. Die Einheitsorganisation war eine der **Massenorganisationen im Faschismus**, die den Machthabern dazu dienen sollte, alle gesellschaftlichen Lebensbereiche der Bevölkerung ideologisch zu erreichen und zu kontrollieren. Eine straff organisierte und autoritär geführte, d. h. keinen Widerspruch duldende, „staatlich anerkannte Standesorganisation" wurde von Nanna Conti als erstrebenswert erachtet und mit der Gleichschaltung erreicht (10).

Staatlich anerkannt zu sein bedeutete während des Faschismus, dass die berufspolitische Arbeit in ihren Aufgaben und Zielen politisch im Sinne des Regimes war und mit dessen Zielen übereinstimmte. Nanna Conti erwartete außerdem, dass alle Hebammen in der Gemeinschaft mitarbeiten und „vorwärts streben" sollten (10). 1933 forderte sie, dass eine **Mitgliedschaft in der Einheitsorganisation** Voraussetzung für die Ausübung des Berufes werden sollte. Sie erläutert ihre Forderung in autoritärem Stil:

> *„In dem kommenden Ständestaat wird die Mitgliedschaft bei einer Organisation für jeden Pflicht sein, der in einem Beruf tätig sein will. Es wird künftig nicht mehr so sein, dass innerhalb der Verbände die Arbeit geleistet wird und einige Außenseiter, die nicht bereit sind, durch Beitritt zur Organisation auch ihrerseits ein Opfer zu bringen, die Früchte dieser Arbeit ohne Gegenleistung genießen."* (40)

Dass darüber hinaus die Absicht bestand, möglichst alle Hebammen kontrollieren und ideologisch beeinflussen zu können, wurde nicht ausdrücklich genannt. Im Hebammengesetz von 1938 wurde die Forderung nach der Zwangsmitgliedschaft festgeschrieben. Selbstzeugnisse von Hebammen jener Zeit zeigen, dass diese Regelung offenbar nicht konsequent umgesetzt wurde (23).

Die Einheitsorganisation Reichsfachschaft Deutscher Hebammen

Kirsten Tiedemann

Die *Reichsfachschaft Deutscher Hebammen* baute auf dem *Allgemeinen Deutschen Hebammen Verband* auf und stellte sich als dessen Folgeverband dar, um den Mitgliedern den Anschein von Kontinuität und Beständigkeit in der Organisationsarbeit zu vermitteln. Die langjährige Vorsitzende des *Allgemeinen Deutschen Hebammenverbandes*, **Emma Rauschenbach** aus Leipzig, sowie die Leiterin des kleinen *Neupreußischen Hebammenverbandes*, **Elisabeth Schulz** in Berlin, stellten sich bereitwillig in den Dienst der Einheitsorganisation und arbeiteten eng mit Nanna Conti zusammen.

Emma Rauschenbach stellte die Vereinheitlichung und Gleichschaltung der Berufsverbände als Erfordernis der „politischen Lage“ und als „Wunsch der Reichs- und Länderregierungen“ dar und befürworteten die Gleichschaltung ausdrücklich:

> *„Die deutsche Hebammenschaft, als deren Gesamtvertretung wir uns stets gefühlt und gehandelt haben, erkannte diese Forderungen als für das Volksganze notwendig an, um den Weg für die Errichtung einer straff organisierten einheitlichen Standesvertretung aller deutschen Hebammen frei zu machen.“* (40)

Zur Person

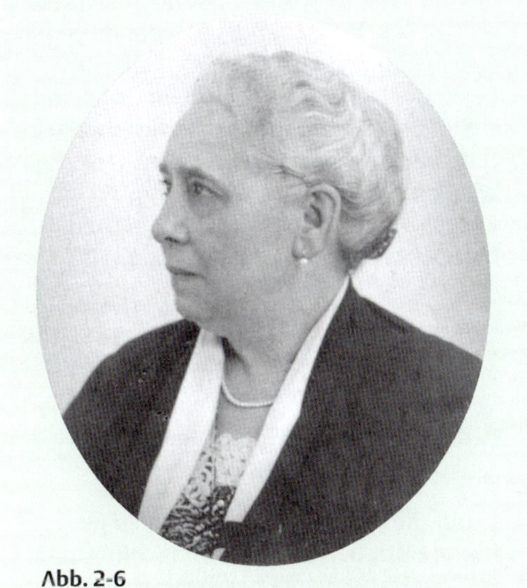

Abb. 2-6

Emma Rauschenbach. Die aus Leipzig stammende Hebamme Wilhelmine Auguste Emma Rauschenbach, geborene Koch (1870-1946), kam aus einfachen Verhältnissen. Ihre Eltern führten ein Kolonialwarengeschäft, in dem Emma und ihre acht jüngeren Geschwister nach dem frühen Tod des Vaters 1882 mitarbeiten mussten, um den Unterhalt der Familie zu sichern. Nach ihrer Volksschulzeit arbeitete die junge Frau als Näherin und Fabrikarbeiterin bis sie im Februar 1890 eine uneheliche Tochter gebar, deren Vater sie im Herbst 1890 heiratete. Ihr Mann war der Musiker und spätere Musikdirektor am Stadttheater-Orchester zu Leipzig, Franz Oswald Rauschenbach.

Um nicht das gleiche Schicksal zu erleiden wie ihre früh verwitwete Mutter, die ohne Berufsausbildung nur mühsam und durch intensive Mitarbeit der Kinder für ihre Familie sorgen konnte, ergriff Emma Rauschenbach 1892 den Beruf der Hebamme. Sie wurde 1886 Bezirkshebamme für den Stadtbezirk Leipzig. Als solche war sie bis 1924 tätig. Aus gesundheitlichen Gründen, sie litt seit langen an chronischen Magengeschwüren und wiederholt akut auftretenden Magenblutungen, wurde sie in den Ruhestand versetzt.

Im *Bund Sächsischer Hebammenvereine* engagierte Emma Rauschenbach sich seit dessen Gründung 1909. Erste Vorsitzende wurde sie 1919. Ihr vorrangiges Ziel war die Verstaatlichung des Hebammenwesens. Alle Hebammen sollten mit einem regelmäßigen monatlichen Gehalt bei den Kommunen und Gemeinden angestellt werden. Schon 1922 wurde sie außerdem Vorsitzende des Dachverbandes des *Allgemeinen Deutschen Hebammenverbandes* und Mitherausgeberin der *Allgemeinen Deutschen Hebammenzeitung*.

Im März 1933 wurde sie Mitglied der NSDAP. Ab Juni 1933 hatte sie den Posten der Stellvertreterin Nanna Contis inne. Sie wirkte als Schriftleiterin, das ist eine veraltete Bezeichnung für Redakteurin, bis Ende 1939 aktiv an der Hebammenzeitung mit. Darüber hinaus behielt sie den Posten der Leiterin der *Landesfachschaft Sachsens, Bund sächsischer Hebammenverbände* ebenfalls bis Ende 1939.

Trotz breiter Unterstützung durch die sächsischen Hebammen wurde Emma Rauschenbach zu 1940 durch Weisung der Reichshebammenführerin Nanna Conti aller Ämter enthoben und schied im 70. Lebensjahr aus der *Reichsfachschaft Deutscher Hebammen* aus. Sie starb im Juli 1946 in Leipzig. (56)

Nanna Conti war die Autorität an der Spitze ihrer Berufsgruppe. Sie war entscheidend am Aufbau der Hebammenorganisation im Nationalsozialismus beteiligt und wirkte aktiv, pragmatisch, voller Elan und klug an der Gleichschaltung der Weimarer Hebammenverbände mit. Sie nahm 1933 den hohen Posten als Hebammenführerin an und füllte diese Machtposition aus politischer Überzeugung bis 1945 aus. Sie gab der faschistischen Organisation Profil und prägte sie bis zum März 1945 maßgeblich. In ihrer Hand lagen alle Entscheidungsbefugnisse für das Innere der Organisation – solange sie im Sinne des Regimes handelte.

Auf den ersten Blick erscheint der Aufstieg Nanna Contis erstaunlich, da sie dem **nationalsozialistischen Frauenbild** mit ihrer bildungsbürgerlichen Herkunft als geschiedene Frau und der freiberuflichen Tätigkeit als Selbstständige, mit der sie sich und ihre drei Kinder ernährte, nicht entsprach. Der Werdegang rechter Frauen, die Posten in der NSDAP oder im faschistischen Staat ausfüllten, verlief jedoch nicht selten untypisch. Die Biographie Contis kann daher als typisch untypisch bezeichnet werden.

Die kontinuierliche Mitarbeit von Elisabeth Schulz und Emma Rauschenbach in der *Reichsfachschaft Deutscher Hebammen* half, die Einheitsorganisation in das nationalsozialistische System zu integrieren und bei den Hebammen Vertrauen für die neue Organisation zu wecken. Ein Beweggrund für diese Parteinahme war die **Mutterideologie des Nationalsozialismus**, die Rauschenbach und Schulz im Hinblick auf den Berufsstand gefiel. Sie glaubten offenbar, dass von der scheinbaren Anerkennung des Mutterwerdens und der Mutterschaft durch die Machthaber, positive Aufmerksamkeit auf ihren Beruf gelenkt werden würde, da der Hebammenberuf – wie kein anderer – eine Frau im Übergang zur Mutterschaft begleitete.

Faschistisches Frauenideal

Eine Frau konnte dem Staat nur auf eine Art und Weise dienen, so die Ideologie: ihre einzige wahre Berufung wäre die Ehe, deren einzige Aufgabe biologistisch als **„Sicherung der Vermehrung und Erhaltung der Art und Rasse"** definiert war. Daraus leitet sich ab, dass Mädchen zwar von Geburt an deutsche Staatsangehörige waren, aber erst mit ihrer Verheiratung Staatsbürgerin wurden. Im Erwerbsleben stehende Frauen konnten Bürgerrechte verliehen bekommen, sollten sie außerordentliche Dienste erbracht haben.

Frauen sollten als Mütter den Erziehungsauftrag des „völkischen Staates" erfüllen, der im „Heranzüchten kerngesunder Körper" bestand. Das **Gebären** erhielt den Rang als **„wichtiger Dienst am Vaterland"**. Frauen sollten sich dem modernen Leben der 1920er-Jahre abwenden und ihren Bereich der nach Geschlechtern zweigeteilten Gesellschaft einnehmen: Sie sollten sich dem Mann (Vater/ Ehemann) unterordnen und sich den häuslichen, fürsorgenden, pflegenden und erzieherischen Aufgabe widmen, das familiäre Heim hüten, während der Gatte in Politik, Wirtschaft und Militär tätig war. Den Ideologen war es gar das „heiligstes Recht der Frau auf Sorge, Arbeit, Opfer und Liebe für das Kind." Das **Mutterkreuz** als Ehrung kinderreicher Frauen ist Ausdruck dieser Ideologie und hat als Gegenstück zum Eisernen Kreuz, einer hohen Auszeichnung für Soldaten, etwas militärisches an sich.

Von **politischen Ämtern** wurden Frauen 1933 generell ausgeschlossen. Nur in einzelnen parteilichen Gruppierungen wie dem „Bund deutscher Mädchen" und dem „Bund deutscher Frauen" wurden sie zu Spitzenfunktionären ernannt.

Durch die **Kampagne gegen das so genannte Doppelverdienertum** schloss man weitere Frauen vom Erwerbsleben aus, d. h. verheiratete Frauen, deren Ehemann einen Arbeitsplatz hatte, wurde die Berufstätigkeit verboten. Das galt für Angestellte in Behörden, verbeamtete Frauen wie auch für einige Arbeiterinnen. Bei den Hebammen traf sicherlich ungewollt das Gegenteil ein: ihre Ehemänner wurden aus Anstellungen im öffentlichen Dienst entlassen, denn auf die freiberufliche Hebamme konnten die Machthaber nicht zugreifen. Zudem war dieser Beruf mit der Mütterideologie vereinbar und es gab keine männlichen Hebammen, denen diese Arbeit überlassen werden konnte. Diese Politik hatte jedoch nur vorübergehend Bestand, denn schon bald benötigte „man" Frauen in vielen Bereichen der Gesellschaft von der Dienstleistung, z. B. als Schaffnerinnen, bis hin zur Produktion von Waffen.

„daß die Art wie früher Tagungen im parlamentarischen Staat abgehalten wurden, jetzt nicht mehr besteht. [...] Es wird insbesondere um strenge Disziplin gebeten, wie sie im neuen Staat allgemein üblich ist, so daß Wortmeldungen sich erübrigen müssen." (46)

Darüber hinaus sahen Rauschenbach und Schulz eines ihrer lange verfolgten Ziele verwirklicht, nämlich den **Zusammenschluss aller Hebammenverbände** in Deutschland. Davon erhofften sie sich eine größere Durchsetzungskraft für ihre berufspolitischen Ziele. Ob ihnen nicht bewusst war, dass diese Annahme für eine Gesellschaft mit demokratischer Verfassung zutreffend sein kann, für das Regime des Faschismus aber keinerlei Bedeutung hatte, muss an dieser Stelle offen bleiben.

Sicher ist, dass Emma Rauschenbach und Elisabeth Schulz für das faschistische Regime eintraten und in Kauf nahmen, dass undemokratische Vorgänge zu diesem Ziel führten. Um vermeintliche Verbesserungen für das Hebammenwesen zu erreichen, billigten sie, dass ihre berufspolitische Entscheidungsfreiheit, d. h. ihre Unabhängigkeit, verloren ging. Denn im Faschismus hing die politische Unterstützung und Förderung davon ab, dass Interessen sich mit der Ideologie deckten. Die Hebammenführerinnen mussten also in ihrer Person, Einstellung und Berufspolitik mit dem Regime konform gehen und ihre Handlungsspielräume im Sinne des Regimes ausfüllen. Nanna Conti erhielt von Emma Rauschenbach und Elisabeth Schulz überall und in jeder Form Unterstützung.

Die **Reichsfachschaft Deutscher Hebammen** war zentralistisch organisiert und mit der Satzung von 1933 ausdrücklich hierarchisch nach dem so genannten „Führerprinzip" strukturiert (8, 39). Den daraus ableitbaren autoritären, keinen Widerspruch duldenden Führungsstil Contis begrüßten Emma Rauschenbach und Elisabeth Schulz ausdrücklich und setzten dieses Prinzip in ihrer Verbandsarbeit um. Auf der Hauptversammlung des Neupreußischen Hebammenverbandes im März 1934 wurde „das Führerprinzip" nochmals besonders erklärt und darauf hingewiesen,

Die Organisation für Hebammen existierte bis März 1945. Sie unterstand dem Reichsministerium des Innern und war als Körperschaft korporativ der *Deutschen Arbeitsfront,* dem Zwangszusammenschluss aller früheren demokratischen Gewerkschaften, und dem *Deutschen Frauenwerk* angegliedert.

Führerprinzip

Das „Führerprinzip" galt als Grundgesetz nationalsozialistischer Weltanschauung. Es verpflichtete nach dem Motto **„Führer befiehl, wir folgen"** zu blindem Gehorsam und bedingungsloser Treue gegenüber Hitler als dem obersten Führer und der jeweiligen Gefolgschaft zu Gehorsam gegenüber den Befehlen der Führer auf mittlerer und unterer Ebene. Das Prinzip war unter Berufung auf Hitlers Buch „Mein Kampf" als Gegensatz zu jeder Art von demokratischer Entscheidung und Mitbestimmung formuliert und fand im Kult um die Person Hitlers seinen höchsten Ausdruck. Nach einer damals gültigen Definition des Verfassungsjuristen Forsthoff war die „Führergewalt" durch nichts zu kontrollieren, sie war ausschließlich und unbeschränkt.

Dieses Prinzip wurde 1933 auf alle Bereiche von Staat und Gesellschaft ausgedehnt. Es galt im politischen, im sozialen und im wirtschaftlichen Bereich und vereinte alle Mittel politischer Gestaltung und umfasste alle Lebensbereiche aller Deutschen. Das Führerprinzip war Inbegriff der **Selbstaufgabe des Individuums** im nationalsozialistischen Staat.

Trotzdem war der NS-Staat kein monolithischer Block, sondern ein komplexes Herrschaftsgefüge mit einem Neben- und Gegeneinander relativ autonomer Machtapparate – in denen das Führerprinzip galt –, die untereinander zum Teil heftige Kompetenzkonflikte austrugen (4, 19, 33).

Landesfachschaften existierten weiterhin. Sie hatten administrativen, d. h. ausführenden Charakter und besaßen keine wesentliche Eigenständigkeit. Alle Posten wurden mit Hebammen besetzt. Die Mitgliedschaft war deutschen Hebammen vorbehalten und wurde erst mit dem Reichs-Hebammengesetz von 1938 zwingende Voraussetzung für die Berufsausübung.

Es bestand kein Selbstbestimmungsrecht des Berufsstandes in Personalfragen. Die **Mitbestimmung der Hebammen** in Berufsangelegenheiten blieb darauf **beschränkt**, dass sie zu Treffen von Gremien aller Verwaltungsebenen zugelassen wurden, die sich mit Hebammenfragen beschäftigten, z. B. der Reichsarbeitsgemeinschaft Mutter und Kind im Ministerium des Innern, Treffen von Hebammenlehrer, Amtsärzten oder Parteifunktionären. Die Führung der Hebammenorganisation erhielt das Recht, dort zu ihren berufseigenen Angelegenheiten Stellung zu nehmen (55). Im Kommentar zum Hebammengesetz hieß es: „Die Reichshebammenschaft soll auf diese Weise die Möglichkeit erhalten, zu der Frage, welche Anforderungen an die Mitglieder des Hebammenberufes gestellt werden müssen, Stellung zu nehmen." (55)

Nanna Conti schätzte diese Möglichkeit als überaus wichtig ein – obwohl sie wusste, dass Hebammen weder in den genannten Gremien noch andernorts ein Stimmrecht hatten. Damit blieb der Einheitsorganisation jedes Machtmittel vorenthalten. Blieb ihnen nur, **ideologisch zu überzeugen**, in einem System, dass demokratische Lösungswege ablehnte. Das gelang ihnen offenbar, betrachtet man die umfangreichen Änderungen im Hebammenwesen in den 12 Jahre der nationalsozialistischen Herrschaft.

Internationaler Hebammenkongress 1936

Kirsten Tiedemann

Nanna Conti pflegte einen intensiven Kontakt zu Hebammenverbänden im westeuropäischen Ausland und zum Internationalen Hebammenverband, der **International Confederation of Midwives (ICM)**. Um 1936 war sie dessen Vorsitzende und richtete mit ihrer Organisation den VII. Internationalen Hebammenkongress 1936 im Deutschen Reich in Berlin aus.

Der Kongress diente auch **propagandistischen Zwecken** für das nationalsozialistische Deutschland (10). Prof. Dr. Benno Ottow, Chef der Brandenburgischen Landesfrauenklinik in Berlin Neukölln, erklärte den Hebammen in einer Nachlese auf die internationale Tagung, dass es auf dieser auch darum gehe, der Welt, vertreten durch die angereisten Kolleginnen verschiedener Länder, zu zeigen, dass die Herrschaft der Nazis ausschließlich friedlichen Zielen diene. Das militaristische Auftreten des nationalsozialistischen Regimes gab zu dieser Zeit aufgrund der noch frischen Erinnerungen an den

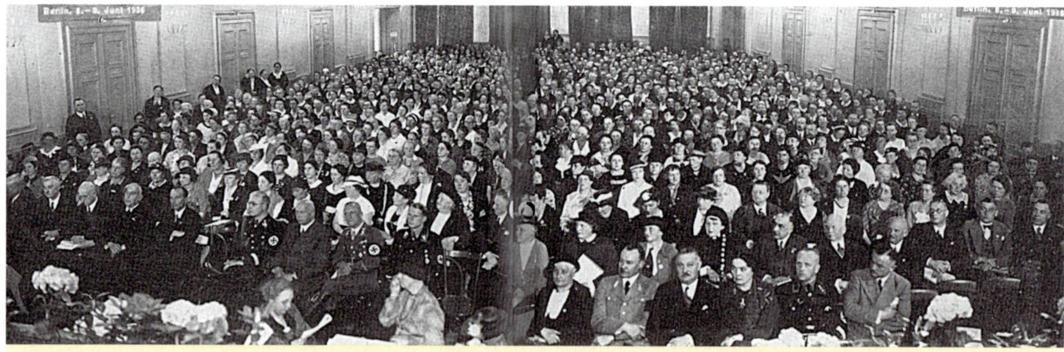

Abb. 2-7 Internationaler Hebammenkongress, Berlin 1936

ersten Weltkrieg und Deutschlands Rolle dabei, in Europa Anlass zu Befürchtungen, dass ein militärisch erstarkendes Deutschland erneut kriegerischen Auseinandersetzungen initiieren könne. In der Hebammenzeitung schrieb Prof. Dr. Ottow:

> *„Darüber hinaus haben in Deutschland tagende internationale Vereinigungen vor allem auch für das neue Deutschland einen sehr großen Wert, ja eine hervorragende Bedeutung. Die Teilnehmer und Gäste solcher Veranstaltungen sehen mit eigenen Augen, beurteilen mit eigener Erfahrung und aufgrund eigener Erlebnisse das Wesen, den Geist, das Wollen und die Ziele des neu erstandenen und neu erstarkenden deutschen Volkes und Reiches. Sie sehen somit, dass die noch immer nicht verstummende Welthetze gegen das neue Deutschland unwahr und unbegründet ist, sie sehen aber auch …, was Deutschland für sein Volk, für dessen Bestand und Zukunft tut, und sie erkennen daher, dass das Volk durch Aufartung und Erhaltung seiner Besten und Leistungsfähigsten zunutze kommt, unbedingt und einzig und allein nur dem Frieden, einem ehrlich erstrebten Völkerfrieden dienen kann. … Wer aufartende und erhaltende Bevölkerungspolitik mit dem hohen sittlichen Wollen und der allumfassenden völkischen Verantwortung treibt, wie das der Führer des deutschen Volkes und seine Mitarbeiter tun, der kann nie Zwietracht und Krieg wünschen und auf diese hinarbeiten."* (37)

Vor diesem Hintergrund betrachtet, scheint die **Resolution des 7. Internationalen Hebammenkongresses**, in der alle anwesenden Hebammen alle Staaten aufforderten, „mit dem Wettrüsten inne zu halten" und das Geld stattdessen in die Mutter- und Säuglingsfürsorge zu investieren, dem Geiste der Außenpolitik der NSDAP zu entsprechen und war keineswegs Ausdruck einer Regimekritik der *Reichsfachschaft Deutscher Hebammen*. Auch die Bilder der Tagung deuten nicht auf eine regimekritische Haltung hin, denn Saal und Rednerpult waren mit Hakenkreuzflaggen geschmückt. Außerdem war als Gast und Referent neben anderen Parteifunktionären der Reichminister des Innern, Frick, geladen und gekommen.

Kampagne gegen das „Doppelverdienertum"

Kirsten Tiedemann

Trotz der rigiden Beschränkungen von Frauen im Allgemeinen und der Hebammen in ihrer „Fachschaft" mischte die Reichshebammenführerin sich in Auseinandersetzungen um partei-staatliche oder ärztliche Vorhaben für die Interessen ihrer Mitglieder ein, z. B. in die faschistische „Kampagne gegen das so genannte Doppelverdienertum" und in die Kontroverse um den Geburtsort.

Die **Kampagne gegen das so genannte „Doppelverdienertum"** betraf Hebammen in besonderer Weise, denn sie waren freiberuflich tätig und ihre Ehemänner angestellt. So kam es, dass, vollkommen im Gegensatz des **angestrebten Zieles**, verheiratete Frauen von der Erwerbstätigkeit auszuschließen, Ehemänner ihren Arbeitsplatz verloren. Die Hebammenschaft erwirkte eine **Sonderregelung für die Berufsgruppe**: Solange ein familiäres Mindesteinkommen nicht erreicht wurde, durfte der Ehegatte weiter tätig bleiben. Angeführt wurde hierfür die besondere Bedeutung von Hebammen für die Volksgesundheit.

> *„Der Kampf gegen die Doppelverdiener (darf, KT) nicht gegen entscheidende soziale Grundsätze verstoßen,*
> *wie z. B. gegen den Grundsatz, die Bildung und Erhaltung der Familie zu fördern."* (30)

Besonders berücksichtigt werden müßten daher die Hebammen in der Debatte um ein ungerechtfertigtes Doppelverdienertum. Darüber hinaus wurde in dem Erlass hervorgehoben, dass Hebammen aufgrund ihrer Tag- und Nachtbereitschaft nur eingeschränkt ihrem Haushalt, geschweige denn einer weiteren Tätigkeit nachgehen könnten. Den dargestellten Grundsätzen

> *„Beachtung durch alle Stellen (zu schenken, KT) die mit dieser Frage befaßt werden, dient der Erhaltung der Berufsfreudigkeit und Leistungsfähigkeit der Hebammen, (und, KT) liegt also auch im Interesse der Volksgesundheit und einer gesunden Bevölkerungspolitik."* (30)

Dieser in der Begründung enthaltene Rückgriff auf die **„Volksgesundheit"** und eine **„gesunde Bevölkerungspolitik"** war im historischen Kontext ein gehaltvolles Argument zugunsten der Hebammen und ihrer Ehemänner. Abschließend wurde der Standpunkt vertreten, dass es nicht grundsätzlich gerechtfertigt wäre, Ehemänner von Hebammen aus der Arbeitswelt allein aufgrund der Berufstätigkeit ihrer Ehefrauen auszuschließen, denn „das wäre einer Bestrafung deshalb gleich, nur weil sie eine Hebamme geheiratet haben". (30)

Am Vorgehen der Reichsfachschaft lässt sich ablesen, dass die **klassische Rollenverteilung** zwischen den Geschlechtern von den in der Einheitsorganisation tätigen Hebammen prinzipiell geteilt wurde. Einzig die als ungerecht empfundene Folge für Ehemänner von Hebammen, die aufgrund der Sonderstellung des Hebammenberufes entstand, wurde bemängelt, gar als Bestrafung der Männer eingeschätzt. Der durchaus mögliche umgekehrte Fall, nämlich der Ausschluss von angestellten Hebammen aus ihrer Tätigkeit aufgrund der Berufstätigkeit ihres Ehemannes, wurde nicht öffentlich thematisiert.

Auseinandersetzung um den Geburtsort

Kirsten Tiedemann

Der Anlass der Auseinandersetzung um den Geburtsort zwischen 1934 und 1940 war die zunehmende Zahl der **Geburten in Kliniken**, die während der 30er-Jahre in etlichen Großstädten erstmals die der Hausgeburten überschritt (49). Auslöser war die provokante, von Geburtshelfern vertretene These, **Hebammen seien als ein Stück Mittelalter** zu betrachten, das durch die Anstaltsentbindung überwunden werden müsste (49). Dadurch sahen Teile der Hebammenschaft ihren Beruf bedroht, denn es gab keine Regelung, die dazu verpflichtete, eine Hebamme zur Geburt hinzuzuziehen. Sie befürchteten, dass angelernte Krankenschwestern in Krankenhäusern Hebammen ersetzen sollten. Da in einem Krankenhaus, im Gegensatz zur Hausgeburtshilfe gleichzeitig mehrere Frauen unter der Geburt betreut werden konnten, befürchteten sie außerdem, dass der **Bedarf an Hebammen** erheblich sinken würde und nicht alle ausgebildeten Hebammen berufstätig bleiben könnten. Die beteiligten Gruppen waren Hebammen, Mediziner (Geburtshelfer/ Hebammenlehrer) und der Staat.

Die führenden Frauen der **Reichsfachschaft Deutscher Hebammen** distanzierten sich von den medizinischen Geburtshelfern bzw. Hebammenlehrern als Koalitionspartner, mit deren Hilfe Hebammen in Kaiserreich und Weimarer Republik primär versucht hatten, ihre Ziele zu erreichen.

Das **staatliche Interesse**, Hebammen zu kontrollieren, bestand in ihrem Wissen um die menschliche Fortpflanzung, was neben dem geburtshilflichen Wissen häufig Wissen um Schwangerschaftsverhütung und Abtreibung beinhaltete. Auffallend ist, dass der faschistische Staat sich mit verschiedenen Verordnungen für das Hebammenwesen einsetzte, ohne einen direkten unmittelbaren Vorteil davon zu haben. Die **Unterstützung der Hausgeburtshilfe** schien primär finanzielle Gründe zu haben, denn sie war kostenärmer als ein Krankenhausaufenthalt zur Geburt. Darüber hinaus bestand vermutlich ein faschistisches Interesse an der Hausgeburt, um Hebammen als Spitzel bzw. Informantinnen einzusetzen. Nur wenige andere Berufsgruppen hatten so oft Zugang zu Familien und Häusern und wurden von vielen Familien zu „normalen" Lebensprozessen freiwillig ins Haus gerufen und konnten so intime Einblicke in die Familien nehmen (49).

Ziele der Reichsfachschaft Deutscher Hebammen

Kirsten Tiedemann

Nanna Contis Ziele für ihre Arbeit in der Funktion als Reichshebammenführerin waren eine enge Verknüpfung von zentralen Forderungen der früheren deutschen Hebammenverbände mit Contis nationalsozialistischer Überzeugung (51). Als vordringlichstes Ziel betrachtete Conti die Schaffung einer **reichsweit gültigen rechtlichen Regelung des Hebammenwesens** – mit Sonderregelungen für politisch unkorrekte Hebammen und jüdische Hebammen. Sie hob hervor, dass in diesem Gesetz eine **wirtschaftliche Grundsicherung** für Hebammen enthalten sein sollte, einschließlich einer umfassenden sozialen Sicherung, besonders eine Altersversorgung für diejenigen, die vor Inkrafttreten eines solchen Gesetzes in den Ruhestand gingen (14).

„Notwendig ist es, daß eine gute gesetzliche Regelung dafür sorgt, daß die Hebamme ihre große Aufgabe voll erfüllen kann, daß sie von drückender Not und Ungerechtigkeit befreit wird." (14)

Solch eine staatliche soziale Sicherung galt nur für politisch angepasste Hebammen, die nicht jüdischen Glaubens sein durften. Erweiterte Inhalte und kompetente Lehrkräfte sollten den theoretischen und praktischen Unterricht in der Ausbildung sicherstellen (46). Ein zentrales Anliegen Nanna Contis war die **Verbesserung des Ansehens des Berufes in der Gesellschaft**.

„Der Stand als solcher muß in seiner Wichtigkeit für die Volksgesundheit höher bewertet werden." (46)

Conti verband die rassistische Bedeutung der Hebammen für die **„Volksgesundheit"**, mit deren Unentbehrlichkeit für die Geburtshilfe und stellte sie in den unmittelbaren Zusammenhang mit der nationalsozialistischen Einstellung zur Mutterschaft:

„Notwendig ist es, daß dieser ursprünglichste, edelste und wichtigste Frauenberuf nicht mehr mit Geringschätzung oder einem sonderbaren Lächeln behandelt wird, das zur Einstellung gegenüber der Mutterschaft im marxistischen Staat wohl paßte, nicht aber zur Verherrlichung der Mutterschaft im nationalsozialisti--schen Staate." (7)

Da die Begrifflichkeit „Volksgesundheit" eine zentrale Bedeutung für den faschistischen Rassismus hatte, der einen gesunden „Volkskörper" predigte, welcher dem Befinden und Wohlergehen des Einzelnen nachgeordnet wurde, und in der Bevölkerung des Landes keine einzelnen Menschen sah, ist Contis Argumentation gewichtig, berücksichtigt man den historischen Kontext.

Neues Berufsleitbild

Kirsten Tiedemann

Die Berufspolitik war an der herrschenden Ideologie orientiert und wurde von ihr bestimmt. Auf der Grundlage von Kriterien, die in vielen Aspekten einer Professionalisierung entsprechen, gestaltete man das Tätigkeitsprofil um. An dem neu gefassten Leitbild für den Beruf wurden Aus- und Weiterbildung orientiert.

Die Leiterin der *Reichsfachschaft Deutscher Hebammen* sowie Medizinalräte und Chefärzte verschiedener Frauenkliniken – insbesondere Prof. Benno Ottow, Dr. Ernst Puppel, Dr. Philipp, Dr. Mayer und Prof. Mikulicz-Radecki – erweiterten das **Tätigkeitsprofil der Berufsgruppe** unter besonderer Berücksichtigung der rassistischen, menschenverachtenden nationalsozialistischen Bevölkerungspolitik. Im Sommer 1933 propagierte die Reichsfachschaft in ihrer Zeitung:

„Die deutsche Hebamme muss sich dessen bewusst sein, dass sie im neuen Staate eine große ungeheuer bedeutsame Aufgabe zu erfüllen hat! Sie darf sich dessen bewusst sein, dass der neue Staat gerade dem Hebammenstand das größte Verständnis entgegenbringt. Der beste Beweis dafür dürften alle die Maßnahmen sein, die darauf abzielen, praktische und systematische Bevölkerungspolitik zu betreiben." (40)

Einerseits richteten die genannten Funktionsträger das Berufsbild auf den faschistischen Staat aus, indem sie der Hebamme zusätzlich zu ihrem traditionellen Berufsfeld eine Rolle als **Propagandistin bzw. Multiplikatorin des Rassismus** zuwiesen, der sich unter der Bezeichnung „Erbgesundheits- und Rassenpflege" verbarg. Die Berufsgruppe sollte es sich zur Aufgabe machen, Zwangssterilisationen bei vermeintlich erbkranken Menschen in der Bevölkerung plausibel zu machen.

Andererseits schrieben sie Hebammen eine Funktion als **Informantin bzw. Spitzel** für den nationalsozialistischen Staat über den Gesundheitszustand ihrer Klientel zu. Über ihre ursprüngliche Tätigkeit hinaus sollten Hebammen Beratung vor einer Eheschließung und vor jeder neuen Schwangerschaft durchführen mit dem Ziel,

„dass jeder deutsche Mann und jedes deutsche Mädel (sic) soweit gebracht werden muss, dass sie wissen, ja dass sie fühlen, dass fremdrassige, kranke, verbrecherische und krankhaft veranlagte und blutsverwandte als Ehepartner überhaupt gar nicht in Frage kommen." (3)

Nanna Conti brachte den entscheidenden Aspekt ein, dass das besondere Vertrauensverhältnis zwischen der Hebamme und ihrer Klientel ausgenutzt werden sollte, um Informationen über die ganze Familie für die **„Erbgesundheitskarteien"**, die Amtsärzte der Gesundheitsämter führten, zu sammeln. Diese Kartei war Grundlage für Entscheidungen an Erbgesundheitsgerichten über Zwangssterilisationen. Nanna Conti bot dem Staat ihre Mitarbeit an:

„Die Aufgaben der Hebammenschaft Deutschlands werden nicht nur die bisherigen sein, treuester Dienst an der Mutter und an dem Kind, sondern darüber hinaus bitten und hoffen wird, dass man unsere Kräfte … einsetzen möge … für Volk und Vaterland, … besonders … in der gesundheitlichen Bestandsaufnahme des deutschen Volkes, für Auskünfte der Sippenkartei, für die Rasseämter, für die Durchführung des Sterilisierungsgesetzes." (11)

Da der faschistische Staat Hebammen in einem **Gesetz über Meldepflichten** (20) verschiedener Berufsgruppen, die mit kranken Menschen arbeiteten, nicht berücksichtigte, wies die Reichsfachschaft das Reichsministerium des Innern 1934 **pflichteifrig und pflichtbewusst** auf diesen Umstand hin – anstatt diese Gesetzeslücke für das Wohl aller ihnen anvertrauten Menschen zu nutzen, gleichgültig ob diese krank oder gesund waren. Die Reichfachschaft fragte an, wie es denn um die Meldepflicht ihrer Berufsgruppe stünde, denn Hebammen arbeiten nicht mit kranken, sondern mit gesunden Menschen. Die eindeutige Antwort kam prompt: Hebammen waren trotzdem im Sinne des Gesetzes meldepflichtig (42).

Während der NS-Zeit fanden die genannten Vorstellungen Eingang in alle Bestimmungen für das Hebammenwesen: Lehrpläne der Aus- und Fortbildung und das neue Hebammenlehrbuch von 1943 erweiterte man um entsprechende Inhalte. Das erste reichseinheitliche *Reichs-Hebammengesetz* 1938 ermöglichte Hebammen die Arbeit in der Mütterberatung sowie in Säuglings-, Kinderfürsorge und so genannter sozialer Fürsorge. Die dazugehörige Dienstordnung vom Februar 1943 schrieb die oben genannten Meldepflichten fest (31, 49).

Reichhebammengesetz 1938

Kirsten Tiedemann

Zahlreiche Veränderungen, die das Hebammenwesen während der Zeit der Naziherrschaft erfuhr, lassen sich mit dem Begriff einer **faschistisch modifizierten Form der Professionalisierung** fassen. Wie passen diese auf den ersten Blick widersprüchlich scheinenden Begriffe zusammen?

Profession – Professionalisierung

Eine **Profession** ist eine Kombination spezifischer Fähigkeiten und Fertigkeiten, die als Leistungspotential die Grundlage für eine kontinuierliche Erwerbs- und Versorgungschance des Individuums abgeben. Eine solche Profession ist Basis und Rechtfertigung der gesellschaftlichen Position.

Idealtypische Merkmale einer Profession sind

1. Eine besondere Sorte von Beruf, dessen Ausübung eine spezialisierte und tendenziell wissenschaftlich fundierte Ausbildung voraussetzt, in der berufsbezogenes und generalisierbares und theoriehaltiges Wissen zusammen mit ethischen Einstellungen vermittelt wird.
2. Das Wissen ist uneigennützig, im Dienste des Allgemeinwohls und ohne Ansehen der Person einzusetzen. Es ist durch Examen und Berechtigungsscheine garantiert.
3. Nur qualifizierte Experten sind in der

Lage, bestimmte Funktionen und Dienstleistungen in der Gesellschaft auszuüben.

4. Die Profession beansprucht ein Funktions- und Arbeitsmonopol sowie die Freiheit der Fremdkontrolle durch Laien und den Staat.
5. Die organisierte Berufsgruppe kontrolliert autonom den Zugang zum Beruf und die Tätigkeit.
6. Professionen beanspruchen eine besondere wirtschaftliche Belohnung und eine höhere soziale Geltung und Stellung unter Verweis auf die Kompetenz und ihre professionalistische Dienstleistungsethik sowie auf die besondere Bedeutung ihrer Leistung für Gesellschaft und Allgemeinwohl (48).

Der Prozess der Entwicklung von einem traditionellen Beruf zu einer Profession kann als **Professionalisierung** bezeichnet werden.

Betrachtet man die Veränderungen, die das Hebammenwesen in Deutschland zwischen 1933 und 1945 erfuhr, scheint es so, als wäre die Professionalisierung bürgerlicher Berufe Vorbild dafür gewesen. Es gibt Parallelen zur Professionalisierung des Arztberufes in der zweiten Hälfte des 19. Jahrhunderts.

Im ersten einheitlichen, reichsweit gültigen **Reichshebammengesetz von 1938** und den dazugehörigen Durchführungsverordnungen (1939/40/41/42/43) und der Dienstordnung von 1943 bündelte man die bis dahin im Faschismus per Ministerialerlasse gefassten Änderungen des Berufsfeldes mit weiteren Modernisierungen, die **teilweise idealtypischen Kennzeichen einer Profession** entsprach: Gebärende und Ärzte erhielten die Pflicht auferlegt, eine Hebamme zu jeder Geburt hinzuzuholen **(Hinzuziehungspflicht)**. Das solchermaßen **staatlich geschützte Tätigkeitsmonopol** stellt einen zentralen Aspekt eines Professionalisierungsprozesses dar. Hierdurch wurden Hebammen als **qualifizierte Expertinnen** für die normal verlaufende Geburt ausgewiesen; allen Laien, wie z. B. Badern, wurde diese Tätigkeit bei Androhung von Haft- und Geldstrafe untersagt; Ärzten drohten standesrechtliche Konsequenzen. Die geburtshilfliche Hebammentätigkeit wurde von der pflegerischen Tätigkeit der Krankenschwester und von der ärztlichen Tätigkeit abgegrenzt. Gebärende blieben allerdings ohne Strafandrohung, sollten sie einmal keine Hebamme zur Geburt holen.

Interessanterweise beinhaltete diese Pflicht auch einen **Anspruch auf fachlich qualifizierte Hebammenhilfe**. Absicht war, so die Mütter- und Säuglingssterblichkeit zu senken. Zeitgleich implementierte man mit dieser Pflicht die mögliche Kontrolle der Gebärenden und ihrer Familien durch eine Hebamme einerseits und schuf andererseits die Möglichkeit für die Hebamme, ihrer neuen Aufgabe der Propaganda für die Rassenpolitik, nachzukommen. Hier flossen die Aspekte Spitzeldienste und Propagandatätigkeit des neuen Berufsleitbildes ein.

Unabhängig von den ideologischen Absichten war dieser Passus für Hebammen von besonderer Bedeutung: Sie versprachen sich davon, ihr Berufsbild bei dem abzeichnenden Wechsel des Geburtsterritoriums vom Haus in die Klinik erhalten zu können.

Perspektivisch barg dieses Monopol auch aus damaliger Sicht bereits **Probleme** in sich, da der Übergang von einer normal verlaufenden Geburt zu einer sich komplizierenden Geburt, die ausschließlich vom Arzt geleitet werden durfte, fließend war; eine Sache der Definition. Da sich Definitionsmacht wie Gutachtertätigkeit über zweifelhafte Fälle in Händen von Medizinern befand, besaßen diese die Möglichkeit, ihren Einfluss unter Umständen sogar rückwirkend geltend zu machen und zu sichern. Dennoch stellte das Monopol eine Stärkung für das Hebammenwesen dar. Beide Berufsgruppen blieben auf dem Feld der Geburtshilfe konkurrierend.

Reichshebammengesetz von 1938

Seit den 1890er-Jahren hatten Hebammen und ihre Interessenvertretungen ein einheitliches Gesetz gefordert, um mit einer einheitlichen Ausbildungsdauer und -inhalten erhebliche regionale Ungleichheiten aufzuheben und den Hebammen die räumliche Freizügigkeit im gesamten Reichsgebiet zu ermöglichen. Darüber hinaus sollte die ungleiche Verteilung von Hebammen mit dem extremen Stadt-Land-Gefälle im Deutschen Reich und die damit verbundene mangelhafte Versorgung von Gebärenden abgelegener Gebiete einerseits und die große Konkurrenz zwischen Hebammen in Ballungsgebieten andererseits mittels Niederlassungserlaubnis besser geregelt werden.

Ein großes Anliegen war den Hebammen ihre **soziale Sicherung** bei Berufsunfällen, im Krankheitsfall, bei Arbeitslosigkeit und im Alter sowie die Herausnahme der Berufsgruppe aus der Gewerbeordnung. Ein Anfang wurde 1929 gemacht, als Hebammen Pflichtversicherte in der neu gegründeten Berufsgenossenschaft Gesundheit und Wohlsfahrtspflege (Vorgängerin der heutigen Berufsgenossenschaft Gesundheit in Hamburg) und in der Reichsversicherungsanstalt für Angestellte (Vorgängerin der heutigen Bundesversicherungsanstalt für Angestellte in Berlin) wurden.

Am **21. Dezember 1938** wurde das erste für Deutschland einheitliche reichsweit gültige Hebammengesetz erlassen. Mit ihm wurden Veränderungen herbeigeführt, die über die Forderungen früherer Verbände hinausgingen.

Das **Tätigkeitsmonopol** von Hebammen an der normal verlaufenden Geburt wurde bestimmt, die **Hinzuziehungspflicht** festgeschrieben, die zur Berufsausübung notwendige **Erlaubnis zur Führung der Berufsbezeichnung** und die **Niederlassungserlaubnis** wurden eingeführt. Mit der Niederlassungserlaubnis verbunden war die Kranken- und Angestelltenversicherung. Hebammen wurde ein **staatlich garantiertes Mindesteinkommen** zugesichert – eine kostspielige Angelegenheit für die öffentlichen Kassen. Die **Ausbildung** wurde einheitlich auf 18 Monate verlängert. Darüber hinaus wurde die **Zugangsberechtigung** für Ausbildung und Berufstätigkeit staatlich bestimmt: Jüdinnen durften nur mit Sondererlaubnis bei jüdischen Frauen tätig werden, ausgebildet wurden sie schon seit 1933 nicht mehr. Ein weiteres Kriterium war die **politische Korrektheit** der Bewerberin. Eine **Altersbegrenzung** für die Berufstätigkeit wurde für regelungswürdig erachtet.

Damit war die Basis für eine wirtschaftliche Existenzsicherung geschaffen und gleichzeitig staatliche Steuerung und Kontrolle eingerichtet. Die Berufsgruppe fiel nicht mehr unter die Gewerbeordnung.

Das **Tätigkeitsfeld von Hebammen** wurde mit dem Gesetz ausgedehnt auf die Mütterberatung, die Säuglings- und Kinderfürsorge sowie die Gesundheitsfürsorge.

Der **Status und Funktion der Standesorganisation** von Hebammen, die nun *Reichshebammenschaft* hieß, und ihre Bedeutung als einzige Berufsvertretung, in der alle Hebammen Mitglied sein sollten, wurde geregelt.

Das Gesetz regelte also nicht nur gesundheits- und bevölkerungspolitische Aspekte im Sinne des Regimes, sondern darüber hinaus auch soziale Fragen. Nur die Versorgung alter Kolleginnen fand keine Berücksichtigung.

Ähnlich wie auf anderen Gebieten griff man für das Reichshebammengesetz von 1938 ausdrücklich auf den Rumpf eines Gesetzes aus der Weimarer Republik, des preußischen Hebammengesetzes von 1922, zurück und ergänzte es um rassistische und faschistische Abschnitte. Hebammen jüdischen Glaubens und solche, die sich in politischer Opposition befanden, erhielten nur eingeschränkte Berufserlaubnis bzw. ein **Berufsverbot** (§ 6 und § 11). Alle Hebammen sollten **zwingend Mitglied in der Einheitsorganisation** werden, womit die Herrscher ihren Einfluss auf die Berufsgruppe sicherten.

Die **„besonderen Berufspflichten"** der Hebamme, wie sie in der ergänzenden Dienstordnung 1943 ausgeführt waren, nahmen scheinbar niemanden von dieser Fürsorge aus. Die Klientel wurde vor erkrankten oder anderweitig vorübergehend „unfähigen" Hebammen geschützt. Mit der Dienstordnung wurde die oberste Priorität der Hebammentätigkeit zweifelsfrei geklärt: Die Berufsgruppe wurde in den Dienst eines faschistischen Gemeinwohls gestellt.

„Die deutsche Hebammenschaft ist berufen, zum Wohl von Volk und Reich für die Erhaltung der Gesundheit von Mutter und Kind zu wirken und sich für die Mehrung eines erbgesunden, rassisch wertvollen Nachwuchses nach Kräften einzusetzen." (17)

„Die Hebamme hat allen Schwangeren, Gebärenden, Wöchnerinnen und Neugeborenen für die ihr Beistand gefordert wird, ohne Unterschied des Standes und Vermögens bei Tag und Nacht ungesäumt Beistand zu leisten ..." (17, 41)

Der **Begriff des Allgemeinwohles** muss eingebettet in die rassistische antisemitische Ideologie der unrechtsstaatlichen Herrscher verstanden und kann nicht losgelöst aus seinem historischen Kontext assoziiert werden. So konnten Menschen in jener Zeit zum „Wohl der Allgemeinheit" nach faschistischer Definition „Sonderbehandlungen" erfahren, die vielfach ihren Tod bedeuteten.

Eine **Berufsethik** wurde vom preußischen „Hebammeneid" – unter Auslassung der Bezüge zu einem Gott – in das Hebammengesetz und in die Dienstordnung übernommen (9).

Diese Regelungen machen zusammen genommen mit den Hinweisen auf das faschistisch definierte Allgemeinwohl und die regelmäßigen amtsärztlichen Kontrollen, das Verbot unlauterer Werbung, die Pflicht zur Hilfeleistung, die stete Bereitschaft und Erhaltung der Berufstüchtigkeit und die Mitwirkung im Gesundheitsdienst, wie sie dezidiert in der Dienstordnung festgeschrieben wurde, eine **professionelle Dienstleistungsethik** sichtbar.

Mit Verweis auf ihre Kompetenzen und die besondere Bedeutung ihrer Leistung für die Gesellschaft erhielt die Berufsgruppe – wie schon einmal vorübergehend in Preußen zwischen 1920 und 1926 –

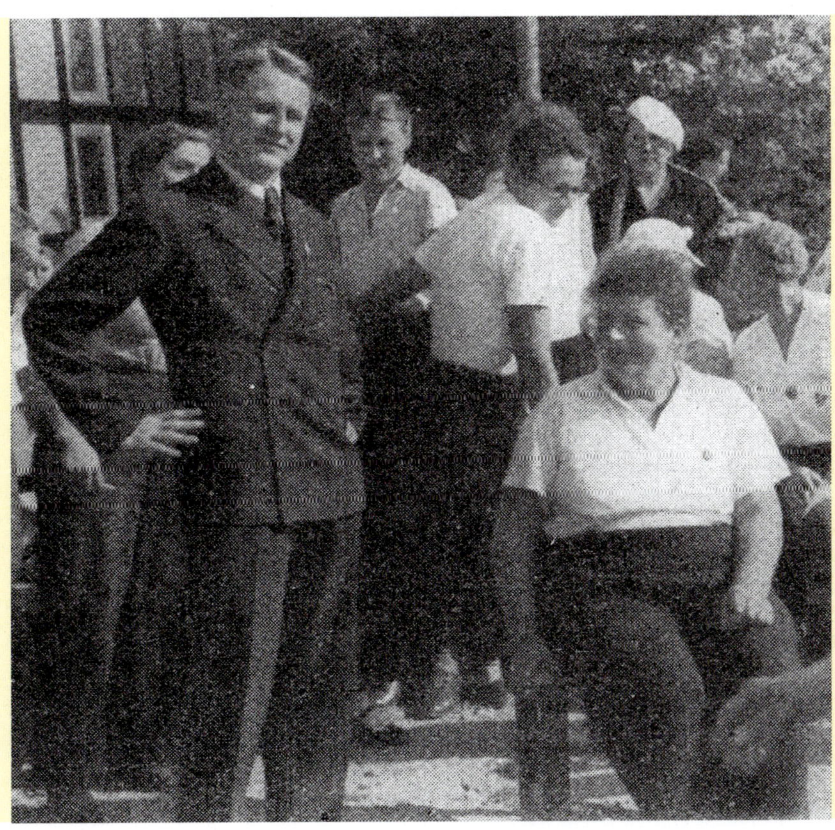

Abb. 2-8
Alt-Rhese (1936), Leonardo Conti und Nanna Conti

ein **staatlich gewährleistetes Mindesteinkommen** zugesichert. Diese ungewöhnliche staatliche Garantie für Freiberufler wurde wirksam, sobald eine freiberufliche Hebamme unter einer bestimmten Einkommensgrenze blieb. Das Mindesteinkommen stellte eine – wenn auch sehr geringe – finanzielle Grundsicherung für die Hebamme dar und scheint nicht spezifisch nationalsozialistisch motiviert gewesen zu sein. Es war eine kostspielige Angelegenheit für den Staat – möglicherweise wurde das Hebammengesetz, an dem Hebammenverbänden und Fritz Rott als Mitarbeiter des Reichsministeriums des Innern bereits 1932/33 gearbeitet hatten, aus diesem Grund erst 1938 beschlossen und verkündet. Vorher waren die notwendigen Finanzen nicht frei, da der Umbau des Gesundheitswesens und der Aufbau des Militärs wesentliche Mittel banden, wie ein Ministerialrat 1937 feststellte.

Abweichend vom preußischen Vorbild wurde die **Qualifikation der einzelnen Hebamme** neben den staatlichen Hebammenexamina zusätzlich durch die neu eingeführte **„Erlaubnis zur Führung der Berufsbezeichnung“** (§ 6), die einer ärztlichen Approbation ähnelt, garantiert. Entzog man einer Hebamme ihren „Titel“, bedeutete das faktisch ein Berufsverbot. Damit wurde einerseits eine Art staatliche Qualitätskontrolle über fachliche Standards installiert, andererseits verschaffte der Staat sich Zugriff auf die Auswahl der Hebammen und die Kontrolle über die Hebamme Zeit ihres Berufslebens.

Die Zuständigkeit der Einheitsorganisation erstreckte sich dem Gesetz zufolge auch auf die **berufliche Fort- und Weiterbildung**, die zusätzlich zu den Pflichtfortbildungen an Hebammenschulen als notwendig erachtet wurden. Folglich legte man den über die Pflichtfortbildungen hinausgehenden Bereich in die Hände der Berufsgruppe, was einen Schritt in Richtung Profession darstellte. Tatsächlich gestaltete die Standesorganisation die Möglichkeiten der beruflichen Bildung aktiv aus. Neben den herkömmlichen Bildungsveranstaltungen an Hebammenlehranstalten schrieb Conti vor, während der **monatlich stattfindenden Versammlungen der Hebammenfachschaften** in allen Kreisen und Gauen, Schulungen abzuhalten. Inhalte sollten einerseits weltanschauliche und parteipolitische Fragen sowie solche des Gesundheitswesens, der Bevölkerungspolitik und der Allgemeinbildung sein. Darüber hinaus dienten diese Treffen zur Weiterbildung der fachspezifischen wissenschaftlichen Kenntnisse (47).

Alle Hebammen wurden aufgefordert die **Zeitschrift der Reichsfachschaft Deutscher Hebammen**, die 1939 in **Die Deutsche Hebamme** umbenannt wurde, zu lesen. Deren inhaltlicher Schwerpunkt bildete von Beginn an die Rubrik „Wissenschaft und Fortbildung“ zusammen mit der zweitgrößten Rubrik „Erbgesundheits- und Rassenpflege“ (49). Die Zeitung war das Standesorgan und sicherte die Artikulationsfähigkeit der Standesorganisation in der Öffentlichkeit und zu den Mitgliedern. Ein weiteres Merkmal für eine Profession. Diese für Hebammen **gesetzlich verordnete Pflichtlektüre** erschien bis März 1945 (44). Hebammen konnten sich auf der **großen Hauptversammlung**, die alle zwei Jahre in einer anderen Stadt ausgerichtet wurde, mit einem breit gefächerten Angebot an Fachvorträgen fortbilden (5). Das Angebot der Weiterqualifizierung für berufstätige Hebammen wurde 1935 darüber hinaus um 6-wöchige **Führungslehrgänge** in der „Ärzte-Führerschule“ in **Alt-Rhese** in Mecklenburg-Vorpommern erweitert.

1940/41 kamen halbjährige Kurse an der **Hebammenoberschule an der Landesfrauenklinik Berlin-Neukölln** dazu.

Es war das zweite Fortbildungsinstitut für Pflege- und Gesundheitsberufe im Reichsgebiet (53). Die Leiterin der Oberschule, die Hebamme Margarete Lungershausen (15), präzisierte die Aufgaben der neuen Einrichtung:

> *„Die Aufgabe der Oberschule muß es sein, innerhalb der Reichs-Hebammenschaft eine Kerntruppe zu schaffen, die durch Auslese und besondere Schulung vorbereitet wird für die besonderen Aufgaben der Zukunft, sowohl für die Führung einzelner Ämter durch freipraktizierende Hebammen innerhalb der Reichs-Hebammenschaft als auch für die Übernahme von leitenden Stellen an den Hebammenschulen und sonstigen Entbindungsanstalten.“*
> (32a)

Hier bildeten Hebammen ihre Elite aus (23) und schulten eine handverlesene Auswahl von Hebammen für Leitungsfunktionen (32b).

Zur Person

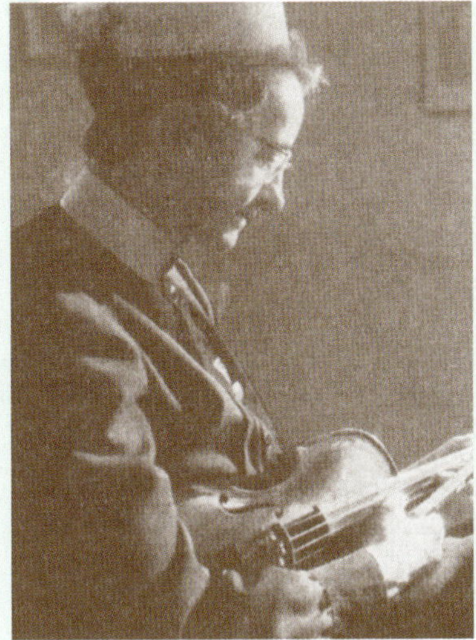

Abb. 2-9

Margarete Lungershausen (1892–1973) war Hebamme, Kranken- und Säuglingspflegeschwester aus Holzminden/Weser. Neben ihren drei Ausbildungen (1910/1918/1919) besuchte sie die Hochschule für Frauen in Leipzig. 1921–1926 arbeitete sie in freier Praxis. 1926–1933 hatte sie die Leitung der staatlichen Frauenklinik in Danzig-Langfuhr als Oberin inne. Im „Dritten Reich" war Margarete Lungershausen Oberin an der Brandenburgischen Hebammenlehranstalt und Frauenklinik Berlin-Neukölln (1934–1945). Sie leitete die Gruppe der Anstaltshebammen in der Reichsfachschaft Deutscher Hebammen (1940–1945) und baute die Hebammenoberschule mit auf, wo sie auch lehrte (ab 1940).

1945 flüchtete sie aus Berlin nach Dänemark. Dort wurde sie 1946 für zwei Jahre als Kriegsgefangene interniert. In dieser Zeit war sie Oberschwester in drei Flüchtlingslagern. In der BRD leitete Lungershausen von 1953 bis 1957 den Agnes-Karl-Verband, einem Zusammenschluss von Krankenschwestern, als Präsidentin und war Schriftleiterin des Verbandsorgans (1949–1960).

Die verschiedenartigen Schulungen und das Lesen der Hebammenzeitung waren verbunden mit zwei **Absichten**: Hebammen sollten die jeweils aktuellen wissenschaftlichen Kenntnisse der Geburtshilfe erhalten und auf die bevölkerungspolitisch-rassistische Linie der Ideologie gebracht und dort gehalten werden.

Ob dieses Ziel erreicht werden konnte, ist zweifelhaft, denn die Hebammen blieben den Tagungen häufig mit der Begründung fern, sie seien plötzlich zu einer Schwangeren oder Gebärenden gerufen worden. Noch schwerer nachzuvollziehen ist es, ob Hebammen der auferlegten Lesepflicht nachkamen. Trotzdem kann festgehalten werden, dass ein **engmaschiges Netz der Bildung für Hebammen** von Hebammen geschaffen, das die Anfänge einer Verwissenschaftlichung des Berufes darstellte und der Ideologisierung der Einzelnen dienen sollte.

Als wesentliche Erweiterung der Kompetenzen von Hebammen ist die Erlaubnis von 1943 zu betrachten, dass die Hebamme einer Gebärenden in genau festgelegten geburtshilflichen Situationen **Wehenmittel** verabreichen durfte. Diese Verordnung zeugt auch von großem Sachverstand darüber, in welch kritische Situationen Hebammen in der Hausgeburtshilfe geraten konnten und wie diesen zu begegnen war. Dieser Veränderung ist eine große Bedeutung beizumessen: Das Radikalmonopol von Medizinern über die Verordnung von Medikamenten wurde für eng umschriebene Situationen gegenüber einer speziellen Berufsgruppe gelockert. Hebammen wurden damit ein Stück unabhängiger von ärztlichem Einfluss gemacht.

Andere Kriterien einer idealtypischen Professionalisierung standen in krassem Widerspruch zu den Interessen des NS-Unrechtsstaates. Eine *autonome* Berufsorganisation und die Freiheit der Berufsgruppe von Fremdkontrolle durch Laien oder Staat blieben bei den Veränderungen ebenso außen vor wie die autonome Kontrolle der Berufsgruppe über den Zugang zum Beruf und über die Tätigkeit. Die Machthaber behielten sich die Kontrolle der Berufsgruppe durch Ein- und Absetzung der Leiterin der Reichsfachschaft vor. Ihren Einfluss machten sie außerdem bei der Auswahl von Bewerberinnen für die Ausbildung und für die Berufsausübung geltend (41). Dies stellt gegenüber dem Idealtypus eine Modifikation im Sinne des nationalsozialistischen Regimes dar. Die Professionalisierung fand erwartungsgemäß Grenzen in der autoritären Struktur des Faschismus: Jedwede Form von Autonomie stand dem System generell, besonders aber in Berufsgruppen des medizinischen Bereiches –

aufgrund der hohen Bedeutung des Rassismus für die Ideologie – diametral entgegen.

Die Bezüge zum Idealtypus einer bürgerlichen Professionalisierung, wie sie z. B. die Gruppe der Mediziner seit Mitte des 19. Jahrhunderts vollzogen hat, sind an vielen Stellen erkennbar. Wie Mediziner, Juristen und Lehrer erhielten Hebammen besondere staatliche Aufmerksamkeit, als Schutz für die Berufsgruppe und als Kontrolle über sie. Der Eindruck drängt sich auf, dass diese Prinzipien als Grundlage gedient haben, um, verwoben mit rassistischen und faschistischen Prinzipien, ein **professionelles faschistisches Hebammenwesen** zu schaffen.

Sichtbar wurde, dass die gegenwärtig häufig genutzte und positiv belegte Bezeichnung „Professionalisierung" nicht per se eine menschenfreundliche Entwicklung darstellt, sondern von der konkreten inhaltlichen, politischen, ideologischen und/oder ethischen Ausrichtung abhängig ist.

Hebammenausbildung

Irmengard Huhn

> *... „Hebamme sein heißt darum nicht nur Geburtshelferin sein, sondern Hebamme sein oder werden wollen, heißt darüber hinaus in sich die Berufung fühlen, einer Familie, in deren Schoß ein neues Werden sich vollzieht, in deutscher Haltung Führer auf dem Weg zu neuem Leben zu sein"*
> *Hartmut Klepper* (29)

Mit der „Sechsten Verordnung zur Durchführung des Hebammengesetzes" (16) vom 16. September 1941 wurde die Aus- und Fortbildung der Hebammen **erstmals einheitlich** für das Deutsche Reich **geregelt**. Zuvor galten für jedes Land eigene Gesetze. Infolgedessen gab es beträchtliche Abweichungen: hinsichtlich der Dauer der Ausbildung (zwischen 3 ½ und 18 Monaten), hinsichtlich der Zahl der Geburten, die die Schülerinnen bis zum Examen zu begleiten hatte und hinsichtlich der Qualität der Lehrbücher.

Die theoretische und praktische Hebammenausbildung erfolgte in den **Hebammenlehranstalten**. Diese waren Universitätskliniken, Frauenkliniken oder Entbindungsanstalten angeschlossen. Im Deutschen Reich bestanden von 1933 bis 1945 zwischen 21 und 37 Hebammenschulen, die Angaben schwanken.

Bereits in preußischer Zeit begann man, Ausbildungsplätze zu reduzieren, da ein Überangebot an Hebammen bestand. Denn kontinuierlich sinkende Geburtenzahlen bedeuteten geringere Verdienstmöglichkeiten für jede einzelne Hebamme. Die sozialen und wirtschaftlichen Verhältnisse der Hebammen änderten sich jedoch nicht so schnell wie erhofft. Auch deshalb wurde für das Jahr 1935 eine **vorübergehende Beschränkung der Ausbildungskapazitäten** verfügt:

> *„In jeder Ausbildungsstätte [sind] nur soviel Schülerinnen zur Ausbildung neu zuzulassen, dass der Durchschnitt der in den Jahren 1931, 1932 und 1933 in jedem einzelnen Jahre geprüften Hebamme um mindestens 70 v.H. unterschritten wird. Für einzelne Hebammenausbildungsanstalten können Ausnahmen durch den Reichs- und Preussischen Minister des Innern zugelassen werden."* (6b)

Der „Numerus clausus" wurde erst 1939 wieder aufgehoben. Für bestimmte Frauen wurde es nicht nur schwieriger, sich zur Hebamme auszubilden, sondern ganz unmöglich:

> *„Bewerberinnen, die sich aufgrund eigener schon vorhandener Ausbildung und Berufsausbildung oder infolge von Beruf und Einkommen des Ehemannes in gesicherten Lebensverhältnissen befinden, dürfen nicht mehr berücksichtigt werden. Altersdispense können nur noch beim Vorliegen ganz besonderer Gründe, z. B. für Witwen mit mehreren unversorgten Kindern, erteilt werden."* (6b)

Eine Hürde vor dem Eintritt in den Beruf waren nicht nur die Zulassungsbeschränkungen, sondern auch die **hohen Aufwändungen für die Ausbildung**. Zu deren Finanzierung gab es drei Möglichkeiten: die Selbstfinanzierung, die Delegation durch die Gemeinde und Zuschüsse des Innenministeriums über die Reichshebammenschaft. Der

Regelfall war, dass die Schülerinnen selbst dafür aufkamen.

Ab 1934 dauerte die Hebammenausbildung im Deutschen Reich einheitlich **18 Monate**. Die Kosten betrugen zwischen 900 und 1200 Reichsmark (RM) pro Lehrgang. Sie umfassten Unterkunft und Verpflegung, die Ausbildung selbst, zuzüglich des Lehrbuches und der Unterrichtsmittel. Ab 1941 mussten die Schülerinnen die Hebammenausrüstung und das Lehrbuch gesondert bezahlen.

Dass Schülerinnen über die entsendende Gemeinde finanziert wurden, blieb die Ausnahme. Die hohen Kosten hielten viele junge Frauen davon ab, die Ausbildung aufzunehmen. Erst als der **Hebammenmangel** offenkundig war, handelte das Innenministerium mit dem Runderlass vom 1. Juli 1940:

> *„(1) Nach mir vorliegenden Berichten bestehen in einer Reihe von Bezirken Schwierigkeiten bei der Besetzung von Landhebammenstellen.*
> *(2) Falls trotz Werbung, insbesondere durch Inserate in der Zeitschrift „Die Deutsche Hebamme" keine Hebammen um die Niederlassungserlaubnis nachsuchen, wird den Landräten zur Behebung des Hebammenmangels empfohlen, bodenständige Frauen, ... die die Ausbildungskosten jedoch nicht aufzubringen vermögen, der Reichshebammenschaft .... zu benennen, der zur Ausbildung von Hebammen Mittel überwiesen worden sind."*
> (43b)

Die Hebammenlehrer

Irmengard Huhn

Jede Hebammenschule wurde in einem heute kaum noch vorstellbaren Maß von einer einzelnen Persönlichkeit bestimmt, nämlich vom jeweiligen Direktor. Er war stets (männlicher) Arzt und zugleich der erste Hebammenlehrer. Lehrhebammen im heutigen Sinne, also zur Ausbildung ausgebildete Hebammen, die nicht nur nebenbei unterrichten, gab es nicht. Das preußische Hebammengesetz sah lediglich vor, dass der Direktor „beim praktischen Unterricht ... die Oberhebamme und sonstige, ihm geeignet erscheinende Anstaltshebammen und Schwestern zur Unterstützung heranziehen" kann (43b). Diejenigen, die den Beruf ausübten, diejenigen, die in der Praxis standen, hatten in der Ausbildung des eigenen beruflichen Nachwuchses nur eine Nebenrolle. Sie waren in ihrer beruflichen Sozialisation doppelt zurückgesetzt: als Hebammen gegenüber Ärzten, als Frauen gegenüber Männern.

Es lohnt sich also, diese kleine Gruppe mächtiger Männer näher zu betrachten. Wer waren die Hebammenlehrer im Dritten Reich – und davor? Wie waren sie ausgerichtet – und damit ihr Unterricht? Ihre Biografien und charakteristische Äußerungen geben (einige) Antworten. Der Vergleich zweier einflussreicher Hebammenlehrer vor und nach 1933 lässt erkennen, wie die NS-Geburtspolitik durchgesetzt wurde.

Zur Person

Sigfried Hammerschlag (1871–1948)

Er prägte das deutsche Hebammenwesen maßgeblich und war Autor des Preußischen Hebammenlehrbuches von 1928.

1913 wurde er vom Landtag zum Gründungsdirektor der zu errichtenden Provinzial-Hebammen-Lehranstalt in Berlin-Neukölln gewählt. Als Leiter der größten preußischen Hebammenlehranstalt beauftragte das Preußische Ministerium für Volkswohlfahrt ihn mit der Neufassung des amtlichen Hebammenlehrbuches. Er überarbeitete sowohl die 4. Auflage (1920) als auch die 5. und letzte (1928).

Dass die Nationalsozialisten ihn nach der Machtergreifung als Jude aus rassischen Gründen unter die „unerwünschten Personen" einreihten, überraschte ihn. Am 1. November 1933 wurde Hammerschlag in den Ruhestand versetzt. Offiziell hatte er seine Pensionierung beantragt, wobei die Freiwilligkeit dieses Schrittes zweifelhaft ist. Nachfolger wurde im Oktober Prof. Benno Ottow, s. u. Hammerschlag emigrierte 1934 nach Persien und übernahm die Leitung der Frauenklinik in Mesched. Dort starb er 1948 (49).

Zur Person

Benno Ottow (1884–1975)

Aufschluss über seine Gesinnung geben die Worte, mit denen sich Prof. Benno Ottow bei seiner Einführung in das Amt des Direktors der Landesfrauenklinik und Hebammenlehranstalt in Berlin-Neukölln am 2. November 1933 bedankt: der Sohn eines baltendeutschen Arztes wurde 1931 als Professor der Geburtshilfe und Gynäkologie nach Berlin berufen. Seit März 1932 war er Mitglied der NSDAP.

Als die Juden aus leitenden Positionen entfernt wurden, stand er bereit, seine schon im Mai 1933 eingereichte Bewerbung kam zum Zuge. Am 1. November 1933 trat er die Nachfolge Sigfried Hammerschlags an. Zuvor hatte er Hammerschlag bereits als Schriftleiter der „Zeitschrift der Reichsfachschaft Deutscher Hebammen“ verdrängt. 1945 floh er aus Deutschland und lebte seit 1950 in Schweden (54).

„Es ist mir eine Freude und Genugtuung, dass der Brandenburgische Provinzialausschuß mich als deutschen Arzt und nationalsozialistischen Kämpfer für würdig befunden hat, an diese Stelle zu treten. Den Dank … fasse ich in das Gelöbnis, meinen Pflichten mit dem Ernst und der Hingabe zu erfüllen, die der Führer von jedem Soldaten verlangt! Es wechselt nicht allein der Kapitän auf dem Schiff dieser Klinik, nein, das Schiff selbst nimmt auch einen neuen Kurs, und das Element, in dem es dahinzusteuern ist, ist heute gegen früher ein anderes. Ist bisher der Kurs dieser Klink ein geruhsamer gewesen, indem er stille Wasser suchte, so werden wir jetzt aus der Erkenntnis unbedingter Notwendigkeit heraus bewegte Fluten nicht immer meiden dürfen, denn erst hinter ihnen liegen die friedlichen Wässer der Zukunft. Diesen streben wir zu, diese werden wir erreichen, jedoch erst nach dem Kampf ... der kompromisslosen Eingliederung dieser Klinik in die Gesamtheit des nationalsozialistischen Staatsgefüges. ... Sollte diese grundlegende Auffassung hier in diesem Hause noch nicht überall Einzug gehalten haben und sie noch nicht alle beherrschen, so erkläre ich an dieser Stelle und in dieser Öffentlichkeit, dass ich im Sinne nationalsozialistischer Zielsetzung mich rückhaltlos durchsetzen werde. ... Jeder Akademiker, und vor allem jeder Arzt, hat im neuen Deutschland in besonderer Weise seinen Volksgenossen in Wort und Tat als Führer zu dienen. ... Die Hebammenausbildung … wird sich nicht mehr allein in den alten schematischen Formen bewegen. Der Unterricht wird vertieft werden durch die Elemente Rassenkunde und Erbforschung, und darüber hinaus durch alles das, was einen völkisch bewußten Menschen charakterisiert. Nicht nur gute Geburtshelferinnen wollen wir aus unseren Schülerinnen machen, sie sollen unter dem Einfluss dieses Hauses auch zu deutschen Frauen werden, die ihr Volkstum verstehen und in Beruf und Leben nach ihm handeln. ... So fordere ich Sie denn alle auf, zur Bestätigung unserer gemeinsamen Arbeit und unserer gleichen Zeile einzustimmen in ein überzeugungstreues „Sieg-Heil“ auf das deutsche Volk, auf das nationalsozialistische Deutsche Reich und unseren Führer Adolf Hitler!“ (36).

Benno Otto war kein Einzelfall. Auch andere Hebammenlehrer priesen den „Segen“ des Nationalsozialismus für die Hebammen und deren Ausbildung. Obermedizinalrat Fetzer, der Leiter der Württembergischen Landeshebammenschule und Landesfrauenklinik in Stuttgart-Berg und Mitautor des Lehrbuches von 1943, schrieb:

> *„Den Hebammen Deutschlands ist damit das Glück widerfahren, dass mit vollem Recht auch ihre Tätigkeit die größte Aufmerksamkeit geschenkt wird und daß kein Zweifel darüber besteht, sehr im Gegensatz zu Auffassungen einer vergangenen Zeit, daß die Hebammen Trägerinnen wichtiger Aufgaben in der Bevölkerungspolitik sind und daß ihnen eine nicht ernst genug zu nehmende, aber beglückende Verantwortung zufällt. Dementsprechend wird auch in Deutschland der vertieften und möglichst umfassenden Ausbildung der Hebamme die größte Bedeutung beigemessen.“* (18)

Zulassungsvoraussetzungen zur Hebammenausbildung

Irmengard Huhn

Das Gesetz über das Hebammenwesen vom 20. Juli 1922 hatte für die Zulassung zur Ausbildung „intellektuelle, körperliche und charakterliche Eignung“ verlangt. Mit dem Hebammengesetz vom 21. Dezember 1938 wurde in § 25 eine neue Ausbildungsordnung in Aussicht gestellt. Doch es dauerte noch fast drei Jahre, bis dies durch die Sechste Verordnung zur Durchführung des Hebammengesetzes vom 16. September 1941 umgesetzt wurde, die der „Aus- und Fortbildung der Hebammen“ galt. § 2 bestimmte:

> *Abs. 2: „Die Zulassung setzt voraus, daß die Bewerberin politisch zuverlässig ist.“*
> *Abs. 3: „Die Bewerberin hat schriftlich zu versichern, daß sie nicht Jüdin und nicht Mischling ersten oder zweiten Grades ist. In Zweifelsfällen hat sie hierfür den Nachweis zu erbringen durch Vorlage des Ahnenpasses oder ihrer Geburtsurkunde, der Heirats- und Geburtsurkunden ihrer Eltern und der Geburtsurkunden ihrer Großeltern. Ist sie verheiratet, so hat sie die entsprechende Urkunde auch für ihren Ehegatten vorzulegen.“* (16)

Vergleicht man die Eingangsvoraussetzungen der Nationalsozialisten mit dem „Vorstück“ aus preußischer Zeit, so ist bemerkenswert, dass vor den fachlichen Eignungskriterien die **Erfordernis der politischen Zuverlässigkeit** steht. Das Mindestalter bei Ausbildungsbeginn betrug 18 Jahre, das Höchstalter 35. Als schulische Voraussetzung genügte der

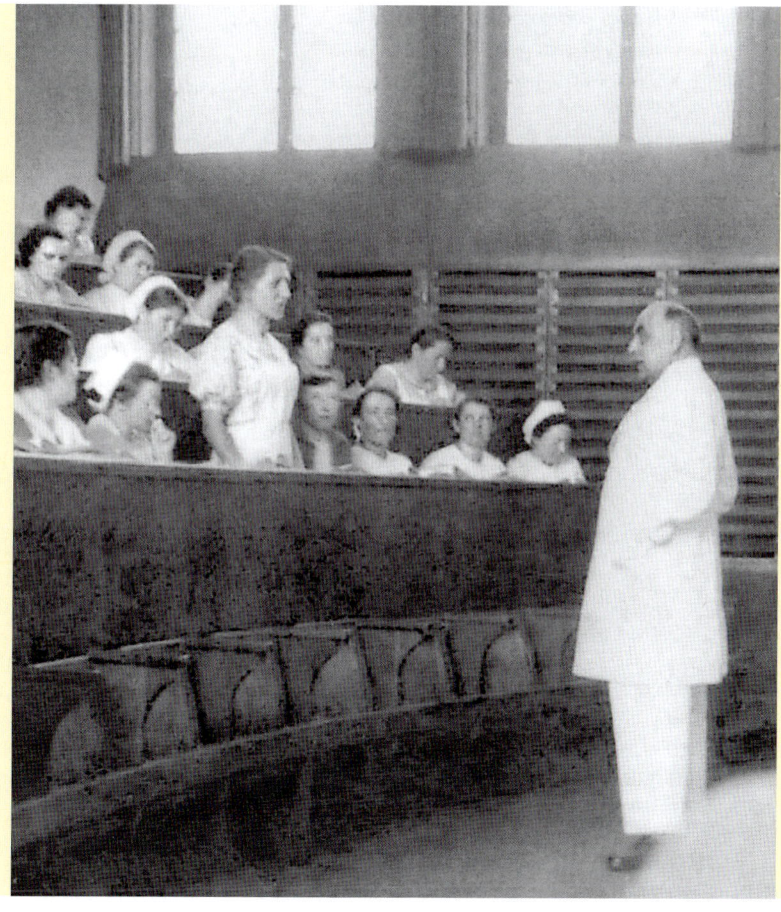

Abb. 2-10
Professor Fetzer beim Unterricht an der Hebammenschule Stuttgart-Berg

„Nachweis einer abgeschlossenen Volksschulbildung". Die Ausschlussgründe während der Probezeit und die verlangte „politische Zuverlässigkeit" sind so vage „definiert", dass damit missbeliebige Schülerinnen einfach von den Schulen entfernt werden konnten.

In der Praxis verlangten zumindest einige Hebammenschulen von den Bewerberinnen über die genannten Kriterien hinaus auch „Linientreue". So Helmut Klepper, Dozent der Provinzial-Hebammenlehranstalt in Breslau:

> *„Die Hebammenlehranstalt wird ... sich diejenigen zur Schülerinnen heraussuchen müssen, die bereits eine gewisse Haltung nach der gewünschten Seite hin – das heißt in der Richtung nationalsozialistischer Weltanschauung – aufweisen. Auskunft von Seiten des BDM oder der Frauenschaft, geleisteter Arbeitsdienst, Lebenslauf, Beantwortung einer Reihe bestimmter Fragen, eine gewisse Beurteilung der Handschrift wie des äußeren Erscheinungsbildes vermögen da Anhaltspunkte zu geben."* (29)

Eine Wuppertaler Hebammenschülerin erinnert sich an die Werbung für die NS-Frauenschaft in ihrer Hebammenausbildung 1940/41:

> *„Dann waren die natürlich bestrebt, man sollte in die Frauenschaft gehen. Da hatte ich ja keine Zeit zu. [Man wurde] nicht direkt aufgefordert, aber es wurde gewünscht. Das machte die Oberin."* (26)

Verkürzung der Ausbildungsdauer zu Kriegsbeginn

Irmengard Huhn

Nach dem Einmarsch der Wehrmacht in Polen am 1. September 1939 und der Eroberung der so genannten „wiedergewonnenen und neubesetzten Gebiete" sollten linientreue Hebammen dort die Geburtshilfe übernehmen und die nicht regimetreuen örtlichen Hebammen vor Ort ersetzen. Um für diese Aufgabe ausreichend Hebammen rekrutieren zu können, rief Staatsrat Dr. Conti bereits am 20. September 1939 die Hebammen auf, sich für einen „Einsatz in Sonderfällen" zu melden (25). Da sich nicht ausreichend Hebammen für den „Einsatz in Polen" zur Verfügung stellten, wandte er sich am 5. Oktober desselben Jahres noch einmal an alle Direktoren der Hebammenschulen:

> *„Betrifft: Hebammenreserve für besondere Anforderungen.*
> *RdErl. vom 20. Sept. 1939 – IV d 5277/39/3715*
> *In Ergänzung meines oben verzeichneten Runderlasses erkläre ich mich damit einverstanden, daß Hebammenschülerinnen, die bereit sind, nach Erteilung der staatlichen Anerkennung in den wiedergewonnenen und neubesetzten Gebieten ihren Beruf auszuüben, und zu diesem Zweck von mir angefordert werden, bereits nach 16-monatiger Ausbildung zur Hebammenprüfung zugelassen werden. Hebammen und Hebammenschülerinnen, welche die polnische Sprache beherrschen, sind in den Meldelisten besonders zu verzeichnen."* (25)

Die Ziele der Hebammenausbildung in der NS-Zeit

Irmengard Huhn

Die Sechste Verordnung zur Durchführung des Hebammengesetzes vom 16. September 1941 stellt in § 5, Abs. 2 klar, worum es bei der Hebammenausbildung geht, nämlich „der Schülerin neben der geburtshilflichen Ausbildung die allgemein gesundheitlichen sowie rassen- und bevölkerungspolitischen Grundlagen des Berufs zu vermitteln". (16) Auch bei den fachspezifischen Fächern lässt sich je nach der Einstellung des Lehrenden Ideologie vermitteln. Im Hinblick auf die Art und Weise, wie man die Stellen an den Hebammenlehranstalten besetzte, ist es wahrscheinlich, dass tatsächlich Fachliches zurückgedrängt oder „gefärbt" wurde. Hebammenlehrer Helmut Klepper erklärt in einem programmatischen Beitrag, die Ausbildung der angehenden Hebamme

„verlangt zunächst einmal eine weltanschauliche Schulung der Hebammenschülerin, die nicht nur Wissen allein vermitteln darf, sondern zum inneren Erleben der alles umfassenden Größe und Tiefe der nationalsozialistischen Weltanschauung führen muß." (29)

Wie fachkompetent die Schülerinnen infolge der verringerten theoretischen Ausbildung waren, bleibt offen. Anzunehmen ist, dass das möglicherweise geringere fachtheoretische Wissen der Schülerinnen durch eine bessere praktische Ausbildung kompensiert wurde. Denn verglichen mit der preußischen Ordnung waren die Anforderungen an die praktische Ausbildung quantitativ wie qualitativ erhöht worden. Diese mussten zwingend erfüllt sein, um zum Examen zu gelassen zu werden.

Die Sechste Verordnung zur Durchführung des Hebammengesetzes legt im Abschnitt „III. Berufsausbildung" die Rahmenrichtlinien und die Unterrichtsinhalte fest.

„§ 5 (3) Der Unterricht erfolgt theoretische und praktisch an Hand des im Auftrag des Reichsministeriums des Innern herausgegebenen Hebammenlehrbuchs sowie der Dienstvorschriften für die Hebammen. Dieser Unterricht ist zu ergänzen durch Einführungen in die Berufskunde und Berufsethik sowie einen Überblick über die Entwicklung des Hebammenwesens, die Bestimmungen des Hebammengesetzes und die Sozialversicherung in ihren Beziehungen zur Hebamme.
(5) Die weltanschauliche Schulung erfolgt durch die NSDAP." (16)

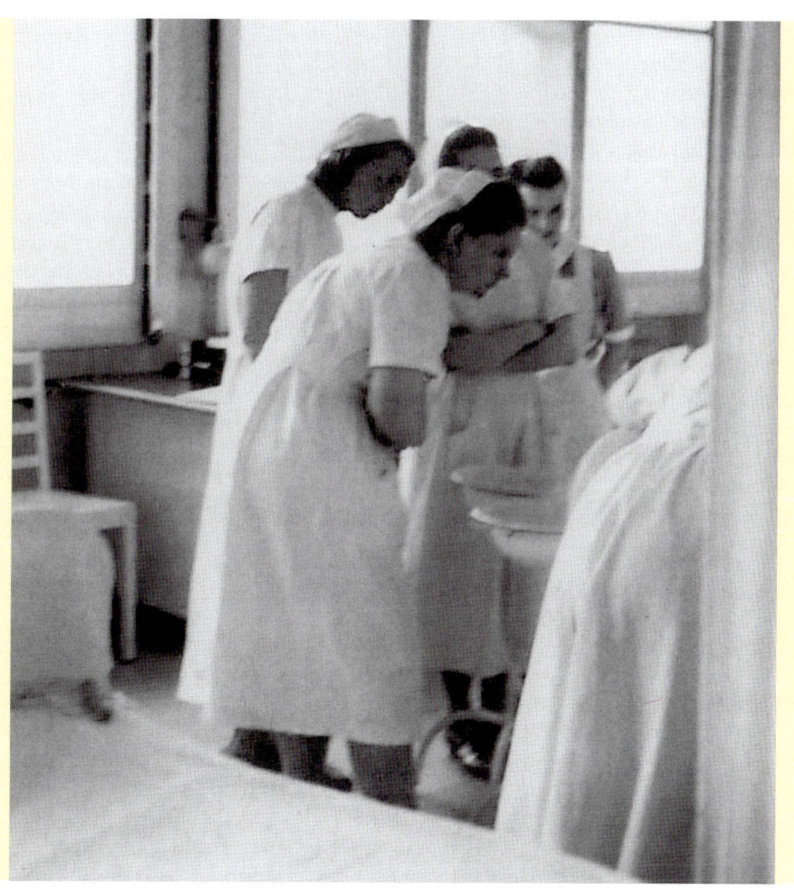

Abb. 2-11 Praktische Ausbildung im Kreißsaal der Hebammenschule Stuttgart-Berg

Wie die gesetzlichen Vorgaben im Unterricht umgesetzt wurden, zeigen die **Lehrpläne**. Im Nachlass von Prof. Fritz Rott findet sich ein vermutlich nach 1938 entstandener „Lehrplan für den Unterricht der Hebammen (43a). Zwei Fächer kommen erstmals hinzu:

1. **Allgemeine Berufskunde** (50 Stunden). Selbstverständlich wurden auch schon zu preußischer Zeit einige zur Berufskunde gehörige Inhalte, vor allem Hebammengesetz und Dienstordnung, unterrichtet. Neu ist die Aufwertung zu einem eigenständigen Fach. Das Thema „Berufsethik" wurde handschriftlich aus dem Entwurf gestrichen, vermutlich weil dem nationalsozialistischen Staat nicht daran gelegen war (und nicht daran gelegen sein konnte), das ethische Urteilsvermögen der künftigen Hebammen zu fördern und Hebammen heranzubilden, die imstande waren, aus sich selbst heraus ethisch begründet zu handeln.
2. **Erb- und Rassenpflege und Bevölkerungspolitik** (30 Stunden). Dazu gehörten Vererbungslehre, NS-Rassenlehre, NS-Erbgesetzgebung und die „bevölkerungspolitischen Maßnahmen", einschließlich der Fragen der Abtreibung und Empfängnisverhütung.

Praktische Ausbildung

Irmengard Huhn

Die Sechste Verordnung zur Durchführung des Hebammengesetzes ließ hinsichtlich der praktischen Ausbildung viel Spielraum. Zumindest auf dem Papier war alles bestens. Obermedizinalrat Dr. Fetzer zeichnet in einem Aufsatz „Über deutsche Hebammenlehranstalten und Hebammenausbildung" ein Bild von der Ausbildung der Schülerinnen im Kreißsaal, das nicht zu wünschen lässt:

> *„In den Entbindungsräumen stehen die Schülerinnen unter stetiger praktischer Unterweisung durch Ärzte und Oberhebammen, bei größter Schonung der uns anvertrauten Frauen. Schon aus diesem Grunde ist ein sehr großes Material erforderlich. Auch müssen die Ärzte und Hebammen in so ausreichender Zahl vorhanden sein, daß eine stete Erklärung des Geburtsvorganges möglich ist. Wir legen Wert darauf, daß die Schülerinnen jeweils den Geburtsvorgang von Anfang bis Ende mitbeobachten, gewiß einen anstrengender Dienst für diese, aber eine gute Vorschulung für die Anforderungen, die im gleichen Maße später in der Praxis gestellt werden."* (54)

Soweit das Bild, soweit die Theorie der Praxis. Maria Hipp, die bei eben diesem Dr. Fetzer in Stuttgart ausgebildet wurde, bezeugt, dass die Wirklichkeit mit der idealisierten Dastellung wenig gemein hatte:

> *„Wir waren 24 Stunden im Kreißsaal eingesetzt, 24 Stunden frei, und das vier Wochen. ... Es war eine sehr harte Schule. ... Und in den ersten vier Wochen wäre ich am liebsten abgehauen. Es war sehr hart, durch das schlechte Verhältnis zwischen Ärzten und Schülerinnen, die waren ja der letzte Dreck, das schlechte Verhalten der Hebammen zu den Schülerinnen."* (28)

Auf die Frage, wer sie in der Praxis ausgebildet hat, antwortet Frau Hipp:

> *„Beim Dammschutz wurde man schon ein bisschen angeleitet und so weiter. Aber da gab es welche, die machten das ganz gut, und es gab welche, die saßen am Schreibtisch und haben über die Schulter gesagt: Machen Sie doch das mit der Frau oder machen Sie das. ... Ich hatte das Gefühl, dass wir überhaupt nicht angeleitet wurden. Beim Untersuchen ja, aber sonst ... kaum. Einfach laufen lassen. Und Schwangerenberatung, naja, mit den Hausschwangeren haben wir da ein bissele untersuchen dürfen."* (28)

Der im Nachlass von Prof. Rott überlieferte „Entwurf zu einem Lehrplan der Reichshebammenschule" von 1940 (er wurde, wenn überhaupt, nur im Detail noch abgeändert) vermittelt einen Eindruck, wie der **Hebammenschulalltag in Neukölln** – und wohl auch in anderen Schulen – ausgesehen haben mag. Er umfasst neben dem Semesterlehrplan auch einen Tages- und Wochenstundenplan.

Tagesstundenplan der Hebammenschule Berlin-Neukölln 1940

6.45	Aufstehen	
7.15	Atemgymnastik im Freien	
7.30	Frühstück	
8.00 – 13.00	Praktische Arbeit	
13.30	Mittagessen	
14.00 – 15.30	Ruhepause und Kaffeetrinken	
15.30 – 16.45	I. Vortrag	Oder statt der drei Vorträge
17.00 – 18.00	II. Vortrag	auch zwei Vorträge
18.00 – 19.00	III. Vortrag	oder praktische Übungen
19.00	Abendessen	
19.30 – 21.30	Chorsingen, Mütterschulung mit Lehrproben, Gymnastik oder Lehrfilme (43a)	

Aus heutiger Sicht ist einiges an dieser Tagesordnung bemerkenswert: Die Reichshebammenschule war ein **Internat**. Der Tagesablauf jeder Schülerin war fast lückenlos vorstrukturiert und ließ kaum persönlichen Freiraum. Alle Mahlzeiten wurden gemeinsam eingenommen. 12 Stunden täglich und mehr war die Schülerin in ein Kollektiv eingebunden. Nur der Samstagnachmittag und der Sonntag standen zur „freien Verfügung". „Frei" meinte: frei von Pflichten, nicht aber: frei zur eigenen Gestaltung. Denn auch diese „freie" Zeit war verplant, nämlich für „gemeinschaftliche Ausflüge ..." (43a) Mit anderen Worten: Es gab auch am Wochenende keinen Abstand, sondern mehr als genug Gelegenheit und Zeit, nationalsozialistisches Gedankengut zu vermitteln, ausdrücklich (im Unterricht) und nebenbei (durch das Leben in steter Gemeinschaft).

Jeder Morgen begann mit gemeinsamer Gymnastik im Freien. Ggf. endete der Tag auch mit Gymnastik. Die **körperliche Ertüchtigung** einzubeziehen, entspricht der NS-Pädagogik. Der **fachpraktische Unterricht** erfolgte vormittags von Montag bis Samstag über einen Zeitraum von 5 Stunden. Zum fachpraktischen Unterricht zählte auch das fünfstündige Besichtigungsprogramm am Mittwochvormittag. Dabei sollten vor allem nationalsozialistische Einrichtungen und Betriebe besucht werden.

Nachmittags erhielten die Schülerinnen von Montag bis Freitag drei Stunden **theoretischen Unterricht**, die praktischen Übungen und Lehrproben am Mittwoch eingeschlossen. Mithin kamen die Berliner Hebammenschülerinnen auf wöchentlich 15 Stunden Theorieunterricht. In Anbetracht der 5 ½-Tage-Woche ergibt sich ein Umfang von 45 Stunden Ausbildung wöchentlich, die Abendveranstaltungen nicht mitgerechnet.

Wie ehemalige Hebammenschülerinnen ihren Schulalltag, die Bedingungen und die Anforderungen ihrer Ausbildung und deren Atmosphäre erlebten, ist das andere. Über ihren Schulalltag zwischen 1940 und 1942 berichtet Maria Hipp:

> *„Alltag war, wir haben um 6 angefangen, hast eine Freistunde gehabt, ein bis zwei, je nachdem, was an Arbeit war, und bist abends um 7 ungefähr fertig gewesen. Also es war schon ein starkes Ausnützen. Und im Kreißsaal, hab ich Ihnen ja gesagt, 24 Stunden, das war also mörderisch.*
> *Wir hatten jeden Tag von Montag bis Freitag von 10 bis halb 12 Unterricht. (Dr. Fetzer) hat im Grunde die ganze Geburtshilfe abgedeckt. Bis auf Kinder, da kam ein Kinderarzt. Und dann nachmittags wurde der Unterricht wiederholt von der Oberhebamme, aber nur wiederholt. ... Und du musstest in den Unterricht gehen, ob du Nachtdienst hattest oder nicht, und so weiter. Nur krank konntest du sein.*
> *Wir waren einfach ausgepumpert."* (28)

Frau Hoppe bestätigt:

> *„Ja, man hat ja Freizeit gar nicht gehabt sonst. ... Ich glaube einmal in der Woche hatten wir einen freien Tag. Manches Mal war man heilfroh, wenn es Abend war. Oft zwölf Stunden haben wir gemacht. Nur Mittagessen, eine halbe Stunde, das war*

keine Pause. Weiße Taube (gemeint ist die Oberin der Landesfrauenklinik in Stettin) sagte immer, Lehrjahre sind keine Herrenjahre. War eine harte Zeit. ... Naja, man war doch ziemlich geschafft." (27)

Gegen Ende des Zweiten Weltkrieges unterbrachen **Fliegeralarm und Bombenangriffe** die Ausbildung immer öfter.

„Und die Angriffe. ... Dann mussten wir die Patienten runter bringen. Die Herren (gemeint sind die Ärzte) sagten: Die Patienten müssen in den Keller ... anstatt dass sie (die Ärzte) mit angefaßt hätten ... Ich weiß gar nicht, wie ich das schaffte. Man nahm die Frauen auf den Puckel und raste mit denen in den Keller, die Fahrstühle waren ausgefallen." (27)

Unter solchen Bedingungen ließ sich ein regelmäßiger theoretischer Unterricht kaum aufrecht erhalten. Eine ehemalige Hebammenschülerin aus Wuppertal erinnert sich mit Bitterkeit an den Beginn ihrer Ausbildung 1940/1941:

„Prof. Anselmino ... sagte manchmal: Kein Aas kann wieder was. Das war die Ausdrucksweise. Und die Oberin, die betitelte uns: Ihr Idioten, marsch, macht, dass ihr in den Hörsaal kommt, ihr Affen. Das ist die Wahrheit. Und dieser ganze Ton, der hat mir nicht behagt. ... Wir wurden auch dann meistens mit du angeredet, das tut man ja auch nicht. ...
Ich war zwei, drei Wochen da, dann bekam ich den ersten freien Nachmittag. Ich bin weinend nach Hause und hab gesagt: Ich fahr nicht wieder zurück. Und mein Bruder hat gesagt: Du fährst wieder. Lehrjahre sind keine Herrenjahre. ...
Ich bin gefahren, und hab durchgehalten. ... Ich habe immer nur gedacht, mein Gott, bald bin ich erlöst hier aus diesem Haus. Also für mich war es schrecklich." (26)

Über ihre weitere Ausbildung berichtet sie:

„Das Theoretische, der ganze Schwangerschaftsverlauf, Empfängnis, Verhütung kam nicht vor. Durfte ja auch nicht sein im Dritten Reich. ... Wir hatten ja politischen Unterricht und wir hatten auch diese ganze Geschichte mit dem Stammbaum. ...
Ich hatte noch nie eine Geburt gesehen. Jetzt kam ich ganz unbedarft von der Wochenstation in den Kreißsaal. Und war so gespannt, da war es dicht, die Geburt stand dicht bevor, der Kopf war schon etwas sichtbar ...und da wurde ich weggeschickt, jemanden zu holen.
Ja, beim nächsten Mal, da klappte es dann. Und da sollte ich einen Dammschutz machen. Ich sagte, hab ich noch nie gemacht. Doch ich hatte den anderen immer auf die Finger geguckt, den älteren Schülerinnen. Ich hatte nur gesehen, dass die eine Hand da unten hielt und die andere Hand. ... Es wurde nicht gesagt, man macht das so oder so." (26)

Ein Teil der praktischen Hebammenausbildung fand an so genannten **„Hausschwangeren"** statt. Die „Einrichtung" der Hausschwangeren entstand unter den moralischen und wirtschaftlichen Bedingungen des 19. Jahrhunderts. Heutzutage ist nicht nur diese Tradition erloschen, der Begriff selbst ist unter die aussterbenden Wörtern geraten. Geben wir den Zeitzeuginnen das Wort, es zu erklären:

„Das waren Mädchen, die schwanger waren und kein Zuhause hatten. Zu Hause nicht hinkommen durften, und die kamen dann sechs Wochen vor der Niederkunft unentgeltlich unter, mussten sich bereitstellen zu jeder Untersuchung, rektal, vaginal, und auch die Geburt. Und danach durften sie noch eine Weile da bleiben, wie lange genau, weiß ich nicht, und kamen dann vom Haus aus sofort in ein Heim, wenn sie noch kein Zuhause hatten.
Die wurden durchweg HS genannt." (26)

An den „Hausschwangeren" erlernten die Hebammenschülerinnen die Schwangerenvorsorge:

> *„Da hat man vier Wochen Hausschwangerenmutter sein müssen, da haben die sich an einen gewandt und wir haben sie untersucht, also Blut- und Urinuntersuchungen und Blutdruckmessungen und so weiter, das haben wir an den Hausschwangeren gelernt. Sonst hatten wir keine Schwangerenberatung."* (28)

Der „Vorteil" der Hausschwangeren – zwischen 50 und 400 jährlich pro Hebammenschule – war, dass man immer und in jeder Hinsicht zu Lehrzwecken auf sie zurückgreifen konnte.

Ein Gesichtspunkt, der in keiner Ausbildungsordnung erwähnt wird, wird nur ersichtlich, wenn man Zeitzeuginnen befragt:

> *„Ich durfte nicht ‚Uterus' sagen, wir mussten alles in Deutsch sagen. Ich kam (nach dem Examen) nach Berlin und verstand eigentlich nur Bahnhof."* (28)

Einer ehemaligen Wuppertaler Hebammenschülerin erging es ebenso:

> *„Das war im Dritten Reich sogar verboten, Fachausdrücke zu benutzen. ... Es durften nur deutsche Ausdrücke benutzt werden. ... Ich habe einmal im Unterricht gesagt: Uterus. Und da wurde ich belehrt, das heißt, du kannst auch sagen: Gebärmutter. Ich bekam von meinem Bruder, der war Arzt, sofort ein klinisches Wörterbuch geschenkt, und da hab ich nachschlagen können."* (26)

Frau Hipp erläutert, weshalb die **medizinische Fachsprache** nicht verwandt werden sollte – und dass es wohl noch einen anderen Grund gab als den, den man den Schülerinnen nannte:

> *„Weil wir für die Frauen da waren, die auch nur Deutsch verstehen, und die uns verstehen sollten. Das war ein legitimer Grund. Ich war immer für beides. Aber der andere Grund war, dass die Ärzte eigentlich keine Hebammen wollten, die ihnen Rede und Antwort stehen konnten. Das war so angenehm, wenn die nicht alles verstanden und so. Also ich kam nach Berlin, hatte keine Ahnung und hab als Allererstes den Pschyrembel, ein klinisches Wörterbuch gekriegt, zum Üben, was mir fehlte. Und ich hab beschlossen, also wenn ich mal ausbilde – ich hatte das eigentlich bald vor –, dann werde ich dafür sorgen, dass sie beides können."* (28)

Das neue Lehrbuch von 1943

Irmengard Huhn

Bedenkt man, wie weit die völkische und „rassenhygienische" Ideologie der Nationalsozialisten in der Geburtshilfe und damit auch in die Hebammenaus- und -fortbildung hineinwirkte und dass zugleich die Stellung der Hebamme aufgewertet wurde, so ist es auf den ersten Blick erstaunlich, dass das Reichshebammengesetz erst 1938, also fünf Jahre nach der „Machtübernahme", als erste reichsweite Kodifizierung des Hebammenwesens überhaupt erlassen wurde. Weitere fünf Jahre dauerte es, bis 1943 das reichseinheitliche, im Auftrag des Reichsministeriums des Innern durch das Reichsgesundheitsamt herausgegebene „Hebammenlehrbuch" erschien. Auch nach 1933 wurde anhand der vorhandenen Lehrwerke unterrichtet, in Preußen also nach dem Preußischen Hebammenlehrbuch von 1928.

Vergleicht man die beiden Lehrbücher, so fällt auf, dass das Hebammenlehrbuch von 1943 von der Anlage her nicht neu konzipiert ist, sondern eine Überarbeitung der 5. Auflage des Preußischen Hebammenlehrbuches von 1928 darstellt. An einer Stelle aber bricht das Lehrbuch von 1943 mit seinem Vorgänger, und dieser Bruch ist entscheidend: Zwei Kapitel wurden aufgenommen: über „Bevölkerungspolitik" und über „Grundlagen der Erb- und Rassenpflege". Mehr noch: Die „weltanschaulichen" Stücke wurden den medizinischen Kapiteln vorgezogen und erhalten durch ihre Stellung am Beginn des Lehrbuches eine besondere Bedeutung.

Das **Kapitel „Bevölkerungspolitik"** befasst sich eingangs mit der bevölkerungspolitischen und volkserzieherischen Aufgabe und Verantwortung der Hebamme. Der Hebammenberufsstand sei die einzige Berufsgruppe, die quasi eine Hand an der Wiege in der Familie hat und – dadurch bedingt – im Sinne der nationalsozialistischen Ideologie, sehend und wissend sein kann.

> *„Es ist ein Vorzug des Berufes der Hebamme, dem Werden des jungen menschlichen Lebens näher zu stehen als irgendein anderer Beruf. ... (Die Hebamme) darf nie das Wohl der Volksgemeinschaft vergessen. Dieses Wohl der Volksgemeinschaft verlangt eine möglichst große Zahl von Kindern gesunder, tüchtiger, also rassisch wertvoller Eltern. Den Willen und die Freudigkeit zur Erfüllung dieses schönsten Menschenrechtes und dieser höchsten völkischen Pflicht dort, wo er vorhanden ist, zu pflegen, dort, wo er erlahmen will, zu wecken und zu festigen, dort, wo er fehlt, mit zartem Takt und mütterlichen Instinkt zu wecken und zu stärken, wird darum immer eine der wichtigsten volkserzieherischen Aufgaben sein, an denen die Hebammen des deutschen Volkes in ganz besonderem Maße mitwirken müssen."* (24)

Im Kapitel „Bevölkerungspolitik" führt der Autor Burgdörfer die angehenden Hebammen in die **geburtenfördernden Maßnahmen** ein. Zunächst wird in aller Ausführlichkeit die „Steigerung der Heiratsfreudigkeit" schon „bald nach der Machtergreifung" dargestellt. Begründet wird dies damit, dass

> *„Eheschließungen nun einmal Vertrauenssache (sei), eine Frage des Vertrauens nicht nur zwischen den Verlobten, sondern auch einer Frage des Vertrauens der Verlobten in die wirtschaftliche und politische Verhältnisse ihres Landes. Dieses Vertrauen war vor der Machtergreifung durch die nationalsozialistische Bewegung weithin geschwunden."* (24)

Dann wird das am 1. Juni 1933 eingeführte **Ehestandsdarlehen** vorgestellt, die wohl wirksamste Maßnahme zur Hebung der Geburtenzahlen. Ehepaaren nichtjüdischer Abstammung wurden langfristige, zinslose Darlehen von 600 bis zu maximal 1000 Reichsmark gewährt, die „in vielen Fällen eine frühzeitige oder doch wenigstens rechtzeitige Eheschließung ermöglichen" (24). Ein solches Darlehen konnte durch die Geburt von Kindern getilgt werden. Pro geborenes Kind entfiel ein Viertel der Darlehensschuld. Man sprach davon, dass das Ehestandsdarlehen nach der Geburt des vierten Kindes „abgekindert" war (34).

Es folgt der Abschnitt über die **„Rassenhygienische Ausrichtung der Bevölkerungpolitik"**, und Burgdörfer lässt seine Leserinnen nicht im Zweifel, was er damit meint:

> *„Je stärker ... die unmittelbare Bevölkerungspolitik ausgebaut wird, umso mehr muß zugleich Sorge getragen werden, daß dabei auch die qualitativen Gesichtspunkte entscheidend zur Geltung kommen. Die erste Maßnahme qualitativer Rassenpolitik war das Gesetz zur Verhütung erbkranken Nachwuches. Sein Ziel ist die Ausmerze, d. h. die Verhütung der Fortpflanzung von Menschen, die mit gewissen, namentlich im Gesetz bezeichneten schweren Erbleiden belastet sind."* (24)

Die **Geburtenzahl** sei nicht um jeden Preis zu steigern:

> *„Eine wahllose und gleichstarke Förderung aller Familien mit einer bestimmten Kinderzahl könnte zu einer unerwünschten Förderung asozialer Großfamilien führen, d. h. jener Familien, deren Entstehung und Wachstum nicht durch das Gesetz zur Verhütung erbkranken Nachwuchses verhindert werden kann, die aber wegen moralischer und sozialer Defizite ... grundsätzlich unerwünscht sind. An einer Förderung der Fortpflanzung der hemmungs- und verantwortungslosen Asozialen haben wir ebensowenig Interesse wie an der der Erbkranken. Sie wäre ein Verhängnis."* (24)

In einer **„Sprache der Züchtung"** fasst Burgdörfer das Anliegen der nationalsozialistischen Bevölkerungspolitik zusammen: „Die besten sollen die meisten Kinder haben." (24)

Der letzte Abschnitt handelt – laut Überschrift – zwar von der „Ehrung der kinderreichen Mütter", doch beim näheren Hinsehen geht es auch da nicht um die Mutter, sondern schon wieder um die „Volksgemeinschaft" und um **„die Zukunft des Volkes"**:

> *„Von grundlegender Bedeutung ist es, daß die in der Aufzucht und Erziehung einer großen Schar gesunder Kinder liegende völkische Leistung auch von Staats wegen gebührend anerkannt wird. Durch solche Anerkennung kann, wenn sie in der richtigen Form erfolgt, das Ansehen der erbgesunden und geordneten kinderreichen Familie innerhalb der Volksgemeinschaft gestärkt und gefestigt und damit der für die Zukunft des Volkes grundlegend wichtige Familiensinn geweckt und vertieft werden. Diesem Ziel dient auch die Stiftung des Ehrenkreuzes der deutschen Mutter durch den Führer."* (24)

Das **Mutter-Ehrenkreuz** wird in drei Stufen überreicht: Den Orden für „Tapferkeit im Wochenbett" in Bronze erhielten Frauen, die das vierte Kind geboren hatten. Nach der Geburt des sechsten bzw. des achten Kindes wurde das Mutterkreuz in Silber bzw. in Gold verliehen.

Das Kapitel **„Grundlagen der Erb- und Rassenlehre"** wurde von Prof. Loeffler aus Wien verfasst. Loeffler drängt darauf, Beratungsstellen für Erb- und Rassenpflege aufzusuchen, und weist die Hebamme auf ihre Berufspflichten hin:

> *„Gerade die deutsche Hebamme sollte immer darauf hinweisen, daß es erste Pflicht der deutschen Frau ist, ihr Erbe in ihren Kindern rein und ihre Ehre unbefleckt zu halten, indem sie nicht nur jeden Verkehr, sondern überhaupt jeden näheren Umgang mit fremdrassigen Männern ablehnt!"* (24)

Der Schluss auch dieses Kapitels gilt der „deutschen" Hebamme als einer wichtigen **Helferin bei der Erb- und Rassenpflege**:

> *„Als erste helfende Kraft der Volksgemeinschaft, Mutter und Kind in gleicher Weise betreuend, steht die deutsche Hebamme an der Wiege des neuen Lebens unseres Volkes. Ihre besondere Aufgabe und Sorge während Schwangerschaft, Geburt und Wochenbett gilt der Betreuung und Erhaltung von Leben und Gesundheit der Mütter und Kinder. ... Und nur wenn die deutsche Hebamme neben den Kenntnissen, die ihr eine gute Berufsausbildung vermitteln, auch die Fähigkeit besitzt, Helferin und Beraterin, ja Erzieherin unserer Frauen und werdenden Mütter zu sein, wird sie ihrer hohen Aufgabe im nationalsozialistischen Staat gerecht! ...*
> *Das gilt in ganz besonderer Weise auf dem Gebiet der Erb- und Rassenpflege. Die deutsche Hebamme bedeutet hier ein sehr wichtiges Glied in unserer Arbeit. ... Mit ihrem ganzen Einfluß muß gerade die deutsche Hebamme dafür eintreten, daß mehr als bisher rassen- und erbtüchtiges Leben von gesunden Frauen geboren wird. Ihr Wirken wird in dieser rassenpolitischen Ausrichtung seine schönste Krönung durch die wachsende Zahl erbgesunder kinderreicher Familien finden!"* (24)

Das Beispiel der „Erb- und Rassenpflege" zeigt übrigens, dass das Lehrbuch von 1943 einen Endpunkt der Ideologisierung des Unterrichtes bedeutet. Das Lehrbuch fasst zusammen, was in den Jahren zuvor Schritt für Schritt Grund gelegt wurde. Denn die „neuen Themen" wurden über Verordnungen schon im Jahr der „Machtergreifung" durchgesetzt. Die Hebammenlehrer mussten – falls erforderlich – „sich die notwendigen Kenntnisse über Rassenpflege durch Teilnahme an den zehntägigen Lehrgängen der Staatsmedizinischen Akademie in Charlottenburg erwerben". (52)

Neu ist im Lehrbuch von 1943 die **„Lehre von der Quantität und Qualität der Nährstoffe** in ihrer Bedeutung für den wachsenden Menschen" (24). Rott engagiert sich für die „Durchführung der natürlichen Ernährung" (24) und wirbt um die Unterstützung der Hebammen bei der **„Stillpropaganda"**.

„Das Stillen (gehört) zu den bedingungslosen und uneingeschränkten Forderungen des Gesundheitsschutzes des Kindes. Die Mitwirkung der Hebamme bei der Stillpropaganda ist unentbehrlich, ihre Verantwortung bei jedem einzelnen Kind außerordentlich groß. Deshalb soll ... auf die bevölkerungspolitische Bedeutung der Stillfrage ausführlich eingegangen werden." (24)

Rott verweist auf das Mutterschutzgesetz vom 17. Mai 1942, welches ein „Stillgeld" festsetzte sowie ein generelles Arbeitsverbot für die Wöchnerin bis zu acht Wochen nach der Geburt.

„Es ist Aufgabe der Hebamme, die Schwangere, die zu ihr zur Untersuchung kommt, auf die Inanspruchnahme dieser gesetzlichen Vorteile aufmerksam zu machen, auch auf die sonstigen fürsorgerischen Ergänzungen, auch solche durch die Tätigkeit der Arbeitsfront im Betriebe, hinzuweisen. Nützlich ist nach Wiederaufnahme der Erwerbsarbeit die Inanspruchnahme einer Stillkrippe, die auf die Erhaltung der Stillung hinarbeitet. ...
In dieser Hinsicht arbeitet die NS-Volkswohlfahrt in vorbildlicher und erfolgreicher Weise für die Erhaltung des Stillens der arbeitenden Frau. Zahlreiche Einrichtungen sind dafür geschaffen worden. ...
Die belehrende und mahnende Tätigkeit der Hebamme für die Einleitung und volle Durchführung des Stillens muß unentwegt fortgesetzt werden." (24)

Das Hebammenexamen

Irmengard Huhn

Die Sechste Verordnung zur Durchführung des Hebammengesetzes regelt auch die Prüfung. Ab 1941 gehörten dem **Prüfungsausschuss** nicht nur durch fachlich ausgewiesene Prüfer an (der Leiter der Hebammenschule, der der NSDAP angehören musste, die Hebammenoberin oder eine Lehrhebamme), sondern auch ein Arzt vom Amt für Volksgesundheit, der Gauschulungsleiter der NSDAP und der Gauschulungsbeauftragte der NSDAP im Amt für Volksgesundheit. Hinzugezogen werden konnten der Amtsarzt und die Leiterin der zuständigen Landes-, Gau- oder Provinzialstelle der Reichshebammenschaft.

Der **Stoff der Hebammenprüfung** wird in der NS-Zeit um die ideologischen Fächer Erb- und Rassenpflege erweitert sowie die „wichtigsten gesetzlichen Bestimmungen auf diesem Gebiete" (26). Der Vorsitzende der Prüfungskommission soll dem Gauschulungsleiter der NSDAP bzw. dem Gauschulungsbeauftragten Gelegenheit zu Fragen aus den weltanschaulichen Unterrichtsstoffen geben (43b).

Nach bestandenem Examen wurde die **Anerkennung zur Hebamme** jedoch nur dann erteilt, wenn die Hebamme „Arierin" war, d. h. ihre „deutschblütige Abstammung" (52a) nachweisen konnte.

Bezüglich der **Einberufung zum Reichsarbeitsdienst** galten nach dem Examen besondere Regelungen. Dies geht aus dem Rundschreiben von Nanna Conti an alle Direktoren der Hebammenlehranstalten vom 3. August 1942 hervor:

„Über die Parteikanzlei sind in Verbindung mit dem Reichsarbeitsdienst Verhandlungen aufgenommen worden, damit Hebammenschülerinnen ... von der Arbeitsdienstpflicht befreit werden. ... Nunmehr ist uns von der Parteikanzlei der Bescheid zugegangen, daß auch nach beendigter Ausbildungszeit die Arbeitsdienstpflicht auf die jungen Hebammen keine Anwendung finden soll, da ja Hebammen dringend gebraucht werden." (52a)

Fazit

Irmengard Huhn

Rassenwahn und Judenhass waren die Mitte der nationalsozialistischen Ideologie. Insofern die Nazis abgrenzen wollten, wer „dazu gehörte" und wer „ausgemerzt gehörte", ging es um Abstammung und damit um Geburt. So kamen die Hebammen ins Spiel, so musste der NS-Staat bestrebt sein, sich die Hebammen zum Werkzeug zu machen, indem er das Vertrauen der Frauen in die Hebammen ausnutzte. Den Hebammen, die Begleiterinnen der Frauen, wurde zugemutet, deren „Führerinnen" zu werden.

Ein Paradigmenwechsel also, und zwar von Anfang an, schon bei der Ausbildung der angehenden Hebammen. Die Erinnerungen der Zeitzeuginnen und die oft rassistische, menschenverachtende, gelegentlich technokratische oder militaristische Sprache der schriftlichen Quellen lassen auch erahnen, **wie** unterrichtet wurde. Dabei verloren die Nazis keine Zeit: Schon 1933 ergingen Verordnungen für eine „andere" Ausbildung. Um all das zügig durchzusetzen, wurde der Hebammenverband gleichgeschaltet und ebenso die Positionen mit maßgeblichem Einfluss auf die Hebammenausbildung (im Ministerium, an wichtigen Lehranstalten) neu besetzt. Der Schlussstein dieser Entwicklung ist die Herausgabe eines von der nationalsozialistisch geprägten Lehrbuches 1943.

Selbstverständlich gab es gegenüber der preußischen Zeit auch Neuerungen, die sich dem medizinischen Fortschritt verdankten. Offensichtlicher aber waren diejenigen Einschnitte, bei denen sich der Unterricht der Ideologie unterzuordnen hatte.

Die Frage bleibt, wie weit (oder tief) sich das in den Köpfen und Herzen der künftigen Hebammen auswirkte. Die Zeitzeuginnen kommen immer wieder – oft anekdotisch – auf die Kluft zwischen Schein und Sein zu sprechen. Das bedeutet nicht, dass sie nicht doch (ungewollt) beeinflusst wurden. Dass die pausenlose ideologische Einwirkung keinerlei Auswirkungen hatte, ist (jedenfalls bei den meisten Schülerinnen) schwer vorstellbar. Ein Indiz ist, dass auch die betroffenen Hebammen – und darin unterscheiden sie sich weder von anderen medizinischen Berufen noch von anderen Berufsgruppen – sich nach 1945 mit ihrer Geschichte im „Tausendjährigen Reich" nicht auseinandersetzen.

Literatur

1. Abgrenzung der Hebammentätigkeit von der Krankenpflege. Verordnung vom 19.12.1939. In: Sammlung der gesetzlichen Vorschriften auf dem Gebiete des Hebammen- und Wochenpflegerinnenwesens hg. Reichsarbeitsgemeinschaft für Mutter und Kind im Reichsausschuss für Volksgesundheit, Berlin o. J. (1943) 43
2. Anonym. Zum Slowakei Besuch. In: DDH (1941) 93
3. Baumm Hans. Die Aufgaben der Hebamme im Dienste des Volkes. Rundfunkvortrag. Abgedruckt in: ZdRDH (1934) 25f
4. Benz Norbert. Argumente gegen rechtsextreme Vorurteile. Reihe Informationen zur politischen Bildung aktuell. Hg. Bundeszentrale für politische Bildung. Bonn (2001)
5. Vgl. Berichte der Hauptversammlungen in der Zeitschrift der Reichsfachschaft Deutscher Hebammen 1934 bis 1939
6. Bundesarchiv Berlin
   a) Rep. 1501 Reichsministerium des Innern Nr. 110979 (Das Hebammengewerbe), Nr. II 2493
   b) Rep. 36 Deutscher Gemeindetag Nr. 1886
   c) Rep. 43 Reichskanzlei
   d) Rep. 3903 Reichsanstalt für Arbeitsvermittlung und Arbeitslosenversicherung
7. Conti Nanna. Bericht über den 2. Balkan-Kinderschutz-Kongress. In: ZdRDH (1938) 480
8. Conti Nanna. Das Hebammenwesen in Deutschland. In: Die Ärztin (1937), 294–302
9. Conti Nanna. Das neue Hebammen-Gesetz. In: DDH (1939) 66ff
10. Conti Nanna. Den Gästen des 7. Internationalen Hebammenkongress zum Gruss. In: ZdRDH (1936) 250
11. Conti Nanna. Die Hebamme im neuen Deutschland. In: Conti Nanna, Schulz Elisabeth, Krosse Elisabeth. Die Hebamme im neuen Deutschland. Heft 1: Vorträge für Mütterversammlungen und für Hebammenvereine. Staude-Verlag, Osterwieck/Berlin o. J. (1934) 1ff
12. Conti Nanna. Hebamme ein Stück „Mittelalter"? In: ZdRDH (1935) 37
13. Conti Nanna. Hebamme und Volksgesundheit. In: Conti Nanna, Schulz Elisabeth, Krosse Elisabeth. Die Hebamme im neuen Deutschland. 1. Heft: Vorträge für Mütterversammlungen und für Hebammenvereine. Staude-Verlag, Osterwieck am Harz/ Berlin o. J. (1934), 3–6
14. Conti Nanna. Zum neuen Jahr. In: ZdRDH (1934) 1f
15. Conti/ Lungershausen. Der erste Lehrgang der Oberschule für Hebammen. In: DDH (1940) 241
16. Die Deutsche Hebamme. Staude-Verlag Osterwiek am Harz/ Berlin Jahrgang 1939–1945 (Abkürzung: DDH)
17. Dienstordnung für Hebammen vom 16. Februar 1943. Reichsgesetzblatt I, Nr. 10/43
18. Fetzer M. Über deutsche Hebammenlehranstalten und Hebammenausbildung ZdRDH (1936), 251 f

19. Frei Norbert. Der Führerstaat. Nationalsozialistische Herrschaft 1933–1945. München (2000)
20. Gesetz zur Verhütung erbkranken Nachwuchses vom 14.7.1933. Reichsgesetzblatt I , Nr. 86
21. Gößwald Udo (Hrsg). Der erste Schrei oder Wie man in Neukölln zur Welt kommt. Bezirksamt Neukölln von Berlin, Abteilung Bildung, Schule und Kultur (2000), 24 ff
22. Grabrucker Marianne. Vom Abenteuer der Geburt. Die letzten Landhebammen erzählen. Fischer Taschenbuch, Frankfurt am Main (1989), 155
23. Hartmann K. Bericht über den Lehrgang in der Führerschule zu Alt-Rhese. In: ZdRDH (1935) 594ff
24. Hebammenlehrbuch hrsg. vom Reichsministerium des Innern. Elwin Staude Verlagsbuchhandlung, Berlin (1943)
25. Hauptstaatsarchiv Düsseldorf (HStAD), Regierung Düsseldorf, Nr. 187, Bl. 243 Nr. 187, Nr. 53856, Nr. 54187, Nr. 54714
26. Interview mit einer in Wuppertal ausgebildeten Hebamme vom 2. Mai 2003
27. Interview mit Christel Hoppe vom 5. Mai 2003
28. Interview mit Maria Hipp vom 11. Mai 2003
29. Klepper, Helmut. Die Hebamme im neuen Deutschland – ihre Ausbildung. In: ZdRDH (1937) 398 f
30. Landesfachschaft Sachsen. Doppelverdienertum und Hebamme. In: ZdRDH (1936) 460
31. Lisner Wiebke. Hebammen im Nationalsozialismus. Zur Rolle und Funktion eines Frauenberufes bei der Durchführung der Rassen- und Bevölkerungspolitik. Unveröffentlichte Magisterarbeit. Hannover (1999)
32a. Lungershausen Margarete. Entwicklung der Gruppe „Anstaltshebammen". In: DDH (1941) 270
32b. Lungershausen Margarete. 28 Hebammen frei! In: DDH (1941) 127
33. Nationalsozialismus I. Informationen zur politischen Bildung Heft 251. München (1996)
34. Metz-Becker Marita (Hrsg). Hebammenkunst gestern und heute. Jonas Verlag, Marburg (1999)
35. Oettinger. Anstaltsentbindung oder Hausentbindung? In: ZdRDH (1935) 176
36. Ottow Benno. Ziele und Wege einer deutschen Hebammen-Lehranstalt im Dritten Reich. In: ZdRDH (1933) 85 f
37. Ottow Benno. Nachklänge zum VII. Internationalen Hebammenkongress in Berlin. In: ZdRDH (1936) 299f
38. Rauschenbach/ Conti. Allen Berufsschwestern an der Saar! In: ZdRDH (1935) 171
39. Rauschenbach/Conti. Die Reichsfachschaft Deutscher Hebammen endgültig gebildet. In: ZdRDH (1933) 351
40. Reichsfachschaft Deutscher Hebammen. Die Einigung der deutschen Hebammen in der Reichsfachschaft Deutscher Hebammen. In: ZdRDH (1933) 194
41. Reichshebammengesetz. Reichsgesetzblatt. Teil I. 21.12.1938, 893 –1896
42. Reichsminister des Innern. Hebammen und Sterilisationsgesetz. In: ZdRDH (1934) 347
43. Sammlung Rott. Universitätsarchiv der FU Berlin
a) Kasten 218 (Hebammen, Allgemein, Gebühren)
b) Kasten 219 (ohne Titel)
c) Kasten 220 (Aufnahmebedingungen für Hebammen)
44. Satzung der Reichshebammenschaft. Reichsministerialblatt. 22.9.1939, 1455
45. Sauer Karl. Hebammengesetz vom 21.12.1938 nebst Erläuterungen. Staude-Verlag, Osterwieck am Harz/ Berlin (1940)
46. Schulz Elisabeth. Bericht über die Hauptversammlung der Allgemeinen Deutschen Hebammen-Verbände – jetzt Reichsfachschaft Deutscher Hebammen. In: ZdRDH (1934) 110ff
47. Schulz Elisabeth. Die Haupttagung der RDH in Danzig am 16. und 17. August 1935. In: ZdRDH (1935) 519ff
48. Siegrist Hannes. Bürgerliche Berufe. Die Professionen und das Bürgertum. In: Ders. (Hg.) Bürgerliche Berufe. Zur Sozialgeschichte der freien und akademischen Berufe im internationalen Vergleich. Vandenhoek & Ruprecht, Göttingen (1988) 11–50
49. Tiedemann Kirsten. Hebammen im Dritten Reich. Über die Standesorganisation für Hebammen und ihre Berufspolitik. Mabuse Verlag, Frankfurt am Main (2001)
50. Tyrell Albrecht. Auf dem Weg zur Diktatur: Deutschland 1930 bis 1934. In: Bracher Karl Dietrich/ Funke Manfred/ Jacobsen Hans-Adolf (Hrsg.). Deutschland 1933–1945. Neue Studien zur nationalsozialistischen Herrschaft. Droste Verlag GmbH, Düsseldorf (1992) 37–72
51. Vgl. das Kapitel über die Hebammenverbände in der Weimarer Republik
52. Westfälisches Archiv Münster (WAAM)
a) Rep. 674 (Landesfrauenklinik Paderborn) Nr. 122 Band 1 und 2, Nr. 136, Nr. 411
b) Rep. 675 (Landesarchiv Bochum) Nr. 134
53. Wittneben Karin. Conti, geb. Pauli, Nanna. In: Wolff Horst-Peter (Hrsg.). Biographisches Lexikon zur Pflegegeschichte. „Who was who in nursing history", Band 2. Urban & Fischer, München (2001), 45 ff
54. Zeitschrift der Reichsfachschaft Deutscher Hebammen. Staude-Verlag Osterwiek am Harz/ Berlin, Jahrgang 1933 bis1939 (Abkürzung: ZdRDH)
55. Zimdars Kurt/ Sauer Karl. Hebammengesetz vom 21.121938 nebst Erläuterungen und einem Anhang mit den wichtigsten, den Hebammenberuf betreffenden Gesetzen und amtlichen Vorschriften einschließlich der Verordnungen und Erlasse zur Durchführung des Hebammengesetzes. Staude-Verlag, Osterwieck am Harz/ Berlin (1940)
56. Sauer-Forooghi Fariba. Emma Rauschenbach (1870–1946) – Ein Leben im Dienste des deutschen Hebammenwesens. Shaker-Verlag Aachen (2004)

3 Professionalisierung unter dem Zeichen von Hammer und Zirkel (1945–1989)

Kirsten Tiedemann

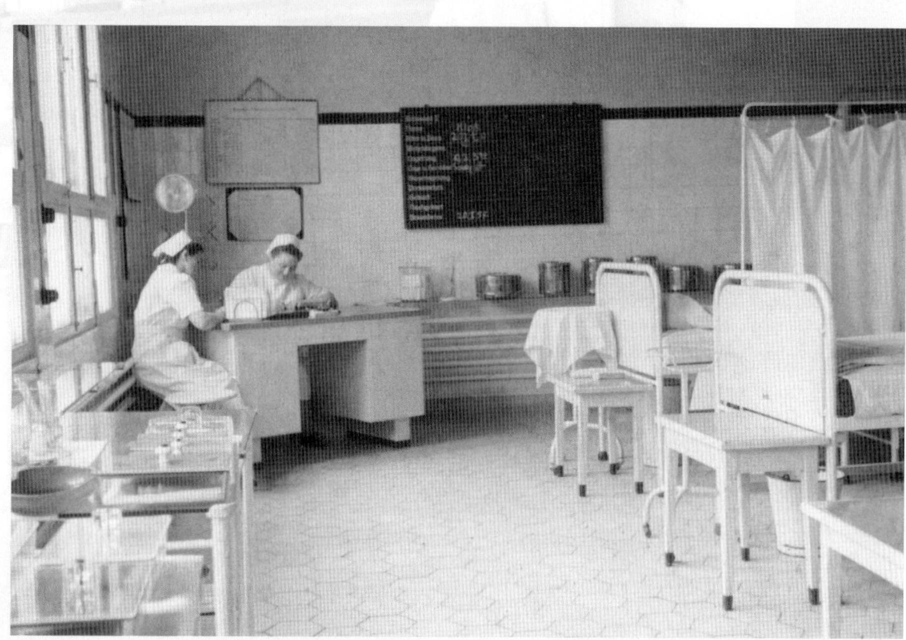

„Die Sozialfrage, die war natürlich bei uns dann weg ... Abiturientinnen lernten in den 1950er-Jahren diesen Beruf der Hebamme. ... Bei uns entstand eben dann ein Ausbildungssystem (nach dem grundlegenden Prinzip), jeder Mensch kann gebildet werden. Es liegt nur daran, ihn zu bilden, nicht dass man ihn unten auf der Stufe lässt als billigen Arbeiter. Das wurde bei uns sehr gefördert. Das muss man natürlich sagen, das war dieser Staat."

Gisela Messien, Dresden, Hebamme von 1948–1975

Das Hebammenwesen in der Nachkriegszeit

Auch nach dem Sieg der Alliierten über die deutsche Wehrmacht, wurden in den Trümmern der Städte wie auch in ländlichen Gebieten Kinder geboren von ortsansässigen Frauen und von einigen der vielen Frauen, die mit ihren Trecks auf dem Weg aus Osteuropa durch Ostdeutschland in den Westen des Landes zogen.

Auch in dieser Zeit zwischen dem besiegten faschistischen Regime und dem unbekannten Neuen kamen freiberuflich tätige Hebammen und einige wenige angestellte den Gebärenden zu Hilfe. In oftmals sehr kleinen Wohnungen oder in Verschlägen, in die kaum ein Bett passte, das oftmals mit einem Strohsack oder einer durchgelegenen Matratze ausgestattet war, bei nächtlichem Ausgangsverbot und nächtlicher Stromsperre – keine Rede von frischem sauberen Bettzeug, fließendem Wasser, Heizmaterial und Mittel zur notwendigen Desinfektion der Hebammenhände sowie in Ermangelung jeglicher Kanalisation von Abwässern in den Städten –, gaben Hebammen ihr Bestes und improvisierten. Mit alten Zeitung stopften sie die Kuhlen in den Matratzen aus, statt elektrischem Licht dienten – streng rationierte – Kerzen nachts als Lichtquelle bei einer Geburt und ein Kinderkörbchen mit einer Erstlingsausstattung wurde von Frau zu Frau gereicht.

Beispielsweise richtete eine Hebamme in der weitgehend zerstörten Stadt Dresden in ihrer eigenen Wohnung ein Geburtszimmer ein und schuf so wenigstens einigermaßen akzeptable Bedingungen für eine Geburt. Sie stieß damit auch auf Kritik und es musste von Amts wegen geklärt werden, ob das bei dem Wohnraummangel in Dresden überhaupt gestattet wäre. Die Entscheidung fiel positiv aus. Wegen des Ausgehverbotes schuf man für Frauen, die am Termin waren, die Möglichkeit in einem Notentbindungsheim übernachten, wo eine Hebamme Bereitschaft hatte. Hochschwangere konnten zur Geburt ins Dresdner Umland nach Kreischa kommen, wohin die Frauenklinik des Krankenhauses Dresden Friedrichstadt ausgelagert war.

Dass die Geburtenrate extrem niedrig und die **Sterblichkeit von Neugeborenen und Müttern** unter diesen miserablen Bedingungen extrem hoch war, kann niemanden verwundern. 1946 starben 13,1 % der Lebensgeborenen im ersten Lebensjahr (52). Wissenswert ist in diesem Zusammenhang sicherlich, dass das damals neue für die Geburtshilfe

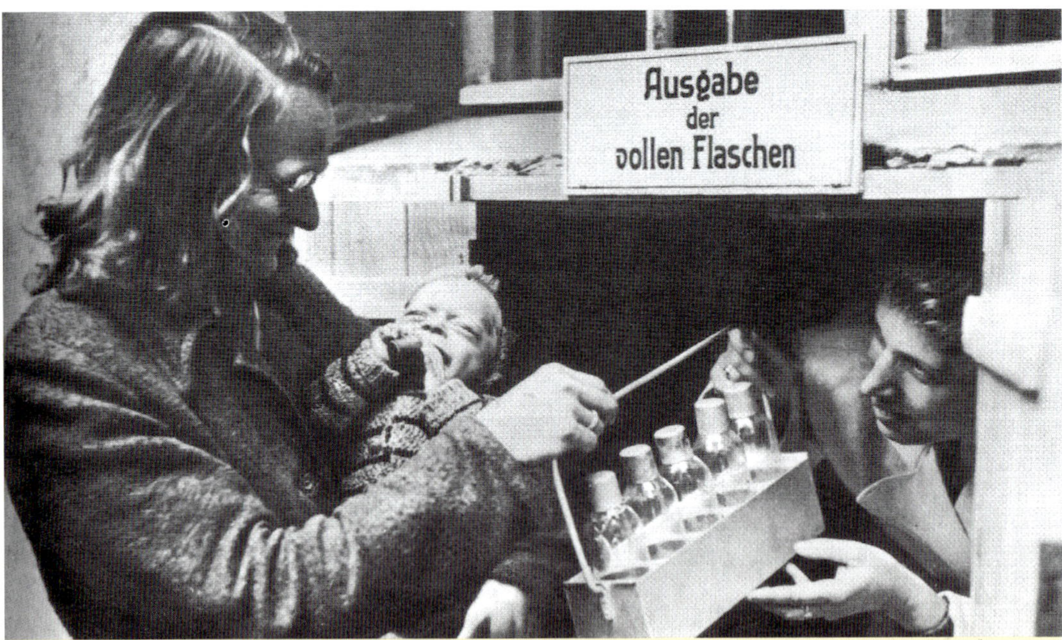

Abb. 3-1 Die erste Berliner Stadtmilchküche für Säuglinge wurde 1948 eingerichtet

außerordentlich wichtige Penicillin in der Sowjetische Besatzungszone kaum zu bekommen waren, denn die Pharmaindustrie Deutschlands war traditionell im Westen angesiedelt gewesen. Viele Menschen – ob Frauen, ob Männer – waren durch kurzlebige Liebschaften oder Vergewaltigungen mit Geschlechtskrankheiten infiziert, was massive Auswirkungen auf die Gesundheit der Neugeborenen hatte. Davon abgesehen war der oft mangelhafte Ernährungs- und Allgemeinzustand der Gebärenden nicht dazu angetan, die eigene Widerstandskraft, geschweige denn die des Neugeborenen zu stärken. Der so genannte Hungerwinter 1946 tat das seinige dazu.

Mit dem Waffenstillstand, den die alliierten Befehlshaber mit den Deutschen am 8. Mai 1945 schlossen, endete die Existenz der Reichsfachschaft Deutscher Hebammen bzw. der Reichshebammenschaft, faktisch. Gemäß dem **Potsdamer Abkommen der Alliierten vom Sommer 1945** verbot die *Sowjetische Militäradministration in Deutschland* (SMAD), die Militärregierung der sowjetischen Besatzer über Ostdeutschland von 1945 bis 1949, die NSDAP sowie alle faschistischen Organisationen. Geregelt wurde hierin ferner die Auflösung der deutschen Streitkräfte, die Aufhebung aller nationalsozialistischen Gesetze, die Entnazifizierung der Bevölkerung, die Demokratisierung des Erziehungssystems, der Justiz, der Verwaltung und des öffentlichen Lebens, die von Deutschland an die Alliierten zu zahlenden Reparationsleistungen, die vorläufigen Grenzfestlegungen bis zum Abschluss eines Friedensvertrages und anderes.

Die SMAD begann rasch damit, Nazis ihrer Posten und Ämter zu entheben, zu inhaftieren und zu verurteilen **(Entnazifizierung)**. Da Nanna Conti nach Schleswig-Holstein geflohen war und die zentralen Posten der faschistischen Hebammenorganisation von Frauen aus dem Westen Deutschlands besetzt worden waren, erhielten die Besatzer des Ostens keinen Zugriff auf diese Funktionärinnen. Die frei werdenden Posten in Verwaltung und Staatsgefüge wurden mit politisch neutralen oder zumeist mit überlebenden deutschen Parteimitgliedern der im Juni 1945 wieder gegründeten Parteien SPD und KPD neu besetzt. Für das Funktionieren der Gesellschaft war es unerlässlich, andere Formen gesellschaftlicher Verwaltung an Stelle der aufgelösten faschistischen Strukturen zu schaffen. Schon der zweite Befehl der Militärregierung vom 10. Juni 1945 erlaubte die Gründung von Gewerkschaften.

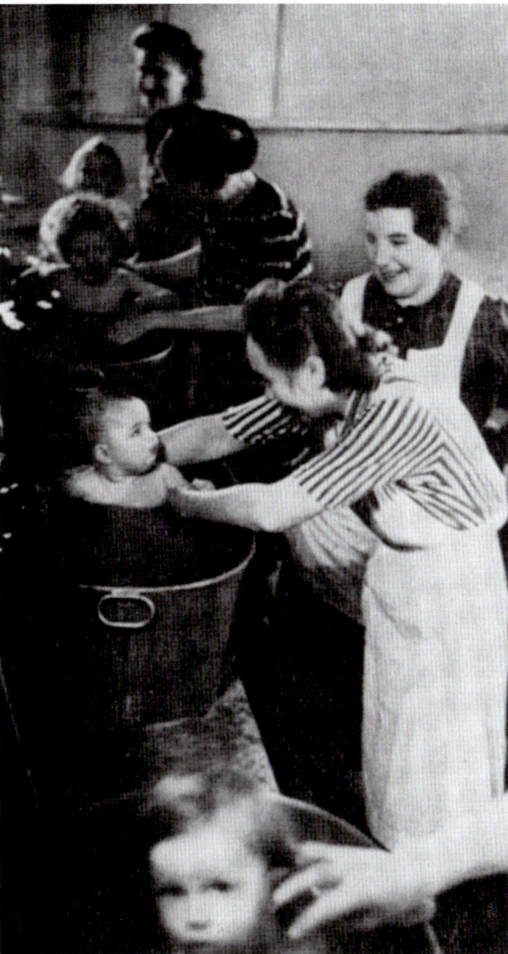

Abb. 3-2 Da es an Heizmaterial fehlte, wurde 1946 im Krankhaus Berlin-Kaulsdorf eine Baby-Badeanstalt eingerichtet, in der Mütter ihre Kleinstkinder warm baden konnten.

Für die Hebammen trat **Else Henseleit** in Berlin wieder in Erscheinung. Sie organisierte die Hebammen in der **Fachgruppe Hebamme** der **Industriegewerkschaft 15, Gesundheitswesen.** Die Industriegewerkschaft 15, Gesundheitswesen verstand sich als Einzelgewerkschaft, die sich unter dem Dachverband **Freier Deutscher Gewerkschaftsbund (FDGB)** mit anderen sammelte. Faktisch waren die Einzelgewerkschaften allerdings unselbstständige Untergliederungen des FDGB mit eigenen sozialen und tarifpolitischen Aufgaben und Handlungsspielräumen. Else Henseleit eilte in Sachen Reorganisation und Demokratisierung des

Hebammenwesens durch das Land. Sie konzipierte Lehrgänge einer demokratisch ausgerichteten Oberschule in Berlin-Friedrichshain und war sowohl für Hebammen als auch für die *Zentralverwaltung für das deutsche Gesundheitswesen* Ansprechpartnerin in Angelegenheiten des Berufes. Sie engagierte sich für den Erhalt eines Anteils am Vermögen der nationalsozialistischen *Reichshebammenschaft*, das von den britischen Alliierten auf die Hebammen der Zonen anteilig ausgezahlt werden sollte. (Das Vermögen war in Hannover, da die frühere Kassenwartin dort lebte.) Da das Vermögen aller demokratisch verfassten Hebammenverbände 1933 unrechtmäßig beschlagnahmt worden und in die Kassen der *Reichshebammenschaft* geflossen war, hatte Henseleit vermutlich keine Bedenken, das Geld anzunehmen, denn auch das kleine Guthaben ihrer Organisation hatte zu dem Diebesgut gehört.

Henseleit arbeitete mit Dr. Dr. W.W. Pschyrembel und Prof. Walter Stöckel eine **neue Prüfungsordnung** aus und besuchte anlässlich von Staatsexamen die Hebammenschulen in Erfurt und Rostock 1948.

Daneben hatte sie praktische Aufgaben zu bewältigen: für die frisch examinierten Hebammen fundamental notwendig war die **Organisation der Mangelware Hebammenkoffer und Hebammenlehrbuch**. So mancher Hebamme gelang es selbst, sich Koffer und Instrumente aus dem Westen zu besorgen, indem sie die Zonengrenze in Berlin passierte und sich auf dem Rückweg die nagelneuen Instrumente unter einem Rock an den Oberschenkel band. Manche Hebamme, fernab der Zonengrenze und ohne das nötige Kleingeld, war jedoch gezwungen, ihre Instrumente in einem Leinenbeutel zu tragen. Probleme dieser Art begleiten Henseleit bis in die Zeit der jungen DDR. 1953 schlug sie aufgrund des Mangels an Schuhen, Berufskleidern, Schürzen und Rädern sowie Ersatzteilen ihrer Fortbewegungsmittel für Hebammen besondere Förderprogramme vor. Vermutlich wirkte Henseleit an einer neuen Gebührenordnung für Hebammenleistungen 1952 und 1953 mit und an der überarbeiteten Dienstordnung für Hebammen, die im März 1952 vom Ministerium an allen Bezirke ging.

Zur Person

Else Henseleit, deren Lebensdaten unbekannt sind, war eine berufspolitisch aktive Hebamme. Schon in der **Weimarer Republik** gehörte sie 1920/21 dem Vorstand der *Vereinigung Deutscher Hebammen* an und hatte den Vorsitz im Groß-Berliner Hebammen-Verein inne. In dieser Zeit war sie außerdem Mitherausgeberin der *Allgemeinen Deutschen Hebammen Zeitung*. Von 1921–1933 war sie im Vorstand des *Deutschen Hebammen-Bundes* im SPD-nahen Gemeinde- und Staatsarbeiterverband des *Allgemeinen Deutschen Gewerkschaftsbundes*. Diese Organisation lösten die Faschisten 1933 zwangsweise auf.

In der **Sowjetischen Besatzungszone** organisierte sie die Hebammen in der *Fachgruppe Hebamme* in der *Industriegewerkschaft 15, Gesundheitswesen*. Etwa 1957 stuften die Machthaber Else Henseleit als unzeitgemäß und ideologisch fraglich ein. Über Else Henseleits weitere berufliche Laufbahn und ihr Leben gibt es keine Informationen.

Sowjetische Militärregierung über Ostdeutschland

Die „Sowjetische Militäradministration in Deutschland“ (SMAD) wurde am 9. Juni 1945 geschaffen. Diese Militärregierung über den von sowjetischen Alliierten besetzten Teil Deutschlands stellte die Reparationen zum Ausgleich der erlittenen Kriegsschäden für die UdSSR sicher, wie es die Alliierten 1943 auf ihrer Konferenz in Teheran beschlossen hatten.

Die SMAD nahm aber auch entscheidenden Einfluss auf die Neugestaltung von Politik, Wirtschaft, Kultur und Verwaltung. Die sowjetischen Besatzer stellten für die von ihnen besetzten Teile Deutschlands die Weichen in Richtung **Volksdemokratie**. Man orientierte sich am Vorbild der Sowjetunion und schuf damit die Voraussetzungen für die spätere Eingliederung der DDR in den Ostblock. Die Pläne für eine Nachkriegsordnung hatten aus Deutschland und Österreich emigrierte Kommunisten im Moskauer Exil ausgearbeitet. Diese wurden nun nach Berlin, Sachsen und Mecklenburg-Vorpommern eingeflogen. Unter der Führung von Walter Ulbricht, Anton Ackermann und Gustav Sobottka wurden neue Verwaltungen eingerichtet.

Begriffe wie antifaschistisch und demokratisch wurden im Sinne der **staatstragenden Ideologie der Sowjetunion** definiert. Sie unterschieden sich vom westeuropäischen Verständnis. Demokratie war gemäß des Marxismus/Leninismus die **Klassenherrschaft der Arbeiterklasse** über die Bourgeoisie. Der **Antifaschismus** wurde zu einer zentralen Säule, zur staatstragenden Grundorientierung sowohl der Sowjetischen Besatzungszone als auch der DDR. Der Antifaschismus stellt die Ablehnung des Nationalsozialismus als eine Ausformung kapitalistischer Wirtschaftsweisen dar. Der kapitalistische Charakter des Nationalsozialismus war Kern der Kritik, nicht die fehlende Demokratie westlichen Verständnisses oder die Missachtung der Menschenrechte.

Berufsvertretung zwischen Verband und FDGB

Zu Beginn der Besatzungszeit formierten sich in Thüringen und Sachsen **neu gegründete Hebammenverbände**. Da nur über den sächsischen Verband nähere Kenntnisse überliefert worden sind, sollen die Vorgänge bis zu seinem Verbot hier beispielhaft beschrieben werden.

Die Hebamme **Lilli Kaden** aus Eppendorf/Saale wurde eigenen Angaben zufolge im August 1945 von der Abteilung Gesundheitswesens der *Landesverwaltung Sachsens* beauftragt, die Berufsvertretung der sächsischen Hebammen zu übernehmen. In Sorge um ihren Beruf und wohl wissend, dass eine Vertretung für ihre Interessen für Dienstordnung, Gebührenordnung und andere Fragen des Berufes unbedingt notwendig war, übernahm Kaden den Posten und gründete den **Sächsischen Hebammenverband** neu. Ob es um die Verteilung von Hebammen auf die einzelnen Hebammenbezirke in Sachsen ging, um die Ausbildung neuer Hebammen, um die Rationierung von Kerzen, von der Hebammen doch bitte zu befreien seien, damit sie bei den üblichen nächtlichen Stromsperren wenigstens etwas Licht bei der Geburt hatten, oder um die Entnazifizierung der Berufskolleginnen, um das Stilllegen eines berufsnotwendigen Telefonanschlusses bei einer Hebamme oder um die Zahlung des Mindesteinkommens und die Vergütung von Hebammenleistungen nach der Gebührenordnung, in all diesen Angelegenheiten war Lilli Kaden aktiv.

Anlässlich der **Beerdigung Emma Rauschenbachs** am 31. Juni 1946 in Leipzig stellte sie sich und den Verband in die Tradition Olga Gebauers, der Begründerin der Interessenvertretung für Hebammen in Deutschland. Gemeinsam verabschiedeten die teilnehmenden Hebammen eine Resolution, in der sie die Landesverwaltung baten, ein Hebammentreffen für Sachsen zur Wahl der Berufsvertretung zu gestatten, auf dem außerdem „endgültig beschlossen werden (soll), wie und durch wen Hebammen in Zukunft ihre Interessen vertreten lassen wollen“ (45).

Mit dieser Ehrung blieb Rauschenbachs autoritative Berufspolitik während der Weimarer Republik, ihr Engagement beim Aufbau der faschistischen Einheitsorganisation 1933 und als Steigbügelhalter für Nanna Conti durch die Vorsitzende des sächsischen Hebammenverbandes unhinterfragt.

Bis zum 7. Juli 1946 war Lilli Kaden die direkte Ansprechpartnerin für Mitarbeiter der Abteilung Gesundheitswesens des *Sächsischen Ministeriums für Arbeit und Sozialwesen*, in dessen Zuständigkeit das Hebammenwesen lag. Man nahm ihre profunden Kenntnisse über die Organisation des Hebammenwesens im Gesundheitswesen und ihr Engagement zur Entnazifizierung und zur Neuordnung regelmäßig in Anspruch, bis sie den Machthabern zu eigensinnig wurde, denn Kaden versammelte Hebammen eigenmächtig und unabhängig von der gewerkschaftlichen Organisation oder dem **Demokratischen Frauenbund Deutschlands** (DFD). Sie richtete eine Liste von **Forderungen für die Berufsgruppe** an die Landesverwaltung und ließ Bekanntmachungen als Flugblätter drucken und verteilen. Mit solchen Rundschreiben verbreitete man zu dieser Zeit behördliche Informationen. Das undatierte, vermutlich im Januar 1946 verteilte Rundschreiben der Landesvorsitzenden suggerierte durch Inhalt und autoritären Befehlston amtlichen Charakter.

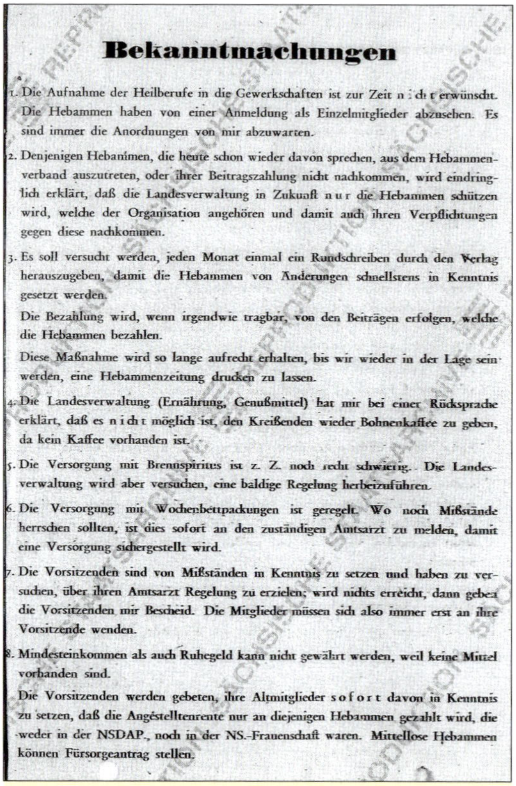

Bekanntmachungen

1. Die Aufnahme der Heilberufe in die Gewerkschaften ist zur Zeit n i c h t erwünscht. Die Hebammen haben von einer Anmeldung als Einzelmitglieder abzusehen. Es sind immer die Anordnungen von mir abzuwarten.
2. Denjenigen Hebammen, die heute schon wieder davon sprechen, aus dem Hebammenverband auszutreten, oder ihrer Beitragszahlung nicht nachkommen, wird eindringlich erklärt, daß die Landesverwaltung in Zukunft n u r die Hebammen schützen wird, welche der Organisation angehören und damit auch ihren Verpflichtungen gegen diese nachkommen.
3. Es soll versucht werden, jeden Monat einmal ein Rundschreiben durch den Verlag herauszugeben, damit die Hebammen von Änderungen schnellstens in Kenntnis gesetzt werden.

   Die Bezahlung wird, wenn irgendwie tragbar, von den Beiträgen erfolgen, welche die Hebammen bezahlen.

   Diese Maßnahme wird so lange aufrecht erhalten, bis wir wieder in der Lage sein werden, eine Hebammenzeitung drucken zu lassen.
4. Die Landesverwaltung (Ernährung, Genußmittel) hat mir bei einer Rücksprache erklärt, daß es n i c h t möglich ist, den Kreißenden wieder Bohnenkaffee zu geben, da kein Kaffee vorhanden ist.
5. Die Versorgung mit Brennspiritus ist z. Z. noch recht schwierig. Die Landesverwaltung wird aber versuchen, eine baldige Regelung herbeizuführen.
6. Die Versorgung mit Wochenbettpackungen ist geregelt. Wo noch Mißstände herrschen sollten, ist dies sofort an den zuständigen Amtsarzt zu melden, damit eine Versorgung sichergestellt wird.
7. Die Vorsitzenden sind von Mißständen in Kenntnis zu setzen und haben zu versuchen, über ihren Amtsarzt Regelung zu erzielen; wird nichts erreicht, dann geben die Vorsitzenden mir Bescheid. Die Mitglieder müssen sich also immer erst an ihre Vorsitzende wenden.
8. Mindesteinkommen als auch Ruhegeld kann nicht gewährt werden, weil keine Mittel vorhanden sind.

   Die Vorsitzenden werden gebeten, ihre Altmitglieder s o f o r t davon in Kenntnis zu setzen, daß die Angestelltenrente nur an diejenigen Hebammen gezahlt wird, die weder in der NSDAP., noch in der NS.-Frauenschaft waren. Mittellose Hebammen können Fürsorgeantrag stellen.

Abb. 3-3 Flugblatt 1946

Lilli Kaden ordnet z. B. an, dass Hebammen sich nicht in der Gewerkschaft anmelden sollen, sondern im Hebammenverband sein müssen, um ihre Interessen vertreten zu können.

> *„1. Die Aufnahmen der Heilberufe in die Gewerkschaft ist zur Zeit nicht erwünscht. Die Hebammen haben von einer Anmeldung als Einzelmitglied abzusehen. Es sind immer Anordnungen von mir abzuwarten.*
> *2. Denjenigen Hebammen, die heute schon wieder davon sprechen, aus dem Hebammenverband auszutreten, oder ihrer Beitragszahlung nicht nachkommen, wird eindringlich erklärt, dass die Landesverwaltung in Zukunft n u r die Hebammen schützen wird, welche der Organisation angehören und damit ihren Verpflichtungen gegen diese nachkommen."*
> *(Hervorhebung im Original)* (46)

Sie gab darüber hinaus Kenntnis von der Struktur des Hebammenverbandes Sachsens: Die Hebammen werden künftig in die Hebammenkammer eingegliedert (46). Die sieben Bezirke sollten Görlitz, Bautzen, Dresden, Chemnitz, Leipzig, Zwickau und Plauen sein.

Den Herrschenden drohte die Kontrolle über diese Hebammen zu entgleiten. Nachdem die *Landesvertretung Sachsens der Industriegewerkschaft 15, Gesundheit* die Landesverwaltung in Sachen Gesundheitswesen auf diesen Umstand aufmerksam gemacht hatte, reagierten diese auf Kadens Eigenmächtigkeiten mit einem **Verbot des sächsischen Hebammenverbandes** zum 8. Juli 1946 mit der Begründung, seine Leitung weise faschistische Tendenzen auf und agiere gegen den FDGB. In der Sache schrieb der Landesvorstand Sachsens des *Freien Deutschen Gewerkschaftsbundes* an den Leiter der Abteilung Gesundheitswesen in Dresden:

> *„Auf Grund uns vorliegender Unterlagen … kommen wir zu der Auffassung, dass die von ihnen eingesetzte Hebammenvertretung, Frau Lili Kaden, nicht den Anforderungen unserer Zeit entspricht. Frau Kaden beeinflusst ihre Hebammen durch Wort und Schrift gegen die Organisierung im FDGB, wogegen wir als Landesvorstand stärkste Verwahrung einlegen.*
> *In der Tätigkeit der Frau Kaden als Hebammenvertretung der Landesverwaltung zeigt sich in Führung und Prinzip, nationalsozialistische Tendenz. …*
> *Da Frau Kaden absolut souverän alle Belange der Hebammen regelt und mit allen Landesteilen in der sowjetischen Zone Verbindung aufgenommen hat, halten wir es für geboten, die Tätigkeit der Frau Kaden einmal einer gründlichen Untersuchung zu unterziehen und dabei sämtliches Material, was sich in ihren Händen befindet, zu sichten. …*
> *Frau Kaden hat in einem Schreiben an den FDGB … ebenfalls ihre unbedingte Souveränität in Fragen der Hebammen zum Ausdruck gebracht und den FDGB ignorierend behandelt.*
> *Auf der von der Zentralverwaltung Gesundheitswesen einberufenen Tagung der Fürsorgeärzte, Fürsorgerinnen und Hebammen, ist Frau Kaden durch ihr immer-*

währendes provozierendes Verhalten aufgefallen. ...
Wir sind der Auffassung, dass die Tätigkeit der Hebammenvertretung Frau Lili Kaden nicht im Sinne unseres demokratischen Aufbaues liegt.
Wir machen den Vorschlag, sämtliches Material in Händen von Frau Kaden auf dem Wege der Beschlagnahme, der Polizei der eingehenden politischen Aufklärung dieses Falles zuzuführen."

Unterzeichnet wurde dieser Brief am 8.7.1946 vom Vorsitzenden des FDGB Erhard und dem Landesvorstand des FDGB Sachsen, Abt. VIII – Frauensekretariat (46).

Das war starker Tobak in der SBZ, in der der Antifaschismus zum Programm erhoben worden war und in der politische Gegner der sowjetischen Besatzungsmacht verfolgt wurden. Else Henseleit begrüßte diese Entscheidung:

„Diese Nachricht (über die Aufhebung des Landesverbandes Sachsen mit der Leiterin Lilli Kaden, KT) hat mich mit großer Befriedigung erfüllt, da die Arbeit der Hebamme Kaden im Sinne des FDGB und im Interesse der Hebammen untragbar war." (46)

Tatsächlich beschlagnahmte die Polizei alle Unterlagen Kadens über den Hebammenverband. Das nahm Lilli Kaden nicht widerspruchslos hin; sie wehrte sich schriftlich und wahrscheinlich auch in direkten Gesprächen gegen die Enthebung. Trotz ihrer Enthebung organisierte sie sogar ein Hebammentreffen für Oktober 1946, auf dem eine Landesvorsitzende gewählt werden sollte. Dass mehrere Schreiben von der sächsischen Landesverwaltung und des sächsischen FDGB über die Auflösung der Berufsvertretung durch die SMAD und über das Ende ihrer Tätigkeit notwendig waren, weist darauf hin, dass Kaden hartnäckig an ihrer Funktion festhielt. Schließlich drohte man ihr schriftlich per Einschreiben an, sie zur Verantwortung zu ziehen, wenn sie nicht mit ihrer Tätigkeit aufhöre. Trotzdem sammelte Kaden bis Mai 1947 Hebammen um sich und setzte sich für ihren Beruf ein.

In einem offiziellen **Flugblatt des FDGB „An alle Hebammen Sachsens!"**, warf man diesen im Juni 1947 vor, dass ein Teil der Berufsgruppe sich nicht verantwortlich am Neuaufbau und an der Veränderung der gesellschaftlichen Verhältnisse beteiligte.

„Während sich die Mehrzahl der aus dem Gesundheitswesen konstituierenden Berufe in steigendem Maße ihrer großen Aufgaben und Verantwortung am Neuaufbau und der Mitarbeit an der Veränderung der gesellschaftlichen Verhältnisse bewusst werden, schien sich bisher ein einzigster Teil der Hebammen Sachsens ausschließen zu wollen." (46)

Das war zu jener Zeit eine schwerwiegende Anschuldigung, denn wer nicht am fortschrittlichen Aufbau mitwirkte, galt als reaktionär und konnte bestraft werden. Der „einzigste Teil der Hebammen Sachsens" wurde näher bestimmt und auf einen Personenkreis um Lilli Kaden eingeschränkt. Ihr wurde illegale Tätigkeit gegen einen Befehl des Obersten Chefs der SMAD vorgeworfen:

„Frau Lilli Kaden zeichnete als Landesvorsitzende entgegen des Befehls Nr. 2 vom 10.6.45 des Obersten Chefs der SMA in Deutschland für eine danach verbotene Berufs- und Standesorganisation verantwortlich, erließ Rundschreiben, gab Direktiven und erhob verbotener Weise Beiträge bis zum heutigen Tage.
Frau Kaden und ihre Helfershelfer haben damit nicht nur ganz bewusst eine unverantwortliche Tätigkeit entwickelt, sondern vielmehr und ausschließlich den Hebammen Sachsens an einem sozialen Fortschritt und einer anerkannten Interessenvertretung gehindert.
Frau Kaden wurde nunmehr für ihre illegale Tätigkeit zur Verantwortung gezogen und ist als so genannte Vorsitzende Sächsischer Hebammen gegenstandslos geworden." (51)

In welcher Form sie zur Verantwortung gezogen wurde, kann nur vermutet werden (60). Aus dem Inhalt dieses Flugblattes ist ableitbar, dass Kaden **Unterstützung der Berufskolleginnen** erhielt, denn diese zahlten Beiträge aus ihrem schmal bemessenen Einkommen an Kaden. Der von den Besatzern autorisierte Landesfachgruppe der Gewerkschaft Gesundheit fehlte es offenbar an Akzeptanz. Dieser sollten sich die Hebammen aber zuwenden:

> *„Alle die von Frau Kaden bisher verbotener Weise kassierten Gelder usw. stehen selbstverständlich und ausschließlich den Hebammen Sachsens über die legale Adresse und demokratisch gewählte Landesfachgruppen-Leiterin* ***Frau Hebamme Johanna Clauß, Dresden A 28, Frankenbergstr. 6 zur Verfügung.“***
> *(Hervorhebung im Original)* (51)

Zur Person

Lilli Kaden (Lebensdaten unbekannt) aus Eppendorf/Saale gründete im August 1945 den **Sächsischen Hebammenverband** im Auftrag der Abteilung Gesundheitswesen der Landesverwaltung Sachsens. Sie war aktiv im Einsatz für alle auftretenden berufsbezogenen Fragen und Probleme, die die Neuordnung der Gesellschaft aufwarfen.

Man nahm ihre profunden Kenntnisse über die Organisation des Hebammenwesens im Gesundheitswesen und ihr Engagement zur Entnazifizierung und zur Neuordnung regelmäßig in Anspruch, bis sie den Machthabern 1946 zu eigensinnig wurde, denn Kaden versammelte Hebammen eigenmächtig von gewerkschaftlichen Organisationen und dem Demokratischen Frauenbund Deutschland (DFD). Sie handelte unabhängig von diesen offiziell gestatteten Stellen.

Am 7. Juli 1946 verbot man den Sächsischen Hebammenverband und ihr jede berufspolitische Tätigkeit, mit der Begründung, diese beinhalte nationalsozialistische Tendenzen. Dennoch setzte Lilli Kaden ihre Aktivität bis zum Juni 1947 fort. Ob sie hierfür zur Verantwortung gezogen wurde, ist unbekannt. Zum weiteren Lebensweg Lilli Kadens gibt es keine Informationen.

In Sachsen ging von nun an alles seinen Gang: Die **offiziell gebilligte regionale Fachgruppe Hebamme**, die zur Industriegewerkschaft 15, Gesundheitswesen gehörte, mit der Landesfachgruppen-Leiterin Frau **Johanna Clauß,** traf sich monatlich einmal. Die Hälfte der 70 geladenen Hebammen kam zu den Sitzungen, auf denen die Angelegenheiten des Berufes verhandelt wurden.

1951 tat sich ein neuer Konflikt auf: Dass die **freiberuflichen Hebammen** in Kollektiven nach Schichtplan zusammen arbeiten sollten, hielten die dienstälteren Kolleginnen für schwer durchführbar, da eine Aufgabenteilung der Gebiete Geburt und Wochenbettbetreuung sowie Bereitschaftsdienst, der auch für die Schwangerenbetreuung zuständig sein sollte, vorgesehen war. Daneben vermissten sie die Rund-um-Betreuung von der Schwangerschaft über die Geburt ins Wochenbett bis hin zur Mütterberatung. Möglicherweise wollten sie die Unabhängigkeit nicht verlieren, die sie in ihrer freien Praxis genossen. Auch wenn der Amtsarzt Kontrolleur der freien Hebammen war, sie ihm regelmäßig ihre Geburtenbücher zu zeigen und sie Meldepflichten über Fieber unter der Geburt und im Wochenbett sowie über mütterliche und kindliche Todesfälle nachzukommen hatten, so konnte doch niemand ihre tagtägliche Arbeit überprüfen. Die freie Praxis mit Hausbesuchen verschloss sich einer engmaschigen Kontrolle und gab so gewisse Freiheiten.

Einige Hebammen griffen zur Feder, um Frau Clauß in langen Briefen von der geringen Realitätstauglichkeit des Planes zu überzeugen. Das hielt die Entscheidungsträger jedoch nicht davon ab, freiberuflich tätige Hebammen ab 1950 nach und nach **staatlich anzustellen**. Von einer Aufgabenteilung zwischen den Hebammen nahm man jedoch Abstand. In ländlichen Regionen, wie z. B. in Rothenburg/Neiße, gehörten Hebammen organisatorisch zu den neuen Landambulatorien. Auch in Erfurt wurden freiberuflich tätige Hebammen etwa ab Mitte der 50er-Jahre am Gesundheitsamt staatlich angestellt, um von dort aus weiterhin Hausgeburtshilfe zu leisten. Die letzten freiberuflichen Hebammen Dresdens wurden Mitte der 60er-Jahre zu einem Hebammenkollektiv zusammengeschlossen und an einem staatlichen Entbindungsheim angesiedelt. Von hier aus gingen die Hebammen zu Hausgeburten und wurden gelegentlich zur Aushilfe bei Geburten in Arztpraxen oder in Privatkliniken gerufen. Sie sollten vorerst die letzten Hausgeburtshebammen Dresdens sein.

Die politischen Machthaber der DDR folgten der politischen Grundhaltung der SMAD zu Gewerkschaften. Die Mitgliedschaft in der Massenorganisation war in der DDR erwünscht, aber nicht zwingend vorgeschrieben. Neben der Aushandlung von Tarifen, brachte die Gewerkschaft ihren Mitgliedern Erleichterungen im Alltag, z. B. durch die Übernahme sozialer Aufgaben von der Kinderversorgung am Arbeitsplatz bis zum Feriendienst. In den Aufgabenbereich des FDGB fiel außerdem die Betreuung des gesamten Sozialversicherungssystems.

Eine eigenständige, unabhängige Interessenvertretung gab es auch für die Berufsgruppe der Hebammen in der DDR nicht. Auf diesem Weg konnten sie keinen Einfluss auf die Gestaltung ihres Berufes nehmen.

Ende 1952 löste der Zentralvorstand der *Gewerkschaft Gesundheitswesen* die Fachgruppe Hebammen auf. Berufsbezogenen Fachfragen und Probleme wurden nun in einer **zentralen Kommission Hebammen** beim Zentralvorstand der Gewerkschaft Gesundheitswesen beim FDGB behandelt. Diese Arbeitsgruppe sollte im Sinne des Regimes aus „fortschrittlichen" Hebammen bestehen, die sowohl aus dem öffentlichen Gesundheitswesen als auch der freien Praxis kamen und vom Zentralvorstand anerkannt und delegiert wurden. Gewählt wurden sie ausdrücklich nicht. Sie betreute 1952 die 3607 Hebammen in der DDR, von denen 770 öffentlich angestellt und 2836 freiberuflich tätig waren (7).

Nach erneuten Umstrukturierungen waren Hebammen ab den 60er-Jahren je nach dem Ort ihrer Tätigkeit einer Gewerkschaft zugeordnet. Waren sie in einer Universitätsklinik oder einer Medizinischen Akademie angestellt, gehörten sie zur Gewerkschaft Wissenschaft. Alle anderen waren in der Gewerkschaft Gesundheitswesen angesiedelt.

Der Freie Deutsche Gewerkschaftsbund (FDGB)

Der Freie Deutsche Gewerkschaftsbund hatte eine Doppelrolle. Aufgaben waren die Tarifpolitik und die Sozialpolitik. Die wichtigste, größte und mitgliedsstärkste Massenorganisation der DDR war die einzige zugelassene Verhandlungspartnerin von Regierung und staatlicher Verwaltung bei Tarifverträgen und Vertreterin der Arbeiter und Angestellten. Andererseits erhielt sie schon in der SBZ Aufgaben bei der Einsetzung der neuen Wirtschafts-, Sozial- und Arbeitsordnung seit 1947.

Der FDGB und seine Einzelgewerkschaften wurden in der Gründungsphase der DDR von der Regierung mehr und mehr für die **Erfüllung des Wirtschaftsplanes** und für **Kampagnen zur Produktionssteigerung** eingesetzt. Darüber hinaus hatten die Gewerkschaften Schlüsselrollen in der **Sozialpolitik** mit den Aufgaben der Betreuung der gesamten Sozialversicherungssysteme und wichtige gesellschaftliche Aufgaben im Betrieb vom Kindergarten bis zum Feriendienst.

Die Gewerkschaften waren im Sommer 1947 immer weit unter den Einfluss der SED geraten und verloren ihre Funktion als Interessenvertretung der Arbeiter und Angestellten. Sie waren unter dem Dach des FDGB wie andere Massenorganisationen **„Transmissionsriemen der SED"**. So wurden große Organisationen bezeichnet, deren Aufgabe die Übertragung der Politik der SED in die Bevölkerungsgruppen war, die von der SED nicht direkt erreicht werden konnten.

Der FDGB hatte eine große Zahl an Mitgliedern, die Mitgliedschaft war „freiwillig-verpflichtend." Wurde jemand kein Mitglied, galt er als Individuum, eine Bezeichnung, die in einer sich solidarisch verstehenden und in Kollektiven strukturierten Gesellschaft durchaus abwertenden Charakter hatte.

Sozialistisches Gesundheitsprojekt und Frauenleitbild der SED

In dieser chaotischen Zwischenzeit, in der eine alte Ordnung abgelegt und eine neue aufgebaut wurde, hatten einige Menschen ihre Posten und Stellen im staatlichen Gefüge verlassen, weil sie sich für den Faschismus stark gemacht hatten und sich nicht dafür verantworten wollten. Viele Menschen

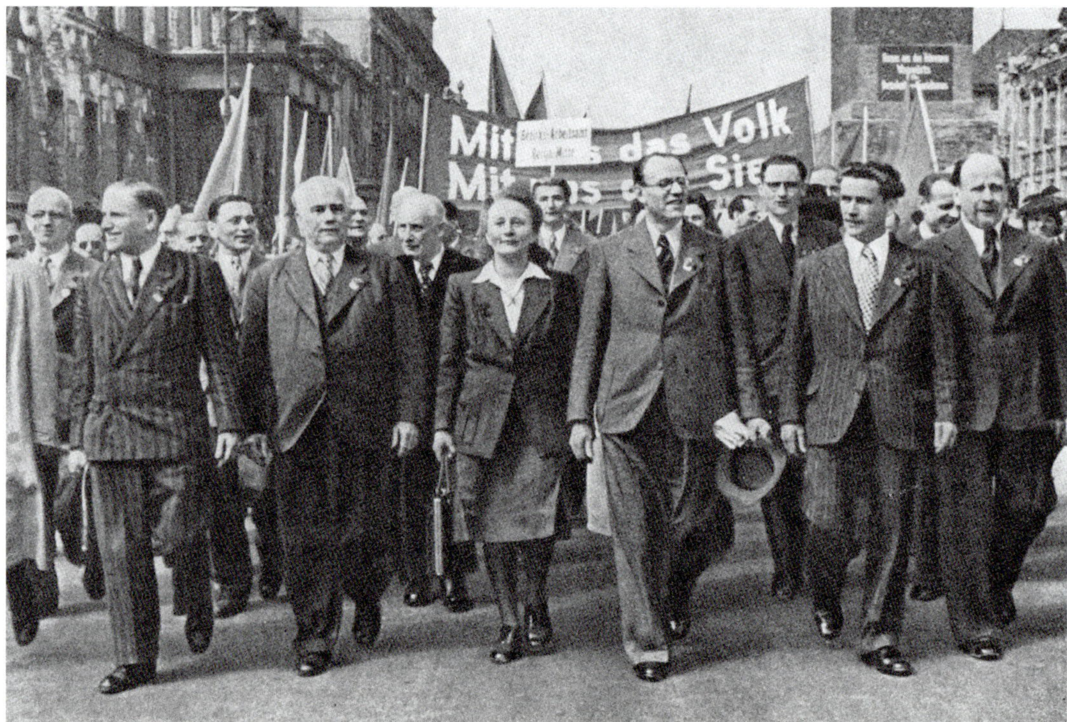

Abb. 3-4 Demonstration am 1. Mai 1946 mit Käthe Kern

wurden aufgrund ihrer politischen Zugehörigkeit zur NSDAP und deren Organisationen durch die Besatzer ihrer Ämter enthoben. Dies galt besonders für das Gesundheitswesen, das während der nationalsozialistischen Diktatur massiv auf die Umsetzung der rassistischen, menschenverachtenden Bevölkerungspolitik ausgerichtet worden war.

Frei werdende Stellen blieben nicht lange herrenlos, sie wurden je nach dem Stellenwert ihrer politischen Bedeutung mit Kommunisten bzw. Sozialdemokraten oder politisch neutralen Personen besetzt. Die neuen StelleninhaberInnen hatten die Nazi-Zeit auf unterschiedlichste Wege überlebt.

Beispielhaft für diese **Überlebenswege** von Politikerinnen, die Einfluss auf die Gestaltung des Gesundheitswesens oder des Hebammenwesens nahmen, steht **Jenny Matern** (1904–1960), die 1945 aus dem Moskauer Exil zurück nach Dresden kam und dort das sächsische Gesundheitswesen mit aufbaute. Bald schon führte ihr weiterer Weg sie nach Berlin, wo sie erste Vizepräsidentin der **Deutschen Verwaltung für Arbeit und Sozialfürsorge** war und in der DDR schließlich stellvertretende Ministerin des Ministeriums für Gesundheitswesen wurde. Sie war aufgrund ihrer Mitgliedschaft in der KPD durch die Nazis bedroht worden.

Die innere Emigration verließen Frauen wie **Käthe Kern** (1900–1985), die seit 1928 in Berlin lebte und Mitglied der SPD war. Sie beteiligte sich am Aufbau des zentralen Gesundheitswesens in Berlin-Ost, war Gründungsmitglied des *Demokratischen Frauenbundes Deutschlands* und Mitglied in Parteivorstand und Zentralkomitee der SED seit deren Gründung 1946. Zu ihrer vielfältigen politischen Tätigkeit gehörte auch die Mitgliedschaft im Deutschen Volksrat 1948/49. Sie wurde Abgeordnete in der Volkskammer der DDR von 1949 bis 1985. Käthe Kern baute die für das Hebammenwesen in der DDR zuständige Hauptabteilung Mutter und Kind im *Ministerium für Gesundheit* um 1950 auf und leitete diese bis 1972.

Frauenleitbild und Frauenpolitik der SED

Die **Erwerbstätigkeit der Frau** war das Kernstück des sozialistischen Frauenleitbildes. An diesem Leitbild orientierte sich der totalitär verwaltete Staat in seiner Politik für Frauen. Die SED stellte sich in die sozialdemokratische Tradition August Bebels. In seinem Grundlagenwerk „Die Frau und der Sozialismus" stellte Bebel bereits 1879 die Unterdrückung der Frau fest:

„ ...dass alle Frauen ohne Unterschied ihrer sozialen Stellung als ein durch unsere Kulturentwicklung von der Männerwelt beherrschtes und benachteiligtes Geschlecht, das Interesse haben, diesen Zustand soweit möglich zu beseitigen durch Änderungen in den Gesetzen und Einrichtungen der bestehenden Staats und Gesellschaftsordnung." (2)

Er sah die Lösung der Frauenfrage in einer vollständigen Umformung der gesellschaftlichen Verhältnisse:

„Bei dieser (Frauenfrage) handelt es sich um die Stellung, welche die Frau in unserer sozialen Organismus einnehmen soll, wie sie ihre Kräfte und Fähigkeiten nach allen Seiten entwickeln kann, damit sie ein volles, gleichberechtigtes und möglichst nützlich wirkendes Glied der menschlichen Gesellschaft werde. Von unserem Standpunkt fällt diese Frage zusammen mit der Frage, welche Gestalt und Organisation die menschliche Gesellschaft sich geben muß, damit an der Stelle von Unterdrückung, Ausbeutung, Not und Elend die physische und soziale Gesundheit der Individuen und der Gesellschaft tritt. Die Frauenfrage ist also für uns nur eine Seite der allgemeinen sozialen Frage ...; sie kann daher ihre endgültige Lösung nur finden durch die Aufhebung der gesellschaftlichen Gegensätze und Beseitigung der aus diesen hervorgehenden Übel." (2)

Die SED übernahm den Selbstauftrag, die Frauenfrage zu lösen und die **Emanzipation der Frau** zu fördern. Man begriff die Emanzipation (lateinisch, eigentlich Freilassung) als finanzielle Unabhängigkeit und glaubte sie mittels Einbeziehung von Frauen in die Erwerbstätigkeit verwirklichen zu können. Die Frauenfrage war ideologisch betrachtet Teil der sozialen Frage der Arbeiterklasse. So war sie auch mit deren Lösung verbunden und mit der Schaffung sozialistischer Produktionsverhältnisse, die kein Privateigentum an Produktionsmitteln vorsah. Darin folgte man Friedrich Engels und Clara Zetkin, die feststellten,

„... (es) zeigt sich schon, dass die Befreiung der Frau, ihre Gleichstellung mit dem Mann eine Unmöglichkeit ist und bleibt, solange die Frau von der gesellschaftlichen, produktiven Arbeit ausgeschlossen und auf häusliche Privatarbeit beschränkt bleibt." (33)

Dem DDR-Frauenleitbild zufolge sollte die Frau nicht nur Hausfrau und Mutter sein, sondern auch gut qualifiziert, berufstätig sowie gesellschaftlich und politisch aktiv sein. Das neue Frauenleitbild entsprach dem männlichen, stellt Hannelore Scholz fest: Die Frau sollte werden, wie der gute Genosse und Antifaschist bereits war. Stark, parteilich, kollektivbewusst, berufstätig, gerecht und von der „großen Sache" überzeugt (47).

Diese Vorstellung fand Eingang in Rechtsnormen und Niederschlag in verschiedene staatliche Maßnahmen zu Vereinbarkeit von Beruf und Familie. Tatsächlich verankerte die DDR in ihrer Verfassung die **Gleichberechtigung von Mann und Frau** als Grundsatz für ihre Gesellschaftsordnung. Darauf folgte die Verabschiedung des **„Gesetz zum Mutter- und Kinderschutz sowie über die Rechte der Frau"** vom 27.9.1950, das sich für den Hebammenberuf folgenreich erwies. Man berief sich bei der Institutionalisierung der Geburt auf das Gesetz.

Gründe für die **aktive „staatliche Frauenbewegung“** sind neben den genannten politischen und ideologischen Schubkräften in ökonomischen Ursachen zu finden, insbesondere im permanenten Arbeitskräftemangel in der DDR.

In der Staatspropaganda stellte man die Frauenfrage in den 60er-Jahren als gelöst dar. Tatsächlich fühlten sich viele Frauen nicht diskriminiert, auch wenn die volle Gleichstellung mit dem Mann bei weitem nicht erreicht war. Im Vergleich zur Geschichte ihrer Abhängigkeit von Männern waren jedoch große Schritte zurückgelegt worden. Auch der Blick auf die materielle, soziale und rechtliche Stellung der Frau in Westdeutschland ließ die ostdeutschen Frauen gut dastehen, denn im Westen hatte man das Leitbild der so genannten „Hausfrauenehe“ etabliert. Das hielt westdeutsche Frauen noch lange Jahre bis 1974/75 in rechtlicher Unmündigkeit.

In der DDR fanden Probleme von Frauen, die sich aus der Vereinbarkeit von Erwerbstätigkeit und ihrer Fähigkeit der Reproduktion ergaben, öffentliche Beachtung: Man sah die **Betreuung von Kindern als gesellschaftliche Aufgabe** an und nicht als individuelles Problem. Demzufolge schuf man ein umfangreiches System staatlicher Kinderbetreuung (dessen Zweischneidigkeit hier nur erwähnt werden kann), richtete einen Hausarbeitstag pro Monat ein, das Babyjahr und Kinderpflegeurlaub sowie weitere staatliche Leistungen sozialer Art folgten, wie z.B. Feriendienste des FDGB oder regelmäßige Sprechstunden von Fachärzten in den Ambulatorien der Betriebe, wo die dort arbeitenden Frauen medizinische Versorgung in Anspruch nehmen konnten.

Politische Kampagnen zur moralischen Akzeptanz unehelicher Mütter waren in den 50er-Jahren erfolgreich verlaufen. Die Erwerbstätigkeit brachte Frauen neben dem Einkommen soziale Sicherheit, Selbstwertgefühl und soziale Integration, denn der sozialistische Betrieb oder die Landwirtschaftliche Produktionsgenossenschaft mit ihren Arbeitskollektiven waren in der DDR nicht nur Orte der Erwerbstätigkeit. Sie waren Orte der Geselligkeit, des Austausches und des Sammelns von Erfahrungen.

Dass hier langfristig tragfähige Beziehungen entstehen konnten, zeigen Berichte von alten Hebammen. Viele von ihnen haben auch 25 oder 30 Jahre nach Ende ihres Arbeitslebens noch regelmäßig Kontakt und zum Teil enge Beziehungen zu anderen gleich alten und auch erheblich jüngeren Kolleginnen ihres früheren Kollektivs.

Bezüglich der **ökonomischen Selbstständigkeit von Frauen**, ihrer Qualifizierung und der quantitativen Entwicklung von Frauenerwerbsarbeit war die Frauen- und Familienpolitik der DDR, die Emanzipation „von oben“, durchaus erfolgreich. Hatten 1970 noch rund 50 % der berufstätigen Frauen keinen Berufsabschuss, besaßen 1986 immerhin 81,5 % einen Abschluss als Facharbeiterin. 1989 arbeiteten 91,3 % aller Frauen im erwerbfähigen Alter (48). Diese Entwicklung war bedingt durch den Bruch mit Kultur- und Bildungsprivilegien, die traditionell dem Mann zukamen.

Dennoch blieben **patriarchale Strukturen** bestehen: Frauen hatten einen geringen Anteil an Führungspositionen, etwa 20 % in Industrie und Landwirtschaft und nur etwa 2–3 % in Partei-, Wissenschafts- und Wirtschaftsgremien (48). Ihre Aufstiegschancen blieben trotz sehr guter Erfolge bei der Weiter- und Höherqualifizierung begrenzt. Frauen blieben auch in den Einkommens- und Gehaltsstrukturen benachteiligt. Sie verdienten bei Vollzeitbeschäftigung 20–30 % weniger als Männer (48). Schließlich blieb die Reproduktionsarbeit, die zeitaufwändige Zuständigkeit für Haushalt, Kinder und Familie, fraglos und selbstverständlich Aufgabe der Frau.

Interessant ist, dass das Zentralkomitee der SED 1961 durchaus **unkonventionelle Vorschläge zur Verbesserung der Situation von Frauen** machte, um sie bei den Arbeiten im Haushalt wie Wäsche waschen, Kochen, dem Besorgen von Lebensmitteln und dem

Reinigen der Wohnung zu entlasten. Man überlegte, ob die Betriebe die Abgabe von Wäsche, das Ausleihen hochwertiger Reinigungsgeräte usw. organisieren könnten. Die einfachste Lösung, nämlich Männer mit einem gleichen Anteil zu dieser Arbeit hinzuzuziehen, ist hingegen nicht einmal öffentlich diskutiert worden (48).

In wesentlichen Punkten blieben die SED und die Gesellschaft der DDR dem bürgerlichen Dualismus der Geschlechterordnung verhaftet. So fortschrittlich es war, Frauen auch mit Kindern die Erwerbstätigkeit und berufliche Weiter-Qualifikation zu ermöglichen, so bevormundend war der Staat in der **Verpflichtung zur Arbeit**. Diese wurde indirekt gesteuert, indem man die Gehälter so niedrig ansetzte, dass eine Familie nur über die Runden kam, wenn beide Partner berufstätig waren. Statt ihrer Emanzipation, die der Definition zufolge eine Befreiung von Individuen oder sozialen Gruppen aus der rechtlichen, politisch-sozialen, geistigen und psychischen Abhängigkeit zu Mündigkeit und Selbstbestimmung bedeutet, gerieten Frauen in der DDR in eine andere Abhängigkeit. Der vormundschaftliche „Vater Staat" hatte das Sagen und löste den selbst gestellten Anspruch, die Frauenfrage im ideologischen Sinne August Bebels, Clara Zetkins und Friedrich Engels zu beantworten, nicht ein.

Im **sozialistischen Gesundheitsprojekt** gab es ein großes Ausmaß an institutionellen Veränderungen im Vergleich zum Gesundheitswesen der Weimarer Republik, der NS-Zeit und der Bundesrepublik Deutschland.

In der DDR legte man dem Gesundheitswesen **drei zentrale Prinzipien** zugrunde:

1. Der Zugang zur Gesundheitsversorgung sollte für alle BürgerInnen allgemein und unentgeltlich sein.
2. Die ungleichen Gesundheitsverhältnisse z. B. zwischen Stadt und Land sollten aufgehoben werden.
3. Die Entkommerzialisierung des Gesundheitswesens wurde angestrebt mit dem Ziel, allen BürgerInnen unabhängig vom Einkommen die gleichen Vorraussetzungen für den Schutz ihrer Gesundheit zu bieten.

Als Voraussetzung für den allgemeinen unentgeltlichen Zugang schuf man bereits 1947 eine **einheitliche Sozialversicherung** für die Sowjetische Besatzungszobe (SBZ), die in der DDR fortbestand und sukzessive alle Bürgerinnen aufnahm. Schon bald gab es eine weitgehend lückenlose Sicherung im Krankheitsfall, sodass möglichst alle Gruppen der Bevölkerung eine medizinische Grundversorgung erhalten konnten und sie abgesichert waren gegen Gesundheitsrisiken. Jede Gebärende konnte sich nun eine Hebamme oder eine Geburt in einem Krankenhaus leisten.

Man schuf ein enges Netz so genannter **Ambulatorien** in allen ländlichen Regionen, die die medizinische Versorgung der Landbevölkerung zur Aufgabe hatten. 1950 gab es 136 Landambulatorien und 1960 waren es schon 373. Ihre Zahl blieb in etwa auf einem Niveau von 380 Einrichtungen (53). Während ein Allgemeinmediziner vor Ort war, kamen Fachärzte verschiedener Fachrichtungen (z. B. Frauenarzt, Augenarzt, Zahnarzt usw.) aus nächst größeren Städten hierher, um regelmäßig Sprechstunden abzuhalten. Kleinere Operationen konnten hier durchgeführt werden. Die Schwangeren- und Mütterberatung fand hier ebenso statt wie die Neugeborenenberatung. In manchen Regionen fuhren Kinderärzte mit einem Wagen oder einem kleinen Bus durch die Dörfer zur Säuglings- und Kleinkinderberatung, um möglichst alle Kinder in die Vorsorgeuntersuchung einzubeziehen. Eine Hebamme wurde angestellt, die die Schwangerenberatung durchführte oder bei ihr mitwirkte, Geburtsvorbereitung anbot und wie bisher Geburtshilfe leistete und der Wochenbettbetreuung nachging. Größere Landambulatorien hatten einen extra Raum für Geburten.

In der Praxis bestand das Gesundheitswesen aus **verstaatlichten Krankenhäusern,** einem staatlichen Betriebsärztewesen, Landambulatorien und Polikliniken, das waren staatliche Behandlungszentren zur ambulanten Versorgung. Die Zahl der **Polikliniken** wuchs stetig: 1950 waren es 184, 1960 gab es mit 399 gut doppelt so viele, 1970 konnten sich Patienten in 452 Polikliniken behandeln lassen, 1980 in 561 und 1984 schließlich in 582 (53).

Letztere wurden mit dem Friedensvertrag und der Wiedervereinigung beider Staaten Deutschlands zur BRD abgewickelt und kommen heute mit dem neuen Namen Ärztehäuser wieder zurück.

Die wirtschaftliche und soziale Stellung der **Ärzte** änderte man in der DDR von Grund auf. Sie wurden staatlich angestellt. Der freie Hausarzt war seit dem Mauerbau 1961 mit anteilig 2 % der Mediziner zu einer Randerscheinung geworden. Der Grund für diese Politik war ideologischer Natur. Man nahm an, dass alle Kreise der Bevölkerung durch staatlich angestellte Ärzte gleichermaßen gut betreut wurden, während frei praktizierende Mediziner besser gestellte Patienten besser behandeln würden als solche, die arm waren.

Krankheit galt nicht als individuelles, sondern als gesellschaftliches Phänomen. Daraus wurde schnell eine Bürgerpflicht zur Gesundheit abgeleitet, die der Staat von den Werktätigen einforderte (54). So wurden **Gesundheitsschutz und Gesundheitspflicht** zwei aufeinander bezogene zentrale Bestandteile der Gesundheitspolitik.

Wie andere Bereiche wurde auch das **Gesundheitswesen zentral geleitet und monopolisiert**. Es wurde mit der Ausnahme konfessionell gebundener Krankenhäuser verstaatlicht. Marktwirtschaftliche Elemente wurden ausgeschaltet. Das Gesundheitswesen im totalitären System kannte nur ein System der Heilung, nämlich das der wissenschaftlich fundierten Schulmedizin. Ärzte waren Fachleute für das System Körper (47).

Die Ausrichtung des Gesundheitswesens orientierte sich in erster Linie an der **Vorbeugung (Prävention) von Krankheiten** und bestand aus einem dichten Netz krankheitsspezifischer Vorsorgeuntersuchungen, z. B. Röntgenreihenuntersuchungen zur Früherkennung von Tuberkuloseerkrankungen, engmaschige Reihenuntersuchungen von Säuglingen, Kindern und Jugendlichen.

In so genannten **Dispensaires** bündelte man diagnostische und sozialfürsorgerische Aufgaben mit prophylaktischen, therapeutischen und rehabilitativen für bestimmte Krankheiten, z. B. bei Diabetes. So entstanden **Kompetenzzentren** mit Fachwissen auf hohem Niveau. Mit Dispensaire wurde eine Organisationsform der Langzeitbetreuung bezeichnet, die sich entweder auf eigene Einrichtungen stützte oder in der aktiven dauerhaften Überwachung durch periodische Kontrollen von Gesundheitszustand oder Krankheitsverlauf bestand. In der Hauptsache handelte es sich um ambulante Einrichtungen, in denen Menschen mit bestimmten Krankheiten von Spezialisten betreut wurden (Diabetes, Rheuma, Herzkrankheiten, endokrine und metabolische Krankheiten) (4).

Daneben etablierte man in der DDR ein umfangreiches, zentral gelenktes und straff organisiertes **Impfprogramm** als Präventionsmaßnahme. Zur Umsetzung des Programms griff man auf die bestehende Infrastruktur des öffentlichen Gesundheitswesens zu. Mit deren Hilfe wurden die Menschen kollektiv erfasst und kontrolliert. Auf diesem Wege konnten zwei gefährliche übertragbare Kinderkrankheiten, die Kinderlähmung 1962 und die Diphtherie 1973, aus dem Spektrum der auftretenden Krankheiten verdrängt werden – was übrigens von Medizinern aus dem Westen als „beneidenswert“ eingeschätzt wurde (54).

Wie gelang es der Regierung, dass so viele Menschen an diesen Programmen teilnahmen? Eine Kombination aus organisatorischen Maßnahmen (Reihenimpfung in Schulen oder in Ambulanzen der Betriebe), finanziellen Anreizen (Prämien für in Anspruch genommene Vorsorgeuntersuchung, in denen auch geimpft wurde) und die Androhung empfindlicher Ordnungsstrafen bei Verweigerung einer Impfung (Zwangsgelder) führten zu einem im internationalen Vergleich hohen Immunisierungsgrad der Bevölkerung der DDR (54).

Schwangeren- und Mütterberatung

Die Herrschenden hatten ein großes Interesse an der **Fürsorge für Schwangere und Mütter**, das sich aus dem Verfassungsrang der Rechte der Frau ableitete, d. h. aus der besonderen Aufmerksamkeit der SED für die Lösung der Frauenfrage, die eng mit der weiblichen Fähigkeit zur menschlichen Reproduktion zusammenhängt und aus der Bevölkerungsentwicklung in der DDR, die bis 1961 durch massenhafte Flucht von Menschen in andere Länder einen starken Rückgang zu verzeichnen hatte, der sich empfindlich im Mangel an Arbeitskräften bemerkbar machte.

Bereits im Spätsommer 1945 kam es in der SBZ zur (Wieder-?) Eröffnung von Schwangeren- und Neugeborenenfürsorgestellen. Man wollte die aufgrund der schlechten Lebensverhältnisse der Nachkriegszeit extrem hohe Säuglingssterblichkeit senken.

Bald folgten **Ehe- und Sexualberatungsstellen**, womit eine Tradition aus der Weimarer Republik wieder belebt wurde. Die Bezeichnung Fürsorgestelle wurde aufgrund des negativen Beigeschmacks in Beratungsstelle geändert. Die Beratungsstellen bestanden also schon bevor es hierfür gesetzliche Grundlagen gab.

Mit der Verabschiedung des **Gesetzes zum Mutter- und Kinderschutz sowie über die Rechte der Frau** vom 27.9.1950 und den dazugehörigen Durchführungsbestimmungen wurden Aufgaben der Schwangeren- und Mütterberatungsstellen definiert und nachträglich in gesetzliche Form gegossen.

> *„§ 2 (1) Der Mütterberatungsstelle obliegt neben der ärztlichen Überwachung der Schwangeren und der Säuglinge und Kleinkinder die Beratung in hygienischen und sozialen Fragen.*
> *(2) Die Mütterberatungsstelle führt ferner die ärztliche Beobachtung der Gesundheit und Entwicklung der Kinder bis zur Einschulung durch, soweit diese Kinder nicht von anderen Stellen des staatlichen Gesundheitswesens erfasst werden. Die Mütterberatungsstelle betreut auch die stillende Mutter.“* (31)

In mehrmals aktualisierten **„Richtlinien für die Tätigkeit der Schwangerenberatungsstellen“** (1954/1964/1978/1988) schrieb das *Ministerium für Gesundheitswesen* fest, wo, wie oft und in welcher Form Vorsorgeuntersuchungen in der Schwangerschaft stattfinden sollten und welche Untersuchungen vorzunehmen wären. Ärzte, Hebammen und Fürsorgerinnen sollten in der Beratung tätig sein. Die Richtlinien regelten das Verhältnis der Berufsgruppen zueinander hierarchisch mit dem Arzt an der Spitze. Während **1954 Indikationen zur Klinikentbindung** festgeschrieben waren, die mit denen der Dienstordnung für Hebammen aus dem Hebammenlehrbuch § 12 übereinstimmten, nämlich

> *„1. künstlicher Unterbrechung der Schwangerschaft,*
> *2. septischer Abort,*
> *3. Hyperemesis gravidarum (schwere Fälle), Schwangerschaftsniere, Eklampsie, Blasenmole, Chorionepitheliom,*
> *4. bei Placenta praevia,*
> *5. bei primärer Wehenschwäche mit vorzeitigem Blasensprung besonders bei älteren Erstgebärenden,*
> *6. bei allen Fällen von Mißverhältnissen zwischen Frucht und Becken,*
> *7. bei allen durch Einklemmung der Frucht verschleppten Fällen, allen fieberhaften Fällen, die durch klassische Entbindungsmethoden nicht erledigt werden können,*
> *8. bei allen Beckenendlagen, besonders bei alten Erstgebärenden,*
> *9. bei allen Querlagen,*
> *10. bei allen Entbindungen nach Kaiserschnitt,*
> *11. bei blutenden Zervixrissen und totalen Mastdarm-Dammrissen,*
> *12. bei allen Frühgeburten.*
> *(Punkt 8., 9. und 12. in erster Linie im Interesse des lebenden Kindes)“* (42)

bestimmten die Richtlinien von **1964** die **Klinikentbindung als Regelfall**.

> *„Grundsätzlich ist für jede Schwangere eine klinische Entbindung anzustreben.“* (43)

Neben medizinischen Aufgaben gehörte die Geburtsvorbereitung, die so genannte Psychoprophylaxe der schmerzarmen Geburt, die Stillförderung und -beratung und die Information über staatliche Vergünstigungen zum **Tätigkeitsprofil der Beratungsstellen**. Simone Schäfer schätzt die Tätigkeit der Beratungsstellen kritisch ein: Die Pflichtuntersuchungen vor und nach der Geburt verwoben die normalen Vorgänge der Schwangerschaft dicht mit dem Krankheitsbegriff. Frauen waren Patientinnen (47). Von schwangeren Frauen und Müttern wurde diese alternativlose Einrichtung unterschiedlich wahrgenommen. Einerseits fanden engmaschige Gesundheitschecks statt, die den Frauen Sicherheit vermittelten, bei gleichzeitiger staatlicher Kontrolle über die Schwangerschaft und über das Gedeihen des Neugeborenen. Eine Frau beschrieb ihr Erleben folgendermaßen:

„Positive Sozialleistungen wurden immer mit Kontrolle verknüpft. … Die finanzielle Unterstützung des Staates zur Geburt eines Kinde betrug 1000,– M, was damals (um 1980) relativ viel Geld für uns war. Gezahlt wurde diese Unterstützung in Raten, und zwar nur dann, wenn die vorgeschriebenen Untersuchungen der so genannten „Mütterberatung" in Anspruch genommen wurden. Die Mütterberatung umfasste nicht nur die tabellenorientierte Kontrolle des Säuglings, sondern auch die Verabreichung von Vitamin D und alle Pflichtimpfungen. … Zur Illustration: Eine Bekannte war zierlich und klein. Sie stillte ihr Baby, das fröhlich wuchs und gedieh. Aber es interessierte sich einfach nicht für die Tabelle der Kinderärztin, welche vorschrieb, wie schwer das Baby wann zu sein hatte. So kam es, dass es bei jeder Untersuchung zwar zugenommen hatte, aber tabellarisch zu leicht war. Mit sorgenvollem Stirnrunzeln sprach die Ärztin davon, dass nach der nächsten Konsultation das Baby ins Krankenhaus müsse, wenn es nicht genügend Gewicht aufzuweisen hätte. Die Mutter löste das Problem, indem sie beim nächsten Mal die Windel präparierte, mit welcher die Babys auf die Waage gelegt wurden: Ein Schraubenschlüssel war unauffällig genug und brachte doch die erforderliche Gramm differenz, welche Mutter und Kind vor der sicheren Trennung bewahrte." (47)

Schwangeren- und Mütterberatung war in der DDR bereits in den 50er-Jahren zur **staatlichen Institution** geworden. Bis 1955 war die Versorgung mit Beratungsstellen flächendeckend gewährleistet. 1954 gab es 1870 Schwangerenberatungsstellen, 1960 sank die Zahl auf 1604. 1970 waren es 1046 Stellen, 1980 gab es 891 und 1984 waren es 864 Stellen. Der Rückgang ist unter Umständen mit der rückläufigen Geburtenzahl zu erklären, kann aber auch Ausdruck von Umstrukturierungen im Gesundheitswesen sein. Bei den Mütterberatungsstellen verhält sich die Entwicklung etwas anders. 1955 gab es insgesamt 7797 Haupt, Neben- und Außenstellen. Die Anzahl hatte sich bis1960 erhöht auf 9508 und stieg bis 1970 weiter auf 10 275 Stellen. Danach pendelte sich die Zahl bei etwa 10 000 Stellen ein (53).

Die hohe **Säuglingssterblichkeit** der Nachkriegsjahre besorgte die Herrschenden auch wenn diese stetig zurückging. 1946 lag die Säuglingssterblichkeit offiziellen Angaben zufolge bei 13,1 % im Landesdurchschnitt. Die Anzahl der Sterbefälle im ersten Lebensjahr sank kontinuierlich ab, lag aber im europäischen Vergleich recht hoch. Offiziellen Angaben zufolge starben1950 72,2 Kinder von 1000 Lebendgeborenen. 1970 waren es 18,5 auf 1000 Lebendgeborene, 1988 12,1 und 1988 nur noch ein Bruchteil des Ausgangswertes, nämlich 8,1 Lebensgeborene von 1000.

Diese Erfolge sind in einer allmählich besser werdenden wirtschaftlichen Lage des Landes zu finden, die zu einem besseren Allgemeinzustand und Ernährungszustand der Frauen führte. Durch die Rückkehr vieler Männer aus der Kriegsgefangenschaft verteilte sich die Arbeit auf mehrere Schultern, Frauen waren nicht mehr permanent an den Grenzen ihrer Kräfte, wie in der unmittelbaren Nachkriegszeit. Mit dem Wiederaufbau von Häusern und der Instandsetzung der Kanalisation, d. h. der sachgerechten Entsorgung der Abwässer, verbesserten sich die allgemeinen hygienischen Bedingungen bedeutend. Der Aufbau des Gesundheitswesens und die zunehmend bessere Verfügbarkeit von Medikamenten, die Zeit des Bestehens der DDR allerdings immer ein knappes Gut blieben, trugen ein Übriges dazu bei.

In den 50er-Jahren schuf man weiter gezielte Maßnahmen zur Senkung von Mütter- und Säuglingssterblichkeit. Wesentlich war die Einrichtung von Kommissionen zur Bekämpfung der Mütter- und Säuglingssterblichkeit. Im Sommer 1958 wurde in jedem Bezirk eine **Fachkommission zur Bekämpfung der Müttersterblichkeit** gebildet, die sich in erster Linie aus Medizinern zusammensetzte sowie aus Fürsorgerinnen der Schwangeren- und Mütterberatungsstellen und Hebammen, die dort tätig waren, bestand. Sie traf sich alle drei Monate,

„um die tatsächliche Todesursache zu klären unter dem Gesichtspunkt der Vermeidbarkeit festzustellen, ob Prophylaxe, Diagnose und Therapie dem Stand der medizinischen Wissenschaft entsprachen. Absicht war es, Schlussfolgerungen zu ziehen, um solche Vorkommnisse in Zukunft auszuschließen." (44)

In der Kommission stellte man u.a. fest, dass die Zahl der Müttersterblichkeit in einer Zunahme illegaler Abtreibungen zu finden war. Demzufolge änderte man das **Abtreibungsverbot**, das seit dem Gesetz über den Mutter- und Kinderschutz sowie die Rechte der Frau von 1950 nur eine medizinische und eine eugenische Indikation aber keine soziale Begründung für einen Abbruch enthielt. 1972 wurde die Abtreibung in den ersten 12 Wochen p.c. einer Schwangerschaft gestattet. Dies führte zu einem relativen Rückgang der Müttersterblichkeit.

Einen wesentlichen Beitrag zur **Senkung der Säuglingssterblichkeit** leisteten über die Analyse der Kommissionen hinaus umfangreiche **Maßnahmen gegen die Frühsterblichkeit**, d.h. die Sterblichkeit in der ersten Lebenswoche. Diese bezogen sich wesentlich auf die Frühgeborenenpflege und die besondere Aufmerksamkeit für untergewichtige Säuglinge. Man schuf Frühgeborenenzentren, Inkubatoren auch zum Transport von Neugeborenen, schuf das Prinzip, die Mutter mit dem Ungeborenen zur Geburt in eine große Frauenklinik mit angegliederter Kinderklinik zu überweisen, um den Transportweg eines Neugeborenen so kurz wie möglich zu halten. Es wurde versucht, die Zusammenarbeit zwischen Kreißsaalärzten und Kinderärzten zu verbessern. Perinatologen wurden qualifiziert.

Auch wenn sowohl in zeitgenössischen Aussagen als auch in medizin-historischen Arbeiten nach der Vereinigung beider deutscher Staaten das Gebären in Kliniken als bedeutsamer Punkt bei der Senkung der Säuglingssterblichkeit benannt wird, bleiben alle Autoren eine Begründung für diese Annahme schuldig.

Das sozialistische Gesundheitsprojekt ermöglichte jedem Menschen eine **medizinische Grundversorgung im staatlichen Gesundheitswesen**. Es institutionalisierte die Vorsorgeuntersuchungen für Schwangere, Mütter und Säuglinge. Für Frauen war die in Anspruchnahme „freiwillig – verpflichtend“. Finanzielle Anreize sollten die Wahrnehmung der Untersuchungen schmackhaft machen, andernfalls drohten empfindliche Geldstrafen.

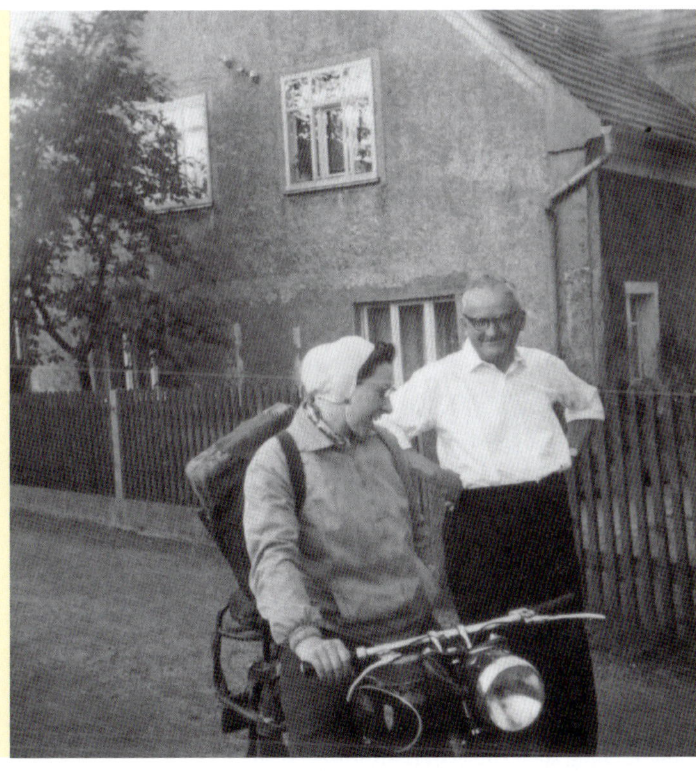

Abb. 3-5 Frau Laube, Hausgeburtshebamme, Rothenburg/Neiße um 1958

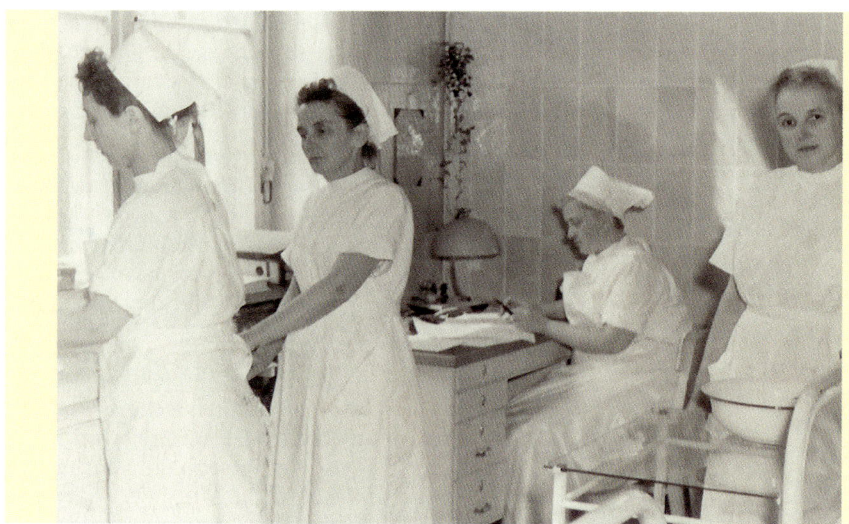

Abb. 3-6 Hebammenkollektiv im Geburtensaal in Görlitz.

Veränderung des Berufes

Der traditionelle Beruf der Hebamme wurde durch den Wechsel von der Hausgeburt zur Klinikgeburt von seiner modernen Form abgelöst. Der Einzug umfangreicher diagnostischer Neuerungen in die Geburtshilfe in den 70er-Jahren brachte dem Beruf eine weitere substanzielle Veränderung.

Im zentralistischen Staatsozialismus der DDR war die Zuständigkeit für das Hebammenwesen in der **Hauptabteilung Mutter und Kind des Ministeriums für Gesundheitswesen** angesiedelt. Käthe Kern leitete die Hauptabteilung bis 1970. Sie war der stellvertretenden Ministerin bzw. Minister unterstellt. Da beide Posten weder mit einer Hebamme noch mit einer Ärztin besetzt waren, folglich im Ministerium diesbezüglich keine Fachkompetenz vorhanden war, suchte man sich **Berater**. Es bestanden Kontakte zu Medizinern und Hebammen.

Else Henseleit, Leiterin der Fachgruppe Hebamme und ab 1952 der zentralen Kommission Hebamme, nahm verschiedentlich Kontakt zur Abteilung Mutter und Kind auf. MitarbeiterInnen des Ministeriums nahmen umgekehrt an Sitzungen der Zentralen Kommission Hebamme im Zentralvorstand der *Gewerkschaft Gesundheit* teil. Man schätzte die Kollegin Henseleit im *Ministerium für Gesundheitswesen* zunehmend geringer, darum ist ihr Einfluss auf die Arbeit im Ministerium in Angelegenheiten ihres Berufes seit 1957 als schwach einzustufen. Im März 1957 wurde sie als „ideologisch nicht einwandfrei" beschrieben, ohne dass die Mitarbeiterin des Ministeriums, Frau Sturmhöfel, näher auf die Gründe einging. Sie unterstrich ihre Einschätzung dadurch, dass man dieser Haltung eine Gefahr beimaß, denn Henseleit konnte durch ihre Position Meinung machen.

> *„Es besteht der berechtigte Verdacht, dass dieser Einfluß seit Jahren nicht ohne Wirkung bleiben kann."* (21)

Dr. Ruppert füllte die Funktion eines ärztlichen Beraters des Ministeriums in den 50er-Jahren aus. Der Sozialhygieniker Dr. Joachim Rothe löste ihn zu Beginn der 60er-Jahren ab. Mit der Gründung des **Instituts für Weiterbildung mittlerer medizinischer Fachkräfte** des *Ministeriums für Gesundheitswesen* in Potsdam 1962 wurde ein Zentrum geschaffen, das sich ausschließlich den genannten Berufsgruppen widmete. Es ging aus der **Fachschule für Ökonomie des Gesundheitswesens** in Potsdam hervor. Der Institutsleitung stand ein beratendes Gremium zur Seite, das aus 27 Personen bestand. 10 Mitglieder gehörten zur medizinischen Intelligenz. Im Institut befassten sich Berufsfachkommissionen mit Fachfragen der darin zusammengefassten Berufsgruppen. Bis zum Ende des Bestehens der DDR bearbeitete man im Institut in Potsdam auch **relevante Fragen des Hebammenwesens**. Hier wurden Weiterbildungen zu verschiedenen Lehrergraden konzipiert und angeboten, ein sozialistisches Berufsethos für mittlere medizinische Berufe erarbeitet, landesweite Tagungen für verschiedene Berufsgruppen organisiert und die kontinuierliche Arbeit der Berufsfachkommissionen koordiniert. Aufgrund des unzeitgemäßen, da auf die Hausgeburt ausgerichteten, Hebammenlehrbuches von Robert Schröder gab man ergänzende Lehrmaterialien in Auftrag.

Eine neue **Berufsfachkommission Hebammen am Institut in Potsdam** übernahm die Funktion der früheren ärztlichen Berater. Sie tagte mehrmals jährlich, mindestens alle drei Monate. Dieses zentrale Gremium setzte sich aus leitenden Hebammen der Kreißsäle im Land, die Ausbildungsstatus besaßen, aus Lehrerinnen der Hebammenschulen, Chefärzten der großen Frauenkliniken sowie einer Mitarbeiterin des Instituts zusammen. Den Vorsitz hatte immer ein Arzt inne zusammen mit der zuständigen Mitarbeiterin des Instituts, die Koordinatorin und Protokollführerin war (26). Gemeinsam bearbeitete man das **Berufsleitbild von 1969**, das das Hebammengesetz ablöste. Darin wurden auch Art und Inhalt der Berufausbildung bestimmt. Lehrpläne wurden entworfen und die Ausgestaltung der praktischen Ausbildung besprochen. Die vierteljährlich stattfindenden Tagungen boten ein Forum, auf dem man sich zeitnah über die Qualität der Ausbildung abstimmte und neue Anforderungen durch die sich wandelnde Art der Geburtshilfe angemessen berücksichtigte. Es wurde festgestellt, was sich in der Praxis bewährt hatte. Was sich als nicht praxistauglich erwies, schaffte man kurzerhand wieder ab. Mittels dieser Koordination schufen die fachkompetenten Mitarbeiter der Berufsfachkommission landesweit einen **einheitlich hohen Standard der Ausbildung**.

Da mir bisher keine aussagekräftigen Informationen über die **Nutzung der Berufsfachkommissionen als ideologisches Instrument** vorliegen, kann ich nur vermuten, dass der Ein-Parteien-Staat auch versuchte, sich auf diesem Wege seinen ideologischen Einfluss auf Ausbilder zu sichern, die in ihrem Beruf wiederum Einfluss auf junge Menschen nehmen konnten. Für die Machthaber könnten außerdem Informationen von der Basis der Gesellschaft von Interesse gewesen sein und die Mitarbeit der Kommissionsmitglieder an Erstellungen und Erfüllung von Planvorgaben.

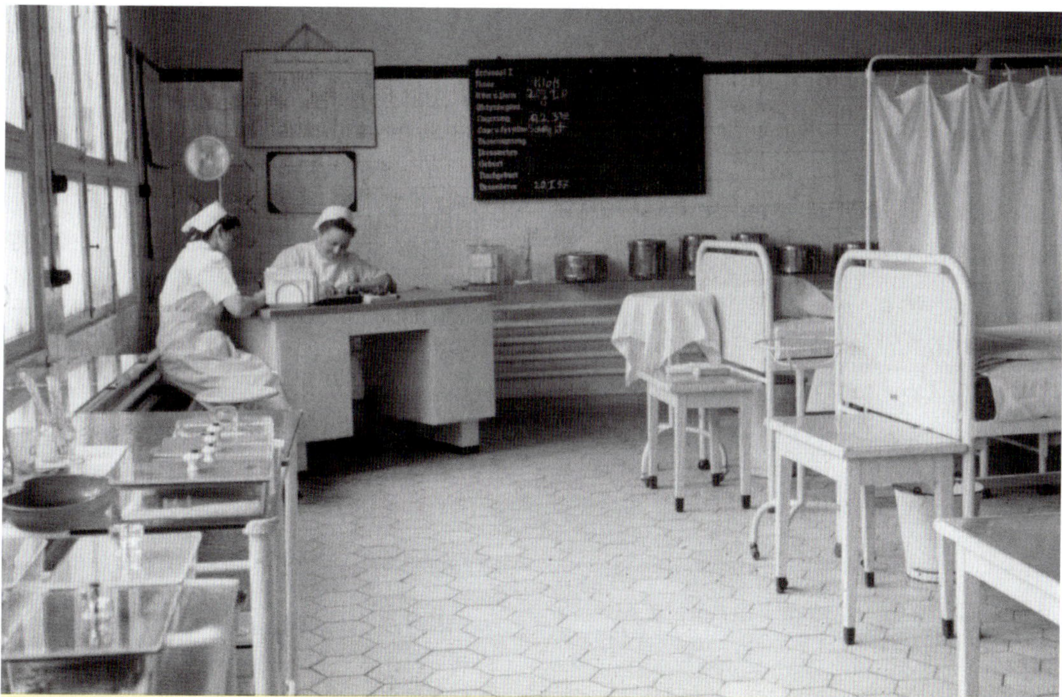

Abb. 3-7 Kreißsaal Erfurt 1957

Im **Ministerium für Gesundheitswesen der DDR**, übrigens dem ersten Ministerium dieser Art auf deutschem Boden, verfolgte man seit 1950 u. a. das **Ziel**, dass jedes Kind das Licht der Welt in einem Krankenhaus erblicken und jede Gebärende eine besondere Geburtsvorbereitung erlernen sollte. Zum Gebären in eine Klinik zu gehen, galt als modern.

Dr. Ruppert, ärztlicher Berater der zuständigen Abteilung Mutter und Kind im Ministerium, sprach von einer „vollständigen **Reform in der Geburtshilfe**, die die Geburt humanisieren und von alttestamentarischem Ballast befreien“ solle (13, 15) – damit bezog er sich auf den Geburtsschmerz, der dem christlichen Glauben zufolge Eva und allen ihr folgenden Frauen als Strafe für ihr angebliches Vergehen im Paradies auferlegt worden waren. Neben diesem ideologischen Kontext, d. h. der Abschaffung von Religion, die als Beruhigungsmittel (Opium) für das Volk im Kapitalismus betrachtet wurde, war diese selbst auferlegte Aufgabe Teil der generellen Strategie, ein modernes Gesundheitswesen zu installieren. Als modern verstand man, dass alle Bürger gleichermaßen Zugang zu gesundheitlicher Versorgung haben sollten, und dass der biografischen Besonderheit von Frauen, ihre Fähigkeit der menschlichen Reproduktion, Rechnung getragen werden sollte. Eine weitere Absicht bestand darin, die hohe Mütter- und Säuglingssterblichkeit der Nachkriegsjahre zu senken (10, 14, 18, 19, 23, 25). Obwohl es keine Beweise für die Annahme gab, dass das Gebären in einem Krankenhaus die Sterblichkeit tatsächlich senken könnte, verlagerte man die Geburten in den **Kreißsaal** und trat damit ein Experiment an (29). Die Zahl der Entbindungsbetten wurde dafür rasch erweitert: 1951 gab es 5829 Entbindungsbetten, 1960 waren es insgesamt 8614. Für 1970 wurden 7773 gezählt, 1980 sank die Zahl leicht auf 7505, um 1984 wieder anzusteigen auf 7959 (33). Die erfolgreiche Verlagerung ist jährlich zahlenmäßig erfasst worden: 1952 gab es 48,2 % Anstaltsgeburten, 1960 waren es bereits 89,3 % und 1965 hatte man 96,7 % erreicht. Nun verbot man auch den letzten frei praktizierenden Hebammen der ländlichen Regionen die Tätigkeit.

Durch die **Verlagerung des Geburtsortes** vom privaten Heim der Frauen in den halb-öffentlichen Raum Krankenhaus in den 50er-Jahren erfuhr die praktische Tätigkeit der Hebammen einen ***epochalen Umbruch***: Schon Ende der 50er-Jahre war der Großteil der frei praktizierenden Hebammen staatlich angestellt und befand sich damit in einer sozial und wirtschaftlich abgesicherten Lage. Die Hebammen waren nun in verschiedenen staatlichen Einrichtungen angestellt: in Kreißsälen von Krankenhäusern, in Entbindungsheimen, in Mütter- und Säuglingsheimen, Landambulatorien, Schwangerenberatungsstellen und gelegentlich in Schwangerenerholungsheimen. Die **traditionelle Berufsform war durch eine moderne ersetzt** worden.

Der **Tätigkeitsbereich** wurde einerseits beschränkt, denn die Wochenbettbetreuung fiel nicht mehr in den Bereich von Hebammen. Andererseits erfuhr der Beruf eine Erweiterung, um die Arbeit in Mütter- und Säuglingsheimen und später in der fachlichen Fortbildung zur Übernahme der Ultraschalluntersuchungen in der Schwangerschaft. Den Kern ihrer Tätigkeit in der Geburtshilfe behielten die Hebammen. Sie konnten sich außerdem zur Fürsorgerin speziell für die Tätigkeit in der Schwangerenberatung qualifizieren. Allerdings mussten Hebammen dann offiziell als Fürsorgerin arbeiten. Ihren Status als Hebamme verloren sie bei einer Anstellung, nicht aber ihre Fachkompetenz.

Mit dem Übergang in die moderne Berufsform ging eine **Veränderung des Berufsbildes** einher: Während die frei praktizierende Hebamme in ihrem Ein-Frau-Betrieb für Schwangere und Gebärende ihres Bezirk ständig rufbereit war, arbeitete die angestellte Hebamme im Kreißsaal im Kollektiv zusammen mit Kolleginnen eingeteilt nach festem Dienstplan oft mit Überstunden.

Während die frei praktizierende Hebamme die Frauen und deren familiäre Situation meist persönlich kannte, war das für angestellte Hebammen im Krankenhaus eher die Ausnahme. Zu beiden Berufsbildern gehörte, dass Hebammen Sorge für die Bereithaltung von Medikamenten und sterilisierten Instrumenten tragen mussten. Der entscheidende Unterschied lag in der Größenordnung dieser Tätigkeit: Für den Kreißsaal handelte es sich je nach Geburtenzahl um einen ungleich höheren organisatorischen Aufwand als in der Freiberuflichkeit, um den Betrieb am Laufen zu halten. Zusätzlich bewältigten Hebammen im Kreißsaal **logistische Aufgaben**, die in der freien Praxis nicht anfielen, da sie in den Händen der Gebärenden und deren Familie lagen, z. B. die Reinigung des Geburtsraumes und -bettes. Andererseits bekamen freiberufliche Hebammen im Gegensatz zu ihren angestellten Kolleginnen gelegentlich unfreiwillig

Aufgaben, die nicht zu ihrem originären Beruf gehörten. Ich denke an ihre pädagogische Funktion in Sachen Hygiene besonders bei Neugeborenen und Säuglingen, aber auch bei größeren Kindern.

In den 70er-Jahren erfuhr das Berufsbild erneut eine **Transformation**. Die regelmäßige Nutzung einer **Saugglocke** (Vakuum-Extraktor) zur manuellen vorzeitigen Beendigung einer Geburt seit Mitte der 60er-Jahre ging ihr voran. Diese Saugglocke ermöglichte es, eine normale Geburt mechanisch zu verkürzen. Die „lehrmäßig streng abwartende geburtshilfliche Indikationsstellung" wurde durch den Einsatz des Gerätes „von Grund auf angetastet" (39). Die regelmäßige Fruchtwasserbetrachtung **(Amnioskopie)** durch den Mediziner und der regelmäßig werdende Einsatz von Herztonüberwachungsgeräten **(Cardio-Toco-Graphie, CTG)** unter der Geburt sowie weitere diagnostische Verfahren, wie die Blutgasanalyse sub partu, markierten diese erneute Wandlung des Berufes (32). Während die Hebamme ihre Einschätzung aufgrund der immer wieder direkt am Leib der Schwangeren abgehörten kindlichen Herztöne traf, ermöglichte das neue Verfahren die extrakorporale bildhafte Darstellung. Die transportable Darstellungsweise konnte zeitlich verschoben mehrfach betrachtet und analysiert werden. So erhielten andere Personen langfristig die Möglichkeit, fernab von Gebärender und Fötus und der begleitenden Hebamme, Geburtsverläufe zu betrachten. Die Nutzung dieses Verfahrens markiert das ***Ende der Deutungsmacht der Hebamme*** *über Situation und Wohlergehen des Ungeborenen während der Geburt.* Die Einschätzung der Hebamme verlor an Gewicht, je besser die Mediziner lernten, die Abbildungen zu lesen.

Die Ein-Parteien-Herrschaft der SED

Die **Sozialistische Einheitspartei Deutschlands** (SED) hatte sich auf dem Vereinigungsparteitag vom 21./22.4.1946 als Zusammenschluss von SPD und KPD gebildet. Sie war von den sowjetischen Besatzern legitimiert. Mit Unterstützung der Sozialistischen Militäradministration in Deutschland (SMAD) hatte die SED ihre Herrschaft als faktisch einzige bestimmende Kraft bis 1949 soweit gefestigt, dass sie den Aufbau einer sozialistischen Gesellschaft auch gegen massive Widerstände in Angriff nehmen konnte. Die Partei beanspruchte als „bewusste Vorhut der Arbeiterklasse" die Vertretung und Führung der gesamten Arbeiterschaft.

Den Kern der politischen Macht bildete das **Politbüro**, das aus wenigen Spitzenfunktionären bestand. Der **„demokratische Zentralismus"**, ein von Lenin entwickelter Grundsatz für die Organisation der Partei, wurde auf das gesamte politische Leben übertragen. Formal waren Funktionäre und Gremien wählbar. Faktisch wurden Schlüsselpositionen jedoch von oben besetzt, da zugleich eine straffe Parteidisziplin und bedingungslose Unterordnung der mittleren und unteren Parteigremien unter die Beschlüsse der Leitung zum demokratischen Zentralismus gehörte. Die Bildung einzelner Gruppen mit abweichenden Positionen in der Partei war strikt untersagt. So blieb nur der Zentralismus übrig.

Die SED verstand sich als „höchste Form der Klassenorganisation" und gab sich selbst den Auftrag, alle anderen politischen und gesellschaftlichen Organisationen in der DDR „anzuleiten" – was in der Praxis die **konsequente Kontrolle des politischen Lebens** hieß. Vorbild war ihr die Kommunistische Partei der Sowjetunion. Der „große Bruder" Sowjetunion sollte in seiner als fortschrittlich begriffenen Vormachtstellung bedingungslos unterstützt und die Aktivitäten des aus dem Westen kommenden als reaktionär geltenden „Klassenfeindes" abgewehrt werden.

Von der SED wurden die machtpolitischen Grundlagen für das **stalinistische Herrschaftssystem** gelegt, das über den Tod Stalins 1953 hinaus das politische Leben der 50er-Jahre in den so genannten **Volksdemokratien Ostmitteleuropas** prägte. Kennzeichnend für diese Phase war

(1) die Einparteien-Herrschaft bei Ausschaltung jeder innerparteilicher Demokratie,

(2) die willkürliche Machtausübung durch bürokratische und zentralistisch organisierte Apparate,

(3) die Unterdrückung jeder freien Diskussion in Staat und Gesellschaft durch politische Kontrolle,

(4) Zensur und Geheimpolizei und

(5) die zentralistische Planung und Leitung der in großen Teilen verstaatlichten Wirtschaft mittels riesiger Wirtschaftsbürokratie, bei völliger Unterordnung der Gewerkschaften und Ausschaltung wirklicher Mitbestimmung von Arbeitern und Angestellten.

Die Jahre 1949 bis 1961 werden zusammenfassend als „Aufbau des Sozialismus in der DDR" bezeichnet. Zwischen 1961 und 1970 wurde das Regime stabilisiert. Der **„vormundschaftliche Staat"** setzte enge Grenzen und reduzierte die Bewegungsfreiheit in den Westen, er schuf gleichzeitig unter der Bedingung politischer Anpassung ein Höchstmaß an sozialer Sicherheit.

Von 1971 bis 1989 prägte die **„Ära Honecker"** Politik und Entwicklung des Landes, die Historiker als Krisenverwaltung einschätzen. Wirtschaftspläne konnten nicht erfüllt werden, Städte zerfielen und die Natur litt beträchtlich unter Raubbau und Verschmutzung. Etwa 10 % der Bevölkerung gehörten der marxistisch-leninistischen Kaderpartei als Mitglieder an.

Im inneren Widerspruch zwischen dem politischen Ziel „die akademischen Berufe zu entbürgerlichen" (54) und auf die medizinische Intelligenz angewiesen zu sein, machte der Staatssozialismus weitreichende materielle und symbolische Zugeständnisse an die **Berufsgruppe der Mediziner**, obwohl diese an bürgerlichen Werten festhielt und im Gegensatz zur NS-Zeit nur in kleinen Teilen parteilich gebunden war. (27, 34) Bezogen auf die Geburtshilfe und das Hebammenwesen bedeutete das, dass Vertreter der Berufsgruppe als fachliche Berater im *Ministerium für Gesundheitswesen*, Abteilung Mutter und Kind, für das Gebiet „Geburtshilfe" tätig waren, als Bezirksärzte lenkende Positionen inne hatten und als Berater vom *Institut für Weiterbildung mittlerer medizinischer Berufe* für das Hebammenwesen hinzugezogen wurden. Die von ideologischen Absichten unabhängige Definitionsmacht bürgerlich orientierter Mediziner scheint vorhanden, aber deutlich geringer als in den westeuropäischen bürgerlichen Gesellschaften gewesen zu sein.

Geburtsvorbereitung durch Psychoprophylaxe

> *„Ich bin dann eine glühende Verfechterin der Psychoprophylaxe gewesen. Es hatte mich so fasziniert, dass man den Frauen irgendwie helfen kann in ihren Geburtsschmerzen."*
> *Gisela Messien, Hebamme, 86 Jahre, Dresden*

In der jungen DDR war die Geburtsvorbereitung für schwangere Frauen bereits 1949/50 ein wichtiges Thema bei MedizinerInnen und MitarbeiterInnen des Ministeriums für Gesundheitswesen. Welche Gründe hatte die besondere Aufmerksamkeit von Staat und Medizin für die Thematik Geburtsvorbereitung? Im **Ministerium für Gesundheit** war es das erklärte Ziel, die Geburtshilfe zu modernisieren. Als modern erachtete man zu dieser Zeit, jeder schwangeren Frau eine umfassende medizinisch-soziale Vorsorge zukommen zu lassen, jeder Gebärenden Platz in einer medizinischen Einrichtung (Geburtensaal in Klinik oder Ambulatorium) zu verschaffen und ihre Wehenschmerzen zu beachten und zu lindern. Die **Linderung der Wehenschmerzen** war ein Auftrag im Dienste einer allgemeinen Humanität. Frauen sollten nicht leiden müssen. Im Gegenteil: Frauen sollten es bei der Geburt leicht haben.

Schon Ende der 40er-Jahre wurde die Methode **„Psychoprophylaxe der schmerzarmen Geburt"** aus der UdSSR importiert. Mitarbeiter im Gesundheitsministerium und Mediziner erhofften, Frauen hiermit ein wirkungsvolles Instrument zur Erleichterung ihrer Geburtsschmerzen an die Hand geben zu können. Die mit der Methode verbundene staatliche Absicht war umfangreich und weitreichend. Der Mitarbeiter im Ministerium, Dr. Ruppert, schrieb 1956:

„Fernziel ist nichts weniger als eine Reform der Geburtshilfe, die sich bisher ausschließlich mit der Pathologie beschäftigt (...). Die Psychoprophylaxe ist für uns ein Weg, um die Geburtshilfe dem Stand unserer Kultur entsprechend zu humanisieren. Die psychoprophylaktische Arbeit der Ärzte und Hebammen soll nach und nach unsere praktische Geburtshilfe auf eine höhere Ebene heben.“ (13)

Die Geburtsvorbereitungsmethode *Psychoprophylaxe* folgt dem **Prinzip der Prophylaxe**, d. h. der Gesundheitsvorsorge bzw. der Vorbeugung von Krankheiten, als wesentlichem Grundprinzip des Gesundheitswesens. Im Rahmen eines allgemeinen und für alle BürgerInnen frei zugänglichen, d. h. kostenlosen, staatlichen und zentral organisierten Gesundheitswesens fällt die Fürsorge rund um die Geburt, also auch um die Geburtsvorbereitung, in den Kompetenzbereich des Ministeriums für Gesundheit, Abteilung Mutter und Kind.

Ein weiterer gleichrangiger Grund für das staatliche Interesse an der Geburtsvorbereitung war das **Gesetz über den Mutter- und Kinderschutz und die Rechte der Frau**, dem sich die DDR 1950 verpflichtete. Diesem bedeutsamen Selbstauftrag folgend, leitete die Regierung die Verbesserung der gesellschaftlichen Stellung von Frauen, unter besonderer Beachtung ihre Fähigkeit zu gebären, während des Aufbaus einer sozialistischen Gesellschaft in der DDR ein. Wahrscheinlich war der Import auch ein Tribut ostdeutscher Gesundheitspolitiker an die sowjetischen Besatzer. Es zeugt darüber hinaus von der Übereinstimmung damals tätiger ostdeutscher GesundheitspolitikerInnen mit den Grundprinzipien sowjetischer Gesundheitspolitik.

Die sozialistisch verorteten **Gynäkologen**, es waren anfangs ausschließlich Männer, nahmen sich der Thematik aus ihrer politischen Haltung heraus an. Je nach eigenem Interessen- und Forschungsschwerpunkt teilten sie die Haltung des Ministeriums für Gesundheitswesen und arbeiteten aktiv an der Etablierung und Verbreitung der Methode mit, um gebärenden Frauen eine leichtere Geburt zu ermöglichen. Dr. Norbert Aresin, später Professor an der Frauenklinik der Karl-Marx-Univeristät Leipzig, galt als Wegbereiter der Methode. Die Mehrzahl der Mediziner blieb jedoch bürgerlichen Werten verhaftet. Nach jahrelanger Zurückhaltung brachten diese Ende der 50er-Jahre eine in Westdeutschland und Westeuropa an Popularität gewinnende Methode nach dem Engländer Grantly Dick-Read („Die natürliche Geburt“) in die Diskussion ein. Das Ergebnis dieser unterschiedlichen Haltungen war eine, die Ähnlichkeiten beider Methoden betonende Darstellung im offiziellen Lehrbuch für Hebammen von 1962.

Die **Psychoprophylaxe der schmerzarmen Geburt** wurde in der UdSSR von Psychoneurologen, nämlich A. P. Nikolajew, K. I. Platonow und I.S. Wewolski, entwickelt. Sie wandten die Theorie des Physiologen I.P. Pawlows über die „höhere Nerventätigkeit der Großhirnrinde“ (55) auf Wehenschmerzen von Gebärenden an. Pawlows Theorie war zu dieser Zeit wegweisend für die Medizin der UdSSR. Auch in der DDR versuchte man, Pawlows Erkenntnisse in alle medizinischen Disziplinen einzubetten, also **importierte** man die *Psychoprophylaxe der schmerzarmen Geburt* für den Fachbereich Geburtshilfe. Die Methode setzte bei der Aufklärung von Frauen in der Schwangerschaft an. Sie hatte **einen Verhalten lenkenden Ansatz**. Die entsprechende Schulung des medizinischen Personals (Hebammen, Krankengymnastinnen, ÄrztInnen) war weiterer Bestandteil. Darüber hinaus sollte die gesellschaftliche Vorstellung darüber, dass eine Geburt grundsätzlich schmerzhaft wäre, durch entsprechende Erziehung der Menschen von klein an geändert werden.

Inhaltlich handelte es sich bei dieser Methode der Schmerzerleichterung um **Aufklärung** und konkrete **Wissensvermittlung** über die körperlichen Vorgänge während der Geburt zum Abbau von Ängsten. Das Erlernen und Einüben von Atem- und Entspannungstechniken gehörte neben präzisen Handlungsanweisungen für jede Phase des Gebärens zum Inhalt der Schulung. Oberstes Ziel war es

„die Schwangere ... zu überzeugen, dass die aktive und führende Rolle im System der Geburtsleitung der Gebärenden selbst zukommt“ (40).

Frauen wurden in diesem Konzept als **handelnde Subjekte** betrachtet, deren **Selbstkompetenz** gestärkt werden sollte. Die Kompetenz, um die Schwangeren dieser Art zu bilden, erhielten Hebammen, KrankengymnastInnen und ÄrztInnen in speziellen Fortbildungen.

Das Konzept beinhaltete auch konkrete Vorstellungen über die **Geburtsräume**. So wurde bereits zu Beginn der 50er-Jahre neben dem jeweils vorhandenen Kreißsaal in einigen Krankenhäusern ein weiterer eingerichtet und ein so genanntes Wehenzimmer, das mit Sitzgruppe und normalem (Krankenhaus-)Bett den Charakter eines Wohnzimmers haben sollte. Mit der räumlichen Trennung von Gebärenden, die psychoprophylaktische Kenntnisse hatten, von denen, die diese nicht besaßen, verfolgte man zwei Absichten: Zum einen sollten die vorbereiteten Frauen nicht durch Schmerzensäußerungen (Stöhnen/Schreie) anderer Gebärender verunsichert und in Angst versetzt werden. Zum anderen erhielten sie die Gelegenheit, sich im Interesse ihrer Entspannung so lange wie möglich in einer freundlichen, behaglichen Umgebung aufzuhalten und sich frei zu bewegen. Auf diesem Wege konnte auch die fachkompetente Begleitung vorbereiteter Frauen mit entsprechend geschultem Personal gewährleistet werden. Im Zusammenhang mit der Verbreitung der Methode *Psychoprophylaxe* steht der Wechsel der Bezeichnung für den „Kreißsaal“. Die neue Bezeichnung **„Geburtensaal“** löste im Gegensatz zum „Kreißsaal“ gefühlsmäßig positive Assoziationen aus und erinnert nicht an „Kreischen“.

Die **Psychoprophylaxe der schmerzarmen Geburt** hatte große Ähnlichkeit mit der zeitgleich entwickelten Methode des Franzosen Fernand Lamaze, der sich ebenfalls an Pawlows Thesen orientierte.

Offiziellen Verlautbarungen zufolge nahmen 1957 auf dem Gebiet der DDR 3931 schwangere Frauen an den **Kursen in den Schwangerenberatungsstellen** teil. Die Zahl an Kursen teilnehmender Schwangerer stieg rasch an. 1960 waren es 29 812 und 1961 bereits 37 377 Frauen. Damit waren 1961 12,9 % der entbundenen Frauen mit der *Psychoprophylaxe der schmerzarmen Geburt* vertraut gemacht worden (17).

Das **Ziel, allen Schichten der Bevölkerung** Kenntnisse über die moderne Art des Gebärens mithilfe der *Psychoprophylaxe der schmerzarmen Geburt* zu vermitteln, wurde konsequent verfolgt. In Frauenzeitungen und -zeitschriften („Frau von Heute“) wurden Artikel zum Thema gedruckt sowie im Parteiorgan der SED („Neues Deutschland“), regionalen Tageszeitungen und berufsbezogenen Fachzeitungen. Die ärztliche Ratgeberliteratur für den Hausgebrauch (z. B. „Kleine Enzyklopädie: Die Frau“; „Unser Kind“ sowie „Ärzte raten Dir“) enthielten entsprechende Kapitel. Ein Aufklärungsbuch wurde verfasst („Mußt du wirklich unter Schmerzen gebären?“). Neben Radiobeiträgen wurde sogar ein DEFA-Film gedreht („Kreißsaal – Eintritt verboten“).

Die umfangreiche, fast alle Lebensbereiche umfassende, kontinuierliche Propaganda zur Methode wurde Ende der 60er-Jahre eingestellt. Im Unterricht für Hebammenschülerinnen und Krankengymnastinnen blieb der Stoff jedoch bis zum Ende des Bestehens der DDR lehrplanmäßig enthalten.

Da die *Psychoprophylaxe* in der Geburtsbegleitung sehr zeitintensiv und damit personalaufwändig war, und die 70er-Jahre im Zeichen einer **erneuten Modernisierung** in der Geburtshilfe standen, verlor die Methode allmählich ihre Bedeutung. Mit Ultraschall, CTG, Blutuntersuchungen u. a. hielten zeitaufwändige Arbeiten und anfangs störanfällige Geräte Einzug in den Kreißsaal, deren Bedienung Hebammen oblag. Durch die Konzentration auf das Funktionieren der neuen Geräte sowie das Lesen und Interpretation der Herzton- und Wehenkurven verringerte sich schlicht die Zeit, die eine Hebamme am Kreißbett im direkten Kontakt mit der Gebärenden verbringen konnte. Eine Aufstockung des Kollektivs um zusätzliche Stellen war aufgrund des Arbeitskräftemangels in der DDR nicht möglich. Außerdem begriff man den Einsatz technischer Geräte und Maschinen in der DDR generell als Fortschritt und Arbeitserleichterung „im Dienste und zum Wohl des Menschen“. Dies propagierten die Herrschenden unter dem Stichwort „wissenschaftlich-technische Revolution“. Folglich ging man davon aus, dass die neuen Geräte den Hebammen die Arbeit erleichterten.

Für gebärende Frauen hatten die neuen Geräte zur Folge, dass sie schon in den Anfängen der Geburt durch Verbindungskabel zwischen Leib und Gerät buchstäblich ans Bett gefesselt wurden. Somit waren die Voraussetzungen zur Anwendung der *Psychoprophylaxe* im Kreißsaal nicht mehr gegeben. Die **zeitintensive persönliche Betreuung einer Gebärenden** durch eine Hebamme mit der Methode *Psychoprophylaxe der schmerzarmen Geburt* rückte in den Hintergrund. Was blieb war die Vermittlung von Kenntnissen an Schwangere durch die Schwangerenberatung und an Hebammen in ihrer Berufsausbildung.

Ausbildungsreformen

Der Beruf änderte nicht nur seine äußere Form von der traditionellen zur modernen Hebamme. Darüber hinaus wurde die Ausbildung mehrfach reformiert und Weiterbildungspfade innerhalb des Berufszweiges geschaffen. Mit der neuen rechtlichen Verankerung erfuhr die Berufsgruppe eine paradoxe Vergesellschaftung: Die Hebamme war gleichberechtigte Partnerin des Arztes und ihm gleichzeitig nachgeordnet.

Grundlagen für Reformen der Hebammenausbildung wurden bereits vor dem Bestehen der DDR von der sowjetischen Militärverwaltung durch die Zusammenfassung der so genannten Heil*hilfs*berufe in die Gruppe **„mittleres medizinisches Personal"** gelegt (59). Diese Eingruppierung sollte helfen, die Heilhilfsberufe vom so genannten niederen Sanitätspersonal zu unterscheiden (59). Hebammen wurden in dieses Kollektiv einbezogen, obwohl die Berufsgruppe mit ihrem Tätigkeitsmonopol nicht zu den ärztlichen Hilfsberufen gehörte. Außerdem gehörten Krankenpflegekräfte, Krankengymnasten, Diätassistentinnen, Masseure und andere in das Kollektiv.

Prof. Dr. Robert Schröder verfasste in Leipzig ein von den Besatzern in Auftrag gegebenes **Lehrbuch für Hebammen**, das bereits 1947 in Leipzig erschien. Das im Faschismus herausgegebene Buch von 1943 wurde abgeschafft (59).

Prof. Dr. Pschyrembel, der in der Frauenklinik Berlin-Friedrichshain tätig war und im West-Sektor lebte, wurde von der *Deutschen Zentralverwaltung für das Gesundheitswesen* mit der Ausarbeitung eines **neuen Lehrplanes** beauftragt (8, 9). 1946 legte er einen solchen differenziert nach theoretischen und praktischen Ausbildungszyklen vor, der bereits eine Ausbildungsdauer von eineinhalb Jahren plus einem halben Jahr Pflichtpraktikum vorsah (8). Ob dieser Lehrplan Eingang in den Unterricht fand, konnte ich bisher nicht feststellen. Erinnerungen von Hebammen, die ab 1947 ihre Ausbildung in Rostock und Erfurt erhielten, deuten darauf hin, dass Schröders Lehrbuch vorerst einzige Grundlage für den Unterricht blieb.

In der Nachkriegszeit hielt der angeordnete so genannte **politische Unterricht** mit zusätzlichen 48 Stunden Einzug in den Unterricht (59). Man verstand ihn als Teil des Selbstauftrags der Alliierten zur Umerziehung der Deutschen zur Demokratie. Dieser Unterricht war in der SBZ an sozialistischer Ideologie ausgerichtet und beinhaltete Kenntnisse über das neue Gesundheitswesen, den gewerkschaftlichen Zusammenschluss, Antifaschismus u. ä.

In der DDR wurde die **zweijährige Ausbildung** 1950 Regelfall (1, 12). Sie war gegliedert in 1 ½ Jahre Ausbildung mit Theorie und Praxiseinsätzen sowie einem anschließenden sechsmonatigen Prakti-

WIR ERFÜLLEN DAS
VERMÄCHTNIS
DES KOMMUNISTISCHEN
ARZTES,
ANTIFASCHISTEN UND
SOZIALISTISCHEN
GESUNDHEITSPOLITIKERS

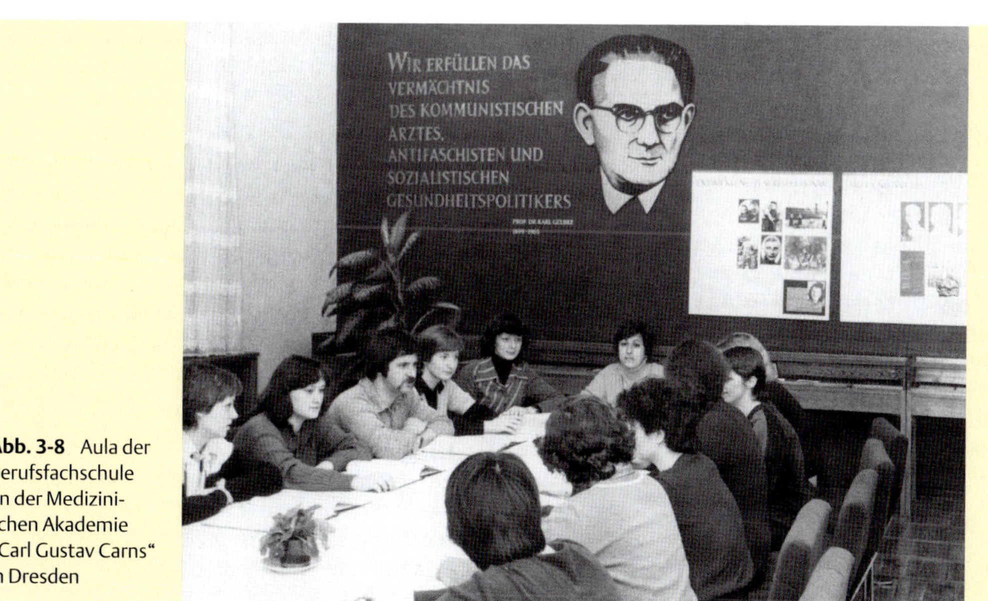

Abb. 3-8 Aula der Berufsfachschule an der Medizinischen Akademie „Carl Gustav Carus" in Dresden

kum im Kreißsaal. Sie fand nun in staatlichen **Fachschulen für mittlere medizinische Berufe** mit der Fachrichtung Hebamme statt.

Bis zur Gebietsreform unterstanden die Schulen den Länderministerien für Gesundheitswesen. Nach der Gebietsreform 1952 fielen die medizinischen Fachschulen in den Zuständigkeitsbereich des jeweiligen Rates des Bezirkes, Abteilung Gesundheits- und Sozialwesen. Die Abteilung des Bezirkes war in dieser Sache dem *Ministerium für Arbeit und Gesundheit* in Berlin verantwortlich und hatte rein administrativen Charakter (11, 59).

Im *Ministerium für Gesundheitswesen* selbst war in den 50er-Jahren die Abteilung Schulung unter der Leitung von Dr. med. Gehring zuständig. Dort stellte man fest, dass Hebammen nun keine Sonderstellung mehr im Gesundheitswesen einnähmen (17). Separaten Hebammenschulen, die Frauenkliniken angehörten und in den Aufgabenbereich des Chefs dieser Klinik fielen, waren damit abgeschafft worden. Der **Direktor** einer mittleren medizinischen Berufs(fach)schule war immer ein Angehöriger der mittleren medizinischen Berufe (56). Tatsächlich war z. B. an der Schule in Dresden in den 60er-und 70er-Jahren eine Hebamme Schulleiterin. Dem Direktor stand als Stellvertreter ein Lehrer für Gesellschaftswissenschaften zur Seite – der die SED repräsentierte und deren ideologischen Einfluss auf die Ausbildung sichern sollte (56).

Die Fachrichtung Hebamme einer Schule wurde immer von einer Hebamme mit entsprechender Zusatzqualifikation geleitet. Mit der **Auswahl der Schülerinnen** war in den 40er-Jahren ein Ausschuss betraut, der sich aus dem Leiter der Schule, einem Vertreter des Landesgesundheitsamtes, einem Vertreter des Freien Deutschen Gewerkschaftsbundes und der Oberin zusammensetzte. Für die 50er-Jahre ist mir bisher nur bekannt geworden, dass die Lehrhebammen der Schulen an der Auswahl beteiligt waren. Ab Ende der 60er-Jahre erfolgte die Auswahl dezentral an den Krankenhäusern, die einen Bedarf an Hebammen hatten. Diese Häuser wählten ihre zukünftige Hebamme aus und entsandten sie im so genannten Delegationsverfahren an die Schule mit der Zusicherung, die Schülerin nach ihrem Examen fest anzustellen.

Die **Zugangsvoraussetzungen** wurden im Ministerium festgelegt. Galten 1946 noch die herkömmlichen Bedingungen, nämlich eine abgeschlossene Volkschulausbildung (ausdrücklich die Beherrschung von Lesekenntnissen, Grundrechenarten und dem Bruchrechnen), ein amtärztliches Gesundheitszeugnis und ein politisches Führungszeugnis nebst antifaschistischer Gesinnung (8), gab es 1950 einschneidende Veränderungen. Nun war die Mindestvoraussetzung eine angeschlossene Berufsausbildung oder das Abitur.

Zum Mindestalter fand ich differierende Angaben zwischen 18 und 23 Jahren und einer flexibel handhabbare Höchstgrenze von 33 Jahren (8). 1961 senkte man das Alter nachweislich auf 18 Jahre.

Der erfolgreiche Abschluss der schulischen Laufbahn nach 10 Jahren polytechnischer Oberschule mit guten Leistungen in Deutsch und den mathematisch-naturwissenschaftlichen Fächern gehörte außerdem dazu. 1973 war ein Mindestalter nicht mehr festgelegt, faktisch war eine Bewerbung mit dem Zeugnis der 9. Klasse, d. h. mit 16 Jahren möglich, wenn eine Gesundheitseinrichtung des Kreises die Aufnahme befürwortete (Delegationsverfahren) (59).

Die Schülerinnen erhielten ein tarifliches **Lehrlingsgehalt** und/oder ein ergänzendes Leistungsstipendium (8). 1963 staffelte sich das Lehrlingsgehalt wie folgt: Im ersten Halbjahr der Ausbildung erhielt die Schülerin 85,– und in jeden darauf folgenden 15,– Mark mehr. Schulgeld hatten die Auszubildenden seit 1945 nicht mehr zu zahlen. Die Schülerinnen waren in der Regel in Internaten untergebracht, auch wenn ihre Familien am Ausbildungsort lebten. Die Miete und Abgabe für die Versorgung war sehr niedrig.

An der Medizinischen Schule in Dresden wurden seit Mitte der 60er-Jahre Frauen aus dem **befreundeten sozialistischen Ausland** zur Hebamme ausgebildet. Sie kamen z. B. aus Zypern, Nigeria, Sambia, Iran, Afghanistan, Kap Verde und Chile.

Ausbilder im theoretischen Unterricht waren vor allem Hebammen mit einer Zusatzqualifikation als Fachschullehrer (ab 1952), Diplom-Berufsschullehrer für das Gesundheitswesen (1963), Lehrmeister für den berufspraktischen Unterricht (ab 1964) oder Diplom-Medizin-Pädagoge (ab 1969). Fachärzte lehrten die geburtshilfliche Pathologie und Lehrer anderer Fachrichtungen gaben z. B. Gesellschaftswissenschaften und Sport. Die Gestaltung von praktischer und theoretischer Ausbildung wan-

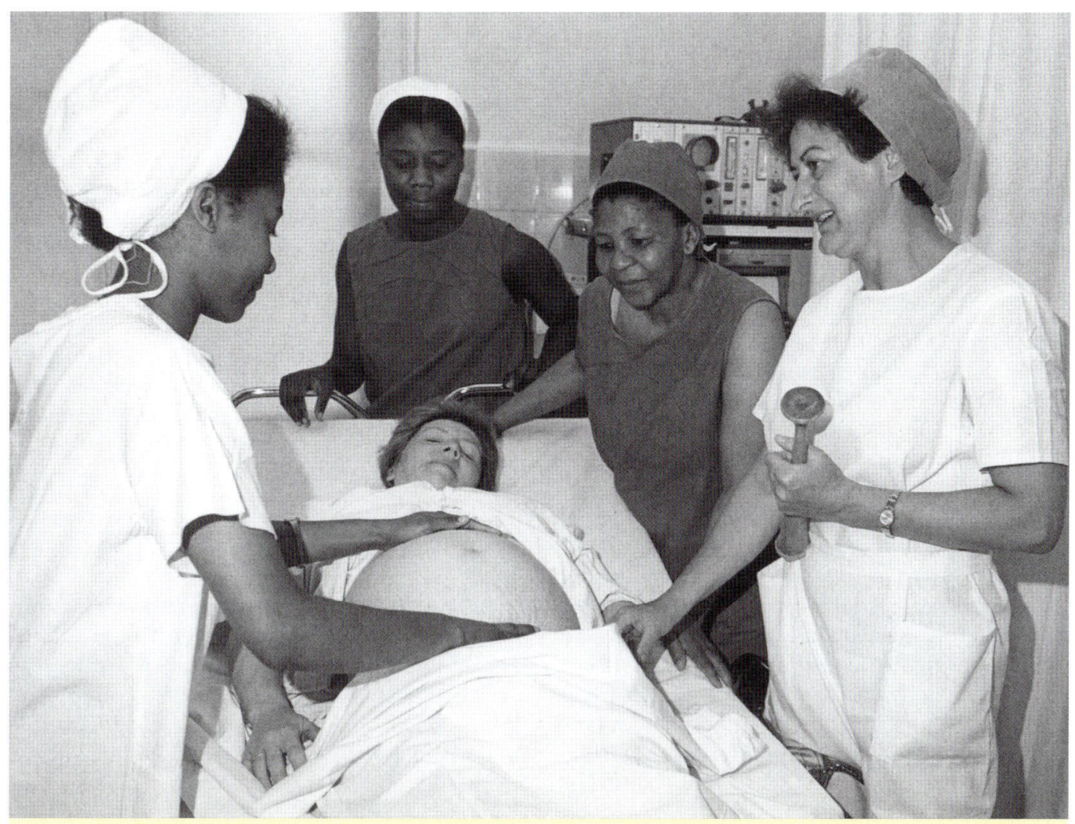

Abb. 3-9 Praktische Ausbildung von Hebammen im Geburtensaal, Medizinische Akademie Dresden

delte sich im Laufe der Zeit von einem Unterrichtstag in der Woche zum Blockunterricht mit Berufstheorie im Klassenzimmer und berufspraktischen Inhalten im Lehrkabinett, auf die ein mehrwöchiger praktischer Einsatz im Kreißsaal folgte. Abschließend fand dann eine Prüfungswoche statt.

Die **berufspraktische Ausbildung** fand weiterhin in verschiedenen Abteilungen von Frauenkliniken und dort vor allem im Kreißsaal statt. Hebammen, die in einem Kreißsaal mit Lehrbetrieb arbeiteten, hatten etwa seit Mitte der 60er-Jahre eine halbjährige berufsbegleitende Fortbildung zu absolvieren, das so genannte **pädagogische Minimum**, um die Schülerinnen adäquat anleiten zu können (30). Zwischen den Kreißsälen und den Pädagogen der Fachschule bestand ein enger Austausch. Für die Arbeit im Kreißsaal bekam jede Schülerin eine Hebamme als Mentor. Der Mentor wies die Schülerin in Struktur, Ablauf und neu zu erlernende Fertigkeiten ein. Diese Beziehung bestand während der gesamten Zeit der Ausbildung. Im Kreißsaal waren die Hebammen darüber informiert, welche Fertigkeiten sie von den Schülerinnen erwarten konnten. Die Schülerinnen verfassten täglich kurze Zusammenfassungen ihrer Tätigkeiten, die die diensthabende Hebamme gegenzeichnete. Kreißsaalhebammen notierten in den Berichten, wenn Schülerinnen in ihrer Arbeit positiv oder negativ auffielen und gaben den Schülerinnen in Abständen Noten. Regelmäßige schriftliche Wissenskontrollen wurden auch nach Kreißsaaleinsätzen abgefragt, sodass die Pädagogen Eindruck von dem berufspraktischen Kenntnisstand der Schülerinnen erhielten.

Die **Ausbildungsdauer** wurde 1961 von zwei auf zweieinhalb Jahre und 1973 schließlich auf drei Jahre verlängert. Ab 1960 konnten ausgebildete Krankenschwestern mit Berufserfahrung in der Gynäkologie und Kinderkrankenpflegerinnen eine verkürzte Ausbildung zur Hebamme absolvieren.

Die genannten Veränderungen in der Ausbildung für Hebammen stehen in engem Zusammenhang mit **allgemeinen Ausbildungsreformen der DDR**. Beispielsweise machte es das Gesetz über das einheitliche sozialistische Bildungssystem vom Februar 1965 nötig, alle in der Ausbildung verwendeten Dokumente zu überarbeiten (5). Darüber hinaus wurden **Bildungsinhalte** standardisiert, den wachsenden medizinischen Erkenntnissen der 50er- und 60er-Jahre angepasst und den herrschenden politischen Vorstellungen gemäß um allgemein bildende Inhalte erweitert, die allerdings nicht nur ideologischer Natur waren: Neben fachspezifischem Unterricht erhielten Hebammenschülerinnen allgemeinbildenden Unterricht, z. B. in Literatur (Anna Seghers/Bert Brecht); russischer Sprache, Sport (Gymnastik, Leichtathletik, Luftgewehrschießen, Sportabzeichen, so genannter vormilitärischer Nahkampf), Staatsbürgerkunde (Grundfragen der sozialistischen Weltanschauung; Die Stellung der Frau in der sozialistischen Gesellschaft und ihre Mitarbeit am Gesundheitswesen; Aufgaben und Verantwortung der Jugend und der Familie in der sozialistischen Gesellschaft; Glück und Sinn des Lebens) und politischen Unterricht im Fach Marxismus-Leninismus, das auch Prüfungsfach war (Materialistische Dialektik; Rolle des gesellschaftlichen Bewußtseins; Ökonomischen Grundgedanken des Sozialismus; Charakter der Kriege) (26).

In kurzen Abständen wurde das **Lehrbuch** von Robert Schröder überarbeitet und neu herausgeben (1955/1962). Trotzdem war es offenbar schon Mitte der 60er-Jahre nicht mehr auf der Höhe der Zeit, denn es galt bei den Hebammen als „primitiv" und bei den Hebammenschülerinnen dieser Zeit als „Märchenbuch", denn es wurde nach einer bekannten Kinderbuchfigur „Bummi" genannt (41). Aktualisierte Lehrmaterialien ergänzten dieses Buch seit Ende der 60er-Jahre (37). Ein komplett neues Lehrbuch erschien 1985 (16). Trotz ihrer Höherqualifizierung wurden weder Lehrbücher noch Lehrmaterialien von Hebammen verfasst. Hebammen wünschten sich in der DDR mehr Fachliteratur und Fachzeitungen für ihr Spezialgebiet.

Die Ausbildung hatte 1974 schließlich ein hohes Niveau erreicht. Gelegentlich auftauchende Konflikte der frühen 50er-Jahre zwischen den nach alter Art ausgebildeten Hebammen, die sich den Schülerinnen mit höherer Schulbildung nicht gewachsen fühlten, bestanden seit Mitte der 60er-Jahren nicht mehr.

Einführung von Weiterbildungspfaden

Das 1950 eingeführte Ausbildungssystem für mittlere medizinische Berufe, ermöglichte die **stufenweise Qualifikation** über die Unter-, Mittel und Oberstufe bis zur Hochschulreife mit der Befähigung zum Medizinstudium (56). Die primäre Berufsausbildung umfasste die Unter- und Mittelstufe. Die Oberstufe diente der Weiterbildung zur leitenden Hebamme und zur Lehrhebamme.

> *„... In der Oberstufe sollen leitende Hebammen für die Wöchnerinnenabteilungen, für die Fürsorge- und Verwaltungsarbeit sowie Fachlehrkräfte in den Hebammen-Fachschulen herangebildet werden."* (56)

Damit war in Ostdeutschland erstmals eine **gesetzliche Regelung der beruflichen Höherqualifizierung von Hebammen** geschaffen worden, die in Westdeutschland und im wiedervereinigten Deutschland fehlen. Hatte eine Hebamme diese Stufe erfolgreich abgeschlossen, erhielt sie die Hochschulreife für das Studium der Medizin und Zahnmedizin.

Durch die Bündelung der mittleren medizinischen Berufe konnten Qualifizierungsmaßnahmen effizient gestaltet und für alle Berufe dieser Fachrichtung angeboten werden, da pädagogisch-didaktische und allgemeinbildende Inhalte für alle Berufszweige gleichermaßen Lehrinhalte waren. Sie mussten nur einen geringen Anteil fachspezifischer Vertiefungen enthalten.

Fort- und Weiterbildung waren **Aufgabe des Staates** und wurden zentralstaatlich organisiert. Den Auftakt bildete in den 50er-Jahren die Ausbildung von hauptamtlichen Lehrkräften für den **gesellschaftswissenschaftlichen Unterricht**, der von der SED mit speziellen Bildungsstätten gefördert wurde, z. B. ab 1957 die Einführung eines Hochschulfernstudiums am Franz-Mehring-Institut der Karl-Marx-Universität in Leipzig (59).

Die Anfänge der Ausbildung **medizinischer Fachschullehrer** bildeten dreimonatige Kurse zur Weiterbildung zum Seminarlehrer für Medizinische Fachschulen. 1952 bildete man die Hauptabteilung Fachschulwesen im *Staatssekretariat für Hochschul-*

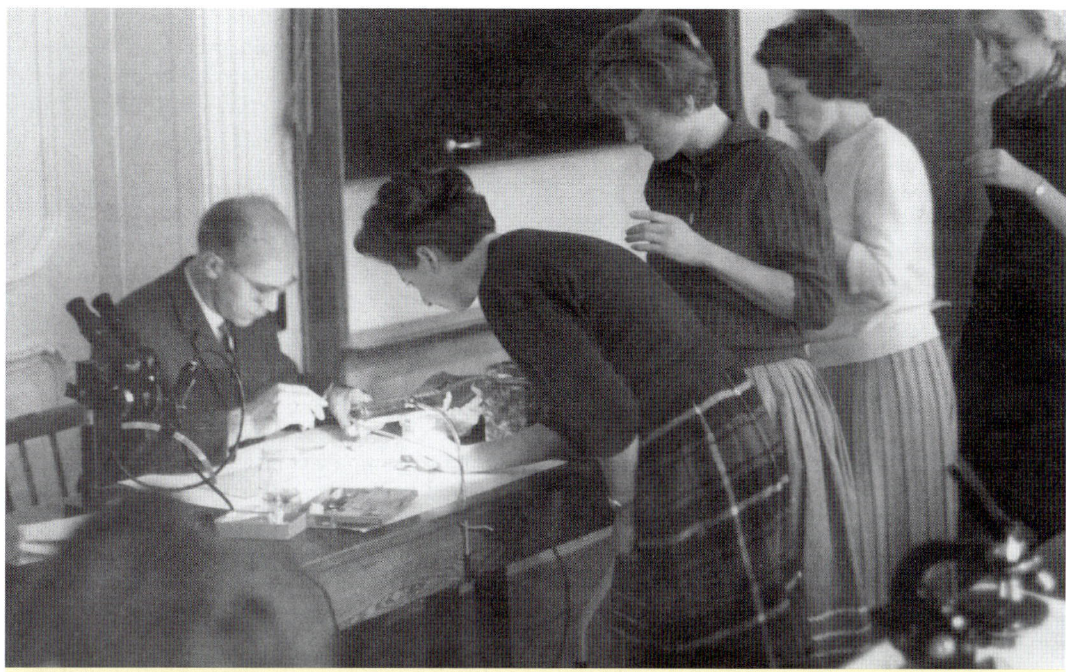

Abb. 3-10 Lehrerweiterbildung 1960 in Potsdam

wesen. Von hier aus wurde die Ausbildung umfassender geregelt. In einer mindestens dreijährigen Assistenzzeit an einer Medizinischen Fachschule zum Erwerb pädagogischer und unterrichtsmethodischer Kenntnisse nebst einem fünfmonatigen Lehrgang zu pädagogischen und „gesellschaftswissenschaftlichen" (35) Grundkenntnissen in Plauen/Vogtland konnte die Qualifikation zum Fachschullehrer erworben werden. In dieser Zeit erhielten die Assistenten ein Gehalt als Lehrassistent. 1955 wurde das erste **Institut für Fachschullehrerausbildung des Ministeriums für Gesundheitswesen** am Oskar-Ziethen-Krankenhaus in Berlin eingerichtet, an dem ein weiterer fünfmonatiger Lehrgang zur Vertiefung fachwissenschaftlicher Kenntnisse besucht werden musste.

Das Fachschullehrerexamen bildeten Prüfungen zum Ende beider Lehrgänge sowie ein Nachweis erfolgreicher pädagogischer Tätigkeit von acht Wochen an einer Medizinischen Fachschule, zwei Lehrproben und eine eigenständig angefertigte Hausarbeit. 1960 wurde das Institut in die **Fachschule für Ökonomie des Gesundheitswesens** nach Potsdam verlegt. Laut Wolff wurden hier 450 Fachschullehrer für das Gesundheitswesen ausgebildet (59).

Parallel zu den Fachlehrern wurden **Lehrausbilder und Lehrmeister** an den Medizinischen Fachschulen für den berufspraktischen Unterricht eingesetzt. Das waren für die Fachrichtung Hebamme ausgebildete Hebammen, die die Schülerinnen in die Berufspraxis einwiesen. Im Lehrkabinett, das waren extra Übungsräume, wurden z. B. Blutdruck- und Fiebermessen geübt, Beckenmaße wurden genommen, steriles Handschuhe anziehen erlernt und das Richten von Instrumenten für eine Geburt oder eine Dammnaht usw. In unregelmäßigen Abständen besuchten die Lehrmeister die Schülerinnen während des Praxiseinsatzes, um sie zu Tätigkeiten in Echtzeit anzuleiten (Anamnese erheben/Leopoldsche Handgriffe/Herztöne hören usw.). Anfangs hatten die Lehrgänge für Lehrmeister kaum fachspezifische Inhalte und beschränkten sich auf Marxismus-Leninismus, Erziehungswissenschaften und Deutsch.

1963 wurde das **Institut für Fort- und Weiterbildung mittlerer medizinischer Berufe** in Potsdam mit der Aufgabe betraut, eine fachspezifische Erweiterung der Ausbildung zum Lehrmeister zu erarbeiten. Die Richtlinie über die Ausbildung von Lehrmeistern im Gesundheitswesen erschienen am

21.12.1964 (57). Damit war eine vollständige Lehrerausbildung für den berufspraktischen Unterricht, d. h. die praktische Unterweisung und Übung nebst dazugehöriger theoretischer Hintergründe, entstanden. Die neue Ausbildung gliederte sich in zwei fünfmonatige Lehrgänge (insgesamt 994 Stunden) am Institut in Potsdam und schloss mit einer Hausarbeit und einer Lehrprobe. Seit 1. September 1969 ersetzte ein dreijähriges Fachschuldirektstudium dieser Lehrgänge.

Für Pädagogen des berufstheoretischen Unterrichts – das waren keine Lehrmeister! – wurde 1963 zunächst ein fünfjähriges Direktstudium zum **Diplom-Berufsschullehrer für das Gesundheitswesen** etabliert. Die Fachrichtung konnte am Institut für Berufspädagogik der Pädagogischen Fakultät der Humboldt-Universität zu Berlin studiert werden. Sie wurde im Rahmen von Reformen der medizinischen Fakultät angegliedert und hieß nun **Medizinpädagogik**. Die Leitung hatte Prof. Dr. paed. Habil. Walter Schär. 1969 reduzierte man das Direktstudium auf vier Jahre und führte zusätzlich ein zweieinhalbjähriges Fernstudium ein. Mit dem Abschluss des Fernstudiums und ihrer zweiten Lehrerprüfung konnten medizinische Berufsschullehrer den akademischen Grad **„Diplom-Medizinpädagoge“**, abgekürzt Dipl.-Med.-Päd., erreichen.

Seit den 70er-Jahren wurde von Hebammen, die an Krankenhäusern mit Ausbildungsfunktion angestellt waren, erwartet, dass sie sich in betriebsinternen Bildungseinrichtungen einer sechsmonatigen berufsbegleitenden Weiterbildung relevante Grundzüge der Pädagogik und Didaktik aneigneten, um die besonderen Anforderungen zu erfüllen, die ein Kreißsaal mit Ausbildungsaufgaben an die diensttuenden Hebammen stellte **(„pädagogisches Minimum“)** (29).

Außerdem gab es seit Ende der 70er-Jahre eine berufsbegleitende Fortbildung zur **Fachhebamme** aus tariflichen Gründen. Für Fachschwestern, das heißt Krankenschwestern mit einer Spezialisierung z. B. zur OP-Schwester, war eine neue höhere Gehaltsstufe eingerichtet worden. Hebammen fielen nicht in diese Stufe, obwohl sie bereits hoch spezialisiert waren. Um ebenfalls in den ihnen zustehenden Genuss des höheren Verdienstes zu kommen, konzipierten sie kurzerhand eine einjährige berufsbegleitende Fortbildung mit dem Abschluss Fachhebamme.

In den 80er-Jahren konnten Hebammen ebenfalls berufsbegleitend die Handhabung von **Ultraschallgeräten** erlernen nebst Analyse und Diagnostik der Bilder. Sie arbeiteten eigenständig regelmäßig mit dem Gerät in der Schwangerenberatung.

Kreißsaalinterne Fortbildungen, in denen regelmäßig Fallbesprechungen aus der jüngsten Praxis stattfanden, über die Möglichkeiten und Grenzen neuer Diagnostik und Technologie in der Geburtshilfe informiert sowie Fragen des Arbeitsschutzes behandelt wurden, runden die Bildungsmöglichkeiten ab. Gelegentlich wurde ein Assistenzarzt oder der Oberarzt hinzugezogen.

Den Vorschlag einer Hebamme, nach sowjetischem Vorbild so genannte **Feldscherhebammen** auszubilden, die alle geburtshilflichen Tätigkeiten mit Ausnahme des Kaiserschnittes ausüben dürften, fand keine Resonanz in der DDR.

Das Berufsleitbild von 1969

Es überrascht, dass das **Hebammengesetz von 1938** und die dazugehörige Dienstordnung bis 1969 offiziell Gültigkeit behielten (16) – selbstverständlich nach der Entfernung aller rassistischen und faschistischen Paragraphen, wie dem Verbot der Berufsausübung für jüdische Frauen und alle Regelungen zur Einheitsorganisation für Hebammen. Das bedeutete: Wollte eine Hebamme frei praktizieren, benötigte sie neben ihrem Ausbildungsnachweis eine **Niederlassungserlaubnis** vom zuständigen Amtsarzt, ausgestellt für einen Hebammenbezirk. Ihre **Erlaubnis zur Führung der Berufsbezeichnung** musste sie sich ebenfalls von offizieller Stelle erteilen lassen, wobei die politische Vergangenheit der Antragstellerin im Faschismus überprüft wurde. War diese nicht einwandfrei und ging über eine nominelle Mitgliedschaft in einer der Unterorganisationen der NSDAP hinaus, erhielt sie die Erlaubnis erst gar nicht.

1952 wurde von Jenny Matern, Stellvertretener Minister (36) im *Ministerium für Gesundheitswesen* in Berlin und zuständig für die Hauptabteilung Mutter und Kind, die Order herausgegeben, frisch ausgebildeten Hebammen generell **keine Niederlassungserlaubnis mehr** zu erteilen (18, 24). Man wollte die Tätigkeit in freier Praxis von Hebammen aussterben lassen – ebenso wie die anderer Zweige der Heilhilfsberufe, z. B. Krankengymnasten; Heilgymnasten, Masseure. Offenbar wurde diese Anweisung nicht strikt befolgt, denn 1955 gab Jenny Matern die Anweisung noch mal aus. Die Absicht fand auch Eingang in ein entsprechendes Gesetz (58). Nun erreichte sie ihr Ziel. Ich vermute, dass die Übergangszeit von der Hausgeburt zur Klinikgeburt länger als „geplant" war und man doch mehr Hebammen für die freie Praxis brauchte als „oben" angenommen wurde.

Nach dem Gesetz erhielten die freien Hebammen weiterhin ein staatlich zu zahlendes **Mindesteinkommen** zugesichert, sollten die eigenen Einnahmen aus ihrer Tätigkeit unterhalb einer bestimmten – sehr niedrigen Grenze liegen. Die Hebammen mussten sich sehr stark für den Erhalt dieser ihnen zustehenden Zahlung einsetzen. Eine neue Gebührenordnung wurde im Juli 1946 erlassen (25). Mit dem Gesetz blieb die normal verlaufende Geburt die gesicherte vorbehaltene Tätigkeit in den Händen von Hebammen.

Auch wenn dieses Gesetz nebst dazugehöriger Dienstordnung offiziell bis 1969 Gültigkeit hatte, wurde es jedoch bei klinisch tätigen **Gynäkologen** bereits 1963 durch die vollzogene Ablösung der Hausgeburt durch die Klinikgeburt als faktisch überholt und damit hinfällig betrachtet. Ihr zentrales Argument lautete, dass das Gesetz sich auf die häusliche Geburtshilfe bezog (50). Einzelne Aspekte in Gesetz und Dienstordnung waren zu Beginn der 50er-Jahre schon umstritten, da sie den Medizinern zu weit gingen. In Diskussionen zwischen Mitarbeitern des Ministeriums für Gesundheit und den Chefärzten der großen Frauenkliniken wurde die eigenständige vaginale Untersuchung der Gebärenden durch eine Hebamme ebenso stark kritisiert wie der Erwerb und die Gabe von Wehenmitteln unter der Geburt per Injektion an die Gebärende durch die Hebamme (25).

Im Rahmen allgemeiner Reformen des Berufsbildungssystems in der DDR, die 1965 eingeleitet worden waren, wurden **Richtlinien für den Ausbildungsberuf Hebamme** in Auftrag gegeben. Am 30.4.1969 brachte das *Institut für Weiterbildung mittlerer medizinischer Berufe* in Potsdam die neu gefassten Richtlinien heraus (3). Mit diesem Leitbild erfuhr der Beruf eine **paradoxe Vergesellschaftung:** Einerseits ist sie gleichberechtigte Partnerin des Arztes, andererseits ist die Hebamme ihm weisungsgebunden.

> *„Die Hebamme ist innerhalb des Arbeitskollektivs gleichberechtigte Mitarbeiterin des Arztes mit spezifischen Arbeitsaufgaben. Sie hat die Weisung des Arztes zu befolgen und ist ihm rechenschaftspflichtig."* (56)

Die **spezifischen Aufgaben der Hebamme** wurden näher bestimmt. Sie hält die Leitung normaler Geburten und die Erstversorgung der Entbundenen sowie des Neugeborenen in Händen mit einer entscheidenden Einschränkung: Sie hält diese in Händen, sofern diese Tätigkeit nicht von einem Arzt ausgeführt wird.

> *„Die Hebamme betreut unter Anleitung des Arztes Schwangere, Gebärende, Wöchnerinnen und Neugeborenen in den geburtshilflichen Abteilungen und in den Schwangerenberatungsstellen. Die Hebamme leitet normale Geburten und übernimmt die Erstversorgung der Frischentbundenen und der Neugeborenen, sofern diese Tätigkeiten nicht von einem Arzt ausgeführt werden. ... Sie unterstützt den Arzt bei der Vorbereitung, Durchführung und Kontrolle psychoprophylaktischer, therapeutischer und metaphylaktischer Maßnahmen in der Geburtshilfe."* (56)

Damit wurde die **Hinzuziehungspflicht** aus dem bis dahin gültigen Hebammengesetz **abgeschafft**. In einem umfassenden Tätigkeitskatalog wurden die Aufgaben von Hebammen in Schwangerenberatung und Kreißsaal detailliert festgehalten, die Anforderungen an die Persönlichkeit der Hebamme aufgezeigt, die Bereithaltung von fundiertem Wissen und natürlich einiges zur Berufsausbildung festgestellt.

Wie ist der Wegfall der Hinzuziehungspflicht einzuschätzen? Für die Einschätzung der Bedeutung für die Berufspraxis ist es von Gewicht, dass aufseiten von Hebammen und Ärzten ein so großes Arbeitspensum zu bewältigen war, dass sie kaum Zeit gehabt haben dürften, am Kreißbett Konflikte um die Anwesenheit des Arztes zu führen. Es hing sicherlich auch mit der Politik der einzelnen Klinik ab, ob generell ein Arzt zur Geburt gerufen wurde.

Nicht zuletzt kam es auf die Entwicklung der geburtshilflichen Situation an und auf die Beziehung zwischen diensthabender Hebamme und Arzt sowie auf deren Absprache miteinander, ob der Arzt zur Geburt dazugeholt wurde oder nicht.

Aus der Perspektive von Hebammen betrachtet weist die Entwicklung ihres Berufsbildes in der DDR sowohl erfolgreiche Züge auf als auch solche der Beschneidung ihrer Handlungsräume. **Erfolgreich** einzuschätzen ist die verantwortungsvolle, das berufliche Selbstverständnis stärkende Aufgabe, die originäre Berufsausbildung in Händen der eigenen Berufsgruppe zu halten, und die neu geschaffenen Möglichkeiten zur Höherqualifikation innerhalb des Berufes. Positiv einzuschätzen ist die Koordination in der Berufsfachkommission Hebamme am Institut für Weiterbildung in Potsdam, wo die fachkompetenten Mitarbeiter einen einheitlichen hohen Standard der Ausbildung schufen.

Die **Beschränkung** lag eindeutig in der Aufhebung der Freiberuflichkeit, in der Zurücknahme des staatlich sanktionierten Rechts, dass die vorbehaltene Tätigkeit an der normal verlaufenden Geburt Sache von Hebammen war und in dem Verbot sich in einer unabhängigen Interessenvertretung zu organisieren. Anders ausgedrückt: Es handelte sich sowohl um eine Erfolgsgeschichte für den Beruf, weil er modernisiert wurde, denn seine Angehörigen wurden angemessen vergütet und sozial abgesichert, das Tätigkeitsprofil wurden dem vorherrschenden Typ der Geburt in der Institution Krankenhaus zeitnah angepasst und die Inhalte von Aus-, Fort- und Weiterbildung auf den als fortschrittlich begriffenen dominierenden naturwissenschaftlichen Wissenstyp ausgerichtet. Zugleich handelte es sich um die Geschichte der Beschneidung von Handlungsräumen, dort wo das traditionelle Berufsfeld vollständig abgeschafft, das Tätigkeitsmonopol aufgehoben wurde und wo grundlegende Freiheiten wie das der freien Meinungsäußerungen, das Recht auf freie Versammlung und unabhängige Vereinsgründung unterbunden wurden.

Literatur

1. Anordnung über die Neuordnung der Ausbildung der Hebammen vom 14.12.1950, Ministerialblatt der Deutschen Demokratischen Republik 1950, 208
2. Bebel August. Die Frau und der Sozialismus. Neuauflage Dietz-Verlag Berlin (1979), 4
3. Bekanntmachung des Berufsbildes für den Ausbildungsberuf Hebamme vom 30.4.1969. In: Verfügungen und Mitteilungen des Ministeriums für Gesundheit der DDR Nr. 11, Berlin 1969, 58
4. Berndt Hans. Zum Verhältnis von Prävention und kurativer Medizin in der Deutschen Demokratischen Republik. In: Elkeles et al (Hrsg.). Prävention und Prophylaxe: Theorie und Praxis eines gesundheitspolitischen Grundmotivs in zwei deutschen Staaten 1949–1990. Edition Sigma, Berlin (1991) 189–204, 195
5. Biermann Horst. Berufsausbildung in der DDR, Zwischen Ausbildung und Auslese, Leske und Budrich, Opladen 1990 und Wolff (1994) 169f
6. Bilek Karl, Rothe Kurt, Ruckhäberle Karl-Eugen, Schlegel Lotte. Lehrbuch der Geburtshilfe für Hebammen. Johann Ambrosius Barth, Leipzig (1985)
7. Bundesarchiv/Stiftung der Archive der Parteien und Massenorganisationen der DDR, Bestand Ministerium für Gesundheitswesen DQ 1, Akte Nr. 6299, Blatt 455. Im Folgenden wird die Stiftung der Archive der Parteien und Massenorganisation der DDR im Bundesarchiv zitiert als BA/SAPMO. Der darin befindliche Bestand des Ministeriums für Gesundheitswesen wird zitiert als DQ 1 und die Aktennummer als Nr. x.
8. BA/SAPMO DQ 1 Nr. 941
9. BA/SAPMO DQ 1 Nr. 1325
10. BA/SAPMO DQ 1 Nr. 1923
11. BA/SAPMO DQ 1 Nr. 1441
12. BA/SAPMO DQ 1 Nr. 2084
13. BA/SAPMO DQ 1 Nr. 3611
14. BA/SAPMO DQ 1 Nr. 4195
15. BA/SAPMO DQ 1 Nr. 4544
16. BA/SAPMO DQ 1 Nr. 5278
17. BA/SAPMO DQ 1 Nr. 5278 ; – Brief von Frau Sohr, Mitarbeiterin der Abteilung Mutter und Kind im Ministerium für Gesundheit, vom 4.8.1961 an Vertreter des Freien deutschen Gewerkschaftsbundes.
18. BA/SAPMO DQ 1 Nr. 5506
19. BA/SAPMO DQ 1 Nr. 5521
20. BA/SAPMO DQ 1 Nr. 5616
21. BA/SAPMO DQ 1 Nr. 5863
22. BA/SAPMO DQ 1Nr. 5928
23. BA/SAPMO DQ 1 Nr. 6116
24. BA/SAPMO DQ 1 Nr. 6118
25. BA/SAPMO DQ 1 Nr. 6299
26. BA/SAPMO DQ 1 Nr. 10451
27. Nur 7 % der Ärzte waren Mitglied der SED während ca. 45 % der NSDAP beigetreten waren. Süß (1998) 89; Ernst A.-S. „Von der bürgerlichen zur sozialistischen Profession? Ärzte in der DDR. 1945–961. In: Bessel R., Jessen R (Hrsg.). Die Grenzen der Diktatur. Staat und Gesellschaft in der DDR. Vandenhoek & Ruprecht, Göttingen (1996) 25
28. Das angestrebt Ziel, dass alle schwangeren Frauen zur Geburt in eine Institution kommen, d. h. die Geburt zu institutionalisieren, erreichte man nicht wie geplant 1955 sondern erst 1965 mit 10jähriger Verspätung. Vgl. Statistisches Jahrbuch der DDR 1955 und 1965
29. Diese Information erhielt ich von Hebammen in Berlin und Dresden, die in den 60er- und 70er-Jahren in Ausbildungskrankenhäusern tätig waren.
30. Diese Informationen erhielt ich von verschiedenen Hebammen in Dresden in der Diskussion im Anschluss an meinen Vortrag am 18.3.2004
31. Durchführungsbestimmung zum Gesetz über den Mutter- und Kinderschutz und die Rechte der Frau vom 3. Juni 1953
32. Eine eigene Auszählung in den Geburtenbüchern der Frauenklinik der Medizinischen Akademie Carl Gustav Carus in Dresden gibt beispielhaft Auskunft über Häufigkeit und Art und Weise der sub partu vorgenommenen Eingriffe der 60er- und 70er-Jahre. Zahlen bei der Autorin
33. Engels Friedrich. Der Ursprung der Familie, des Privateigentums und des Staates. In: Marx/Engels Werke Bd. 21, Berlin (1977), 181f
34. Ernst Anna Sabine. „Die beste Prophylaxe ist der Sozialismus". Ärzte und medizinische Hochschullehrer in der SBZ/DDR 1945–1961. Waxmann Münster/New York (1997)
35. Gesellschaftswissenschaftlich meint die Grundlagen des Marxismus-Leninismus und die politische Strategie der SED
36. In der DDR wurden für Frauen und Männer gleichermaßen die männliche Berufs- bzw. Positionsbezeichnung verwandt, was ich in diesem Aufsatz fortführe.
37. Lehrmaterialien für Hebammen waren z. B. Igel H. Hormonteste in der Frauenheilkunde. Ihre Bedeutung in Diagnostik , Prophylaxe und Therapie. Potsdam 1966. Neumann. Pathologie der Schwangerschaft, der Geburt und des Wochenbettes. Potsdam 1968. Scholz B, Kyank H. Frühgestose und Spätgestose – die häufigste Erkrankung in der Schwangerschaft. Potsdam 1965. Warm R. Moderne Wehenmittel und Wehenlehre. Potsdam 1967. Anton W, Schnell K-H. Einführung in die Geburtshilfe für mittleres medizinisches Personal. Potsdam 1969. Rothe K, Bilek K, Piskazeck. Neue Gesichtspunkte der Theorie und Praxis der modernen Geburtshilfe. Potsdam 1964. Wilken H. Geburtshilfe für Hebammen IV. Potsdam 1976. Anton W. Die Missbildungen des Neugeborenen. Lehr- und Weiterbildungsmaterial für Hebammen. Potsdam 1967. Alle VEB Druckerei Weida oder Berlin
38. Liebe Elfriede. Hebamme im Bergbaukrankenhaus. Einige Worte zur weiteren Ausbildung von Hebammen. In: Heilberufe 6 (1954), 116

39. Martius H. Deutsche medizinische Wochenschrift Jg. 86 (1961), 1637–1640. Die Saugglocke wurde in der DDR 1956 erstmals in der Geburtshilfe eingesetzt. In Dresden wurde sie ab 1961 mit einem von Prof. Ganse veränderten Gerät regelmäßig angewandt.
40. Nikolajew A.P. Grundriss der Theorie und Praxis der Schmerzausschaltung bei der Geburt, VEB Volk und Gesundheit Berlin (1956) 58
41. Persönliche Information von verschiedenen Hebammen aus Dresden und Berlin im Jahr 2003
42. Richtlinien für die Tätigkeit der Schwangerenberatungsstellen vom 2.1.1954, Verfügungen und Mitteilungen des Ministeriums für Gesundheitswesen Nr. 1/1954
43. Richtlinien für die Tätigkeit der Schwangerenberatungsstellen vom 1.8.1964, Verfügungen und Mitteilungen des Ministeriums für Gesundheitswesen Nr. 17/1964
44. Rothe, Joachim. Gesundheitsschutz und peripartale Mortalität, Definition – Statistik – Analyse. Veröffentlichung aus dem Institut für Sozialhygiene in Berlin-Lichtenberg, VEB Verlag Volk und Gesundheit, Berlin (1968), 93
45. Sächsisches Hauptstaatsarchiv Dresden. Landesregierung Sachsen, Ministerium für Arbeit und Sozialfürsorge, Nr. 1980, Blatt 139 und Blatt 151. Emma Rauschenbach war Vorsitzende des sächsischen Hebammenverbandes (1920–1939), Vorsitzende des deutschlandweiten Dachverbandes (1920–1933) und stellvertretende Vorsitzende des faschistischen Hebammenbundes (1933, 1939)
46. Sächsisches Hauptstaatsarchiv Dresden. Landesregierung Sachsen, Ministerium für Arbeit und Sozialfürsorge, Nr. 1977 ohne Blattzählung
47. Schäfer Simone. Schwangerschaft, Geburt und Mütterberatung in der DDR – unter den Aspekten gesetzlicher Regelungen und Eigenverantwortlichkeit. „Die Reihefolge bestimmt der Arzt". In: beiträge zur feministischen theorie und praxis. Gesundheitsreformen und Heilsversprechen. Band 49/50. Eigenverlag des Vereins Beiträge zur feministischen Theorie und Praxis e.V. Köln (1998), 129–139
48. Scholz Hannelore. Die DDR-Frau zwischen Mythos und Realität. Zum Umgang mit der Frauenfrage in der Sowjetischen Besatzungszone und der DDR 1945–1989. Hg. Frauen- und Gleichstellungsbeauftragte der Landesregierung Mecklenburg-Vorpommern, Schwerin (1997) 20–27
49. Schröder, Robert, Hebammenlehrbuch, Georg Thieme, Leipzig 1947
50. Schröder, Robert, Hebammenlehrbuch, 3. Auflage, VEB Georg Thieme, Leipzig (1962), Vf
51. Stadtarchiv Dresden, 4.1 Stadtverordnetenversammlung und Rat der Stadt (1945–1953), Bestand 4.1.12 Dezernat Gesundheitswesen (1945–1953), Nr. 88, Blatt 38
52. Statistisches Jahrbuch (1965), S. 543; (1975), S. 418. Die Angaben sind vorläufige Zahlen der DDR ohne Groß-Berlin; im ersten Lebensjahr Verstorbene ohne Berücksichtigung der Geburtenentwicklung
53. Statistische Jahrbücher der DRR verschiedene Jahrgänge
54. Süß Winfried. Gesundheitspolitik. In: Hockerts H. G. (Hg.) Drei Wege deutscher Sozialstaatlichkeit. Oldenbourg, München (1998), 87
55. Stichworte: Pawlowscher Hund; bedingte Reflexe
56. Uebe Anneliese. Die rechtliche Situation der Hebammen in der Geburtshilfe in Deutschland seit 1871. Staude-Verlag, Hannover (2000) 86
57. Verfügungen und Mitteilungen des Ministeriums für Gesundheitswesen der DDR Nr. 23 1964
58. Verordnung über die Berufserlaubnis und Berufsausübung in den mittleren medizinischen Berufen sowie medizinischen Hilfsberufen, Gesetzblatt der Deutschen Demokratischen Republik I, Berlin 1955, 149
59. Wolff, H.-P. Vergleichende Geschichte der medizinischen Berufsbildung: Eine Einführung für Lehrkräfte der Medizinalberufe. RECOM-Verlag, Basel/ Eberswalde (1994) 168–169
60. Zu denken ist an eine Haftstrafe, die sie in einem Zuchthaus oder in einem Internierungslager verbüßen musste, z. B. in einem der umfunktionierten Konzentrationslager Sachsenhausen oder Buchenwald. Eine Deportation in ein Straflager in die Sowjetunion ist aufgrund der Schwere der Vorwürfe nicht auszuschließen.

Dieses Kapitel stellt einen Teil meines Dissertationsvorhabens dar, das ich in dem durch die DFG geförderten Projekt „Professionalisierung und De-Professionalisierung von Hebammen zwischen 1945–1975 – Ein ost-westdeutscher Vergleich" unter der Leitung von Prof. Dr. Barbara Duden am Institut für Soziologie an der Universität Hannover beginnen konnte. Von 2001 bis 2003 bearbeitete ich dort das Teilprojekt „Ostdeutschland" als wissenschaftliche Mitarbeiterin.

4 Westdeutsche Hebammen zwischen Hausgeburtshilfe und klinischer Geburtsmedizin (1945–1989)

Marion Schumann

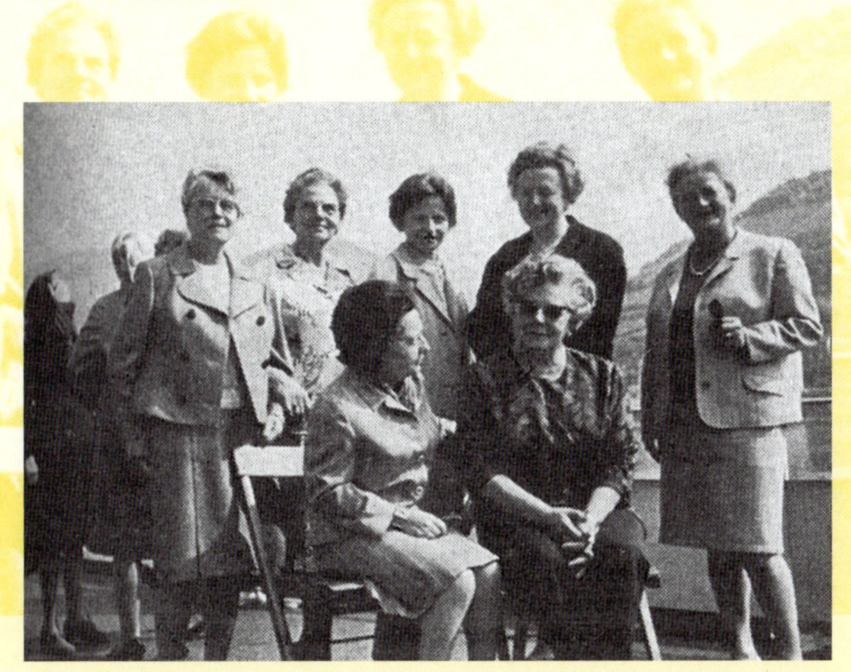

„Der Unterschied zwischen einer heutigen Krankenhausgeburt und einer früheren Hausgeburt ist wie Tag und Nacht. Zwischen der Hebamme und den Frauen entsteht nicht mehr die intime Atmosphäre, die beide bräuchten. Das wurde mir deutlich, als ich jahrelang bei Geburten im Krankenhaus war. ... Im Krankenhaus wurden die Frauen nervös gemacht, anstatt sie schlafen zu lassen, denn erfahrungsgemäß verläuft eine Geburt nach einer Ruhepause viel einfacher. Daheim dagegen blieben die Frauen ruhig. Ihre Angehörigen waren in der Nähe, und zwischendurch gingen wir auch mal um das Haus herum spazieren. Das alles wirkte intensiv auf die Frauen ein – viel mehr als man sich heutzutage vorstellt."

Barbara Dippert, Hebamme aus Oberbayern

Gesellschaftlicher Wandel

Die Epoche zwischen Kriegsende und 1989 zeigt sich rückblickend als eine Zeit des beschleunigten gesellschaftlichen Wandels und wird mit dem Stichwort **„Modernisierung"** bezeichnet. Zu den Charakteristika einer sich neu formierenden bundesrepublikanischen Gesellschaft gehörten der wirtschaftliche Aufschwung mit Massenwohlstand, die Demokratisierung der Gesellschaft mit mehr Selbstbestimmung der Einzelnen, die Etablierung des Sozialstaates, die wachsende Technisierung in allen Lebensbereichen gepaart mit dem Glauben an Fortschritt, Planbarkeit und Machbarkeit, die Veränderung und größere Vielfalt der Lebensstile sowie das Zurückdrängen von Traditionen, die rationalen Erklärungen wichen (33). Gerade die 60er- bis Mitte 70er-Jahre waren von einem ungeheuren **Fortschrittsoptimismus** und einer **Technik- und Wissenschaftsgläubigkeit** geprägt, die erst durch die kritische Bewegung gegen die Atomkraftwerke ins Wanken gerieten. Die Umbrüche im Berufsbild der Hebamme müssen im Zusammenhang mit diesen gesellschaftlichen Entwicklungen gesehen werden, die dem Beruf sich ändernde Leistungen abverlangten.

Die Berufsorganisation in den westdeutschen Besatzungszonen

Nach dem Ende des 2. Weltkrieges wurde die **Reichshebammenschaft** in Berlin durch das Gesetz Nr. 2 des Alliierten Kontrollrats vom 10.10.1945 als nationalsozialistische Organisation aufgelöst. Begründet wurde dieses Urteil der alliierten Besatzungsbehörden damit, dass es durch das Reichshebammengesetz zur Bildung einer einheitlichen Zwangsorganisation gekommen war. Die Berliner Kommission für Ansprüche auf Vermögenswerte führte 1954 aus:

> *„Der maßgebende Einfluss der Partei war von vornherein dadurch gesichert, dass die Berufung und Abberufung der Leiterin der Reichshebammenschaft und ihrer Vertreterin von der Zustimmung des Stellvertreters des Führers abhängig war. Die Befugnisse der Leiterin der Reichshebammenschaft waren dem Führerprinzip entsprechend uneingeschränkt und umfassend; ihre Anordnungen waren für alle Hebammen bindend. Diese hatten keinerlei Einfluss auf die Geschäftsführung und auf die Vermögensverwaltung ihrer Berufsorganisation.*
> *Da neben dem Führerprinzip auch der Arier-Grundsatz im Gesetz vom 21. Dezember 1938 verankert war, zeigt sich, dass dieses Gesetz, das maßgebend für die Struktur der Reichshebammenschaft war, den Typus einer den Grundideen des Dritten Reiches angepassten Standesordnung darstellt. Die Kommission hat ... u.a. grundsätzlich festgestellt, dass zu den Werkzeugen, deren sich der Nationalsozialismus zur Aufrechterhaltung seiner Herrschaft bediente, die von ihm errichteten berufsständischen Organisationen gehörten. Sie bildeten in ihrer Gesamtheit einen Apparat, der den Machthabern des Dritten Reiches die lückenlose Erfassung aller Angehörigen einer bestimmten Berufsgruppe, ihre einheitliche Lenkung, ständige Kontrolle und dauernde politische Beeinflussung ermöglichte. Zu diesen Organisationen gehörte nach der Überzeugung der Kommission auch die Reichshebammenschaft".*

In den ersten Nachkriegsmonaten, bis die Hebammenorganisation im Oktober 1945 aufgelöst wurde, bestand sie weiterhin in ihren alten Strukturen. Von den **Funktionsträgerinnen der ehemaligen Reichshebammenschaft** ist keine für ihre Mitarbeit in einer nationalsozialistischen Organisation zur Verantwortung gezogen worden. **Nanna Conti** führte, zwar nicht offiziell, aber doch bis Oktober 1945 Tätigkeiten für den Verband durch. Reisen, Taggelder und Porto wurden ihr von der ehemaligen Kassenwartin der Reichshebammenschaft, Helene Schachne, in Höhe von drei Monatsgehältern nach dem Ende des Krieges vergütet. Nanna Conti trat zwar nach Mai 1945 in der Öffentlichkeit nicht mehr für die Hebammen auf, unterhielt aber Kontakte, z. B. zu Helene Schachne, die den Aufbau der Hebammenorganisation in der damaligen Provinz Hannover leitete.

Auch **Luise Zipp** (1. Vorsitzende der Provinz Westfalen im Nationalsozialismus, 1. Vorsitzende des späteren Hebammenlandesverbandes Nordrhein-Westfalen nach 1945, Vorsitzende der Bundesorganisation von 1952–1957) beriet sich mit Conti. Sie tauschten sich vor allem über den neuen Aufbau der Hebammenorganisation, insbesondere einer überregionalen Hebammenvertretung in der gesamten britischen Zone, aus. Bei der Gründung dieses Zusammenschlusses, Ende 1946 in Celle, war Conti nicht direkt beteiligt, aber im Ort anwesend und wirkte so im Hintergrund für die Hebammen weiter. Luise Zipp wurde in Celle als **„Vertreterin der Hebammenschaft für die Britische Besatzungszone"** von einem kleinen Kreis von Hebammen gewählt. Diesem Zusammenschluss kam nie eine Funktion als handlungsfähiges Gremium zu, da die Landeshebammenschaften in der britischen Besatzungszone zu diesem Zeitpunkt noch nicht gewählt waren und deshalb die Wahl nicht ordnungsgemäß war.

Zur Person

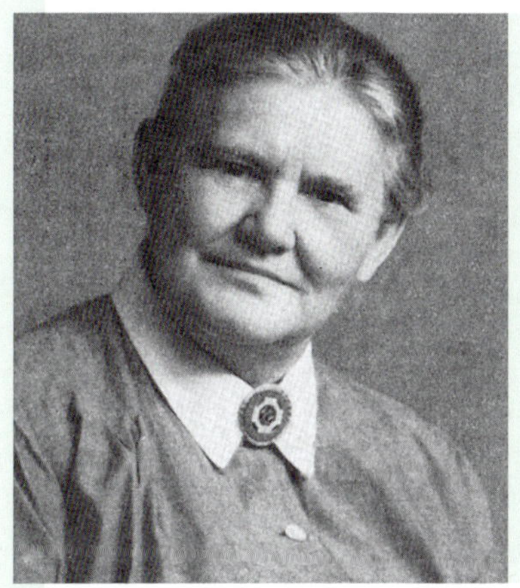

Abb. 4-1

Luise Zipp wurde im Jahr 1893 geboren. Sie arbeitete ab 1914 als Rote-Kreuz-Helferin und nach dem Ende des 1. Weltkrieges als Krankenpflegerin in einer Dortmunder Klinik. Ihr Hebammenexamen legte sie vermutlich zu Beginn der 20er-Jahre in Bochum ab, wo sie bis zum Ende ihrer Berufstätigkeit als niedergelassene Hebamme wirkte.

Von 1928 an hatte sie eine führende Position in der Hebammenorganisation bis 1961 inne. Luise Zipp war von 1928 bis wahrscheinlich 1945 Vorsitzende der Provinzialhebammenschaft Westfalen und von 1930 bis 1933 die 2. Vorsitzende des Landesverbandes Preußen. Nach 1945 war sie bemüht die Hebammenorganisation schnellstmöglich überregional zusammenzufassen, damit eine höhere Schlagkraft von ihr ausgehen konnte. Sie versuchte 1946 vergeblich eine Vertretung der Hebammenschaft in der britischen Zone zu schaffen und forcierte den Zusammenschluss der Hebammen in der ADHV, der ihr allerdings nicht weitreichend genug war. Luise Zipp war Mitbegründerin der ADHV in Westdeutschland. Von 1946 bis 1961 war sie Vorsitzende des Hebammenlandesverbandes Nordrhein-Westfalen und stand von 1952 – 1957 dem ADHV/BDH vor. Sie starb am 31.1.1961.

Das beträchtliche **Vermögen der Reichshebammenschaft** nach 1945 zu verteilen, oblag **Helene Schachne**. Die Gelder in der britischen Besatzungszone waren freigegeben worden und so wurde das auf hannoverschen Konten befindliche Guthaben in Höhe von über 550 000 Reichsmark, bis Mitte 1947, an Vertreterinnen der bestehenden oder noch zu gründenden westdeutschen Hebammenlandesverbände verteilt. Die Gelder für die Hebammen in der russischen Besatzungszone wurden Anfang 1948 auf ein Sonderkonto des Freien Deutschen Gewerkschaftsbundes, Fachgruppe Hebammen, überwiesen – die Vermögensanteile der Hebammen aus Österreich und Elsaß-Lothringen verfielen im Zuge der Währungsreform, weil dem zuständigen Ministerium keine Empfangsberechtigten für das Geld genannt wurden. Sie gingen deshalb leer aus.

Das Berliner Vermögen war aufgrund der Einstufung der Reichshebammenschaft als nationalsozialistische Organisation beschlagnahmt worden. Hier bestand ein Guthaben von ca. 170 000 Reichsmark, ein Grundstück in Berlin-Südende und eine Darlehenshypothek von 30 000 Reichsmark. Da die beiden bundesdeutschen Spitzenverbände, der **Bund Deutscher Hebamenverbände e. V.** in Frankfurt und die **Vereinigung Deutscher Hebammenverbände e. V.** in Hannover, von der zuständigen Kommission als demokratische Nachfolgeorganisationen der Reichshebammenschaft betrachtet wurden, erhielten sie 1954 das Berliner Grundstück und die Eigentümergrundschuld in Höhe von 20 000 DM. Die ostdeutschen Hebammen konnten von dem

Berliner Geld nicht profitieren, wenn sie damals überhaupt Kenntnis von dem Vorgang besaßen.

Das Geld spielte gerade in der unmittelbaren Zeit nach dem Krieg, die von Not und Knappheit an allen Gütern geprägt war, eine wichtige Rolle für die Verbandsarbeit. Ein Büro musste ein- oder wiederhergerichtet, die Miete beglichen, Briefpapier und -marken gekauft und Reisen finanziert werden. Umso härter traf die Hebammenverbände jeder Verlust von Finanzmitteln.

Laut Alma Thomas, frühere Angestellte in der Hauptgeschäftstelle der Reichshebammenschaft in Berlin, hatten Conti als auch Schachne Gelder veruntreut, wofür sie aber beide mangels Unterlagen in Westdeutschland nicht belangt werden konnten. Außerdem erhob Thomas gegen Conti den Vorwurf: Conti hätte zur Zeit des Nationalsozialismus veranlasst sie für staatsfeindlich zu erklären, da sie den Betrug in der Geschäftsstelle nicht decken wollte. Thomas sei daraufhin in Gefangenschaft genommen worden, um nach Auschwitz transportiert zu werden. Ein Beamter habe ihr damals nach einer Vernehmung zur Freiheit verholfen. Auch dafür ist Conti nicht belangt worden.

Ein weiteres Delikt wurde auch Helene Schachne von der Landeshebammenschaft Niedersachsen vorgeworfen: Sie soll das Inventar der Geschäftsstelle in Hannover hinterzogen haben, ein Vorwurf, der letztlich auch nicht geklärt werden konnte. Die Hebammen distanzierten sich von Conti und Schachne. So schrieb die spätere Vorsitzende des Hebammenverbandes Westberlin, Else Pahnke, an Conti:

> *„Wenn Sie der Hebammenschaft noch einen letzten guten Dienst erweisen wollen, so bitte ich Sie freundlichst, sich in völliger Zurückgezogenheit zu halten, da eine Mitarbeit Ihrerseits nach meinen genauen Informationen an höheren Stellen der gesamten Hebammenschaft völlig indiskutabel ist ... Selbst ein Bemerkbarmachen Ihrerseits könnte der Hebammenschaft und Ihnen nur Schaden bringen. Unserem dornenvollen Weg des Wiederaufbaus der Organisation würde ein unüberwindliches Hemmnis entgegengesetzt sein."*

Die beiden Frauen hatten ihren Einfluss auf die aktuellen Entwicklungen im Hebammenwesen etwa 1948 verloren. Nanna Conti verstarb 1951 und Helene Schachne wahrscheinlich 1959. Conti erhielt in der Deutschen Hebammenzeitschrift einen Nachruf von Käthe Hartmann, die ebenfalls in vorderster Reihe der Reichshebammenschaft gestanden und von 1957–1960 den Vorsitz der Bundeshebammenorganisation inne hatte.

So kam den Funktionsträgerinnen der Reichshebammenschaft beim Aufbau der westdeutschen Hebammenorganisation in der späteren Bundesrepublik ein erheblicher Einfluss zu. Um den Neuaufbau einer demokratischen Gesellschaft voranzubringen, war es allerdings übliche Praxis, vor allem der britischen Besatzungsbehörden, die führenden Mitglieder, auch der als nationalsozialistisch eingestuften Berufsverbände, vom Wiederaufbau nicht auszuschließen. Die Verbände sollten baldmöglichst wieder arbeitsfähig sein.

Die im Nationalsozialismus entwickelte Struktur des öffentlichen Gesundheitswesens, dem die Hebammen zugehörten, ist in den westdeutschen Besatzungszonen aufrechterhalten worden. Die **gesundheitliche Versorgung** sollte nach den Vorstellungen der Besatzungsbehörden regionalisiert und die medizinische Versorgung schnellstmöglichst sichergestellt werden, denn der gesundheitliche Zustand der Bevölkerung in der Nachkriegszeit war katastrophal. Der Nahrungsmangel, die Überbelegung der Wohnungen und deren Enge führten zu schlechten hygienischen Verhältnissen. Die Gesundheitsämter, denen die Hebammen unterstanden, der Ausbau der privatwirtschaftlichen Gesundheitsversorgung bereits zu Beginn der 50er-Jahre begann aber (51).

Zuständig für den Wiederaufbau einer Interessenvertretung der Hebammen waren die Abteilungen für das Gesundheitswesen in den **Länderministerien**. Als Rechtsgrundlage diente das Hebammengesetz von 1938, dessen Bereinigung von nationalsozialistischem Gedankengut 1954 durch seine Überarbeitung offiziell vorgenommen worden ist (89). Die Länder sahen die Organisation der Berufsvertretung auf Kreis-, Provinzial- und Landesebene vor, wobei die Zusammenfassung der Kreisvereine die Gesundheitsämter übernahmen. In den Kreisvereinen ist nach 1945, bis zur Neugründung der Berufsvertretung, in der Regel ebenso weitergearbeitet worden wie vorher (5) – nach wie vor unterstanden die niedergelassenen Hebammen auch dem Amtsarzt.

Mit Genehmigung der Militärbehörden beauftragten die Provinzialregierungen eine Hebamme zur Organisation der **Wahlen der Provinzialhebammenschaft**. Die Reorganisation der Hebammenverbände in den westdeutschen Besatzungszonen fand insgesamt zwischen 1946 und Ende 1947 statt. Dreizehn Provinzialhebammenverbände und Hebammenlandesverbände wurden in dieser Zeit gebildet, im Jahr 1949 der Westberliner Hebammenverband „Groß-Berlin-Westsektoren" und der Hebammenlandesverband Bayern.

Eine besondere Herausforderung für die Hebammenverbände war die große Anzahl von **zugewanderten und vertriebenen Hebammen**, die untergebracht werden mussten. Viele dieser Hebammen bekamen nur eine Arbeits-, nicht aber eine Niederlassungserlaubnis, wodurch sie keinen Anspruch auf das staatliche Mindesteinkommen erwerben konnten. In Niedersachsen kamen nach 1945 zu den 1000 tätigen Hebammen noch 450 Flüchtlingshebammen hinzu (13). Um diese zu integrieren wurde hier das Rentenalter von 70 Jahren auf 65 Jahre herabgesetzt. Da der Rentenanspruch vieler alter Hebammen zum Lebensunterhalt jedoch nicht ausreichte, wurden für sie Sonderregelungen zur weiteren Ausübung des Berufes erlassen. Eine restlose Unterbringung der Flüchtlingshebammen konnte nicht umgesetzt werden und so bestand zwischen den ansässigen und den Flüchtlingshebammen eine erhebliche Konkurrenz um die Geburten.

Die amerikanischen Militärbehörden führten die unbeschränkte Niederlassung (Gewerbefreiheit) für den Beruf von 1949 bis 1954 in Hessen ein, was die Konkurrenz unter den Hebammen natürlich erheblich verschärfte. Ansonsten erließen die Alliierten der westdeutschen Zonen für das Hebammenwesen keine unterschiedlichen Regelungen (24). Das Hebammengesetz wurde in den Ländern zwar unterschiedlich ausgelegt, wodurch viele Regelungen uneinheitlich waren, dies war aber Sache der Länder und nicht der Alliierten. Der spätere beratende Jurist der Hebammenorganisation, Karl-Otto von der Bach, beklagte die Zersplitterung und „buntscheckige" Fortführung des Hebammenrechts durch die Landesgesetze.

Die überregionale Hebammenberufsorganisation

Die Bestrebungen der Hebammen, ihre Verhandlungsposition gegenüber Krankenkassen und Ländern durch einen regionalen Zusammenschluss zu stärken, lassen sich auf das Jahr 1946 datieren. Sie endeten mit der Wahl von **Luise Zipp** am 22.11.1946 in Celle zur „Vertreterin der Hebammenschaft für die Britische Besatzungszone" (26), die allerdings nicht rechtmäßig vorgenommen worden war (s. S. 113).

Vorstöße der Vorsitzenden der Hebammenlandesverbände zur Bildung eines trizonalen Zusammenschlusses zwischen 1948 und 1950 endeten am 22.3.1950 mit der Gründung einer **„Arbeitsgemeinschaft der Hebammenverbände der deutschen Bundesrepublik"** (45). Umstritten war vor allem der Zentralisationsgrad eine Vereinigung. Die Landesverbände waren nicht bereit, sich erneut einer zentral gesteuerten Organisation unterzuordnen. Deshalb entschieden sich die Vertreterinnen der Länder nach langen Diskussionen für den Zusammenschluss als Arbeitsgemeinschaft, die über die Funktion eines losen Zusammenschlusses nicht hinauskommen sollte. Der einzige gemeinsame Nenner, auf den sich die Hebammen einigen konnten, hatte in dem Vorsatz einer engen Zusammenarbeit der Landesvorsitzenden bestanden.

Als **Hauptziele** nannte die Satzung: die bundesgesetzliche Regelung des Hebammenwesens, die Mitwirkung bei der Regelung des Hebammenwesens durch die Wahl einer Vorsitzenden und die Unterstützung der Landesverbände bei der Förderung des Hebammenwesens in den Ländern, soweit diese das forderten.

Zur ersten **Vorsitzenden** der Arbeitsgemeinschaft wurde die Vorsitzende des bayrischen Hebammenlandesverbandes Barbara Asböck, zur zweiten Vorsitzenden die Vorsitzende des Hebammenlandesverbandes Nordrhein-Westfalen Luise Zipp gewählt. Die Wahl für drei Ausschussmitglieder der Arbeitsgemeinschaft fiel auf Frieda Riede vom Hebammenverband Nord-Württemberg, Nelly Behr von der Landeshebammenschaft Niedersachsen und Oberin Elfriede Krauß von der Universitätsklinik Marburg als Vertreterin der Anstaltshebammen.

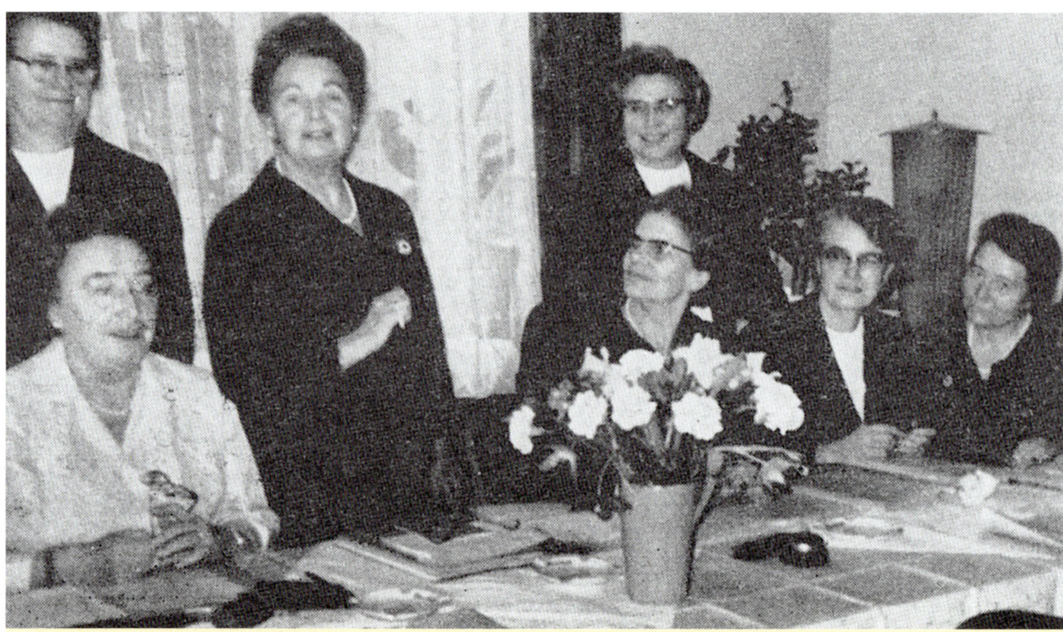

Abb. 4-2 Vorstand des BDH und Mitglieder des Hauptausschusses 1966
Stehend von li.: Anni Fehr, 1. Kassiererin; Anne Springborn, 1. Vorsitzende; Frau Lotz, 2. Kassiererin
Sitzend von li.: Magdalene Schwietzke, Auslandsreferentin; Gisela Gmelin, 2. Vorsitzende; Oberin Elfriede Krauß, Vorsitzende VDA; Ruth Kölle, 1. Schriftführerin

Der „unverbindliche Zusammenschluss" der Hebammenverbände zur „Arbeitsgemeinschaft der Hebammenverbände" endete erst mit der Eintragung der ehemaligen Arbeitsgemeinschaft als **„Bund Deutscher Hebammenverbände e.V." (BDH)** in das Vereinsregister Frankfurt am 25.3.1954. Die Rechtsnachfolge der Reichshebammenschaft trat der BDH offiziell an, gemeinsam mit der am 1.10.1953 gegründeten **„Vereinigung Deutscher Hebammenverbände"**, eingetragen am 5.2.1954 in das Vereinsregister Hannover (3). Auslöser für beide Eintragungen in das Vereinsregister war die Verteilung der Berliner Vermögenswerte 1954, um die sich beide Verbände bemüht hatten. Die bundesdeutschen Hebammenverbände konnten „nur als Erbe der Reichshebammenschaft auftreten", wenn sie eingetragene Vereine waren. Beide Organisationen bezeichneten sich „als Nachfolgeorganisationen nach den früheren, vor 1933 in Deutschland bestehenden Hebammenverbänden". Im Jahr 1974 wurde der „Bund Deutscher Hebammenverbände" in **„Bund Deutscher Hebammen"** umbenannt.

Die **Zusammenarbeit zwischen den Hebammenlandesverbänden** in der Bundesrepublik gestaltete sich wegen konkurrierender Machtansprüche von Beginn an schwierig. Diesen Spannungen lagen zunächst nicht unbedingt unterschiedliche Vorstellungen von der Politik der Hebammenorganisation zugrunde, sondern persönliche Konflikte. Ein Interessenkonflikt zeichnete sich außerdem zwischen den freiberuflich tätigen und in der Klinik angestellten Hebammen bereits in der Gründungsphase der Berufsvertretung ab. Die Anstaltshebammen hatten ihrerseits Ansprüche auf einen Vorstandsposten innerhalb einer bundeseinheitlichen Hebammenberufsvertretung geltend gemacht, die sie gegen die Stimmenmehrheit der niedergelassenen Hebammen jedoch nicht durchsetzen konnten.

Ein weiteres Problem war die **Zersplitterung der Hebammenlandesverbände**, die sich nicht der Aufteilung der neuen Bundesrepublik in 11 Bundesländer im Jahr 1949 anpassten, sondern an tradierten Strukturen festhielten. Im Jahr 1950 bestanden deshalb 15, im Jahr 1971 dann 16 Landesverbände – erst 1976 schlossen sich die vier Hebammenverbände in Baden-Württemberg zum Hebammenverband Baden-Württemberg zusammen (7).

Ende 1953 schlossen sich die Landeshebammenschaft Niedersachsen und der Nordrheinische Hebammenverband zur **„Vereinigung Deutscher Hebammenverbände“** zusammen, die bis zum 19.3.1961, neben dem Bund Deutscher Hebammenverbände, als Spitzenorganisation bestand. Beide Organisationen hatten zwar gleiche Ziele, ihre Arbeitsweise unterschied sich aber stark von einander (s. S. 119 f., 123, 126, 138).

Der **Landeshebammenverband Bayern** spielte ebenfalls eine besondere Rolle im Gesamtverband, was mit einem traditionellen Sonderbewusstsein Bayerns zusammenhängen dürfte. Ein „föderalistischer Eigensinn“ (44), geleitet von Forderungen nach Selbstständigkeit der Bundesländer und der besonderen Förderung der regionalen Interessen, schlug sich auch in der Politik des Bayrischen Hebammenlandesverbandes nieder, der in den 50er- und 60er-Jahren der mitgliedsstärkste und dadurch der finanzkräftigste Verband war. Selbst innerhalb Bayerns hielten die Hebammenbezirksverbände an ihrer Eigenständigkeit fest und fusionierten erst 1952 mit dem Landesverband. Auch das seit 1898 bestehende eigene Verbandsorgan, **Bayrische/Süddeutsche Hebammenzeitschrift**, wurde 1948 wieder aufgelegt. Davon musste sich der bayrische LV, wahrscheinlich wegen des erheblichen Mitgliederschwundes durch die allgemein sinkenden Hebammenzahlen, im Jahr 1970 verabschieden – die Zeitschrift ging dann in der Deutschen Hebammenzeitschrift auf. Zwar bot der bayerische Landesverband seinen Mitgliedern Vorzüge, wie z. B. eine Stiftung zur Unterstützung notleidender Berufskolleginnen, wie sie der BDH erst 1961 mit der Hebammengemeinschaftshilfe ins Leben rief, oder die Unterhaltung einer eigenen Frauenmilchsammelstelle die Einnahmen brachte. Andererseits banden diese regionalen Aktivitäten die Kräfte der engagierten Verbandsfrauen, sodass für die Arbeit in der Dachorganisation möglicherweise wenig Kraft übrig blieb.

Die Anstaltshebammen in der Berufsorganisation

Wegen unterschiedlicher Interessenlagen der freiberuflichen und angestellten Hebammen lehnten die Landesverbandsvorsitzenden, außer der niedersächsischen, die Integration der Klinikhebammen in die Landesverbände ab. So organisierten sich die in den Kliniken tätigen Hebammen, die diese Meinung zu Beginn der 50er-Jahre ebenso vertraten, in einer eigenen Gruppierung. Diese wurde am 21.5.1952 mit dem Namen „Gruppe angestellter Hebammen“ gegründet und am 7.7.1955 in das Vereinsregister Marburg als **„Verband Deutscher Anstaltshebammen“ (VDA)** eingetragen. Die Oberin **Elfriede Krauß** aus Marburg stand dieser Vereinigung von 1952–1972 vor.

Zur Person

Elfriede Krauß wurde am 8.3.1907 geboren. Nach ihrem Hebammenexamen an der Hebammenlehranstalt Tübingen im Jahr 1928 war sie an verschiedenen Krankenhäusern und Universitätskliniken tätig, davon drei Jahre im Deutschen Hospital in Buenos Aires. Das Oberinnenexamen absolvierte sie 1941 in Berlin wo sie im Anschluss daran zunächst tätig war. Als Oberin an der Oberschlesischen Landesfrauenklinik und Hebammenlehranstalt in Gleiwitz arbeitete sie bis zum Ende des Krieges und war danach vorübergehend in Stuttgart und Wörishofen beschäftigt. Sie übte ihren Beruf von 1947 bis 1972 als Hebammenoberin an der Universitätsfrauenklinik und Hebammenlehranstalt Marburg aus.

Elfriede Krauß war Gründungsmitglied der ADHV im Jahr 1950 und Vorsitzende des VDA von 1951–1973. Ihre besondere Aufmerksamkeit galt der Weiterbildung aller Hebammen – sie rief die Weiterbildungslehrgänge für Ober- und Lehrhebammen wieder ins Leben und wirkte maßgeblich an der Verlängerung der Ausbildung 1963 mit. Seit 1954 vertrat sie die deutschen Hebammen im ICM bis zum Ende ihrer VDA Vorstandstätigkeit. Darüber hinaus blieb sie bis 1977 Schriftführerin des BDH. Elfriede Krauss starb am 11.2.1983 in Marburg.

Die Anstaltshebammen gehörten der Dachorganisation an, hatten dort aber gegenüber den Landesverbänden nur eine Stimme bei Entscheidungen. Zu den Teilnehmerinnen der Sitzungen des VDA gehörten auch die Oberinnen und Lehrhebammen der Hebammenschulen, die alle zwei Jahre eine Delegiertentagung veranstalteten.

Tab. 4-1: Verhältnis Anstalts- und Klinikhebammen

Stellung im Beruf	1950	1961	1968	1975	1985
Selbständige	9937	7015	4649	2425	1919
von diesen im Belegsystem				1550	1397
Angestellte	2287	2256	2832	3288	4015
insgesamt	**12 224**	**9271**	**7481**	**5713**	**5934**

Quelle für die Zahlen bis 1968: Institut für Arbeitsmarkt- und Berufsforschung 1971, Zahlen ab 1975: Uebe, 2000, S. 49.

Der Organisationsgrad der Klinikhebammen war damals gering: Zwar gab es 1950 bereits 2287 angestellte Hebammen in den Kliniken, von ihnen meldeten sich nach einem Aufruf von Elfriede Krauß im Jahr 1951 aber nur 80 Hebammen zurück. Zum Teil hatten sich die Angestellten den Schwesternorganisationen angeschlossen, denen sie sich offenbar näher als dem VDA fühlten. Im Jahr 1972 waren nach Angaben von Maria Hipp von ca. 2900 Klinikhebammen 800 im VDA organisiert. Als Gründe für den geringen Organisationsgrad gab der Verband die Berufsaufgabe nach der Verheiratung und die häufigen Wechsel des Arbeitsortes bei dieser Hebammengruppe an (46).

Da die Zahl der Freiberuflichen im Verhältnis zu den Angestellten immer mehr abnahm, sollte den Klinikhebammen nach Auffassung von Maria Hipp, die von 1972 bis 1983 dem VDA vorstand, eine stärkere Beteiligung in der Politik der Dachorganisation eingeräumt werden.

Tabelle 4-1 zeigt, dass die **Gesamtzahl der Hebammen** von 1950 bis Ende der 60er-Jahre um fast die Hälfte schrumpfte. Die Zahl der Klinikhebammen stieg gegenüber der rasanten Abnahme der Freiberuflichen in diesem Zeitraum jedoch nur unwesentlich.

Innerhalb der Amtszeit von **Maria Hipp** stieg die Zahl der Mitglieder im VDA auf 2000 an. Sie strebte die Integration der Klinikhebammen in die von den Freiberuflichen geführten Landesverbände und eine **gemeinsame Geschäftsstelle** beider Berufsgruppen an. Beide Ziele konnten 1982 endlich umgesetzt werden. Die Karlsruher Geschäftsstelle leitete Jutta Koberg als hauptamtliche Bundesgeschäftsführerin von 1982 bis 1992. Erst diese Geschäftsstelle, die durch „die professionelle und erfahrene Hebamme" geleitet wurde, ermöglichte es Ursula Schroth nach eigener Angabe, die damals noch nebenberuflich ausgeübte Tätigkeit der BDH-Vorsitzenden zweckmäßig und sinnvoll auszufüllen.

Die Gelder für die Geschäftsstelle kamen aus den Mitgliedsbeiträgen der Klinikhebammen, die Maria Hipp der Dachorganisation entzogen hatte, nachdem die Landesverbandsvorsitzenden den jahrelangen Forderungen der Klinikhebammen nach Eingliederung in die Landesverbände nicht nachkamen. Dem Zusammenschluss von beiden Hebammenberufsgruppen in den Landesverbänden gingen über mehr als zwei Jahrzehnte dauernde Auseinandersetzungen voraus. Die **freiberuflichen Hebammen** hielten bis zum Untergang einzelner Landesverbände durch Mitgliederrückgang an der Macht in der Hebammenorganisation fest: Sie befürchteten den gänzlichen Verlust von Einfluss auf die von ihnen vertretene Hausgeburtshilfe, für die es damals keine unterstützenden Interessengruppen gab. Wenigstens über den Verband wollten sie ihre Interessen vertreten können, denn der Rückgang der Hausgeburten traf die Niedergelassenen im Kern ihres Berufes. Dem Aussterben ihrer Berufsgruppe versuchten sie auf der ihnen einzig verbliebenden Verbandsebene entgegenzutreten, dies allerdings erfolglos. Da die Klinikhebammen aber ihre Interessen im Verband nicht genügend vertreten sahen, nahmen sie wahrscheinlich deshalb lange Abstand von einer Mitgliedschaft im Angestelltenverband.

Die Zersplitterung der Verbände, die persönlichen Konflikte zwischen den Landesverbandsvorsitzenden, die Konkurrenz zwischen niedergelassenen und Anstaltshebammen und die Absage an eine starke Dachorganisation schwächten die Hebammenberufsvertretung bei der Durchsetzung ihrer berufspolitischen Ziele bis in die 80er-Jahre. So stand eine sich vor allem durch **innerverbandliche Konflikte** aufreibende, schwache Hebammenorganisation der Tatsache gegenüber, dass die Berufsgruppe bereits in den Gründungsjahren der Bundesrepublik ihre „erkämpften“ Rechte verlor. Schon 1949 klagten einzelne Landesverbandsvorsitzende, dass sie zusehen müssten „wie uns langsam der Boden unter den Füßen weggezogen wird“. Vor allem die wirtschaftliche Grundlage, befürchtete Luise Zipp, könnte den Hebammen entzogen werden.

Die Entwertung der freien Hebammentätigkeit durch „Hungerlöhne“

Das Hebammengesetz von 1938 blieb in seiner Grundsubstanz in der Bundesrepublik bis zu seiner Reformierung am 4.6.1985 gültig. Ein **Änderungsgesetz** wurde 1954 verabschiedet, in dem die Grundzüge des Hebammengesetzes von 1938 erhalten blieben. Durch die Änderungen sollte einerseits nationalsozialistisches Gedankengut gestrichen und andererseits eine Anpassung an die Rahmenbedingungen des Grundgesetzes vorgenommen werden.

Die Übertragung des Hebammenrechts vom zentralistischen nationalsozialistischen Staat in die föderale Struktur der Bundesrepublik warf umgehend die Frage auf, wer zuständig für das Hebammenwesen ist – Bund oder Länder. Diese Kompetenzunklarheiten durch die im Grundgesetz verankerte konkurrierende Gesetzgebung verzögerten eine zügige Neuordnung des Hebammenrechts. Bund und Länder schoben sich wechselseitig die Verantwortung dafür zu und so blieben viele Fragen lange ungelöst. Nur auf dem langwierigem Rechtsweg ließen sich die grundlegenden Probleme der Hebammengesetzgebung angehen, was die VDH-Vorsitzende **Nelly Behr** schon zu Beginn der 50er-Jahre erkannte. Deshalb stellte sie bereits 1952 für die niedersächsische Landeshebammenschaft, und von 1953–1958 für die von ihr gemeinsam mit dem Landesverband Nordrhein gegründete VDH, den Juristen **Karl-Otto von der Bach** an, der von 1958–1973 als beratender Jurist des BDH tätig war. Behr vertrat die Hebammeninteressen gegenüber den zuständigen staatlichen Gesundheitsbehörden mit einer Radikalität, wie sie dem BDH fremd war. Treffend bemerkte Behr 1961, dass „die Hebammen zu den Stiefkindern unseres sozialen Rechtsstaates“ gehören.

Zur Person

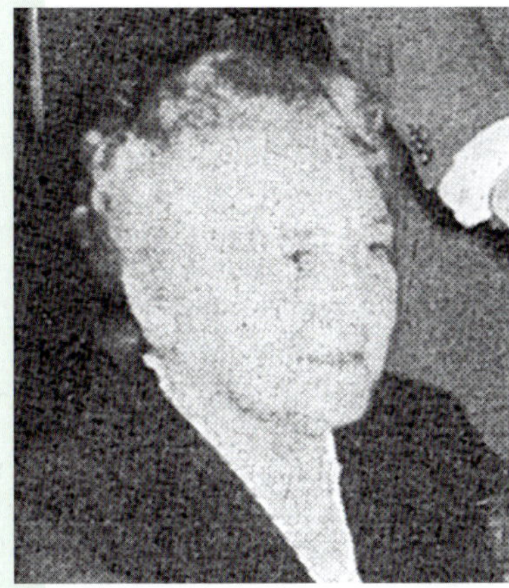

Abb. 4-3

Petronella (Nelly) Behr wurde am 27.8.1896 in Düsseldorf geboren. Nach ihrer ersten Ausbildung und Berufstätigkeit als Krankenschwester schloss sie die Hebammenausbildung 1929 ab. Sie ließ sich in Hildesheim als freipraktizierende Hebamme nieder.

Nelly Behr stand der Landeshebammenschaft Niedersachsen von 1946–1963 vor und war Gründungs- und Vorstandsmitglied der ADHV in Westdeutschland bis 1953. Gemeinsam mit dem Nordrheinischen Hebammenverband unter Berta Goncer scherte sie vom ADHV aus und gründete am 1.10.1953 einen zweiten Spitzenverband, die Vereinigung Deutscher Hebammenverbände, der sie bis zum 19.3.1961 vorstand. Die VDH wurde 1961 aufgelöst und ihre Mitgliedsverbände in den BDH integriert.

Nelly Behr zeichnete sich vor allem durch ihre kompromisslose Politik für die Hebammen aus, die auch den Streik als Mittel zur Interessendurchsetzung einbezog. Sie wusste die Medien wirksam für ihre Interessen zu nutzen und begründete berechtigte Forderungen der Hebammen vor allem juristisch.

Dabei stand ihr der Justitiar von der Bach ebenso zur Seite wie der Verlagsleiter Kurt Zickfeldt, mit denen sie in enger Verbindung stand. Bei Gesundheitspolitikern in Land und Bund war sie bekannt für ihre unerbittliche Haltung – in der Hebammenorganisation fand sie für ihre Politik keine Mehrheit und blieb in der Organisationsgeschichte bislang unerwähnt. Im Jahr 1963 zog sich Nelly Behr aus der Verbandstätigkeit zurück. Sie starb am 12.5.1981 in Hildesheim.

Die **Zuständigkeit für die Festsetzung der Gebühren für Hebammenhilfe** war der erste Konfliktpunkt zwischen Bund und Ländern – erst 1954 wurde die Kompetenz des Bundes in dieser Angelegenheit im Änderungsgesetz vom 4.1.1954 festgeschrieben. Bis dahin differierten die Pauschalen für Hebammenhilfe in den einzelnen Bundesländern, die zudem traditionell für Stadt- und Landhebammen unterschiedlich lagen. Die Pauschalen wurden ab 1949 von den Ländern auf Beträge zwischen 36,– und 45,– DM in der Teuerungsklasse I (Orte mit mehr als 100 000 Einwohnern) und zwischen 35,– und 40,– DM für die Teuerungsklasse II (Orte mit weniger als 100 000 Einwohnern) festgesetzt. Ab 1954 galten bundeseinheitliche Sätze für die Hebammengebühren in Höhe von 52,– DM (Teuerungsklasse I) und 47,– DM (Teuerungsklasse II), die vom Bundesministerium des Innern im Einvernehmen mit dem Bundesministerium für Arbeit in Absprache mit den Krankenkassen und der Hebammenorganisation festgelegt wurden (89). Ab 1977 ging die Zuständigkeit auf das Bundesministerium für Arbeit und Sozialordnung über.

In der Regel erfolgte die von der Hebammenorganisation geforderte Anhebung der Gebühren erst dann, wenn sie von den Preissteigerungen längst überholt war. Vor allem die **Krankenkassen** verzögerten die Verhandlungen, da sie die Forderungen als ungerechtfertigt und unzumutbar ansahen. Zu Beginn der 50er-Jahre wurde von ihnen auch das Argument benutzt, dass die Hebammen im Jahr 1941 eine sachlich unbegründete Gebührenerhöhung erhalten hätten und dadurch anderen Berufsgruppen gegenüber nun im Vorteil wären.

Vor allem die **unterschiedliche Vergütung der Stadt- und Landhebammen** durch zwei Teuerungsklassen prangerte Nelly Behr mit der Forderung an: „Für gleiche Arbeit und gleiche Verantwortung gleiche Vergütung!" (5). Als Gründe für deren Erhalt galten bei Bund, Ländern und Kassen die Argumente der „seit jeher" bestehenden unterschiedlichen Gebührenregelung für Hebammen, die unterschiedliche Höhe der Werbungskosten (vor allem Miete) zwischen Stadt und Land und dass sich die Höhe der Gebühren nach der wirtschaftlichen Lage der Krankenkassen zu richten hätte. Anfang der 50er-Jahre hielten die Ortskrankenkassen den Wegfall der Teuerungsklassen für „vollkommen undiskutabel". Da die Mehrheit der Hebammen nach den Sätzen der Teuerungsklasse II bezahlt wurde, wäre deren Aufhebung als „Belastung" nach Meinung der Landkrankenkassen „völlig untragbar."

Nelly Behr legte der Landesgesundheitsbehörde die oben abgebildete Ausgabenstatistik der niedersächsischen Krankenkassen vor, die deutlich zeigte, wohin deren Ausgaben flossen. Die Kosten für Hebammen waren innerhalb von drei Jahren nur unwesentlich gestiegen, die Kosten für Ärzte hingegen um gut 30 %. Gerade die Landkrankenkassen, die sich vehement dafür aussprachen, die Teuerungsklassen beizubehalten, hatten in Niedersach-

Tab. 4-2: Die Kassenausgaben für Arzt- und Hebammenkosten in Niedersachsen je Mitglied

Jahr	Hebammenkosten (ohne Rentner und Ersatzkassen)	Arztkosten (mit Rentnern)	Kosten für Hebammenhilfe Landkrankenkasse Nds.
1949	1,59 DM	19,30 DM	553 963 DM
1950	1,58 DM	20,87 DM	542 423 DM
1951	1,60 DM	25,25 DM	487 659 DM

Quelle: Niedersächsisches Hauptstaatsarchiv Hannover

sen sinkende Ausgaben für Hebammenhilfe zu verzeichnen, wie Tabelle 4-2 zeigt.

Mit dem Juristen Karl-Otto von der Bach versuchte Nelly Behr über dem Rechtsweg die Teuerungsklassen aufzuheben. Erst unter dem Druck dieser Rechtsklagen willigten die Kassen bei den Gebührenverhandlungen 1960 in deren Abschaffung ein, aber nicht ohne einen Profit für sich herauszuholen. Der Preis für den Fortfall der Teuerungsklassen war eine **unterschiedliche Vergütung bei Haus- und Klinikgeburten** – die Pauschale für die in der Klinik durch Beleghebammen betreuten Geburten fiel um zehn Prozent geringer aus, als die Anhebung der Pauschale für die Hausgeburten, was mit dem höheren Arbeitsaufwand der Hausgeburtshebamme begründet wurde. Hatten die Leistungsträger bereits 1956 vergeblich versucht, die Pauschale für die Beleghebammen um 25 Prozent zu senken, gelang ihnen dies einige Jahre später. 1970 lag der Unterschied bei 32 Prozent. Nun wurde Hebammenhilfe nach dem Ort der Geburt gezahlt.

Für die Krankenkassen rechnete sich dieses Modell durchaus, da zu diesem Zeitpunkt nur noch ein Drittel der Geburten bei den Frauen zu Hause stattfand und der Trend zur Klinikgeburt unaufhaltsam war. Die niedergelassenen Hebammen betreuten, als so genannte **Beleghebammen**, zu dieser Zeit noch die Hälfte aller Klinikgeburten und hatten gegenüber den Hausgeburtshebammen den Vorteil, hier rationellere Geburtshilfe machen zu können und dadurch auch entsprechend mehr zu verdienen. Die Hauptlast des Wegfalls der Teuerungsklassen trugen so die „bevorteilten" Beleghebammen und die städtischen Hebammen, die vorher nach der Teuerungsklasse I bezahlt worden waren. Die wirtschaftliche Krise der Berufsgruppe sollte nach Meinung der Kassen also am besten von den Hebammen selbst gelöst werden, nämlich durch eine Umverteilung der Honorare von gut zu schlechtverdienenden Kolleginnen.

Die Hebammenverbände waren damals gezwungen, dem Vorschlag der Leistungsträger zuzustimmen – ansonsten hätten neue Verhandlungen die Gebührenerhöhung weiter verschleppt. Karl-Otto von der Bach kommentierte die wirtschaftliche Situation der Hebammen 1960:

> *„Wer vom Ausland her die wirtschaftlichen Verhältnisse in der Bundesrepublik Deutschland betrachtet, wird von den Zahlen beeindruckt sein, die den unleugbaren wirtschaftlichen Aufschwung wiedergeben. So wird der ausländische Beobachter leicht übersehen, dass das deutsche „Wirtschaftswunder" nicht alle Berufe umfasst, sondern dass es noch Berufe gibt, die vom Wirtschaftswunder nicht berührt worden sind. Dazu gehören leider auch die (niedergelassenen) Hebammen."* (4)

Erst die 1966 verabschiedete Gebührenordnung bezeichnete die damalige Vorsitzende der Hebammenorganisation, Anne Springborn, als angemessen – die Gebühren für die Freiberuflichen wurden denen der angestellten Hebammen angepasst. Trotz elfmaliger Veränderung der Hebammengebührenordnung nach 1960 mahnte der seit 1973 für den Verband tätige Jurist Harald Horschitz aus Ludwigsburg jedoch noch im Jahr 1987 an: „Auch der traditionell als bescheiden geltende Berufsstand der Hebammen muss mit den erbrachten und für die Versicherten notwendigen Leistungen eine angemessene Vergütung erzielen können."

Die starken Akteure, die an den Gebührenverhandlungen beteiligt waren, konnten ihr Interesse an geringen Erhöhungen für Hebammenhilfe durchsetzen. Das **Bundesministerium des Innern** (später Bundesgesundheitsministerium) kann eher als Fürsprecher der Hebammen bezeichnet werden. Allerdings kam ihm gegenüber dem Bundesarbeitsministerium nur eine schwache Position bei den Verhandlungen zum Hebammenwesen zu. Die Hebammen selbst hatten keinen Einfluss. Dies wussten auch die beteiligten Bundesministerien. Sie lehnten nach Aktenlage 1971 den Vorschlag des Bundesfinanzministeriums ab, die Regelung der vertraglichen Vereinbarungen den Hebammen und Krankenkassen zu überlassen, da „die Hebammen gegenüber den gesetzlichen Krankenkassen keine nennenswerte Verhandlungsmacht darstellen".

Auch ein anderer Teilaspekt der Bezahlung der Hebammentätigkeit war Zankapfel zwischen Bund, Ländern und Krankenkassen: das **Mindesteinkommen**. Dieses garantierte der Staat den niedergelassenen Hebammen nach dem § 14 des Hebammengesetzes von 1938, wenn ihr Verdienst aus der geleisteten Hebammenhilfe den Betrag von 1200 Reichsmark im Jahr unterschritt. Die Höhe dieser Grundsicherung wurde von den Ländern festgelegt, die nach 1945 von ihrer gesetzgeberischen Gestaltungsfreiheit Gebrauch machten.

An dem Betrag, eins zu eins in DM übertragen, hielten die westdeutschen Länder bis 1954 als Höchstgrenze fest. Drei Bundesländer zahlten bis 1953 keinen Pfennig an Mindesteinkommen – in den anderen Ländern schwankte die Höhe des Betrages zwischen 600 und 1200 DM (69). Galt die Höhe des Grundeinkommens bereits im Nationalsozialismus lediglich als eine „gehobene Fürsorge", stand der gleichbleibenden Summe in der Bundesrepublik eine 50-prozentige Steigerung der Lebenshaltungskosten von 1938–1951 gegenüber. Anspruch auf das Mindesteinkommen meldeten 1960 fast die Hälfte (48 %) der bundesdeutschen Hebammen, die bei weniger als 50 Geburten im Jahr Hebammenhilfe leisteten. Ähnlich hoch war die Zahl anspruchsberechtigter Hebammen bereits vor 1945.

Das Mindesteinkommen, eigentlich als Notbehelf gedacht, war somit zur Dauerlösung angesichts der **wirtschaftlichen Misere des Berufsstandes** geworden. Aber auch von den Hebammen, die über der Mindesteinkommensgrenze lagen, galten nur 20 % im Jahr 1960 als zufriedenstellend oder gut beschäftigt, wie die Tabelle zeigt. Bei dieser Gruppe handelte es sich um die Hebammen mit Klinikanschluss, die in der Klinik auch Geburten als Beleghebammen leiteten und dadurch mehr als 100 Geburten im Jahr hatten.

Durch die **Unterbeschäftigung** fast der Hälfte aller freien Hebammen und der niedrigen Festsetzung der Gebühren für Hebammenhilfe lag das **Durchschnittseinkommen der niedergelassenen Hebamme** im Jahr 1958 bei 155 DM monatlich. Dem stand das Einstiegsgehalt der Klinikhebamme mit 275 DM und das der Stenotypistin, mit einigen Jahren Berufserfahrung, von ca. 400 DM gegenüber. Verschiedene Untersuchungen zur Situation der Berufsgruppe Anfang der 60er-Jahre kamen übereinstimmend zum Ergebnis: Das Durchschnittseinkommen der niedergelassenen Hebammen wurde nur noch von den Fürsorgesätzen unterboten. Der Beruf war das **Schlusslicht in der Einkommensskala** der weiblichen Berufe.

Erhöhungen des Mindesteinkommens bei 8900 niedergelassenen Hebammen im Bundesgebiet im Jahr 1959 wurden durch die Länder erst zwischen 1956 und 1959 vorgenommen. Forderte die Hebammenorganisation 1962 als Sofortmaßnahme die Erhöhung der Leistungen auf 6000 DM jährlich und eine automatische Anpassung an die Gehaltserhöhungen vergleichbarer Angestellter im öffentlichen Dienst, differierten die Beträge in den Ländern 1963 zwischen 2280 und 3000 DM.

Die Landesgesundheitspolitiker diskutierten Anfang der 60er-Jahre verschiedene Möglichkeiten, sich der Gewährung des Mindesteinkommens zu entledigen. Im Mittelpunkt stand die Abschaffung der Niederlassungserlaubnis und die grundsätzliche Abschaffung des „Hebammenzwanges". Nach Meinung der Bundesgesundheitspolitiker und der überwiegenden Mehrheit der Länder lag aber die Erhaltung des Berufsstandes „im dringenden öffentlichen Interesse" und deshalb empfahl der Bund den Ländern 1963, das Mindesteinkommen in Höhe von 3000 DM festzulegen, was Ende 1964 tatsächlich umgesetzt worden ist. Die Vorschläge der Hebammenorganisation wurden als völlig in-

Tab. 4-3: Die Beschäftigungslage der freien Hebammen 1960

Anteil der Hebammen	Geburtenzahlen pro Jahr	Monatl. Durchschnittsgehalt	Beschäftigungskategorie
48 %	bis 49	142 DM	unterbeschäftigt
32 %	bis 100	292 DM	leidlich beschäftigt
13 %	bis 150	450 DM	beschäftigt
7 %	über 150	nicht genannt	gut beschäftigt

Quelle: von der Bach, Karl Otto: Die wirtschaftliche Lage der Hebammen in der BRD In: DHZ 1960, S. 383.

diskutabel abgelehnt – 1964 hielten die Länder jede weitere Erhöhung für ausgeschlossen.

Die Länder ließen sich jedoch nicht dauerhaft die Höhe der Grundsicherung vom Bund vorschreiben, der dazu keine Kompetenz besaß. Im Jahr 1974 schwankten die gewährleisteten Beträge in den Ländern zwischen 4800 DM und 6900 DM. Einzelne Länder schafften ein Anreizsystem für die Hebammen, indem sie jede geleistete Geburt mit einem zusätzlichen Honorar vergüteten.

Mit der Neuordnung des Hebammenrechts 1985 ist das Berufsbild der Hebamme an die „Klinikentbindung als Regelfall" angepasst worden. Damit fiel die **Niederlassungserlaubnis**, an die das Mindesteinkommen gekoppelt war, für alle Hebammen, die nach 1985 als freie Hebammen tätig wurden, aus dem Gesetz heraus. Damit war auch verbunden, dass die Hebamme nicht mehr jedem an sie ergehenden Ruf Folge leisten musste. Nur noch in Notfällen war sie nun verflichtet Hebammenhilfe zu leisten und sonst in „der Übernahme einer Hilfeleistung frei" (47).

Die Bedürfnisprüfung: Mindesteinkommen nur in Abhängigkeit vom Familieneinkommen

Unterstellten die Landespolitiker den Hebammen zu Beginn der 50er-Jahre, nach den Archivquellen, ein Selbstverschulden am geringen Beschäftigungsgrad eines Teiles ihrer Berufsgruppe durch den „allzu starken Tätigkeitstrieb" anderer, hatten sie auch Sorge, dass das Mindesteinkommen „...gerade solchen Hebammen zugute kommen könne, deren Mangel an beruflicher Tüchtigkeit der Grund zu dem geringen Umfang ihrer Berufstätigkeit sei". Die Existenzprobleme der Hebammen wurden somit nicht als strukturelle Probleme begriffen, sondern als von den Hebammen selbst erzeugt.

Durchgängig findet sich in den Akten auch immer wieder der Hinweis, dass die Hebamme vor einer ernsten finanziellen Notlage durch den verdienenden Ehemann geschützt sei. Denn nach § 14 des Hebammengesetzes von 1938 hatte die Hebamme nur in dem Falle Anspruch auf das Mindesteinkommen, wenn das Familieneinkommen nicht mehr als das 2 ½fache des Mindesteinkommens überstieg. Der Zahlung des Mindesteinkommens ging deshalb eine **Bedürfnisprüfung** voraus. Diese ist auf die nationalsozialistische Kampagne gegen das „Doppelverdienertum" zurückzuführen, durch die zu Beginn der 30er-Jahre verheiratete Frauen gezwungen waren, zugunsten der Sicherung von Arbeitsplätzen für Männer, aus dem Beruf auszuscheiden. Die Beschwerden der Hebammenorganisation gegen die Verquickung ihres Berufseinkommens mit dem Einkommen des Ehemannes blieben nach anhaltenden Aussprachen zwischen den zuständigen Landes- und Bundesvertretern ergebnislos. Für die von einigen Ländern vertretene Meinung, dass diese Regelung gegen den Gleichbehandlungsgrundsatz im Grundgesetz Artikel 3 verstieß (Ungleichbehandlung zwischen ledigen und verheirateten Hebammen), fand sich keine Mehrheit und so wurde die Bedürfnisprüfung im geänderten Hebammengesetz von 1954 wieder verankert.

Die seit Mitte der 50er-Jahre begonnenen Rechtsklagen der VDH gegen diese Praxis bestätigten den Verstoß dieser Regelung gegen das Grundgesetz – allerdings erst im Jahr 1964. Die Bundesländer hatten daraufhin die Forderungen der verheirateten Hebammen rückwirkend bis 1949 auszugleichen.

Beispielhaft zeigt sich an dieser Problematik die traditionelle **Geschlechterpolitik in der Bundesrepublik**: Die Sicherung des Familieneinkommens war Männersache – Verheiratete Frauen sollten in erster Linie nichterwerbstätige Ehefrauen sein. Die Konturen für das Leben von Frauen, so die amerikanische Wissenschaftlerin Elizabeth Heineman, wurden in den 50er-Jahren vor allem durch den Ehelichenstatus bestimmt (28). Diese damals allgemein akzeptierte Ansicht schlug sich in den ungerechten, vom Staat betriebenen Hebammenlohnpolitik nieder.

Die **Länder** versuchten somit nicht nur die Höhe des Mindesteinkommens auf möglichst geringem Niveau zu halten, sondern bedienten sich auch der Möglichkeit, den Landeshaushalt durch die Bedürfnisprüfung zu entlasten. Sie hielten an der gegen das Grundgesetz verstoßenden Regelung fest, die an das Einkommen des Ehemannes gekoppelt war. So finanzierten auch die Ehemänner der Hebamme die bundesdeutsche geburtshilfliche Versorgung von Beginn der 50er- bis Mitte der 60er-Jahre mit.

Die Abführungspflicht: Sonderbesteuerung besser verdienender Hebammen

Da der nationalsozialistische Staat die Berufstätigkeit verheirateter Frauen zu Beginn seiner Herrschaft einzudämmen suchte, aber dennoch auf die meist verheirateten Hebammen angewiesen war, ist mit der Abführungspflicht eine weitere Besonderheit im Hebammengesetz von 1938 im § 14 verankert worden. Die Länder sollten eine **Höchstgrenze an Geburten für die Hebamme** festlegen – überschritt sie diese Grenze, hatte sie einen Teil der dadurch erwirtschafteten Einkünfte an das Land abzuführen. Danach hatte die Hebamme ab der 81. Geburt 10 %, ab der 101. Geburt 33 %, ab der 126. Geburt 66 % und ab der 150. Geburt alle Einnahmen abzuführen. Gut beschäftigte Hebammen sollten so das Mindesteinkommen für die schlechter verdienenden Kolleginnen erwirtschaften. Andererseits sollte diese Regelung einer Verletzung der Berufspflichten von Hebammen vorbeugen.

Bereits 1941 ist die Abführungspflicht per Runderlass bereits wieder zurückgenommen worden. Ob dies dem „Entrüstungssturm der Hebammen" zu verdanken war, der die NS-Machthaber gezwungen hatte, von der Durchführung der Abführungspflicht seinerzeit Abstand zu nehmen, ist den Akten nicht zu entnehmen.

In Westdeutschland wurde zunächst in der Provinz Hannover 1946 die Abführungspflicht wieder eingeführt. Das Land Württemberg-Hohenzollern folgte 1949 mit der Pflichtabgabe von 24 DM ab der 151. Geburt. Während die Abgabeleistung in Niedersachsen 1951 aufgehoben worden ist, wurde sie in Hessen erst 1955 (bis 1960) und in Bayern 1959 (bis 1966) wieder belebt.

Hessen veranschlagte ab der 151.–200. Geburt je 10 DM, für die 201.–250. Geburt je 25 DM, für die 251 bis unbeschränkt je 40 DM. In **Bayern** wurde für die 151.–200. Geburt je 10 DM, für die 201.–250. Geburt je 20 DM, für jede weitere Geburt je 30 DM vom Land beansprucht. Bei beiden Ländern handelte es sich um Flächenstaaten, die im Gegensatz zu den Stadtstaaten viele Hebammen mit dem Mindesteinkommen finanzieren mussten. So hatten 261 bayrische Hebammen 1963 insgesamt 328 000 DM an den Freistaat abzuführen, demgegenüber hatte der Staat an 500 Hebammen 650 000 DM an Mindesteinkommen zu zahlen. So finanzierte das Land immerhin die Hälfte der Zuschüsse für das Mindesteinkommen aus den abgeführten Beträgen der besser verdienenden Hebammen, zu denen aber nur eine Minderheit der Berufsgruppe gehörte. Der Anteil von Hebammen, die in der Bundesrepublik mehr als 100 Geburten jährlich leiteten, lag 1960 bei 20 Prozent, davon erreichten sieben Prozent mehr als 150 Geburten.

Bereits im Entwurf für die Änderung des Hebammengesetzes 1954 war die Abführungspflicht vom zuständigen Bundesministerium zur Streichung vorgesehen worden. Der zuständige Ministerialrat Dr. Koch war der Meinung, dass diese Regelung gegen Artikel 2 (1) (Recht auf freie Entfaltung der Persönlichkeit) und gegen Artikel 3 (1) des Grundgesetzes (Gleichheitsparagraph) verstieß. Sie sei eine aus dem Nationalsozialismus stammende Bestimmung. Die Abführungspflicht, als eine „prophylaktische Maßnahme" wiedereinzuführen, um der Pflichtverletzung der Hebamme vorzubeugen, sah er mit dem Grundgesetz als unvereinbar an.

Die Kompetenz für die Regelung des § 14 Hebammengesetz blieb bei den **Ländern**, die dessen Erhalt durchsetzten. Im überarbeiteten Hebammengesetz von 1954 bekam die Abführungspflicht im Gesetzeskommentar den „Charakter einer Sonderbesteuerung" zugeschrieben. „Ob eine solche Maßnahme mit den Grundsätzen eines Rechtsstaates vereinbar ist, kann fraglich erscheinen", hieß es hier. Eine Klärung dieser Frage wurde auf eine spätere Überarbeitung des Gesetzes verschoben.

Die betroffenen **Hebammenlandesverbände** klagten immer wieder auf dem Rechtsweg gegen die Verletzung des Gleichbehandlungsgrundsatzes. Der Jurist von der Bach bezeichnete den „Lastenausgleich" und die „Sondersteuer" unter gut und schlecht verdienenden Hebammen als untragbar für einen Rechtsstaat. Die Sicherung der Existenz des Berufes aus Zwangsabgaben der besserverdienenden Berufsmitglieder bezeichnet er als ein Novum in der Geschichte berufssichernder Maßnahmen in der Bundesrepublik. Letztlich ist die Verfassungswidrigkeit der Abführungspflicht von den Landesverfassungsgerichtshöfen nicht bestätigt worden – die betroffenen Länder stellten die Regelung aber ein, da sie immer mehr unter den Druck der Öffentlichkeit, der Hebammen und des Bundes gerieten.

Die Anstellung als Alternative zum „Fürsorgefall" des Staates

Angesichts des drohenden Untergangs des niedergelassenen Hebammenwesens forderte die Hebammenorganisation bereits seit Beginn der 50er-Jahre die Anstellung der niedergelassenen Hebammen beim Gesundheitsamt oder der Kommune. Der nationalsozialistische Gesetzgeber hatte den Beruf zwar aus der Gewerbeordnung herausgenommen, ihm aber keinen Rechtsstatus, wie Angestellten oder Beamten, verliehen. So war die Berufsgruppe ein Exot in der Struktur der Berufsordnung – weder ein freier noch ein gewerblicher Beruf.

Der **fehlende Berufsstatus** war von existenziellem Nachteil für die Gruppe. Der damalige Vizepräsident des Oberverwaltungsgerichts in Lüneburg, Fritz Werner, stellte 1957 fest: Die Staatsnähe der Berufsgruppe werde durch die im Gesetz verankerten Pflichten und Rechte der Hebamme gegenüber dem Staat hergestellt (84). Den vielen Pflichten allerdings, wie der Niederlassungserlaubnis, der Wohnungszuweisung, der Aufsicht durch den Amtsarzt und der staatlichen Regelung des Gebührenrechts, stehe aber nur ein Recht, nämlich die Gewährleistung des Mindesteinkommens, gegenüber. Nach Werner standen die Hebammen in einem **„öffentlichen Pflichtenverhältnis"**. Einer hohen Inpflichtnahme des Berufes durch den Staat müsse dieser deshalb mit einer Fürsorgepflicht entsprechen. Die von Werner vorgeschlagene Kategorie „Halbbeamte" für die Hebammen besaß allerdings keine Rechtsverbindlichkeit. Auch von der Bach klagte: Einen Ausgleich zwischen Rechten und Pflichten herzustellen habe zwar der nationalsozialistischen Grundeinstellung nicht entsprochen, sei aber in einem sozialen Rechtsstaat geboten.

Die Anstellung und auch die **Einbeziehung in die Fürsorge für Mütter und Säuglinge**, die ihnen gesetzlich zugestanden worden war, forderten die Hebammen seit Beginn der 50er-Jahre, um der „Krise des Berufes" entgegenzuwirken. Der Ausbau der Schwangerenfürsorge war damals als Mittel gegen die in der Bundesrepublik besonders hohe Mütter- und Säuglingssterblichkeit von allen wichtigen Akteuren erkannt worden. Einen Kostenträger für eine allgemeine Schwangerenvorsorge gab es allerdings bis 1966 in der Bundesrepublik nicht. Die Hebammen konnten zwar drei Schwangerenbesuche gegen eine Gebühr (ab 1954) von einer DM pro angefangener Stunde am Tage, abrechnen, allerdings nur wenn die Frau Beschwerden hatte.

Die Einbeziehung der Hebammen in die Fürsorge ist damals vom leitenden Medizinalbeamten beim Bund, Dr. Koch, von Hebammenlehrern und auch Kinderärzten befürwortet worden, dennoch sind die Hebammen in diesem Bereich nicht gestärkt worden (40). Das Paradoxe dieser Situation: Der dringende Bedarf nach Schwangerenvorsorge in der Bundesrepublik, die allseitigen Forderungen, Hebammen in diesen Bereich einzubeziehen und die Krise des Berufes, die durch die zunehmenden Klinikgeburten immer weiter zugenommen hatte – wirkte zutiefst verunsichernd auf die Berufsgruppe.

So forderte ein nicht unerheblicher Teil die **Änderung der Berufsbezeichnung** von „Hebamme" in **„Mutterschaftsfürsorgerin"** oder **„Geburtshelferin"**, da sie die Abwertung der Berufsgruppe in der Öffentlichkeit vor allem durch den Wortteil „amme" zu erkennen glaubten. Nach einer Umfrage unter den Hebammen im Jahr 1961 entschieden sich aber drei Viertel der antwortenden Hebammen für die Beibehaltung der traditionellen Bezeichnung. Die Initiatorin der Aktion, die Berliner Hebamme Charlotte Jeran, meinte 1961, dass vor allem die jüngeren Hebammen die alte Berufsbezeichnung abgelehnt hatten, da sie „weder sachlich zutreffend noch klangvoll" sei. Auf nachdenkliche Menschen wirke die Berufsbezeichnung „Hebamme" ihrer Meinung nach „irgendwie minderwertig, wenn nicht lächerlich", schrieb sie in der DHZ (38).

Als entscheidende politische Akteure lehnten die **Landesgesundheitsbehörden** die Anstellung ab. Ihr Argument waren die Kosten, die für die Anstellung noch erheblich höher liegen würden, als die Finanzierung des bisherigen Status der Hebammen. Der Untergang der Berufsgruppe war Mitte der 60er-Jahre von den Politikern nicht mehr zu übersehen und wurde billigend in Kauf genommen. Hebammen, wie Frau Käthe Lindner resignierte. Sie schrieb 1962 an die Deutsche Hebammenzeitschrift, dass die Hausgeburtshilfe eine überholte Methode ist, das ist allgemein anerkannt.

> *„Man braucht also die Hebamme nicht abzumurksen. Man kann sie eines natürlichen Todes sterben lassen. Eines Tages wird der ‚Fortschritt' von alleine alles überall gleich gemacht haben."* (49)

Die von sozialstaatlichen Reformen ausgesparte Berufsgruppe, die **keinerlei Unterstützung von politischen Entscheidungsträgern oder starken Interessengruppen** bekam, wurde in den ausgehenden 70er-Jahren kaum noch gebraucht, da die Überführung des Berufes in die Klinik abgeschlossen war. Bis dahin hielten die Akteure die niedergelassenen Hebammen am Leben – immer am Rande des Existenzminimums.

Die Berufstätigkeit der Hebamme sollte nach Auffassung der Landespolitiker nicht in erster Linie dazu dienen, den Lebensunterhalt aus beruflicher Tätigkeit zu sichern. Vielmehr sollte der Beruf mit frauenspezifischen Eigenschaften der **„helfenden Nächstenliebe“** verhaftet bleiben. Eine eigenständige Existenzsicherung von Frauen durch Berufsarbeit sahen die damaligen Politiker nicht vor. Dem klassischen Frauenberuf der Hebamme kam eine hohe symbolische Bedeutung zu, da dieser Attribute in sich vereinte – nämlich Selbstständigkeit und ein Teilmonopol – die damals für Frauenberufsarbeit gesellschaftlich nicht akzeptiert waren. Die **Verweigerung der wirtschaftlichen Berufssicherung** durch Bund, Länder und Kassen entwertete den Beruf und die positiven Aspekte dieser Tätigkeit verschwanden hinter der finanziellen Not.

Hebammenschulen und ihre Schülerinnen

Nach der Kapitulation Deutschlands waren vor allem die Städte stark zerstört und die Gebäude schwer beschädigt. Die Krankenhäuser versuchten unter heute unvorstellbaren Bedingungen die Versorgung aufrecht zu erhalten. Die **Ausbildung von Hebammenschülerinnen** konnte deshalb auch nicht übergangslos weitergeführt werden. So wurde zum Beispiel die hannoversche Hebammenschule nach der Zerstörung der dortigen Landesfrauenklinik bereits 1943 nach Celle verlagert (60). In Berlin-Neukölln wurde die 1946 begonnene Hebammenschülerinnenausbildung 1947 wegen Raummangels wieder eingestellt und die Hebammenschule erst 1957 wieder eröffnet. Auf zehn Ausbildungsplätze bewarben sich in Berlin damals 100 Frauen. Die klinische Geburtshilfe befand sich in der unmittelbaren Nachkriegszeit, nach Aussagen von Berliner Medizinern, in dieser Stadt auf dem Leistungsstand des Jahres 1900 (76). Da die Hebammenschulen alle in größeren Städten lagen, konnte die Ausbildung nur langsam wieder aufgenommen werden – 1951 fand der Ausbildungsbetrieb an 16 von 23 westdeutschen Hebammenlehranstalten wieder statt.

Aufgrund des geringen sozialen und wirtschaftlichen Status der freien Hebammen und der Gebührenpflicht der Ausbildung, die noch 1964 von einigen Hebammenlehranstalten erhoben wurden, sank die Nachfrage der jungen Frauen erheblich. Die **Existenzsorgen der niedergelassenen Hebammen** hatten Nelly Behr 1955 sogar veranlasst „vor der Berufsausbildung als Hebamme öffentlich und dringlichst zu warnen“ (12). Die Zahl der Hebammenschülerinnen hatte im Jahr 1957 mit bundesweit 387 Schülerinnen einen Tiefstand erreicht. Erst ab 1965 stieg die Zahl der Hebammenschülerinnen wieder kontinuierlich an. Die Auslastung der Schulen konnte bis dahin teilweise nur durch die Besetzung ganzer Kurse mit Schülerinnen aus dem Ausland gewährleistet werden. Die damals in Göttingen tätige Hebammenlehrerin Annemarie Reinke erzählte:

> *„Noch am Ende der 60er-Jahre war es doch eigentlich sehr abwegig, Hebamme zu werden. Wir waren einfach ein antiquierter Beruf.“*

In den **80er-Jahren** veränderte sich die Sicht von jungen Frauen auf den Beruf, was sich deutlich an gestiegenen Bewerberinnenzahlen zeigte. Im Jahr 1967 bestanden 23 Hebammenlehranstalten – im Jahr 1987 waren sie auf 37 aufgestockt worden. Beklagte die Hebammenorganisation noch 1980 einen bedrohlichen Rückgang von Schülerinnen, verdoppelte sich deren Anzahl auf 1400 im Zeitraum von 1980–1987.

Fortbildung von Hebammen und ihren Lehrhebammen

Die Hebammenlehranstalten gehören im bundesdeutschen Ausbildungssystem zu den **„Schulen im Gesundheitswesen“**, die neben anderen Besonderheiten dadurch gekennzeichnet sind, dass die Berufszulassung der Hebammen einheitlich über Bundesgesetze geregelt ist. Diese Regelung wird durch das gesamtstaatliche Interesse am Beruf begründet. Bei den Gesundheitsfachberufen sind je-

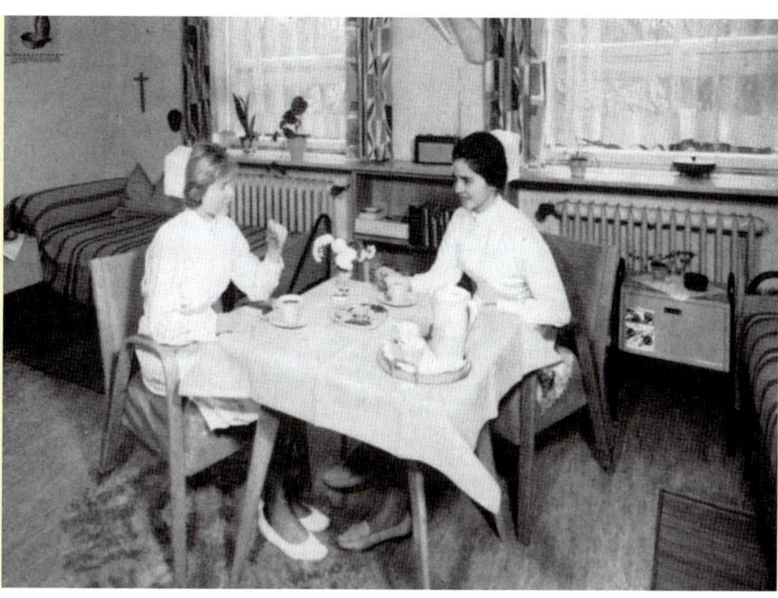

Abb. 4-4 Unterbringung von Hebammenschülerinnen im modernen Schwesternwohnheim

doch weder die Ausbildungsordnungen noch die Ausbildungsberufsbilder konkretisiert, ebenso wird nicht näher formuliert, wie die Ausbildungsziele erreicht werden sollen. Die Gesamtverantwortung für die Ausbildung trägt bei diesem Modell die Schule (90).

Durch die an den Gesundheitsfachschulen „ruhende Schulpflicht" ist den dortigen Schülerinnen der Erwerb eines höheren Bildungsabschlusses während der Ausbildung nicht möglich. Damit beschreiten diese Schulen einen **Sonderweg**, der (...) in einer Sackgasse endet und Aufstiegschancen erheblich mindert. Lehrkräfte und Fachdozenten an Hebammenlehranstalten brauchen keine pädagogischen Kenntnisse vorzuweisen und auch für **Lehrhebammen** fehlt eine gesetzliche Verpflichtung zur pädagogischen Qualifizierung. Diese Situation hat sich bis heute nicht verändert.

Die Berufsorganisation forderte 1952 die Wiedereinrichtung einer **Fortbildungsstätte für Lehrhebammen und Landesverbandsvorsitzende**, wie sie mit der Hebammenoberschule in Berlin bis 1945 bestanden hatte. Bund und Länder schoben sich die Verantwortung für diese Maßnahme, vor allem die Finanzierung, gegenseitig zu und deshalb unterblieb eine geregelte Qualifizierung für Lehr- und Oberhebammen. Sie waren es aber, die vor allem die Verantwortung für den Beruf trugen – die gesamte Hebammenausbildung lag bei ihnen und diese war immer so gut, wie die leitende Hebamme, meint Maria Hipp.

Die **Oberhebammen** hätten zwar mit der gleichzeitigen Leitung von Kreißsaal und Hebammenschule ein immenses Arbeitsaufkommen gehabt und ihnen hätte die pädagogische Qualifizierung zum Unterricht gefehlt – aber dass theoretischer und praktischer Unterricht dadurch miteinander verzahnt waren, hatte große Vorteile: „Was im Unterricht gesagt wurde ist in der Praxis auch umgesetzt worden", meint Maria Hipp. Die Lehrhebammen hatten einen großen Schatz an Erfahrungswissen, und damit seien sie vor allem am Geburtsbett für die Schülerinnen ein Vorbild gewesen. Auch wenn sie das theoretische Wissen nicht so gut vermitteln konnten, konnten sie dies in der Praxis ausgleichen, da sie sich „die Sporen in der Arbeit geholt hatten". Wegen des großen Arbeitsaufwandes sei dieses Ausbildungsmodell aber langsam ausgelaufen und die Bereiche geteilt worden, bedauert Maria Hipp.

Zum Unterricht qualifiziert hatten sich vor allem Hebammen mit folgenden Eigenschaften, wie eine Kollegin 1986 im Verbandsorgan schrieb:

> *„Denn selbstverständlich waren es immer die im Beruf besonders erfahrenen, belesenen und pädagogisch geschickten Hebammen, die es verstanden, ihre Arbeit geistig*

zu reflektieren und ihre Erkenntnisse weiterzugeben. Sie waren es, die an die Ausbildungsstätten gerufen wurden, seit es solche Einrichtungen überhaupt gibt (also seit rund dreihundert Jahren). Ihrem Wissen und Können, ihrer Energie und Genauigkeit, ihrer didaktischen Phantasie, ihrem Organisationstalent, ihrer Strenge und ihrer Mütterlichkeit verdanken wir die Entwicklung des Hebammenstandes seit dem Mittelalter bis zu unserem heutigen Ansehen."

Weiterbildungen von Hebammen für die Unterrichtstätigkeit wurden immer von den dafür zur Verfügung gestellten finanziellen Mitteln bestimmt. Im Jahr 1961 fand erstmals ein dreimonatiger Weiterbildungslehrgang für Ober- und Lehrhebammen statt, den der Berliner Senat finanzierte. Angeboten wurden diese Kurse dann alle 2–3 Jahre für die Dauer von drei oder sechs Monaten. Wegen Geldmangels sind sie 1971 wieder eingestellt worden (26). In unregelmäßigen Abständen finanzierten z. B. die Deutsche Zentrale für Volksgesundheitspflege, der Berliner Senat, der Deutsche Gewerkschaftsbund und die Deutsche Angestellten Gewerkschaft die Kurse für Ober- und Lehrhebammen ab Mitte der 70er-Jahre. Für eine gute Ausbildung von Lehrhebammen stellte der Staat kein Geld zur Verfügung.

Gleichzeitig wurde den Hebammen dadurch die Möglichkeit zur Vernetzung genommen, denn eine Gruppe gut ausgebildeter Hebammen hätte möglicherweise den Skandal der Vernachlässigung der Berufsgruppe nicht einfach hingenommen und hätte, neben der Organisation, eine wichtige Stimme sein können.

Für die **niedergelassene Hebamme** bestand bis zur Neuregelung des Hebammengesetzes 1985 eine **Fortbildungspflicht**, auf die aber die **angestellten Hebammen** keinen gesetzlichen Anspruch hatten. Jeder Klinikleiter konnte jedoch für die in seiner Klinik angestellten Hebammen im Jahr 1975 eine 12-tägige Fortbildung bei laufendem Gehalt ermöglichen und als eine „Kann Leistung" den Bildungsurlaub von 6 Tagen als Fortbildungsurlaub gewähren. Wegen des dringenden Fortbildungsbedarfs baute Maria Hipp deshalb die **Delegiertentagungen des Verbands Deutscher Anstaltshebammen (VDA)** immer mehr zu Fortbildungsveranstaltungen aus, die bei den angestellten Hebammen auf große Resonanz stießen.

Im Jahr 1984 beschloss der BDH, der seit 1961 bestehenden **Hebammengemeinschaftshilfe** das Restvermögen des VDA zuzuführen und der neuen Satzung des Vereins eine **Stiftung für Fortbildungszwecke** hinzuzufügen. Dadurch kamen einzelnen Hebammen Zuschüsse für Fortbildungsveranstaltungen zu, die ab 1985 für keine der Berufsgruppen mehr verpflichtend vorgeschrieben waren, sondern Privatsache wurden.

Das **Fortbildungsangebot der Hebammenlandesverbände** verschob sich in den 1980er-Jahren deutlich von fachmedizinischem Wissen in Richtung ganzheitliches „traditionelles" Hebammenwissen. Den Themenbereichen „psychosoziale Betreuung", „Geburtsvorbereitung", „Nachsorge/Wochenbett" und „gesundheitliche Aufklärung" kam eine immer größere Bedeutung zu, die auch immer mehr von den Hebammen selbst an ihre Kolleginnen vermittelt wurden (58). Diese Bereiche wurden in der Ausbildung, die hauptsächlich auf die klinische Geburtshilfe und zu einseitig an der Pathologie orientiert war, weitgehend vernachlässigt.

Die Ausbildungsreform 1963

Die Hebammenausbildung fand bis 1963 nach den Vorschriften der Ausbildungs- und Prüfungsordnung von 1941 statt. Obwohl die Arbeitsgemeinschaft der Leitenden Medizinalbeamten der Länder, die Hebammenorganisation und die Vereinigung der Hebammenlehrer ab Mitte der 50er-Jahre die Verlängerung der Ausbildung gefordert hatten, wurde eine Höherqualifizierung des Hebammenberufes jahrelang zwischen Bund und Ländern diskutiert, verschleppt und letztlich nur ungenügend umgesetzt. Dass eine **Ausbildungsverlängerung** notwendig ist, war der einzige gemeinsame Nenner zwischen allen Beteiligten. Wie lange diese dauern, mit welchen Inhalten sie versehen sein sollte und welche Eingangsvoraussetzung die Schülerinnen mitbringen sollten, war umstritten (70).

Ober- und Lehrhebammen stellten 1961 fest, dass der ganze Stand mit der Ausbildung, so wie sie durchlaufen werden musste, unzufrieden war: Urlaubsansprüche wurden durch Feiertage abgegolten, die Hebammenlehranstalten wiesen außerordentliche Niveauunterschiede auf, die Schülerinnen wurden zu stark zu Nachtwachen herangezogen, ein Finanzbudget für Unterrichtsfächer wie Psychologie fehlte und der ärztliche Unterricht wurde häufig an die jüngsten, unerfahrenen Assistenten delegiert. Ebenso bemängelten sie, dass ein Hebammenlehrbuch und ein Etat für kulturelle Förderung fehlte. Ihrer Meinung nach sollte die monatliche Ausbildungsgebühr gestrichen und die Schülerinnen aus dem Bettenschlüssel der Kliniken herausgenommen werden. Damals bezogen fast alle Kliniken die Hebammenschülerinnen in den Bettenschlüssel der Kliniken ein, wonach drei Schülerinnen mit einer Vollschwester gleichgesetzt und so willkommene, billige Arbeitskräfte waren.

Die 1961 im VDA gegründete **Arbeitsgemeinschaft für Ausbildungsfragen**, geleitet von Maria Hipp, erstellte einen **Ausbildungsrahmenplan**. Der Forderungskatalog enthielt die zweijährige Ausbildung mit anschließendem halbjährigen Praktikum und die Mittlere Reife als Eingangsvoraussetzung für den Beruf. Innerhalb der Hebammenlandesverbände bestanden damals keine einheitlichen Vorstellungen zur Neugestaltung der Ausbildung: Waren einige bereits mit einer zwei Jahre dauernden Ausbildung zufrieden, in der bereits ein Praktikum integriert war, forderten wenige andere eine 3-jährige Lehrzeit.

Im Zentrum der Diskussionen standen das Praktikum und die Schulbildung der Bewerberinnen. Das **halbjährige Praktikum** sollte die Schülerin unter der Aufsicht eines Facharztes für Geburtshilfe und Gynäkologie ableisten. Die Hebammenlehrer forderten mindestens 100 Geburten, die Hebammenverbände forderten einen Nachweis von mindestens 400 Geburten in der Praktikumszeit. Obwohl sich die Gesundheitspolitiker von Bund und Ländern mit knapper Mehrheit für das Praktikum aussprachen, nahm in den Debatten das Argument eines Mangels an Berufsanfängerinnen, als Folge der Ausbildungsverlängerung durch das Praktikum, einen immer breiteren Raum ein. Das Bundesgesundheitsministerium hatte im Vorfeld bei den Ländern Umfragen zu einem von den Hebammenverbänden immer wieder beklagten allgemeinen Hebammenmangel durchgeführt. Diese hatten aber alle ergeben, dass „nirgends ein echter Nachwuchsmangel zu befürchten sei". Der dem Ausschuss für Innere Angelegenheiten des Bundesrates von den Landesgesundheitspolitikern und dem Bundesgesundheitsministerium zugeführte Entwurf zum Praktikum nach der verlängerten Ausbildung wurde dort gegen zwei Stimmen abgelehnt.

Der umstrittendste Punkt zwischen der Hebammenorganisation und allen anderen Akteuren war die **Eingangsvoraussetzung**, die die jungen Frauen mitbringen mussten, um zur Ausbildung zugelassen zu werden. Die Anstaltshebammen setzten sich vehement dafür ein, die Eingangsvoraussetzung auf die abgeschlossene Mittelschulbildung anzuheben, um den Beruf endlich aufzuwerten. Innerhalb der Berufsgruppe herrschte darüber jedoch keine Einigkeit. Die Landesverbände, die von den niedergelassenen Hebammen dominiert waren, sprachen sich dagegen aus. Sie befürchteten eine wachsende Praxisferne der Hebamme und fühlten sich in ihren eigenen Qualifikationen abgewertet.

Zur damaligen Zeit verließen drei Viertel aller Schulabgängerinnen mit oder ohne Abschluss die Volksschule, ebenso die männlichen Schulabgänger. Die Mittelschulbildung war also zu Beginn der 60er-Jahre ein überdurchschnittlicher Bildungsabschluss. Dennoch hatte 1962 über ein Viertel der Hebammenschülerinnen die Mittelschule besucht, und es gab sogar einige mit Abitur. Damals waren zwar prinzipielle Widerstände gegen eine berufliche Qualifizierung von Mädchen überwunden, dennoch wurden möglichst kurze Ausbildungen für die Mädchen an Berufsschulen und Berufsfachschulen bevorzugt. Im Allgemeinen ging man davon aus, dass sie die Berufstätigkeit nach ihrer Heirat ohnehin aufgegeben würden. Dies traf speziell für die so genannten „Gesundheitsdienstberufe" zu (74).

Zu Beginn der Diskussionen hielten alle Beteiligten – Bund, Länder und Hebammenlehrer – den **Mittelschulabschluss** für „zweckmäßig", dennoch wurde er von ihnen bereits auf Länderebene für die Ausbildungsreform nicht mehr gefordert. Nur einer der Landesvertreter sprach sich dafür aus, dass die Hebammenschülerinnen die Mittelschule absolviert haben sollten. Sein Hauptargument war, dass das Niveau der deutschen Hebammen nicht dem internationalen Standard entspräche.

Die Länder, die die Volksschulbildung belassen wollten, argumentierten folgendermaßen: junge Frauen vom Lande würden bei einer Anhebung auf die Mittelschulbildung ausgeschlossen, da häufig keine Mittelschule in erreichbarer Nähe lag, der

Nachwuchs würde weiter schrumpfen, und wenn die Hebammen die Mittelschulqualifikation bekämen, dann würden auch die Krankenschwestern sie fordern. Die „Anforderungen an das berufliche Können der Hebammen sind nicht derart gestiegen, dass ein erhöhtes Bildungsniveau" für die Ausbildung gefordert werden muss. Wenn die Hebammenschülerinnen hinaufgestuft würden, bliebe den Wochenpflegerinnen und Krankenschwestern der Zugang zur Hebammenausbildung verwehrt. Aufgrund dieser Argumente hielten im November 1962 die Hebammenlehrer, wie auch die meisten Vertreter der Länder, die Forderung nach der mittleren Reife „für eine irreale Forderung" und zwar wieder aufgrund des bestehenden Nachwuchsmangels. Sie machten geltend, dass Schülerinnen mit höherer Bildung dennoch ausgewählt werden könnten.

Die **Bundesgesundheitspolitiker** befürchteten, dass der Bundesrat gegen die Mittelschulbildung stimmen würde und wollten zunächst abwarten, was die Diskussionen um die Zulassungsvoraussetzungen für die Krankenschwesternausbildung auf nationaler und internationaler Ebene erbrachten. Aber auch persönliche Einstellungen einzelner, männlicher Entscheidungsträger beeinflussten die Diskussion. Seit Jahrhunderten, so hieß es, würde der Beruf der Hebamme von Frauen mit Volksschulbildung ohne Beanstandung ausgeführt. Man erkenne zwar an, dass die Anforderungen an die Hebammen gestiegen seien, das Gleiche gelte aber auch für den Volkschulabschluss. Außerdem beklagte man die **„Übersteigerung des Berechtigungswesens"**, die im Fall einer Aufwertung der Hebammenausbildung nur angeheizt würde. Die Forderungen der Hebammen galten als Beispiel für die „Blüten", die der „Ausbildungswahn" hervorbringt. „Ich glaube nicht, dass die Hebamme, die mich einst zur Welt holte, besondere Schulkenntnisse gehabt hat", konstatierte ein leitender Medizinalbeamter beim Bund. So zeigen auch diese inoffiziellen Stimmen – die Hebammen sollten vom allgemeinen Trend zur höheren beruflichen Qualifizierung nicht profitieren.

Nur eine Stimme aus der Politik setzte sich für die Anhebung der Zulassungsbedingungen ein; die **Gesundheitsministerin Elisabeth Schwarzhaupt**, die ihre Position folgendermaßen begründete: Medizinische Entwicklungen stellten an die Hebammen erhöhte Anforderungen. In anderen vergleichbaren sog. „Heilhilfsberufen" versuche man auch, national wie international, die Ausbildungsstandards zu erhöhen. Im Unterschied zu anderen „Heilhilfsberufen" müssten die Hebammen selbstständige Entscheidungen treffen und seien weithin auf sich allein gestellt. Allein schon aus diesem Grund hielt sie es für gerechtfertigt, dass die Hebammen vor allen anderen Gesundheitsfachberufen bei der Zulassung zum Beruf ein höheres Niveau mitbringen sollten. Sie schlug einen Mittelweg vor: Die mittlere Reife sollte vorgeschrieben werden, begabten Volksschülerinnen sollte aber die Möglichkeit nicht verwehrt werden, den Beruf zu erlernen.

Schwarzhaupt hatte die **Widersprüchlichkeit** erkannt, in der die Hebammen berufspolitisch steckten. Einerseits sollten sie besser und länger ausgebildet werden, andererseits sollten aber die Frauen vom Lande nicht von der Ausbildung abgehängt werden. Aber auch sie konnte nicht verhindern, dass der Ausschuss für Innere Angelegenheiten beim Bundesrat den Reformvorschlag ebenso ablehnte wie die Einführung eines Praktikums. Für Maria Hipp blieb das Hauptargument aber unausgesprochen:

> *„Je einfacher die Hebamme ist, umso leichter ist sie zu handhaben. Das war das Eigentliche."*

Fazit: Nach acht Jahren des Ringens, den Beruf durch eine Reform aufzuwerten und praxisnah auszurichten, kam nichts heraus als die Verlängerung der Ausbildung um ein halbes Jahr. Das war die einzige Lösung, die nichts kostete. So kann an der Geschichte dieser Reform festgestellt werden: Die Länder waren damals nicht an einer wirklichen Förderung der Berufsgruppe interessiert. Die Ausbildung zur Hebamme blieb kurz und billig und entsprach damit den damals üblichen Vorstellungen von Frauenberufsbildung. Den freiberuflichen Hebammen wurde durch die Absage des Praktikums die notwendige Unterstützung für den damals rasch aussterbenden Berufszweig versagt. Der niedrige Status der klinischen Hebamme, als weisungsgebundener Beruf, wurde durch die gescheiterte Ausbildungsreform zementiert.

Kein Lehrbuch für Hebammenschülerinnen

Auch auf der Ebene der inhaltlichen Gestaltung der Ausbildung wurde den Hebammen eine Anpassung an neuere Entwicklungen verwehrt. Die theoretische Grundlage des Unterrichtes war das **amtliche Hebammenlehrbuch** – ein solches wurde in der Bundesrepublik vom Bundesministerium für Gesundheitswesen erst im Jahr 1962 herausgegeben. Das 1943 erschienene Hebammenlehrbuch war wegen seiner rassen- und bevölkerungspolitischen Ausrichtung verboten. Bis 1962 lag für den theoretischen Hebammenunterricht nur das 1948 geringfügig überarbeitete, preußische Hebammenlehrbuch von 1928 vor. Verschiedene gesundheitspolitische Gremien hielten ein neues Lehrbuch zwar für „ein wirklich dringliches gesundheitspolitisches Anliegen", dennoch wurde auch diese Sache von den beteiligten Akteuren verschleppt.

Die **Hebammenlehrer** waren aufgrund mangelnden Interesses und interner Konflikte nicht in der Lage, selbsttätig die Herausgabe des fehlenden theoretischen Unterrichtsmaterials in die Hand zu nehmen. Ein klares Interesse am Erhalt des niedergelassenen Hebammenwesens und der Schärfung ihres Profils, vor allem in der Vorsorge, war bei ihnen nicht vorhanden. Die **Länder** sagten keine verbindliche finanzielle Unterstützung zu und der **Bund** trieb viel zu spät, und auch nur unter dem Druck des vorliegenden ostdeutschen Hebammenlehrbuches, die Arbeit voran.

Im Jahr 1971 wurde das Lehrbuch überarbeitet und enthielt erstmals einen von der damaligen Vorsitzenden des BDH, Ruth Kölle, verfassten Artikel zur Hebammenorganisation. Dies war das letzte amtliche Hebammenlehrbuch – überarbeitet wurde es nochmals 1979 und 1983. Spätere theoretische Materialien gaben verschiedene Gynäkologen heraus.

So sah sich Maria Hipp Mitte der 60er-Jahre bei der Überlegung, das Hebammenlehrbuch der englischen Hebamme Margret Myles zu übersetzen, vor die Frage gestellt: „Entweder ich mache neben meiner vollen Berufstätigkeit den Verband oder ich mache das Lehrbuch" und entschied sich für den Verband. Erst im Jahr 1995 erschienen zwei, ausschließlich von Hebammen verfasste Werke, „Das Hebammenbuch" von Mändle et al. und die „Hebammenkunde" von Geist et al.

Die Ausbildungsreform 1981

Die geplante Neuordnung des Hebammenrechts in den 70er-Jahren sollte auch die Reform der Ausbildung beinhalten. Die Anstrengungen der Akteure, die Ausbildung der Hebammen und der Krankenpflege in die bestehenden bundesdeutschen Ausbildungssysteme, dem schulischen oder dem dualbetrieblichen, zu integrieren, erwies sich rechtlich als nicht möglich.

Da sich die Reform des Hebammengesetzes jedoch in die Länge zog, musste die Ausbildungs- und Prüfungsordnung vom Gesetzgebungsverfahren abgekoppelt werden, um den Auflagen der Europäischen Wirtschaftsgemeinschaft zur Koordinierung der Rechts- und Verwaltungsvorschriften zu genügen. So wurde am 3.9.1981 eine **neue Ausbildungs- und Prüfungsordnung** beschlossen, die 1983 in Kraft trat. Darin wurde endlich die 3-jährige Ausbildung verankert, allerdings ohne der Forderung des BDH nachzukommen, ein halbjähriges Praktikum bei einer freiberuflichen Hebamme als Voraussetzung für die selbstständige Tätigkeit anzuschließen. Diese Forderung scheiterte an der Kompetenzverteilung zwischen Bund und Ländern. Die Eingangsvoraussetzung wurde auf die Mittlere Reife oder einen gleichwertigen Bildungsabschluss angehoben und die theoretische Ausbildung umfasste nun 1600, die praktische Ausbildung 3000 Stunden.

Die **Ausbildungsinhalte** wurden für das jeweilige Ausbildungsjahr und die Angaben zum Stundenumfang der Unterrichtsfächer konkretisiert. Da die Gestaltungs- und Organisationshoheit für die Ausbildungsinhalte bei den Schulen verblieb, lässt sich das unterschiedliche Ausbildungsniveau der Einrichtungen erklären. Wieder eingeführt wurden die 1963 herausgenommenen Regelungen, dass die Schülerinnen bei mindestens 50 Geburten „Beistand und Betreuung" leisten und bei mindestens 30 Geburten den Dammschutz selbstständig ausführen sollten.

Eine weitere Neuerung war die **Zulassung von Männern** zum Hebammenberuf, die unter dem Grundsatz der Berufsfreiheit und Gleichberechtigung eingeführt worden war. Im Jahr 1986 wurden in einem Tarifvertrag die auszubildenden Hebammen den Auszubildenden in der Krankenpflege gleichgestellt.

Der Sinn der **europäischen Richtlinien**, die Hebammenausbildungen in den Mitgliedsländern anzugleichen, ist jedoch durch diese Reform nicht erreicht worden. Wer als bundesdeutsche Hebamme im europäischen Ausland tätig sein möchte, muss dort in der Regel neben dem Staatsexamen noch eine zweijährige Berufserfahrung vorweisen können. Da in den meisten anderen Ländern die Eingangsvoraussetzung die Hochschulreife und die Ausbildung auf Hochschulniveau angesiedelt ist, sind die bundesdeutschen Hebammen durch ihre Ausbildung auf der Sekundarstufe benachteiligt.

Das Hebammengesetz von 1985 legte erstmals fest, dass eine Lehrhebamme zur **Leitung der Hebammenschule** allein oder gemeinsam mit einem Arzt befugt ist. Wer mit welcher Ausbildung als Lehrhebamme tätig sein durfte, wurde offen gelassen. Lediglich das Tarifrecht legte fest, wer als Lehrhebamme einzustufen ist. In der Regel besuchten Hebammen Weiterbildungslehrgänge, deren Dauer und Inhalte jedoch variierten.

Die Hebammenausbildungs- und Prüfungsordnung ist am 16.3.1987 noch einmal überarbeitet worden. Diese Fassung sah eine Stärkung der Eigenständigkeit der Hebammen vor. Verankert wurde hier „die selbstständige Ausführung von mindestens 30 Entbindungen", die „Durchführung der Episiotomie und die Einführung in die Versorgung der Wunde". Nur unter dem Druck der Europäischen Ausbildungsrichtlinie 80/155/EWG nahm der Gesetzgeber die Änderungen der Ausbildungs- und Prüfungsordnung Schritt für Schritt vor.

Nach wie vor sah die Ausbildungs- und Prüfungsordnung als **Lernort** ausschließlich die Klinik vor, in der der Unterricht im Allgemeinen stark auf die Pathologie konzentriert ist. Die Schülerinnen würden hier zur Assistenz des Arztes erzogen, sodass ihnen die nötige Erfahrung in der selbstständigen Tätigkeit fehle, wurde 1978 auf der Delegiertentagung des BDH festgestellt.

Deshalb richteten sich Forderungen der Hebammenschülerinnen 1989 auf ein außerhalb der Klinik stattfindendes **Externat**, was sie einheitlich geregelt haben wollten. Von den damals bestehenden 36 Hebammenschulen boten nur acht Hebammenschulen diese Möglichkeit nicht an. Die anderen ermöglichten ein ein- bis vierwöchiges Praktikum bei einer Beleg- oder freien Hebamme. Schon zu Beginn der 80er-Jahre beklagten die Schulen, die ein Praktikum zuließen, allerdings ein Problem, weshalb dieses nicht realisiert werden konnte – den Mangel an niedergelassenen Hebammen.

Organisierte Schülerinnen

Erste Schritte zur Organisierung der Schülerinnen im Verband wurden 1978 mit einer Satzungsänderung eingeleitet: Den Schülerinnen war nun eine **Mitgliedschaft im VDA** möglich, was nach anfänglichen Schwierigkeiten bald auf ein erfreuliches Interesse der jungen Frauen stieß. Die Schülerinnen konnten sich auf den Bundesdelegiertentagungen an den Entscheidungsprozessen im BDH mit einer Stimme beteiligen. 1981 schrieben die Hebammenschülerinnen aus Hannover an die Geschäftsstelle „Wir sind zwar zahlende Mitglieder, fühlen uns aber in unseren Interessen und Schwierigkeiten vom Verband nicht vertreten."

Ein in der Zeitschrift „Dr. Mabuse" abgebildeter Comic zu Beginn der 80er-Jahre regte engagierte Hamburger Schülerinnen an, ein **Sommerfest für alle Auszubildenden** zu organisieren. Das Bild zeigte eine Maus in einem Einmachglas, eine weitere saß davor und war mit „Alleine machen sie Dich ein" untertitelt. Dieses war Auslöser für das erste überregionale Treffen 1982 in Hamburg. Hier formulierten 50 Schülerinnen ihre Kritik an der Ausbildung. Sie monierten die uneinheitliche Ausbildungsvergütung, den Wohnzwang in den Schwesternhäusern, die katastrophale Unterrichtssituation gekennzeichnet durch fehlende Lehrpläne, unmotivierte medizinische Lehrer und eine uneinheitliche praktische Ausbildung. Immer stärker beklagten die Schülerinnen das geringe Gewicht ihrer Belange im Verband und außerdem die dort herrschende „furchtbar eingestaubte Atmosphäre."

Diese Unzufriedenheit gab den Anstoß zur Gründung des **Bundeshebammenschülerinnenrates** im Jahr 1983, dem 1984 bereits 18 Schulen angehörten. Auf Wunsch der Schülerinnen bestellte der BDH für ihre Angelegenheiten im Verband eine Vertrauensperson und Ansprechpartnerin. Von 1983 – 1986 übernahm die Kieler Hebamme Helga Hahmann, Beisitzerin des BDH, diese Aufgabe. Gemeinsam konnte mit dem BDH das Ziel einer bundeseinheitlichen Ausbildungsvergütung durch den Tarifvertrag im öffentlichen Dienst vom 28.2.1986 durchgesetzt werden (s. S. 164). Im Jahr 1987 waren von 1400 Schülerinnen 1100 Mitglied des BDH. Da der Bundeshebammenschülerinnenrat ein von Verbänden unabhängiges Gremium ist, strebte er 1986 auch die Zusammenarbeit mit dem 1984 gegründeten Bund freiberuflicher Hebammen Deutschlands an (s. S. 157).

Die Schülerinnen trugen mit ihren Aktionen, Unterschriftensammlungen und Informationsständen seit Beginn der 80er-Jahre wesentlich dazu bei, die Forderungen der Hebammen der Öffentlichkeit näher zu bringen. Die Themen Hebammenmangel, vorbehaltene Tätigkeiten, Hinzuziehungspflicht und das Berufsbild der Hebamme erreichten durch ihr großes Engagement viele Menschen auf der Straße als auch die Medien.

Die Medikalisierung der Geburten in der Klinik

Innerhalb des 20. Jahrhunderts unterlag die Geburtshilfe einem rasanten Umbruch, der sich vor allem an der Verlagerung des Geburtsgeschehens vom Haus in die Klinik ablesen lässt. Im Jahr 1910 lag der Anteil der Klinikgeburten bei 3 %, 1955 ging die Hälfte aller Frauen zum Gebären in die Klinik und im Jahr 1975 war die Hospitalisierung der Geburten nahezu abgeschlossen. Die Klinikgeburt wurde zum Regelfall, die Hausgeburt zur fast undenkbaren Ausnahme.

Tab. 4-4: Anteil der Klinikgeburten in Deutschland im 20. Jahrhundert

Jahr	Klinikgeburten
1903	3 %
1939	39 %
1952	47 %
1953	49 %
1955	50 %
1960	66 %
1965	83 %
1970	95 %
1975	99 %

Bis zum Ende der 50er-Jahre unterschied sich die Praxis der Geburtsleitung in Haus und Klinik in den wesentlichen Zügen nicht. Geduldiges Abwarten war das Prinzip sowohl bei der Hausgeburt als auch beim bis dahin praktizierten „älteren medizinisch-klinischen Modell", schreibt die Historikerin Barbara Duden (19). In der Klinik standen zwar Wehenmittel und Medikamente zur Schmerzlinderung zur Verfügung und auch der Kaiserschnitt konnte bei einer Geburt, die das Leben der Frau bedrohte, immer gefahrloser angewandt werden. Dennoch galt damals auch für die Klinikgeburtshilfe das Prinzip der **„gekonnten Nicht-Intervention"** (17).

Dieses Modell veraltete und wurde durch die geburtsmedizinische Wissenschaft in drei Jahrzehnten „gründlich abgewertet, ja sogar verlächerlicht und dann vergessen" –abgelöst wurde das vormals Übliche durch das **techno-medizinische Modell** in den 70er-Jahren.

Eine wichtige Voraussetzung dafür war das Sammeln und die statistische Auswertung von Daten über Klinikgeburten. Anhand des Zahlenmaterials wurde der „normale" Verlauf der Geburt neu bestimmt und die Grenzen zwischen Normalität und Pathologie von der Geburtsmedizin verschoben. Individuelle Geburtsverläufe wurden nicht mehr berücksichtigt, die Klinik orientierte sich nun an statistischen Durchschnittswerten. Dieser Maßstab gab vor, wann eine Geburt als pathologisch galt und deshalb eingegriffen werden musste.

Die **Aufstellung neuer Normen** machte natürlich nur Sinn, wenn im Falle einer Abweichung auch medizinisch eingegriffen werden konnte. Eine dieser Eingriffsmöglichkeiten war die operative Entbindung durch den **Kaiserschnitt**, dessen Rate innerhalb der 50er-Jahre bereits um mehr als das Doppelte angestiegen war. Zwar lag die Kaiserschnittrate damals nur bei ca. 2–3 %, trotzdem gab es bereits Mahner gegen diesen ersten „Kaiserschnittboom" (59). Der damalige Anstieg der Schnittentbindung kam durch eine Erweiterung der klassischen Kaiserschnittindikationen zustande – medizinische Neuerungen hatten vor allem die Überlebensprognose für Frauen nach dem Eingriff entscheidend verbessert und daraufhin wurde der Kaiserschnitt häufiger angewandt. Die Rate der Entbindungen durch Kaiserschnitt stiegen Mitte der 70er-Jahre auf 10 % und Mitte der 80er-Jahre auf ca. 15 % – obwohl der Kaiserschnitt die gefährlichste Entbindungsmethode war.

Der Blick der Geburtshelfer wandte sich dem Ungeborenen zu, und der Fötus rückte mit der **Einführung neuer diagnostischer Methoden** in den Fokus der Geburtsmedizin. Konnte der Zustand des kommenden Kindes bis zum Ende der 50er-Jahre nur mit dem Hörrohr kontrolliert werden und galten allein die klassischen Verdachtszeichen, die „schlechten Herztöne" und der „Mekoniumabgang", als Hinweis auf eine intrauterine Störung, setzten neue Verfahren an der intrauterinen Einsichtnahme an. Mit den Anfang der 60er-Jahre entwickelten diagnostischen Verfahren, der **Amnioskopie** (Fruchtwasseruntersuchung bei vollständiger Blase) und der **fetalen Blutanalyse** (Bestimmung des Säure-Basen-Haushaltes des Föten) könne nun der Zustand des Ungeborenen über die klassischen Verdachtszeichen hinaus erfasst werden, propagierte der Berliner Perinatologe Erich Saling, der Schrittmacher der Geburtsmedizin in der Bundesrepublik (48, 61). Er führte die neuen Verfahren ein, die einen paradigmatischen Wandel in der medizinischen Überwachungspraxis des Geburtsvorganges einleiteten – sie revolutionierten die Geburtshilfe! Beide Diagnoseverfahren durchbrachen ein bis dahin gültiges Tabu der deutschen Geburtshilfe, denn bis Ende der 50er-Jahre waren „Scheide und Fet ... unter der Geburt unberührbare Objekte", so der Gynäkologe Albert Huch (36).

Die Neuerungen brachten vor allem eines mit sich: **das Kind rückte in den Mittelpunkt des Geburtsgeschehens**. Zeitgenössische Gynäkologen meinten, entgegen der vorherigen Lehrmeinung, dass dieses nun bereits vor der Geburt ein Individuum sei, dass ein Recht auf eine optimale Betreuung habe (86). Dieser neue Blick auf den Föten verdrängt die vorherige Denkweise, dass Frau und Ungeborenes eine untrennbare Symbiose bilden. Die Frau wurde unsichtbar, sie verschwand hinter dem Föten. Was sie über ihr Befinden zu sagen hatte und was vormals einen Rückschluss auch auf den Zustand des Ungeborenen zuließ, zählte nicht mehr. Ein unvergessliches Kreißsaalerlebnis der Hebamme Maria Hipp verdeutlicht die Auswirkungen dieser Entwicklung: der Ehemann der Gebärenden und der Arzt unterhielten sich über den Kopf der Frau hinweg, die an einem Vena-cava-Syndrom litt, das dem Arzt entgangen war.

„Ich komm zufällig rein, sehe das blasse Gesicht der Frau, geh hin und sag: Ist ihnen schlecht? Ja antwortete sie. Ich lagere sie auf die Seite und gleich wurde es besser. So ist es, wenn man nur auf die Kurve guckt. Und das war ja nachher die große Schwierigkeit zwischen Arzt und Hebamme. Sie haben nur noch die Kurve gesehen, die Frau konnte daneben schwitzen, jammern oder sonst was tun. Sie merkten es nicht. Ich hab' mal zu ihnen gesagt: Sie brauchen bloß noch die Kurve, die Frau können sie unters Bett legen, die merken sie ja doch nicht.
Das war das Unglück. Ich muss sagen, die Technik hat manches Gute gebracht, aber auch sehr verunsichert und zwar vor allen Dingen den Mediziner, der nur noch auf das Papier guckte. Dass die Technik mich als Hebamme überflüssig machen würde, das Gefühl hatte ich nicht, im Gegenteil."

Den Zustand des Ungeborenen ermittelten immer mehr technische Instrumente, die ständig weiter entwickelt wurden. Das Ziel der medizinischen Geburtshilfe war es, die diskontinuierlichen Überwachungsmethoden durch kontinuierliche zu ersetzen. Dieses Ziel schien ab Ende der 60er-Jahre durch das **CTG** möglich zu werden. Zu Beginn der 80er-Jahre wurde es bei 95 % der Frauen zur Geburtenkontrolle eingesetzt. Der geringere Aussagewert der älteren fötalen Zustandsdiagnostik hatte darin bestanden, dass er nur im Moment ihrer Anwendung gültig war – zwischenzeitlich konnte immer eine Gefahr auftreten, die unerkannt bleiben würde. Dieser Mangel sollte durch das CTG eingeschränkt werden.

Die frühere drohende Gefahr, die sich durch Symptome angekündigt hatte, war zum **statistisch berechneten Risiko** geworden, dem die Geburtsmedizin durch vorauseilende Interventionen begegnete. Mit der **Steigerung des Technisierungsgrades der Kreißsäle** stiegen die Interventionsraten, auch in normale Geburten. Ihren ersten Höhepunkt erreichten die Interventionsraten mit dem Konzept der „programmierten Geburt" Mitte der 70er-Jahre. Nichts am Geburtsvorgang darf dem Zufall überlassen bleiben, weder sein Anfang noch sein Ende, schreibt rückblickend der Geburtsmediziner Hans-Günter Hillemanns (32). Ohne Anzeichen für eine Gefahr wurden die Geburten eingeleitet und so der Abbruch der Schwangerschaft zur Routine, kritisiert Barbara Duden dieses Konzept, in dem sich die gesellschaftliche Haltung zur

Geburt zeigt: gebären wurde gestaltbar und sollte technisch optimiert werden. Dieses Konzept der „aktiven" Geburtshilfe setzte alle zur Verfügung stehenden (Labor-)technischen und apparativen Möglichkeiten ein (85). Auf die Kräfte der Natur zu vertrauen war obsolet geworden, der gezielte Eingriff in den Geburtsvorgang hatte Vorrang, so die Geburtsmedizin. Planbarkeit, Machbarkeit, Sicherheit durch Technik und Objektivität durch technische Geräte waren die Versprechen des Fortschritts.

Auf diese zeitgemäßen Werte setzte damals auch die Geburtsmedizin zunächst unerschütterlich, bis die Frauenbewegung die zu Beginn der 70er-Jahre einsetzende Technikkritik auch auf die Zustände in den Kreißsälen ausdehnte und publik machte. „Geboren werden und gebären – in unserer Kultur ein Trauma", so kritisierte die Pädagogin Eva-Maria Stark 1976 die bundesdeutsche Geburtshilfe, bei der die Frau nur noch passives Anhängsel des Föten war (72). Frauen sollten die „unmenschlichen Zustände" auf den Entbindungsstationen nicht mehr hinnehmen, sondern die Hausgeburt als Alternative wählen.

Die **Kritik der Frauen** blieb nicht ohne Wirkung auf die klinische Geburtsmedizin. In den 80er-Jahren wurde aus dem Modell der „programmierten Geburt" das **Modell der „humanen, familienorientierten und sicheren Geburt"**. Hierbei sollte nach Meinung der Geburtsmedizin die „selbstbestimmte" und entscheidungsbewusste Mutter z. B. über die Anwendung von Medikamenten zur Geburtserleichterung und die Entbindungsart mitbestimmen. Auch innerhalb der Geburtsmedizin erstarkten Strömungen die, „die Praxis der Frauenheilkunde durch eine angewandte Psychosomatik zu erweitern und zu bereichern" suchten – 1981 organisierte sich diese in der Deutschen Gesellschaft für psychosomatische Frauenheilkunde und Geburtshilfe.

Die **familienorientierte Geburtshilfe** wurde zum Schlagwort der 80er-Jahre. Einzelne Kliniken, wie z. B. in Bensberg, stellten ihre Geburtshilfe tatsächlich auf die Bedürfnisse der Frauen um. Viele Kliniken integrierten die Geburtsmethoden nach Read, Leboyer und Lamaze, boten Schwangerenvorbereitungskurse an und öffneten ihre Kreißsäle. Mehr und mehr begleiteten werdende Väter ihre Partnerinnen bei der Klinikgeburt, das Rooming-In und Klinikroutinen, z. B. der Dammschnitt, wurden zu Kriterien für Frauen, eine Gebärklinik aus- oder abzuwählen. Gleichzeitig wurde aber die technische Überwachung weiter spezialisiert und neue Geräte routinemäßig eingesetzt (67). Dieses Modell hat den Frauen allerdings nichts Neues geboten, resümiert Barbara Duden, sondern war lediglich eine Kostümierung der Kreißsäle zu heimeligen Wohnzimmern. Alternativen zur Entbindung in Rückenlage hätten zwar Einzug in die Kliniken gehalten, aber nur als Ergänzung der Schulmedizin. Aktuelle Untersuchungen zur Medikalisierung der Geburten durch die Ärztin und Gesundheitswissenschaftlerin Beate A. Schücking und die Hebamme und Gesundheitswissenschaftlerin Clarissa Schwarz bestätigen diese Einschätzung: Bei immer mehr Frauen wurde in den Geburtsvorgang eingegriffen (68). Geburten ohne Interventionen verkamen zu einer Restgröße.

Tab. 4-5: Entwicklung der Mütter- und Säuglingssterblichkeit

Jahr	Säuglingssterblichkeit je 1000 Lebendgeborene	Müttersterblichkeit je 100 000 Lebendgeborene
1900	219	323
1935		485
1950	55,3	205
1960	33,8	106
1970	23,4	52
1980	12,7	21
1986	8,6	8

Quellen: Lenzen 1987 (48); Bundesministerium für Jugend, Familie und Gesundheit 1978 (11).

Zwar können Interventionen in Einzelfällen angezeigt sein, aber bei der großen Mehrheit der Frauen haben sie die Geburten in keinem Fall gefahrloser gemacht, so das Fazit der englischen Medizinstatistikerin Margery Tew 1990 (79). Sie untersuchte die Folgen der Hospitalisierung in England hinsichtlich des Gesundheitszustandes von Frauen und Neugeborenen. Die Statistikerin stellte fest, dass die Interventionen bestenfalls ein geringes Gewicht bei der Senkung der Mortalitätsraten von Müttern und Säuglingen hatten. Tews Untersuchungen belegen: Viele Interventionen schaden eindeutig; „sie erfordern zur Schadensbegrenzung weitere Interventionen, die oft nur weiteren Schaden tun."

Die Senkung der Mütter und Säuglingssterblichkeit – ein Verdienst fortschrittlicher Medizin?

Die Rate der Mütter- und Säuglingssterblichkeit gilt als ein wichtiger Indikator für die gesundheitlichen Verhältnisse eines Landes und deshalb hat die Sorge um das gesundheitliche Wohl von werdender Mutter und Kind nationale Bedeutung. Die Bundesrepublik belegte im internationalen Vergleich der Sterblichkeitsraten in den 50er-Jahren nur einen der hinteren Ränge: 1960 lag sie von 21 europäischen Staaten auf dem elften Platz. Dieser Rückstand konnte bis in die 80er-Jahre hinein zwar aufgeholt werden, aber trotz der kontinuierlichen Senkung der Mütter- und Säuglingssterblichkeit im vorliegenden Untersuchungszeitraum rückte sie nicht ganz nach vorne vor (39).

In den Medien wurde die schlechte Versorgung in der deutschen Klinikgeburtshilfe in den 60er-Jahren ebenso wie die Hausgeburtshilfe für die schlechten Zahlen verantwortlich gemacht. Die mangelnde Vor-, Aus- und Fortbildung von Hebammen, deren Inkompetenz, die Rückständigkeit der deutschen Gynäkologie und Versäumnisse in der Schwangerenvorsorge gerieten im Stern 1969 unter dem Titel „Das Risiko, in Deutschland geboren zu werden" in die Schlagzeilen. Hebammen und Ärzte vertrauten, so der Autor Neuhauser, lieber auf Gott als auf neue medizinische Erkenntnisse (57).

Hier meldete sich auch Erich Saling zu Wort, der meinte, den Schlüssel für die Beseitigung dieser Mängel in der Hand zu halten: die Anwendung technischer Geräte zur intrauterinen Überwachung des Ungeborenen. Vorhersehbare Risiken sollten durch eine gründlichere Überwachung gesenkt werden. Die **risikoorientierte Geburtshilfe** wurde zum allgemeinen Konzept in den Kliniken und endlich, im Jahr 1985, konnten einige Bundesländer die vorbildlich niedrigen Sterblichkeitsraten von Müttern und Säuglingen der skandinavischen Länder vorweisen (53). Die Geburtsmedizin legte dies als Bestätigung der risikoorientierten, klinischen Geburtshilfe aus. Vor allem vertraten die Geburtsmediziner die Auffassung, dass „der vollkommene Übergang von der Hausgeburtshilfe zur Klinikentbindung zur eindrucksvollen Reduzierung der perinatalen Mortalität und Morbidität" geführt habe, und der hohe Technisierungsgrad, der sich aus der Perinatalmedizin nach 1970 entwickelte, galt als entscheidender Beitrag zu diesem Erfolg (31). Tabelle 4-5 zeigt die eindrucksvolle Senkung der Mortalitätsraten von Müttern und Säuglingen im 20. Jahrhundert.

Das gleichzeitige Sinken der Mütter- und Säuglingssterblichkeit und die Neukonzeptionierung der technikorientierten Geburtshilfe schien einen Zusammenhang zwischen beiden nahe zu legen, verschiedene Wissenschaftler widersprachen jedoch dieser Auffassung. So kam der englische Mediziner McKeown zu dem Ergebnis, dass der Beitrag der Medizin zur Senkung der Mütter- und Säuglingssterblichkeit „kleiner war als der anderer Einflüsse" (55). Vor allem die verbesserte Ernährung von Frauen und Kindern und die bessere Pflege der Neugeborenen waren seiner Meinung nach die starken Einflussfaktoren auf diese Entwicklung. Ihm gibt der Blick auf die **Langzeitstatistik** Recht: auch zwischen 1950 und 1960, in einem Zeitraum also, als die Technisierung der Geburten noch ebenso in den Kinderschuhen steckte wie die flächendeckende Schwangerenvorsorge, sanken die Sterblichkeitsraten erheblich. Nach McKeowns Forschungsergebnissen bestand ein Zusammenhang zwischen hohen Sterblichkeitsraten, Totgeburtlichkeit und sozialer Schichtzugehörigkeit. Gerade in der Bundesrepublik wurden diese „sozial bedingten Differenzen der Mortalität" nicht ausgeglichen. Dies trug dazu bei, dass die Mortalitätszahlen im Vergleich zu anderen Nationen nachhinkten. Dem Historiker Winfried Süss folgend sanken die Säuglingssterblichkeitsraten bei unehelichen Kindern in der Bundesrepublik erst ab 1965 unter den Stand der NS-Zeit, da ledige Mütter von staatlichen Hilfen ausgespart wurden (78).

Die allgemein propagierte positive Meinung über den **technischen Fortschritt in der Geburtsmedizin** entlarvte auch der Schweizer Gynäkologe J. Bretscher 1987 als Illusion: US-amerikanische Studien zeigten keinen Vorteil der technischen Überwachungsmittel (CTG) gegenüber dem alleinigen Gebrauch des Hörrohrs für das Geburtsergebnis (10). Sein Berner Kollege H. Schneider bestätigte 1996: Die begrenzte Aussagekraft des CTG hat bei 50 % der Geburten zu falsch-positiven, pathologischen Registrierungen geführt und dadurch zum Anstieg von unnötigen operativen Entbindungen beigetragen. Der Gesundheitszustand des Neugeborenen habe sich durch den Einsatz des CTGs nicht verbessert.

Die Ansicht der Geburtsmediziner, dass sie durch ihre Interventionen grundsätzlich Leben retten, kann auch Margery Tew nicht bestätigen. Ihre Forschung über die klinische Geburtshilfe in den 70er-Jahren zeigt, dass die Mortalitätsrate steigt, sobald sich Interventionen in den Geburtsvorgang häufen. Mortalitätsraten bei Säuglingen waren dann niedrig, wenn eine geringe Personaldichte in den Kliniken herrschte – in Ferienzeiten und am Wochenende.

Eine Gewissheit wiederholten bundesdeutsche Gesundheitspolitiker und Mediziner vom Beginn der 50er-Jahre bis zum Ende der 80er-Jahre immer wieder: Die Mütter- und Säuglingssterblichkeit ist in den Ländern niedrig, in denen die Hebammen in die Versorgung der Schwangeren integriert sind. Zu einer Förderung der Hebammen und einer gesetzlich fixierten Einbeziehung in die Versorgung der Schwangeren und Gebärenden hat dieses Wissen in der Bundesrepublik allerdings nicht geführt.

Schwangerenvorsorge ohne Hebammen

Die Hebammenhilfe erstreckte sich nach § 1 Hebammengesetz auch auf die **Beratung und Betreuung der Schwangeren**. Das Hebammengesetz sah nach § 19 vor, dass die Hebamme, wenn es ihre Tätigkeit zuließ, in die Fürsorge für Mütter, Säuglinge und Kleinkinder einbezogen werden sollte. Besuche bei der Schwangeren konnte die Hebamme allerdings nur dann abrechnen, wenn die Schwangere Beschwerden hatte. Vergütet wurde die Hebammenhilfe mit 1 DM pro Tages- und 2 DM pro Nachtstunde. Eine Beratung ohne Beschwerden konnte die Hebamme bei der Krankenkasse nicht abrechnen.

Die **Defizite der Schwangerenbetreuung** als Ursache der hohen Mütter- und Säuglingssterblichkeit wurden Mitte der 50er-Jahre auf allen politischen Ebenen anerkannt. Die Schwierigkeiten, eine Schwangerenvorsorge zu institutionalisieren, lagen nach der Historikerin Ulrike Lindner auf verschiedenen Ebenen: Die Gesetzgebungskompetenz zwischen Bund und Ländern war für den Bereich des Gesundheitswesens nicht eindeutig geregelt, bei den Gesundheitsämtern, denen die öffentliche Gesundheitsfürsorge oblag, war ebenfalls die Kompetenz von Bund und Ländern ungeklärt und die Sozialversicherung war nur im Krankheitsfall zahlungspflichtig (51).

Die Schwangeren, die einen Arzt aufsuchen wollten, bekamen ohne Probleme einen Krankenschein, jedoch musste die Frau dies aus eigener Initiative verlangen. Frauen aus den oberen Schichten nutzten die ärztliche Vorsorge, Frauen aus den unteren sozialen Schichten kümmerten sich wenig darum, was sicherlich auch an den für sie unklaren finanziellen Folgen gelegen hatte.

Da von den Ländern zu wenig Initiativen ausgegangen waren, die Situation von Schwangeren und Säuglingen zu verbessern, und der Druck nach einer einheitlichen Regelung immer stärker wurde, änderte der Bund die Krankenversicherungsbestimmungen. Die systematische Schwangerenvorsorge wurde 1965 über die **Änderung des Mutterschutzgesetzes und der Reichsversicherungsordnung** verankert. Das Gesetz trat am 1.1.1968 in Kraft und sicherte der gesunden Schwangeren das **Recht auf eine ärztliche Schwangerenvorsorge** zu. Die Schwangerenbetreuung durch die Hebammen im Rahmen der Hebammenhilfe blieb zwar bestehen, jedoch wurden weder die Inhalte konkretisiert noch eine Gebühr für diese Leistung festgelegt.

Die **Betreuung der Schwangeren** verlief wegen fehlender gesetzlicher Grundlagen bis 1966 ungeregelt. In den Städten boten die Kliniken, z. B. die Landesfrauenklinik Hannover, ab Ende der 40er-Jahre Sprechstunden für eine kostenlose Schwangerenberatung dreimal wöchentlich für eineinhalb Stunden an. Außerdem konnten die Frauen niedergelassene Ärzte aufsuchen. Die Frauen aus den Städten gingen bereits im 2. oder 3. Schwangerschaftsmonat zum Facharzt, vor allem um sich Gewissheit über die Schwangerschaft zu verschaffen, schreibt Käthe Hartmann aus Bayern 1952. Die meisten Frauen auf dem Lande nahmen die Schwangerenfürsorge ihrer Erfahrung nach zwei- bis viermal in Anspruch. In Niedersachsen nahm damals nur jede Dritte das Angebot zur Schwangerenvorsorge durch die Hebamme in Modellprojekten zu Beginn der 50er-Jahre an und oft kamen die Frauen erst im achten Schwangerschaftsmonat.

Hartmann beklagte, dass Hebammen in diesem Bereich viel unbezahlte Arbeit leisteten. Ihrer Meinung nach „müssten die Träger der Sozialversicherung erst von der Wichtigkeit der vorbeugenden Schwangerenfürsorge überzeugt werden, dass sie sich zu einer besseren Bezahlung dieses viel Zeit verschlingenden Teils der Hebammentätigkeit entschließen würden". Ihre Forderung, die Schwangerenfürsorge auszubauen, begründete sie vor allem damit, dass dadurch die **Not des Berufsstandes** gesenkt werden konnte, da die Geburtenzahlen für die einzelne Hebamme rapide zurückgingen.

Zur Person

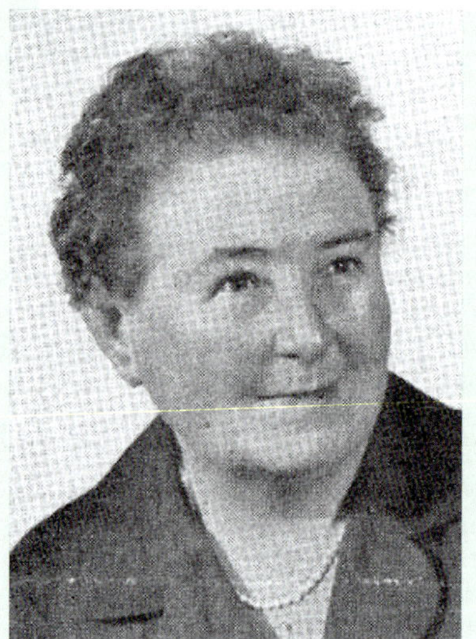

Abb. 4-5

Katharina Friederika (Käthe) Hartmann, verheiratete Krauß wurde am 16.4.1896 geboren. Sie war von 1933–1945 Vorsitzende des Hebammenlandesverbandes Bayern, Mitglied des Arbeitsstabes der Reichsfachschaft Deutscher Hebammen und 3. Stellvertreterin Nanna Contis, wahrscheinlich seit 1938.

Käthe Hartmann war von 1952–1960 Vorsitzende des Hebammenlandesverbandes Bayern und von 1957–1960 Vorsitzende des BDH. Sie war die letzte Vorsitzende des BDH, die bereits eine führende Funktion für die Hebammen im Nationalsozialismus innehatte. Käthe Hartmann starb am 10.5.1990 in Regensburg.

Auch der 1952 zuständige Referent für das Hebammenwesen in der Gesundheitsabteilung des Bundesministerium des Innern, Ministerialrat Koch, stellte fest, dass 50–80 % der bundesdeutschen Hebammen in ihrem Beruf nicht ausreichend beschäftigt sind. Ein Vergleich des bundesdeutschen Hebammenwesens mit europäischen Nachbarländern hatte ihm gezeigt, dass z. B. die schottischen und schwedischen Hebammen vollbeschäftigt, angestellt und vor allem in die Schwangerenfürsorge integriert waren.

Gerade die Defizite in der Schwangerenbetreuung waren Mitte der 50er-Jahre auf allen politischen Ebenen als Ursache der hohen Mütter- und Säuglingssterblichkeit anerkannt. Dennoch gingen die Maßnahmen der Länder über Modellprojekte zur Hebammenschwangerenbetreuung nicht hinaus.

Nach den Quellen hat sich die Hebammenorganisation bemüht, die Schwangerenbetreuung für die Berufsgruppe zu sichern. „Ihre Aufgabe sich in die Schwangerenberatung aber nicht bloß einzumischen, sondern sie zu übernehmen, haben sie allerdings nie wahrgenommen", kritisiert Maria Hipp. Sie macht die pauschale Vergütung für Geburtshilfe und auch das Mindesteinkommen dafür verantwortlich, dass die freien Hebammen sich letztlich auf die reine Geburtshilfe zurückzogen und sich weder für die Schwangerenbetreuung noch für die Nachsorge nach Klinikgeburten engagierten. Die Hebammen hätten alles dem Arzt zugewiesen und dadurch sei das Vertrauensverhältnis der Frauen zu den Hebammen geschwunden. Die Hebammenorganisation hätte damals nicht begriffen „wie existenziell wichtig die Schwangerenbetreuung war"

Betreuung der Schwangeren durch die Hebammen wurde nur im Falle von Schwangerschaftsbeschwerden entlohnt und dieses Honorar war für die ohnehin schlecht verdienenden Hebammen unattraktiv. Nelly Behr versuchte damals über den Verhandlungsweg, die Gebühren für die Hebammenhilfe in der Schwangerschaft anzuheben, konnte aber keine Erfolge verbuchen. Deshalb griff sie zu einem untypischen Mittel: Sie rief ihre niedersächsischen Kolleginnen 1956 zu einem **Streik in der Schwangerenfürsorge** auf, dem ca. ein Drittel der Berufsangehörigen folgte. Dadurch gelang es den niedersächsischen Hebammen, den Landesgesundheitspolitikern 1958 ein Gesetz abzuzwingen, das der Hebamme eine angemessene Bezahlung zusicherte für eine dreimalige, systematische Schwangerenberatung bei jeder Schwangeren, also auch der gesunden. Eine längerfristige Wirkung hat diese erfolgreiche Kampagne jedoch nicht erzielen können, sie unterstrich aber, dass die Hebammen damals in der Schwangerenbetreuung unverzichtbar waren. Erst mit dem Inkrafttreten des Mutterschutzgesetzes von 1965 ist die niedersächsische Verordnung von 1958 aufgehoben worden.

Das größte Problem der Berufsgruppe bei der Forderung nach Einbeziehung in die Schwangerenvorsorge bestand aber darin, dass die **niedergelassenen Ärzte** seit Beginn der 50er-Jahre die Gesundheitsvorsorge immer stärker für sich beanspruchten. Auch in gynäkologischen Fachzeitschriften und auf ärztlichen Fachkongressen war die Einbeziehung der Hebamme in die Schwangerenbetreuung schon damals keine Forderung. In diesem Forum war man sich längst einig, dass jeder gesunden Schwangeren zwar eine systematische Betreuung zukommen sollte, sie sollte aber Ärzten vorbehalten bleiben.

Dagegen wehrte sich die Hebammenorganisation kaum. Angesichts der mächtigen ärztlichen Konkurrenz äußerte sich die BDH-Vorsitzende Anne Springborn 1960 auf der Jahrestaagung des BDH: Die Hebammen beanspruchten die Schwangerenvorsorge nicht anstelle der Ärzte, sondern betrachteten die Hebammenbetreuung als Ergänzung. Die Berufsvertretung forderte keine „echte" Beteiligung an der Schwangerenbetreuung und versäumte es ein Konzept vorzulegen, was die Hebammen bei einer Regelung leisten konnten oder wollten. Wahrscheinlich verließen sie sich auf die ihnen nach dem Hebammengesetz zugestandene Beteiligung an der Fürsorge. In der Öffentlichkeit wurde jedoch 1964 „die Mitarbeit der Hebammen in der Schwangerenbetreuung und der Geburtsvorbereitung wie überall totgeschwiegen", stellte Anne Springborn damals fest. Für die Frauen war die Berufsgruppe in diesem Bereich kaum sichtbar.

Der Druck der hohen Mütter- und Säuglingssterblichkeit machte die Regelung einer systematischen Schwangerenvorsorge immer dringender. Deshalb beauftragte das für die Angelegenheiten der Sozialversicherung zuständige Bundesministerium für Arbeit und Soziales den **Arbeitsausschuss „Mutterschaftsvorsorge"** des Bundesausschusses der Ärzte und Krankenkassen, Richtlinien für die Schwangerenvorsorge auszuarbeiten. Die gesetzliche Grundlage stellten die **Mutterschaftsrichtlinien** dar, die der Ausschuss nach § 368 der RVO erarbeitete. Hebammen wurden weder an der Durchführung der gesetzlichen Schwangerenvorsorge beteiligt, noch waren sie an der Gestaltung der Inhalte beteiligt. Zwar behielten Schwangere nach der Gesetzesänderung den Anspruch auf Hebammenhilfe, aber diese wurde im Gegensatz zur ärztlichen Schwangerenvorsorge, nicht näher erläutert und vor allem wurde keine Gebühr für diese Leistung festgesetzt. Um diese unkonkrete Regelung wurde zwar noch jahrelang verhandelt, sie kam aber dem Ausschluss der Berufsgruppe aus dem Tätigkeitsbereich gleich.

Das Bundesministerium für Arbeit und Soziales vertrat 1966 die Ansicht, man solle zunächst die Reaktion der Hebammen auf die neuen Bedingungen abwarten. Denn da gerade die **Hebammengebührenordnung** verhandelt wurde, stellte sich nun die Frage, ob ein Honorar für die Hebammenschwangerenvorsorge aufgenommen werden sollte. Dies lehnte Anne Springborn jedoch ab – sie wollte die allgemeine Gebührenordnung endlich abschließen, ohne die schon lange verhandelte Vorsorge einzubeziehen. Denn sie befürchtete eine Massenflucht aus dem Beruf, wenn nicht zügig eine erhebliche finanzielle Besserstellung der Hebammen kam. Berechtigterweise befürchtete sie eine weitere Verzögerung der ohnehin zähen Gebührenverhandlungen. Deshalb stellte sie diese Regelung hinter einer allgemeinen Gebührenerhöhung an.

Wahrscheinlich hatte sie eine Ahnung davon, welche langwierigen Auseinandersetzungen die Ausschaltung der Berufsgruppe aus der Schwangerenvorsorge auslösen würde. Zunächst musste der Begriff **„Hebammenhilfe in der Schwangerschaft"** geklärt werden und dazu konnte der Verband 1965 „noch nicht Stellung nehmen". Ein Gutachten, auch von den Hebammenlehrern, sollte ihnen helfen, den Begriff inhaltlich zu füllen. Die Hebammenlehrer vertraten die Meinung, dass die im Hebammengesetz aufgeführten Untersuchungen durchaus mit dem Begriff der Vorsorgeuntersuchung gleichgesetzt werden konnten. Sie forderten, dass die Vorsorge gemeinsame Aufgabe von Hebammen und Ärzten sein sollte.

Das sah der Vertreter des Bundesministeriums für Arbeit und Soziales, Matzke, ganz anders: der Begriff „Vorsorge" sollte nicht für die Hebammentätigkeit gelten, da er allein im Rahmen der ärztlichen Betreuung zu verstehen sei. Wurde der Begriff auch für die Hebammen gebraucht, würden die Untersuchungen von Arzt und Hebamme gleichgestellt – das hielt er für bedenklich. Ein Ministerialkollege bestätigte diese Auffassung:

> *„Die modernen Begriffe wie Vorsorge und Prävention werden der Tätigkeit der Hebammen nicht zugeordnet. Die Hebammen können nichts Neues machen, sondern nur das Alte, was sie immer schon machten; dafür brauche man keine neuen Namen finden."*

Die FDP-Abgeordnete Hedda Heuser wies in verschiedenen Schreiben darauf hin, dass der Gesetzgeber die weitgehende Mithilfe der Hebamme in der Schwangerenvorsorge in einer Willensäußerung des Bundestages von 1965 beschlossen hatte. Das Bundesgesundheits- und das Bundesarbeitsministerium hätten sich zu diesem Zeitpunkt einvernehmlich dafür ausgesprochen, die Gebühren für die Tätigkeit der Hebammen in der Schwangerenvorsorge festzusetzen. Der gemeinsame Ausschuss der Ärzte und Krankenkassen, der die Richtlinien zur Vorsorge erarbeitet hatte, tat dies, „leider, ohne dabei in der von uns gewünschten Form auf die Hebammenhilfe einzugehen", so Heuser. Gemeinsam mit anderen Abgeordneten forderte sie immer wieder, den Beschluss der Bundesregierung von 1965 zu realisieren, allerdings ließ sich dafür kein Beleg finden.

Zur Person

Anne Springborn wurde am 8.4.1905 geboren. Seit 1932 war sie als freiberufliche Hebamme tätig, wahrscheinlich über ihre gesamte Berufstätigkeit in Kiel. Sie führte die Landeshebammenschaft Schleswig-Holstein von 1954 bis 1971, wurde 1957 Pressereferentin des BDH und war dessen Vorsitzende von 1960 bis 1968. Im Jahr 1964 gründete sie die Hebammengemeinschaftshilfe.

Von 1963 bis 1966 war sie Präsidentin des ICM und unter ihrer Schirmherrschaft fand 1966 der erste internationale Hebammenkongress in der Bundesrepublik nach 1945 in Berlin statt.

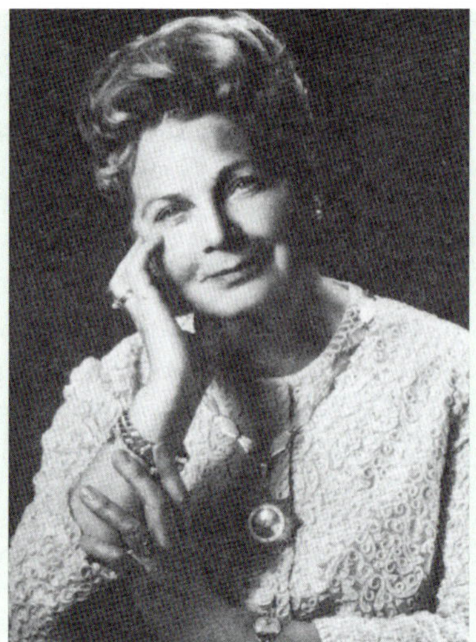

Abb. 4-6

Schon Ende der 50er-Jahre setzte sich Anne Springborn dafür ein, dass die Geburtsvorbereitung als Tätigkeitsbereich der Hebammen anerkannt wurde und organisierte etliche Fortbildungsangebote für die Berufsgruppe. Anne Springborn stand der Hebammenorganisation in der Zeit des Umbruchs des Berufes vor, in der die niedergelassenen Hebammen erhebliche Rückschläge erfuhren. Dennoch setzte sie sich zielstrebig für den Berufsstand ein und war vor allem für ihr Verhandlungsgeschick bekannt – davon zollte auch die Vereinigung der beiden Spitzenverbände, die sie 1961 herbeiführen konnte und die Anliegen aller Hebammenlandesvorsitzenden war.

Anne Springborn starb am 15.2.1984 in Regen/Oberpfalz.

Die Auseinandersetzungen um eine Beteiligung der Hebammen in der Schwangerenvorsorge spielten sich vor allem zwischen den beiden zuständigen **Bundesministerien** ab. Das Bundesgesundheitsministerium schlug für die Hebammen eine viermalige Vorsorgeuntersuchung und die Aufnahme von Geburtsvorbereitungskursen in den Leistungskatalog vor, wofür sich insbesondere die Gesundheitsministerin Schwarzhaupt einsetzte. Dass diese Vorschläge durch das Bundesministerium für Arbeit und Soziales abgelehnt würden, sahen sie wohl schon voraus. Dieses Ministerium versuchte gemeinsam mit dem Arbeitsausschuss Mutterschaftsvorsorge, die Hebammen aus der Schwangerenvorsorge herauszudrängen. Die Diskussion wurde auf die Definition des Begriffes „Hebammenhilfe" und die Frage fokussiert, inwieweit nach den Bestimmungen der RVO Vorsorgemaßnahmen überhaupt darunter fallen können. Ein vom Arbeitsausschuss „Mutterschaftsvorsorge" des Bundesausschusses Ärzte und Krankenkassen Mitte 1967 gebildeter „Formulierungsausschuss" sollte hier Antwort geben. Diese Frage könne der Ausschuss nicht klären, hieß es: Nach dem Wortlaut des Gesetzes sind Vorsorgemaßnahmen allein als Teil des Begriffs „ärztliche Betreuung" genannt. Falls sich herausstellen sollte, dass die Hebammen berechtigt seien, Vorsorgeleistungen zu erbringen, vertrete der Bundesausschuss folgende Auffassungen:

1. *Die Vorsorgeleistungen der Mutterschaftsrichtlinien vom 8.12.1966 (mit Änderung vom 3.5.1967) sind in ihrer Art und nach ihrem Umfang „ausreichend und zweckmäßig" im Sinne der RVO, entsprechen dem Maß des Notwendigen, dem heutigen Stand der medizinischen Wissenschaft, den internationalen Standards der Mutterschaftsvorsorge. Eine Erweiterung der Leistungen sei nicht erforderlich und unwirtschaftlich im Sinne der RVO.*
2. *Die Maßnahmen der Mutterschaftsrichtlinien sind überwiegend ärztlicher Natur.*
3. *Die Übertragung der Aufgaben an Nichtärzte bedeutet einen Rückschritt.*

Hebammen sollten deshalb **nur in Einzelfällen** eingeschaltet werden: nach ausdrücklichem Auftrag des Arztes und zwar nach der Erstuntersuchung; nur bei normalen Verläufen; nur wenn der Arzt wegen „weiter Entfernungen oder Überlastung so beansprucht" ist, dass er die Untersuchungen nicht selbst durchführen kann.

Eine weitere Sachverständigenanhörung kam zum Schluss,

> *„dass die sachverständigen Ärzte es nicht für möglich halten, dass die Hebamme den Arzt auf dem Gebiete der Vorsorgeuntersuchungen bei Schwangeren auch nur teilweise ersetzen kann".*

Schließlich stellte das Bundesgesundheitsministerium 1968 resigniert fest: Der Bundesausschuss hielte die von ihm herausgegebenen ärztlichen Vorsorgeuntersuchungen für zweckmäßig und ausreichend im Sinne der RVO und das Bundesarbeitsministerium hatte sich dieser Argumentation ausdrücklich angeschlossen. Da aber gemäß § 376 RVO das Einverständnis des Bundesarbeitsministeriums für die Hebammengebührenordnung vorliegen müsse, bedeutete das, dass „die Hebamme von Vorsorgeuntersuchungen bei Schwangeren ausgeschlossen ist".

Da für die **„Hebammenhilfe"** zunächst keine Inhalte wie für die ärztliche Betreuung festgelegt wurden, bestimmte die spätere Gebührenordnung die Aufgabe der Hebammen bei der Versorgung von Schwangeren. Diese regelte, dass die Hebamme die Schwangerenbetreuung und Geburtsvorbereitungskurse nur auf Anordnung eines Arztes vornehmen durfte. Ab 1970 wurde der Gebührenordnung für die Beratung über Lebens- und Ernährungsweise hinzugefügt, dass die Hebamme bestimmte Grunduntersuchungen durchführen durfte. Dazu gehörte die Gewichtskontrolle, Urinuntersuchung, Kontrolle des Fundusstandes, Feststellung der Lage, Stellung und Haltung des Kindes, Kontrolle der kindlichen Herztöne sowie allgemeine Beratung und ab 1972 auch die Blutdruckmessung bei der Schwangeren. Jedoch konnte diese Hilfeleistung nur einmal abgerechnet werden, entweder von der Hebamme oder vom Arzt. Den Mutterschaftsrichtlinien von 1972 wurde der Vermerk hinzugefügt, dass die Hebamme im Einzelfall auf Anordnung des Arztes entsprechend ihrer Befugnisse Untersuchungen im Mutterpass dokumentieren kann.

Mit der Gebührenordnung hatte der Gesetzgeber eingeräumt, dass die Vorsorgeuntersuchungen nicht ausschließlich ärztliche Leistungen sein können, stellte Harald Horschitz Mitte der 80er-Jahre fest (35). Die Regelung, dass die Schwangere nur in Einzelfällen durch MedizinerInnen zur weiteren Vorsorge an die Hebamme überwiesen werden konnten, widersprach der Hebammenberufs- und Gebührenordnung und dem Hebammengesetz – dieses „Versehen" beseitigte der Verordnungsgeber 1986. Seitdem sind Hebammen berechtigt, **„Vorsorgeuntersuchungen bei normalem Schwangerschaftsverlauf stets selbstständig"** durchzuführen.

Die Medikalisierung der Schwangerschaft unter ärztlicher Betreuung

Zur Dokumentation des Schwangerschaftsverlaufs diente ab 1966 das Sprechstundenblatt, das 1968 durch den bundeseinheitlichen **„Mutterpass"** ersetzt wurde. Dadurch sollten die Daten, die bis zum jeweiligen Zeitpunkt gesammelt worden waren, immer verfügbar sein. Erfasst werden sollten insbesondere gefährdete Schwangere.

Die **Mutterschaftsrichtlinien** von 1966 wurden vielfach reformiert. Die tiefgreifendste Veränderung war die Neufassung vom 16.12.1974, in der das Risikokonzept ausdrücklich in die Schwangerenvorsorge aufgenommen wurde (81). Vorrangiges Ziel war, mit dicht aufeinanderfolgenden Untersuchungen „Risikoschwangerschaften" und „Risikogeburten" frühzeitig zu erfassen. Im Zuge dieser Neufassung wurde der **Risikokatalog** ausgeweitet: Auch primär nicht medizinische Risiken, wie z. B. das Alter der Gebärenden, wurden aufgenommen. Bei festgestellten Risikomerkmalen finanzierte die Krankenkasse seitdem zur weiteren Diagnostik Ultraschalluntersuchungen, Amniozentesen, cardiotokographische Untersuchungen und Hormonanalysen, die später zum Teil als Regelleistung in die Mutterschaftsrichtlinien aufgenommen wurden.

Die **Erweiterung und Präzisierung des Risikokataloges** orientierte sich an den in geburtshilflichen und pädiatrischen Kliniken retrospektiv erstellten Schwangerschafts- und Geburtsverläufen (14). Merkmale, die statistisch mit Erkrankungen oder dem Tod des Ungeborenen oder des Neugeborenen korrellierten, gingen als Risiken in den Mutterpass ein. Jürgen Collatz kritisierte das Konzept bereits 1983: Es beruhe ausschließlich auf biologisch-medizinischen Variablen – andere Aspekte außerhalb dieses Rahmens finden im Risikokonzept keinen Platz.

Eine Folge der risikoorientierten Schwangerenvorsorge war die **pränatale Diagnostik**, deren erste Untersuchungsmethode die Amniozentese war. Chromosomale Abweichungen des Föten, vor allem die Trisomie 21, konnten dadurch ermittelt werden. Der Ausbau dieser Untersuchung ging Hand in Hand mit dem Ausbau humangenetischer Beratungsstellen. Im Jahr 1971 wurde die Amniozentese in die Mutterschaftsrichtlinien aufgenommen und sie fand rasch Resonanz bei den Frauen. Etwa die Hälfte der über 35-jährigen nahmen 1994 diese Untersuchung wahr, die in der Regel bei einem „positiven" Befund zum Abbruch der Schwangerschaft führte.

Zum dominierenden Diagnoseverfahren avancierte in den 70er-Jahren die **Ultraschalluntersuchung**. Bedurfte diese Untersuchung zunächst einer Indikation durch die FachärztInnen, wurde sie 1979 als Routineuntersuchung in die Mutterschaftsrichtlinien aufgenommen. Dies geschah, so die Sozialwissenschaftlerin Eva Schindele, ohne dass ein positiver Effekt auf die Ergebnisse der Geburten nachgewiesen werden konnte (64). Durch die routinemäßige Anwendung des Ultraschalls wurde die pränatale Diagnostik auf jede Schwangerschaft ausgedehnt. Die Untersuchungstechnik bot Daten zur Biometrie und zur normalen Organentwicklung. Anzeichen für eine genetisch bedingte „Behinderung" konnten prognostiziert werden, bedurften aber der Bestätigung durch eine Amniozentese.

Eine nochmalige Änderung des Mutterpasses im Jahr 1986 fügte den bis dahin ausgewählten 12 Risikomerkmalen weitere hinzu, sodass der Risikokatalog 52 anamnestische und befundete Risiken aufwies. So stieg die **Zahl der Risikoschwangeren**, die 1987 in Niedersachsen noch bei ca. 30 % gelegen hatte, bis Ende 1999 auf 74 %, so Beate Schücking und Clarissa Schwarz. Durch die Mutterpassrisiken „Allergien", „Alter über 35 Jahren", Familiäre Belastungen" „Frühere eigene schwere Erkrankungen" und der „Zustand nach Sectio" werden Frauen zu Risikoschwangeren gemacht. In die Kritik gerät vor allem die Gleichmacherei der Risikofaktoren im Mutterpass, wodurch der Unterschied zwischen einer akuten Gefährdung und einem prognostisch nur wenig bedeutsamen Risiko unkenntlich wird.

Die Verfahren der pränatalen Diagnostik versprachen den Frauen ein „gesundes Kind" – darum nahmen sie die Angebote der Schwangerenvorsorge an. Nutzte im Jahr 1977 nur die Hälfte der Schwangeren das volle Untersuchungsangebot der ärztlichen Schwangerenvorsorge (80), war die Vorsorge am Ende der 80er-Jahre zu einem wenig hinterfragten Gang in die gynäkologische Arztpraxis geworden. Motivationszahlungen, die ab 1977 von den Kassen gemacht wurden, um einen Anreiz für die Besuche der Untersuchungen zu schaffen, konnten 1991 eingestellt werden.

Fiel bereits 1977 der Zusammenhang zwischen schlechten sozialen Bedingungen, einer geringen Häufigkeit der Schwangerenvorsorgeuntersuchungen und einem geringen Geburtsgewicht der Neugeborenen auf, nutzt auch heute „das eigentliche Risikoklientel" das Angebot nur unterdurchschnittlich, moniert Beate Schücking. Gerade die Bedürfnisse von **sozialen Randgruppen** nach kontinuierlicher niedrigschwelliger Betreuung und Beratung werden im Konzept der ärztlichen Schwangerenvorsorge nicht beachtet, beklagt Jürgen Collatz 1993 und dies obwohl seit Jahrzehnten der Zusammenhang zwischen „der Intensität der Vorsorgeuntersuchungen, dem sozialen Status der werdenden Mutter und dem Ausgang der Schwangerschaft" bekannt ist (65).

Die Beteiligung von heute 98–99 % aller Schwangeren am Vorsorgeprogramm erlaubt allerdings nicht den Rückschluss, dass die Frauen mit der Versorgung zufrieden sind. Sie verlassen die Arztpraxen häufig verunsichert, da die Qualität der Vorsorge eng an die Qualität der Beziehung zu der betreuenden Person geknüpft ist. In der ärztlichen Praxis reicht häufig die Zeit nicht aus, um einen vertrauensvollen Kontakt herzustellen, stellte Beate M. Schücking fest.

Veränderung des Berufsbildes der Hebamme

Die Verlagerung der Geburten vom Haus in die Klinik veränderte das Berufsbild der Gruppe tief. Die niedergelassenen Hebammen forderten eine Anpassung des Berufs an die neuen Gegebenheiten – die Klinikhebammen mussten ihr Berufsbild an die Regeln der Institution anpassen.

Zu Beginn der 50er-Jahre forderte die Hebammenorganisation die verstärkte Einbeziehung der Berufsgruppe in die Mütterberatung, Säuglings- und Kleinkinderfürsorge und bezog sich damit auf das Hebammengesetz § 19. Die Not des Berufsstandes, durch die zurückgehenden Hausgeburten, wollte der BDH auf diese Weise ausgleichen – die Hebamme sollte als Mutterschaftsfürsorgerin vom Gesundheitsamt oder der Kommune angestellt werden. Damit sollte die **Gesundheitsfürsorge** zum zweiten Standbein der Niedergelassenen werden.

Diese Bestrebungen der Hebammen blieben jedoch unerfüllt und die **Existenzangst der Berufsgruppe** gipfelte zu Beginn der 60er-Jahre in den Überlegungen, den Beruf von „Hebamme" (s. S. 125) in „Mutterschaftsfürsorgerin" umzubenennen. Die Krise des Berufes hatte Mitte der 60er-Jahren ihren Höhepunkt erreicht, als namhafte Geburtshelfer und Hebammenlehrer, wie Werner Bickenbach aus München und Horst Schwalm aus Würzburg, der Hausgeburt öffentlich eine Absage erteilten. Die Hausgeburtshilfe entspräche nicht mehr den modernen Anforderungen und gebe den Frauen nicht genügend Sicherheit. „Sie solle daher nicht mehr gefördert werden." Schwalm forderte: „Jede Geburt unter ärztlicher Leitung unter Mitwirkung einer tüchtigen Hebamme." Bickenbach plädierte dafür, die Hausgeburten allmählich abzustellen. Die Hebamme sollte die Funktion einer Gehilfin haben, damit müssten sie sich abfinden, äußerte Schwalm gegenüber der VDA-Vorsitzenden Elfriede Krauß.

Die **Verunsicherung der Berufsgruppe** heizte Schwalm durch weitere Äußerungen gegenüber der Verbandsspitze an: Hebammen seien in der jetzigen Form überflüssig, die Entbindungen sollten nur noch von Ärzten geleitet werden und die Hebamme könne durch eine Spezialschwester ersetzt werden. Im gleichem Atemzug schlug er vor, die Ausbildung der Hebamme zu splitten, einen Ausbildungsweg für die Landhebamme und einen zweiten für die Klinikhebamme zu schaffen. So schien auch er über die Zukunft des Berufes keine klaren Vorstellungen zu haben.

Ebenso wie der Würzburger Hebammenlehrer griff auch Friedrich Beske, damaliger Leiter der Gesundheitsabteilung beim Land Schleswig-Holstein, auf einer gesundheitspolitischen Tagung des Innenministeriums des Landes 1967 die Idee auf, **zwei Berufsbilder** zu schaffen, denn „Berufsbilder werden von den Anforderungen an den Beruf und dem Bedarf der Bevölkerung geformt und sind damit wandelbar" (8). Zur Diskussion standen: die Beibehaltung und gezielte Förderung des bisherigen Berufsbildes der freien Hebamme, die vermehrte Übernahme in den öffentlichen Dienst oder die Herausbildung eines neuen Berufsbildes. Die Tagungsteilnehmer gingen davon aus, dass in Zukunft jede Entbindung in der Klinik stattfinden würde und dadurch ergäben sich für die Hebammen zwei getrennte Tätigkeiten. Das Berufsbild der Klinikhebamme sollte auf die Geburtshilfe in der Klinik beschränkt werden, das zweite Berufsbild sollte von den Tätigkeiten außerhalb der Klinik bestimmt werden, wie der Schwangerenberatung, -fürsorge, -gymnastik und möglicherweise auch der Wochenpflege. Beide sollten den Angestelltenstatus haben. Die Tagungsteilnehmer waren sich allerdings nicht einig darüber, ob die außerklinischen Tätigkeiten eine Hebammenausbildung erfordern würden. Die Wochenpflege z. B. könnten auch die Wochenpflegerinnen machen, hieß es. In Modellprojekten stellte das Land Schleswig-Holstein Hebammen nach obigen Vorstellungen in einem Angestelltenverhältnis ein – über den Modellcharakter kamen diese Vorhaben jedoch nicht hinaus.

Hatten sich die Anstrengungen der Hebammenorganisation bis Mitte der 60er-Jahre darauf gerichtet, ihren Tätigkeitsbereich durch die Gesundheitsfürsorge zu erweitern, musste Anne Springborn 1966 resigniert feststellen, dass es nicht gelungen war, die Hebamme „planmäßig in die Schwangerenvorsorge und den großen Bereich der Gesundheitsfürsorge zu integrieren". Der Hebammenlehrer Schwalm distanzierte sich damals von der Berufsgruppe und von seiner weiteren Mitwirkung im Verbandsorgan und begründete diesen Schritt damit, dass die Hebammen und ihre Standesorganisation es 20 Jahre lang versäumt hätten sich in der Geburtshilfe und in der Schwangerenbetreuung an die Entwicklung anzupassen. Durch die neue Regelung der Schwangerenvorsorge würden die Hebammen ihre wesentlichste Funktion verlieren und Hebammen auf dem Lande würde es bald nicht mehr geben.

Schwalm machte die Hebammen allein verantwortlich für ihren Ausschluss aus der Fürsorge. Die Entscheidung von Bund und Ländern, den Ärzten die Schwangerenvorsorge vorzubehalten, war der **vorläufige Schlussstrich für die traditionelle Hebammentätigkeit**. Deren Kern war zwar immer der Beistand unter der Geburt, aber die Gesundheitsfürsorge gehörte als Pfeiler immer zu ihrem Aufgabenbereich. Damals war die häusliche Geburtshilfe bereits verloren, was durch die Übernahme der Kosten für die Klinikgeburt durch die Krankenkassen 1968 zementiert wurde. Auch die Wochenbettbetreuung hatten die Hebammen in den 60er-Jahren an die Klinik abgeben müssen. So beraubte sie der Verlust der fürsorgerischen Tätigkeit aller Hoffnungen, den niedergelassenen Beruf durch diesen Arbeitsbereich am Leben erhalten zu können.

Am Ende der 60er-Jahre hielt deshalb das Bundesgesundheitsministerium die Niederlassungserlaubnis für überflüssig. Mangels Arbeitsmöglichkeiten forderte die Hebammenorganisation die niedergelassenen Hebammen in den 70er-Jahren auf, sich mit einer Zusatzausbildung, zum Beispiel in der Geburtsvorbereitung, zu qualifizieren und dadurch die Chancen auf eine Auslastung zu verbessern – gesondert vergütet wurde die Geburtsvorbereitung ab 1967/68.

Gerade die Durchlässigkeit zwischen den verschiedenen Gesundheitsfachberufen schien den Hebammen neue Wege zu eröffnen. Nur wenige der Niedergelassenen, die zumeist schon über 50 Jahre alt waren, nutzten die Fortbildungsangebote. Auch Anne Springborn hatte schon zu Beginn der 60er-Jahre immer wieder Fortbildungen zur Geburtsvorbereitung angeboten, die die Kolleginnen aber nur zögerlich annahmen, wahrscheinlich auch weil sie überaltert waren. So versäumten sie eine zeitgemäße Geburtshilfe für die Frauen bereitzustellen, und verloren dadurch den Kontakt zu ihnen.

Zu Beginn der 70er-Jahre schien sich die **Hausgeburt** gänzlich überlebt zu haben, die wenigen „traditionellen" Hausgeburten gehörten zumeist in schwierige soziale Milieus. Ab Mitte der 70er-Jahre fragte eine **neue Gruppe von Frauen aus der Mittelschicht**, oft mit akademischer Bildung, die Geburt in den eigenen vier Wänden aber wieder nach. So trafen die jungen, schwangeren Akademikerinnen auf die meist alten Hausgeburtshebammen, die hauptsächlich in den Sozialwohnungen unterwegs waren. Der alte und der neue Bedarf nach Hausgeburtsbetreuung konnte vielerorts damals nicht mehr durch niedergelassene Hebammen gedeckt werden, da sie nahezu ausgestorben waren und die Hausgeburtshilfe durch „Rufmord" diskreditiert war (15).

Am **Beispiel** der **Stadt Hannover** wird der Übergang von der „traditionellen" zur „modernen" Hausgeburtshebamme deutlich. Hier waren zu Beginn der 80er-Jahre nur noch zwei freipraktizierende Hebammen tätig, Else Schulze im Landkreis und die 62-jährige Hedwig Strauch in der Stadt. Frau Strauch hatte in 34 Jahren Berufstätigkeit dreitausend Kinder gesund auf die Welt gebracht. Ihr erteilte die Bezirksregierung Hannover im April 1983 ein vorläufiges Berufsverbot, nachdem sie im Dezember 1982 zwei Totgeburten gemeldet hatte (27). Ein Verschulden konnte ihr die Staatsanwalt-

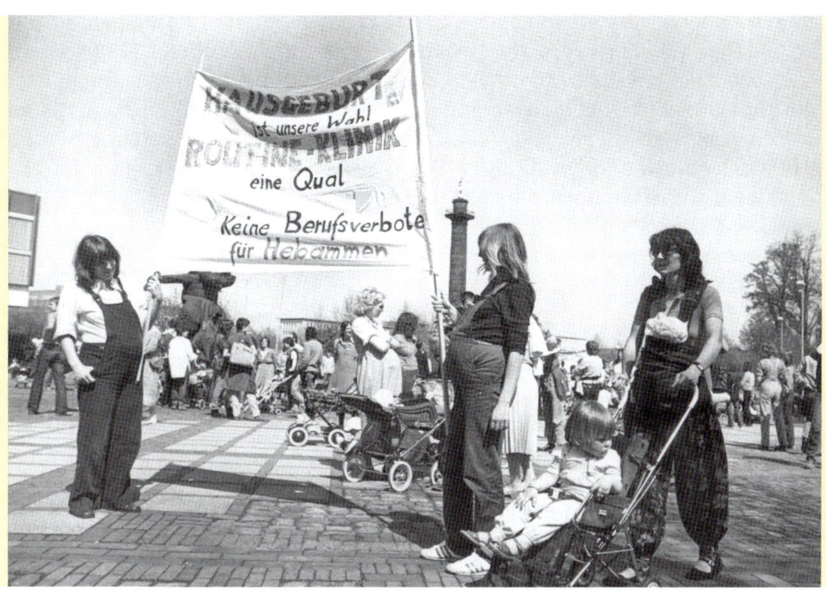

Abb. 4-7 Hunderte von Schwangeren demonstrieren für eine Hebamme

schaft jedoch nicht nachweisen. Mit der Begründung „Fehler in der Berufsausübung“ und „Nichtbeachtung der Anweisungen und Auflagen“ wurde das Berufsverbot dennoch aufrecht erhalten – denn die Hebamme weigerte sich, die Risikokataloge aus der Schwangerenvorsorge anzuerkennen. Fachärztliche Gutachten warfen ihr „Misstrauen gegen die Apparatemedizin“ vor, da sie die neuen klinischen Behandlungsmethoden ablehnte. Damit kam sie nach dem Urteil der Gutachter „gefährdend unkritisch Modeströmungen entgegen“, weshalb ihr die für den Beruf erforderliche Eignung fehle.

Über fast zwei Jahre hinweg protestierte die **„Initiativgruppe Hannoverscher Mütter und Väter“**, die das Berufsverbot als einen „unangemessenen Willkürakt“ und als „Hexenverfolgung“ brandmarkte, für die Rehabilitierung der Hebamme Strauch. Der Widerspruch der Hebamme gegen die gerichtlichen Entscheidungen schob zunächst das Berufsverbot auf und Frau Strauch praktizierte weiter – allerdings nur noch kurze Zeit, bevor sie in den Ruhestand trat.

Der Protest der Initiative führte nach längerem Tauziehen zwischen den beteiligten Behörden dazu, dass die Stadt Hannover 1983 der Hebamme und späteren Filmemacherin Katja Baumgarten die Niederlassungserlaubnis erteilte, da die Stadt einen Bedarf von zweihundert Hausgeburten jährlich errechnet hatte. Gerade die jungen Hausgeburtshebammen waren auf die Unterstützung der erfahrenen Kolleginnen angewiesen – Katja Baumgarten lernte bei Hedwig Strauch, indem sie sie bei Geburten begleitete. Auch die hannoversche Hebamme und Pädagogin Barbara Staschek schreibt, dass sie vor der Tätigkeit als Hausgeburtshebamme eine zweite Lehrzeit bei der Hebamme Else Schulze aus Hannover hatte, die sie ermutigte, den Schritt in die Freiberuflichkeit zu wagen (73). Frau Schulze sei in ihren eigenen Überzeugungen tief verwurzelt gewesen und viele ihrer Erfahrungen seien heute empirisch gesichert.

Das für die Freiberuflichkeit notwendige Wissen gaben die „traditionellen“ an die **„modernen“ Hausgeburtshebammen** weiter, die allerdings ein neues Klientel betreuen. Damals „handelte es sich bei den Hausgeburten also vielfach um solche Entbindungen, die noch nicht in der Klinik stattfanden, im Gegensatz zu den modernen Hausgeburten, die nicht mehr in der Klinik stattfinden“, schrieb die Medizinerin Gisela Frasch (21). Die Frauen wandten sich von der klinischen „Gebärfabrik“ ab und forderten eine „natürliche“ Geburt. Die jungen Hausgeburtshebammen kamen den Wünschen der Frauen entgegen: Sie boten Hausgeburtshilfe, Geburtsvorbereitungskurse auch mit Partnern, Rückbildungskurse und ebenso die Wochenbettbetreuung an. So offerierte der Beruf am Ende der 80er-Jahre eine breite Palette von Tätigkeiten für Freiberufliche. Die Frauen, die sich bewusst gegen Schwangerschaft und Geburt als überwachungsbedürftige Krankheit wandten, war das Klientel, das es den Hebammen erlaubte, das Verständnis ihrer Tätigkeit wieder auf die Normalität zu richten und die Frau in den Mittelpunkt des Geburtsgeschehens zu rücken. Diese Allianz führte jedoch zu immer härteren Fronten zwischen Ärzten und Hebammen, die sich Mitte der 90er-Jahre fest eingegraben hatten.

Gesetzliche Rahmenbedingungen für Klinikhebammen

Die Zahl der angestellten Hebammen in der Klinik stieg in der Zeit von 1950 bis 1985 um fast das Doppelte von 2287 auf 4015 an. Die gesetzlichen Rahmenbedingungen für ihre Tätigkeit bildete das **Hebammengesetz von 1938**. Darin hatte der Gesetzgeber durch seine Parteinahme für die Hausgeburt zu einer beispiellosen Anhebung des sozialen und wirtschaftlichen Status der niedergelassenen Hebammen beigetragen. Der Gesetzgeber sah zwar erstmals grundsätzliche Regelungen für die Klinikgeburtshilfe vor, die aber den Status der Klinikhebamme nicht klar definierte, obwohl schon damals die Rate der Klinikgeburten bei 39 % lag. Besondere Regelungen für die Klinikhebammen sah das Gesetz vor allem bei der Abgrenzung des Berufes zur Krankenpflege vor. Trotz der unterschiedlichen Arbeitsorte, trotz des jeweils ganz anderen Arbeitsalltags und der unterschiedlichen Lebensentwürfe blieb die Ausbildung für beide Gruppen gleich. „Zugespitzt lässt sich von einer Spaltung und einer **zweigleisigen Professionalisierung des Hebammenberufes** sprechen", resümiert Wiebke Lisner (52).

Gesetzlich geschützt war nach § 4 des Hebammengesetzes von 1938 in der Klinik nur die Tätigkeit der Hebamme bei der Entbindung. Die Pflege des Neugeborenen und der Wöchnerin konnte neben den Hebammen auch auf dafür spezialisiertes Pflegepersonal übertragen werden. Weiter bestimmte das Gesetz, dass Anstalten mit weniger als 100 Geburten im Jahr von einer Anstellung der Hebamme absehen sollten, da diese erfahrungsgemäß bei ihrer Unterbeschäftigung zu Krankenpflegediensten herangezogen wurde.

Die **Vorschriften für Anstaltshebammen** wurden in § 43 festgelegt, der den § 10, Abgrenzung der Tätigkeiten zwischen Arzt und Hebammen, für die Klinik für ungültig erklärte. Eine ausdrückliche Regelung der Kompetenzen von Hebammen und Ärzten bei der Geburtshilfe in Kliniken hielt der Gesetzgeber sowohl 1938 als auch 1985 für unnötig. Beide Gesetze bestimmten lediglich, dass die Hebamme zur Gehilfin des Arztes wird, wenn dieser die Betreuung der Frau übernimmt.

Wann der Arzt hinzugezogen werden muss, bestimmen die **Richtlinien der Kliniken**, die deren Leiter festlegen. Mit steigenden Zahlen von Fachärzten und geburtshilflichen Betten in den Kliniken, mit steigendem Technisierungsgrad der Kreißsäle und mit dem Einzug des Risikokonzeptes in die Geburtshilfe wurde eine klare Definition der „normalen" Geburten immer unschärfer, sodass der geburtsmedizinischen Betreuung eine immer größere Bedeutung zukam und Ärzte ihre Kompetenzen ausbauen konnten.

> *„Die Leitung der Geburt ist eine gemeinsame Sache von Hebamme und Geburtshelfer, es besteht eine gegenseitige Hinzuziehungspflicht."*

charakterisierte der Geburtshelfer Hans-Günter Hillemanns 1995 die gängige Praxis, die sich in der Klinik etablierte.

So hatte der Gesetzgeber die Klinikhebammen mit weniger Rechten als die niedergelassenen Hebammen ausgestattet. In der Klinik hatten sie weder die pflegerischen Bereiche, die Wochenbett- und Neugeborenenpflege, noch das Monopol auf die normale Geburt gesetzlich garantiert bekommen. Ihnen blieb nur die Hinzuziehungspflicht, die sie auch am Gebärbett der Klinik unentbehrlich machte. Da sie in der Klinik das Recht auf die selbstständige Leitung der normalen Geburt verloren hatten, kam ihnen hier nur der Status als **Assistentin des Arztes** zu.

Der Verlust der Selbstständigkeit der Klinikhebammen

Die **Arbeitssituation der angestellten Hebammen** unterschied sich nach Lisner im Nationalsozialismus deutlich von der ihrer freiberuflichen Kolleginnen. Ihr Arbeitsalltag war durch feste Arbeits-, Frei- und Pausenzeiten geregelt, außerdem bezogen sie ein festes Gehalt. Allerdings mussten sie die Vorteile, die ihnen die Klinik bot, mit der Anpassung an die Regeln der Institution erkaufen. Wiebke Lisner spricht von einem neuen Hebammentyp, der sich in der Klinik in den 30er-Jahren herausbildete, der **„Hebammenschwester“**. Die Klinikhebammen lebten in Schwesternheimen, hatten häufig ein höheres Bildungsniveau als die Niedergelassenen, sie waren ledig und kinderlos und wechselten durchaus den Arbeitsort, waren also mobil. Sie waren unabhängig von ihrer Klientel, dafür aber abhängig von dem Klinikpersonal und unterlagen der Fachaufsicht und Weisungsbefugnis durch den ärztlichen Leiter der Klinik. Ihre geburtshilfliche Tätigkeit unterschied sich damals von der der Hausgeburtshebammen vor allem dadurch, dass sie oftmals mehrere Frauen gleichzeitig betreuen mussten.

Die skizzierte Lebens- und Arbeitssituation der Klinikhebammen überlebte in der Bundesrepublik. Inwieweit die Hebammen selbstständig komplikationslose Geburten betreuten, hing einerseits von der Einstellung des Chefarztes und andererseits vom Anteil der Fachärzte in den geburtshilflichen Abteilungen ab. Ein Generationenwechsel in der Ärzteschaft in den 60er- und 70er-Jahren, die zunehmende Ärztedichte in den Kliniken sowie die zunehmende Medikalisierung und Technisierung der Kreißsäle veränderte den **Kompetenzbereich der Hebamme im Kreißsaal**, der klinikintern geregelt wurde. Für die Betreuung der Frauen blieb die Hebamme zuständig. Das Hebammenlehrbuch von 1971 (54) schrieb ihr zu, die Frau in der Klinik zu führen und zwischen der Frau und dem Arzt zu vermitteln. Dieses „kleine Wunder“, was sie dort zustande bringen sollte, bedeutete die zeitgleiche Betreuung und Beurteilung der Geburtsverläufe mehrerer Frauen – dabei sollte die Hebamme aber auch „Mensch“ bleiben und eine persönliche Atmosphäre zur Frau herstellen. Sie sollte in der Lage sein, sich auch unter Zeitdruck individuell auf jede Frau einzustellen, kleine Wünsche zu erfüllen und die Nöte der Frauen verständnisvoll begleiten. Sie sollte das Vertrauen der Gebärenden stärken, sie sicher führen, anleiten und ihr Vertrauen zum Arzt geschickt aufbauen.

Im Gegensatz zu ihren niedergelassenen Kolleginnen beklagten die Anstaltshebammen aber bereits zu Beginn der 50er-Jahre, vor allem in den kleinen Krankenhäusern, die **Arbeitsüberlastung im Kreißsaal**. Die Kliniken verstießen häufig gegen die gesetzlich geregelten Richtzahlen für Geburten, die eine Klinikhebamme leisten durfte. Diese lagen für ausschließlich im Kreißsaal tätige Hebammen in großen Kliniken bei 250–330 Geburten und in kleineren Kliniken bei 200–250 Geburten jährlich. Unterschiede ergaben sich innerhalb der angestellten Gruppe bei der Bezahlung und der Arbeitszeit je nach Träger der Klinik. Diejenigen, die in einer Klinik in öffentlicher Trägerschaft beschäftigt waren, hatten nach Tarifvertrag eine geregelte Arbeitszeit und bezogen ein festes Gehalt. Vor allem private und kirchliche Arbeitgeber hielten sich nicht an diese Regelungen; noch 1970 wurden Hebammen in caritativen und konfessionellen Häusern noch nicht nach Tarif und Arbeitszeit bezahlt, es wurden dort mehr Leistungen und Überstunden gefordert. Das Thema **„Hebammenmangel in Kliniken“** durchzieht den gesamten Untersuchungszeitraum.

Viele Hebammen waren so häufig überlastet und konnten dem Bedürfnis der Gebärenden nach einer fürsorglichen und mütterlichen Betreuung unter den Arbeitsbedingungen der Klinik häufig nicht nachkommen. Außerdem unterschieden sie sich als Berufsgruppe weder durch ihre Arbeitskleidung noch durch ein Namenschild, das sie als Hebamme auswies, von der Krankenschwester. Da sie den Frauen ab Mitte der 60er-Jahre weder in der Schwangerenbetreuung noch in der Neugeborenenpflege begegneten und sich äußerlich nicht von den Krankenschwestern durch besondere Kompetenzen abhoben, hatte der Beruf in der Klinik sein Profil verloren – die Hebamme wurde als eigenständige Berufsgruppe von den Frauen nicht mehr erkannt, sondern als „Schwester“ mit dem Pflegepersonal gleichgesetzt.

Ihren spezifischen Platz im geburtshilflichen Klinikteam hatte die Hebamme nach Meinung des Münchner Geburtshelfers Josef Zander vor allem als kontinuierliche Betreuerin der Frau, mit der sie in „unmittelbarer Tuchfühlung“ steht (87). Sie hat präzise Detailbeobachtungen zu machen und den unmittelbaren Bereich des Helfens abzudecken.

> *Die Hebamme „muss versuchen, in einer äußerlich von Technik und Wissenschaft geprägten Umgebung jene humane und familiäre Atmosphäre zu erhalten oder wiederzufinden, die vielleicht einmal manche Hausgeburt auszeichnete.“* (87)

So verortete auch Zander zentrale Kompetenzen der Berufsgruppe im psychosozialen Bereich.

Die Klinikhebammen versuchten ihr Profil vor allem dadurch zu schärfen, indem sie sich bemühten, mit den Entwicklungen der modernen (technischen) Geburtshilfe Schritt zu halten und sich deren Neuerungen anzueignen. Hatte sich der VDA schon seit den 50er-Jahren für eine Anhebung der Ausbildung stark gemacht, sollte auch durch Fort- und Weiterbildungen der **Anschluss an die Modernisierung der Kreißsäle** gehalten werden. Deshalb baute der VDA seine Delegiertentagungen seit Ende der 60er-Jahre zu Fortbildungsveranstaltungen aus, warb mit Angeboten zum Erlernen der modernen Geburtsmethoden mit Vorträgen ärztlicher Geburtshelfer und versuchte das Verbandsorgan auf die Bedürfnisse der Angestellten auszurichten – so versuchte Maria Hipp das Berufsbild der Klinikhebamme herauszubilden. Sie ist der Meinung, dass die Hebammen durch mehr Fortbildungen an Selbstbewusstsein hätten gewinnen können, „was sie eben leider nicht taten". Im Jahr 1980 lautete das Resümee der VDA-Tagung:

> *„Das Bild der Hebamme zeichnete sich deutlich als die speziell ausgebildete, im Umgang mit der Technik erfahrene, aber nicht zuletzt auf die menschlichen Bedürfnisse der Frau eingehende Kollegin ab."*

Der Verband versuchte nicht, die normalen Geburten für die Hebammen in der Klinik zu sichern. Ruth Kölle begründete diese Haltung 1971 damit, dass die Hebammen seit der Technisierung der Kreißsäle wussten, „dass am Geburtsbett das Team von Arzt und Hebamme das Beste erreichen kann" (41). Ebenso vertrat sie die Ansicht:

> *„Auch wünschen die Ärzte, bei der Geburt zugezogen zu werden und ich glaube kaum, dass eine Hebamme diesen Wunsch nicht respektiert."*

Die Zahl der **Assistenzärzte** in den Kliniken hatte aber immer mehr zugenommen und deren Ausbildungskataloge sahen eine Mindestanzahl von ihnen geleiteten Geburten vor. Auch sie lernten die praktische Geburtshilfe von den Lehrhebammen, unter denen es etliche Frauen gegeben hat, die für ihre Leistungen in der Geburtshilfe bekannt gewesen sind und die Generationen von Geburtshelfern ausgebildet haben, so Maria Hipp. Die **leitende Hebamme des Kreißsaals** war bis zu Beginn der 70er-Jahre für ihre Ausbildung ebenso verantwortlich wie für die der Hebammenschülerinnen und zusätzlich für die angestellten Hebammen.

Diese Aufgabe sei sehr verantwortungsvoll, aber auch spannungsreich gewesen, so Maria Hipp. Sie überließ die Geburtenbetreuung bis zu den 70er-Jahre immer abwechselnd der Schülerin und dem Assistenten. Im Allgemeinen fehlten aber klare Kompetenzregelungen und das hätte die Rivalitäten zwischen beiden Berufsgruppen verstärkt. Bei den Kraftproben zwischen Hebammen und Ärzten am Geburtsbett hätten sich beide Seiten nicht partnerschaftlich verhalten. Zu Beginn ihrer Tätigkeit in der Universitätsklinik Freiburg Mitte der 60er-Jahre kam sie in einen Kreißsaal mit einem ausgesprochen schlechten Klima. Ihr gelang die Verbesserung der Arbeitssituation vor allem durch ihre Anwesenheit bei den täglichen Besprechungen – den ärztlichen, den Hausbesprechungen und der Kreißsaalübergabe, wo sie frühzeitig klärend eingreifen und vermitteln konnte. So konnten Konflikte klein gehalten und beseitigt werden. Allerdings sei für diese erfolgreiche Arbeit das Vertrauen des Chefarztes zur Hebamme unerlässlich.

Zur Person

Maria Hipp wurde am 13.10.1919 in Immerdingen geboren. Sie arbeitete von 1937 an als Sprechstundenhilfe, bevor sie 1940 die Ausbildung zur Hebamme in Stuttgart begann. Ihre erste Stelle als Klinikhebamme führte sie nach Berlin, wo sie nach 1945 in einer Ostberliner Klinik in Friedrichshain bis 1952 als Leitende Hebamme tätig war. Dort leitete sie auch die Schwangerenbetreuung und erarbeitete gemeinsam mit dem Leiter der gynäkologischen Abteilung, Prof. W. Pschyrembel, den Lehrplan für die dreijährige Ausbildung der ostdeutschen Hebammen zu Beginn der 50er-Jahre aus.

1952 siedelte sie nach Westdeutschland über und arbeitete von 1952 bis 1956 in Göppingen als Klinikhebamme. Von 1956 bis 1965 war sie Leitende Hebamme an der Universitätsklinik und Hebammenlehranstalt Heidelberg und in gleicher Funktion von 1966 bis

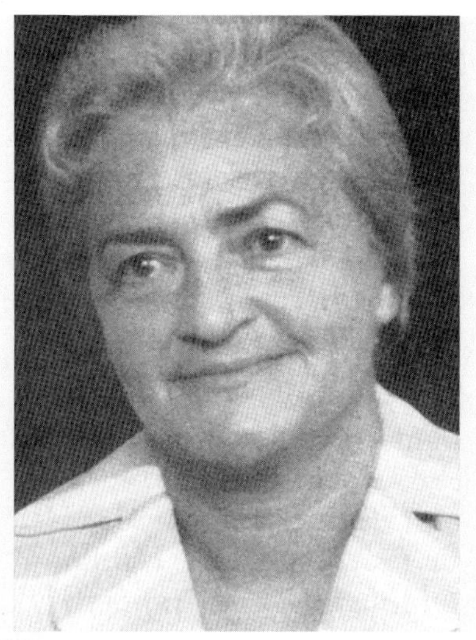

Abb. 4-8

1979 an der Universitätsfrauenklinik und Hebammenlehranstalt Freiburg tätig.

Maria Hipp war von 1972–1982 Vorsitzende des VDA und von 1973 bis 1983 Vizepräsidentin des BDH. Ihr gelang die mühsame Integration der Klinikhebammen in die Landesverbände und die Errichtung einer gemeinsamen Geschäftsstelle im Jahr 1982 in Karlsruhe, die von Jutta Koberg als hauptamtliche Bundesgeschäftsführerin bis 1992 geleitet wurde.

Besonders engagierte sich Maria Hipp für die Aus- und Fortbildung von Hebammen: Ebenso wie sie an der Hebammenausbildung in Ostdeutschland mitgearbeitet hatte, war sie federführend an der Reformierung der Hebammenausbildung in Westdeutschland 1963 und 1981 beteiligt und baute die Tagungen des VDA immer mehr zu Fortbildungsveranstaltungen aus. Sie konzipierte und führte auch das Modell „Familienhebamme" in Hannover und Bremen von 1979 bis 1983 durch.

Auf internationaler Ebene engagierte sie sich als Mitglied im EWG-Hebammenkomitee von 1968 bis 1984, im ICM bei Sonderaufgaben und im Executiv-Komitee des ICM von 1981 bis 1985. So kann sie von sich sagen: „Ich habe viel gestritten für die Hebammerei."

Maria Hipp lebt heute in Freiburg im Breisgau.

Die unklare Rollenverteilung zwischen den Berufsgruppen führte dazu, dass sich die Hebammen in die von den Medizinern vorgesehene Rolle als **Mitglied „des geburtshilflichen Teams"** einfügten. Die Nähe zur medizinischen, technischen Geburtshilfe sicherte der Berufsgruppe zwar eine gewisse Teilhabe an der „modernen Geburtshilfe", diese erhielten sie allerdings nur um den Preis der Selbstständigkeit. Die Rolle, die die Hebammen im Team spielen sollten, war zwischen den beteiligten Berufsgruppen umstritten, und die geburtshilflichen Fachärzte beanspruchten die Entbindungen für sich.

So beklagte der BDH schon 1971, dass die Ärzte die Tätigkeit der Hebammen nicht anerkannten und forderte eine bessere Abstimmung und eine offene Aussprache zwischen den Berufsgruppen. Die **schlechte Kooperation zwischen Hebammen und Ärzten** war immer wieder Thema auf den Verbandstreffen und auch Joseph Zander sah im Aufgabenkatalog von Arzt und Hebamme ein potentielles Spannungsfeld (87). Die Hebamme stehe zwischen Arzt und Patientin und besetze einen recht unbestimmten Raum. Der Rahmen bestimme zwar, dass die Hebamme eine „normale" Geburt leiten dürfe, aber was diese überhaupt sei, bliebe ungeklärt, da jede Geburt potenziell eine Risikogeburt werden könne, die in den Verantwortungsbereich des Arztes gehöre.

Hebammen konnten gegen das auf Pathologie ausgerichtete Konzept der medizinischen Geburtshilfe nicht argumentieren, da die Wissensinhalte einer „modernen Geburtshilfe" gekennzeichnet sind durch „fortschrittliche", ständig reformierte technische Eingriffe in den Geburtsvorgang. Das Hebammenwissen musste so zu Handlangerkenntnissen verkümmern, argumentiert der Philosoph Gernot Böhme (9).

Die Sprachlosigkeit der Hebammen gegenüber der Technisierung der Geburtshilfe war so groß, dass sie in die **Selbstaufgabe ihrer Kompetenz, eine Geburt alleinverantwortlich leiten zu können**, mündete. Im Allgemeinen hätten die Klinikhebammen nicht genügend für ihre Rechte gefochten, sie waren zu passiv, erinnert sich Ursula Schroth, Auseinandersetzungen innerhalb der Kliniken seien zu wenig geführt worden.

Nur ältere, erfahrene Hebammen waren in der Lage, sich gegen die Übernahme der Geburten durch die Ärzte und deren Eingriffe zu wehren, denn sie konnten noch mit dem veralteten Konzept der „normalen" Geburt argumentieren. So erinnert sich die Bremer Hebamme Frau Kette an ihre Ausbildungszeit von 1963–1965 und ihre damalige Lehrhebamme. Gerade die alten Hebammen hätten „ihre Nase zwar überall im Kreißsaal gehabt, aber sie haben sich für die Rechte der Frauen stark gemacht". In Mode war damals gerade der Dammschnitt, aber in ihrer Ausbildung hatte sie gelernt, diesen zu vermeiden. Aus ärztlicher Sicht brachte der Dammschnitt Vorteile für die Frauen. Als die Lehrhebamme sah, wie einer der Ärzte schon die Schere zückte, „knallte sie ihm den Arm und die Schere weg und rief ihn mit den Worten an: sie Vaginenzerstörer!" Dieser Arzt hätte danach kaum wieder einen Dammschnitt durchgeführt.

Auch Maria Hipp konnte gegenüber den ärztlichen Leitern ihrer Klinik in den 70er-Jahren Forderungen durchsetzen. Wenn sie Dienst hatte, konnte sie den Schülerinnen viel Freiheit lassen, denn sie konnte dem Assistenzarzt sagen: „Finger weg, das ist die Schülerin, das macht die." Auch die programmierte Geburt hätte sie „im allgemeinen Saal nicht zugelassen. Ich habe meinem Chef gesagt, das können Sie mit ihren Privaten machen so viel sie wollen, und ihm mal aufgelistet, wie viel manuelle Lösungen er hatte". Das sei natürlich nur gegangen, weil sie Glück mit ihrem Chef hatte und weil „ich einfach genügend verstand und auch ausdrücken konnte, was ich und vor allem warum ich's für falsch hielt. Wir haben die Gegensätze durch unsere verschiedenen Auffassungen auf eine freundschaftliche Weise zu glätten versucht. Natürlich wusste ich immer: er ist der Chef".

Maria Hipp stand den technischen Neuerungen in den 60er-Jahren grundsätzlich offen gegenüber und eignete sie sich wissbegierig an. Trotzdem hat sie eine differenzierte Sicht auf die Geburtshilfe.

> *„Die aktive Geburtshilfe war eine Katastrophe. Die zu passive – die ich auch erlebt habe, wo man drei Tage nichts tat – die war auch falsch. Da ist manches Kind geschädigt auf die Welt gekommen, weil es zu lang gedauert hat. Das gute Mittel ist richtig, nämlich aktiv wenn notwendig und normalerweise der Natur ihren Lauf zu lassen. Denn jede Frau hat ihren eigenen Rhythmus – das muss ich erkennen und unterstützen und nicht mehr. Dabei hilft mir die psychologische Geburtsleitung, womit ich viel machen kann. Das war für mich hochinteressant und deswegen bin ich der Technik weder erlegen noch hab' ich sie verteufelt."*

Im Zuge der **Humanisierung der Kreißsäle** kam das Berufsbild der Hebamme als Kreißsaalhebamme mit eingeschränktem Tätigkeitsfeld Ende der 70er-Jahre ins Wanken. Viele Klinikhebammen waren sich einig, „dass es auch für uns eine schönere Arbeit ist, wenn der Kontakt zu den Frauen intensiver wäre und die Geburt harmonischer verliefe". Ambulante Geburten tauchten ab Ende der 70er-Jahre im Klinikalltag ebenso auf wie das Rooming-In. Klinikhebammen boten Geburtsvorbereitungskurse an, übernahmen wegen des Mangels an freiberuflichen Hebammen Anfang der 80er-Jahre die Wöchnerinnenpflege außerhalb der Kliniken, arbeiteten als Teilzeitkraft in der Klinik und bauten ihr Tätigkeitsspektrum aus. 1981 konnte Ursula Schroth feststellen

> *„Zweifellos erleben wir derzeit eine gewisse Rückentwicklung der angestellten Hebammen, deren Tätigkeit sich ausschließlich auf das Gebärbett konzentriert, zur ehedem klassischen Hebamme, für die im Rahmen der Hausgeburt die entsprechende Vor- und Nachsorge die Norm bedeutete."*

Der **Hebammenmangel in den Kliniken** war damals so groß, dass sich eine Universitätsfrauenklinik gezwungen sah, Krankenpflegepersonal mit Hebammentätigkeit zu beauftragen, wenn der Mangel nicht umgehend beseitigt würde. Der Mangel an Klinikhebammen wurde möglicherweise noch dadurch verschärft, dass Hebammen in den beginnenden 80er-Jahren die Tätigkeit als Kreißsaalhebamme abwählten, weil sie auf dem ihnen zugewiesenen untergeordneten Platz im geburtshilflichen Team nicht mehr arbeiten wollten.

Auch hatten die Auseinandersetzungen zwischen Hebammen und Ärzten mit der Verankerung der Hinzuziehungspflicht im Hebammengesetz 1985 eine neue Schärfe erreicht (20). Der Hebammenverband beanspruchte damals die normale Geburt in der Klinik für die Berufsgruppe. Er bezog sich auf die Mindestanforderungen an die Hebammentätig-

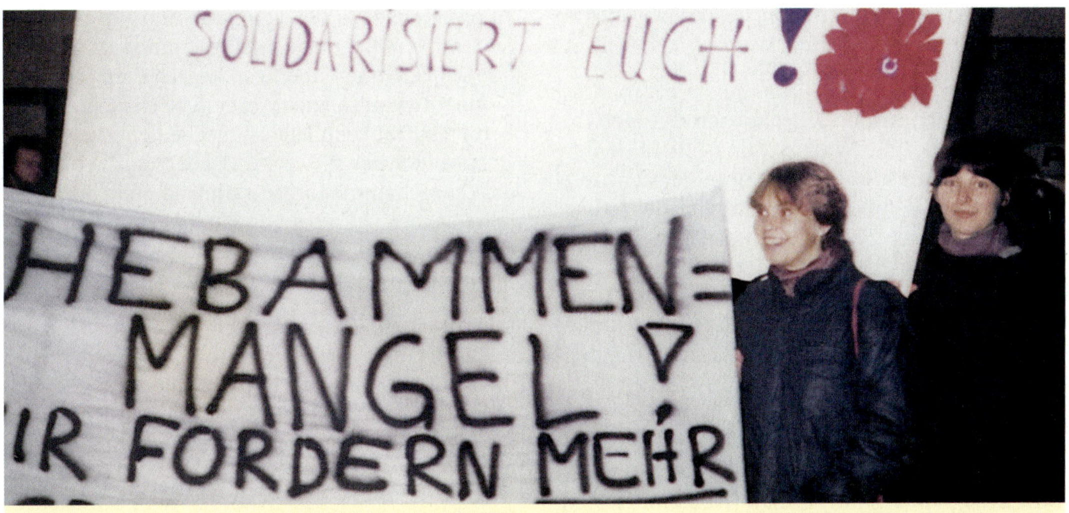

Abb. 4-9 Hebammen und Frauen demonstrieren (1982): „Hebammen und Mütter solidarisiert euch!"

keit nach den **Richtlinien der europäischen Gemeinschaft von 1980**. Hier wurde als Ziel der Hebammenausbildung die Leitung normaler Geburten festgeschrieben, die auch in § 5 des Hebammengesetzes übernommen worden war. Weiter argumentierte der BDH mit einem Kurzbericht der WHO von 1985 über bedarfsgerechte Geburtstechnologie. Danach sollte die Frau in den Mittelpunkt des Geburtsgeschehens gerückt und routinemäßige Lagerungen und Eingriffe in den Geburtsverlauf verringert werden.

Weil Hebammen „keine oder nur geringe Einflussmöglichkeiten auf die Wünsche der werdenden Eltern haben", z. B. bei einer Lageveränderungen der Kreißenden oder der Frage ob eine medikamentöse Unterstützung oder ein Dammschnitt notwendig ist, führt ihre Rolle als Vermittlerin zwischen den Wünschen der werdenden Eltern und der Atmosphäre des Kreißsaals zu den meisten Konflikten zwischen Hebammen und ärztlichen Geburtshelfern.

Ein Treffen zwischen Hebammenlehrern, Lehrhebammen und der Verbandsorganisation sollte 1985 die Stellung der Hebamme im geburtshilflichen Team klären – über einen Gedankenaustausch kamen solche Treffen jedoch nicht hinaus. Die Stellung der Klinikhebamme im geburtshilflichen Team konnte nicht geklärt werden, die Fachärzte behielten in den Kliniken die Oberhand über die Entbindungen.

Die Hebammenorganisation legte den weiteren Schwerpunkt ihrer Forderungen 1989 auf die Erhöhung der Personalbedarfszahlen, die seit 15 Jahren unverändert galten. Zusätzliche Hebammen sollten für die Aufgabenfelder der Klinikhebammen außerhalb des Kreißsaales eingestellt werden: in der ambulanten Schwangerenbetreuung, der CTG-Überwachung außerhalb des Kreißsaals und der Arbeit auf der Wochenstation. Auch an diesen Forderungen wird das **erweiterte Feld der Hebammentätigkeiten** innerhalb der Klinik sichtbar, ebenso tauchte mit der zunehmenden Ablösung des Modells Hebamme als reine Kreißsaalhebamme die Berufsgruppe als Geburtsbegleiterin für die Frauen in der Klinik wieder auf.

Die Reform des Hebammengesetzes 1985

Das Hebammengesetz von 1938 wurde durch das Gesetz von 1985 abgelöst, da es dem aktuellen Berufsbild der Hebamme nicht mehr entsprach. Durch seine Orientierung auf die Freiberuflichkeit war es veraltet, da der Anteil der Klinikgeburten 1980 bereits bei 99,3 Prozent lag. Die Hausgeburt war zur Ausnahme geworden – dem Regelfall der Anstaltsentbindung musste auch das Berufsbild der Hebamme angepasst werden (47). In der Institution hatte die Hebamme ihre Monopolstellung auf die normale Geburt eingebüßt; die freie Hebammentätigkeit bedurfte nach dem neuen Gesetz nun keiner Niederlassungserlaubnis mehr, womit auch die Verpflichtung der Länder weg fiel, das Mindesteinkommen zu garantieren.

Die **berufssichernden Regelungen des Hebammengesetzes** – die Hinzuziehungspflicht und die vorbehaltenen Tätigkeiten – waren der Zankapfel zwischen den beteiligten Akteuren bei der Neugestaltung des Gesetzes. Fehlte in den seit 1974 vorgelegten verschiedenen Gesetzesentwürfen mal dieser und mal jener der beiden Regelungen, konnte die Hebammenorganisation 1985 die **Verankerung der Hinzuziehungspflicht** als entscheidenden Gewinn für sich verbuchen. Als vorbehaltene Tätigkeit hatte sie die Betreuung des Wochenbettverlaufs und die Schwangerenbetreuung gefordert. Der Gesetzgeber fixierte zwar die Wochenbettbetreuung vorbehaltlich den Hebammen, die Schwangerenbetreuung wurde ihnen jedoch nicht zuerkannt. Das neue Gesetz erfüllte so zwar nicht alle Wünsche der Hebammen, aber doch „einige Positionen, um die der BDH erbittert gerungen hat", so das Resümee von Ursula Schroth.

Der Gesetzgebungsprozess, der bereits 1974 begonnen hatte, schleppte sich hin, weil zunächst eine gemeinsame gesetzliche Regelung für die Krankenpflege und die Hebammen vorgesehen war, um verwandte Berufe der verwaltungstechnischen Vereinfachung halber zusammen zu fassen. Nach einem bis 1979 währenden Parteienstreit um diese Zusammenfassung nahmen die Politiker 1979 Abstand von diesem Vorhaben und entschieden sich, jeweils einzelne Berufsgesetze zu erlassen. Schließlich musste die Hebammenausbildung vom Gesetzgebungsverfahren im Jahr 1981 abgekoppelt und vorgezogen werden, da die europäischen Richtlinien 80/154/EWG und 80/155/EWG vom 21.1.1980 eingehalten werden mussten.

Es „klemmte" nach Harald Horschitz, Justiziar des BDH seit 1973, aber nicht am Hebammengesetz, da war man sich schon früher einig, sondern am Krankenpflegegesetz. Da beide Verfahren in einem Paket verabschiedet werden sollten, Bundestag und Bundesrat aber verschiedene Mehrheiten hatten, war eine zügige Regelung blockiert. Weshalb die Politiker sich letztlich doch für zwei getrennte Gesetze entschieden, kann nur vermutet werden. Erstens war die Hebammenausbildung bei der Reformierung beider Berufsgesetze schon herausgenommen worden. Zweitens trug die politische Entscheidung, die vorbehaltenen Tätigkeiten für die Hebammen zu erhalten, dazu bei, getrennte Berufsgesetze für die Krankenpflege und die Hebammen zu entwerfen. Der Hebammenberuf sollte sich durch ein Teilmonopol grundsätzlich von dem weisungsbefugten Beruf der Krankenpflege unterscheiden. Ein eigenes Hebammengesetz war zwar auch das Verfahren, das die Hebammenorganisation ab Ende der 70er-Jahre bevorzugte, aber wie Harald Horschitz realistisch feststellte „wäre an unserem Widerstand ohnehin nix gescheitert".

Mit der **Hinzuziehungspflicht** im § 4 des Hebammengesetzes von 1985 untersagte der Gesetzgeber die Geburtshilfe ohne Hebamme – auch der Arzt war verpflichtet, zu jeder Geburt eine Hebamme hinzuzuziehen, wie dies auch im Hebammengesetz von 1938 verankert worden war.

Dem Bund kam weder für die Hinzuziehungspflicht noch für die anderen, den Hebammen vorbehaltenen Tätigkeiten, eine Entscheidungskompetenz zu, dennoch hatte sich der Bundesrat dafür ausgesprochen, die Hinzuziehungspflicht bundeseinheitlich zu regeln und diesem Vorschlag hatte auch der Bundestag zugestimmt. Obwohl der Vertreter des Bundesministeriums für Jugend, Familie und Gesundheit auf der Hebammendelegiertentagung 1979 noch die Meinung vertrat, dass mit den vorbehaltenen Tätigkeiten für die Hebammen keine Ausnahme in den Gesundheitsberufen gemacht werden sollte und argumentierte: „Wir sind nicht der Meinung, dass man hier ein Monopol schaffen muss", konnte Harald Horschitz 1986 einleitend zum Hebammengesetz resümieren: Der Hinzuziehungspflicht „misst die Bundesregierung nach wie vor eine erhebliche gesundheitspolitische Bedeutung bei".

Sah der Gesetzentwurf im Jahr 1983 endlich die Hinzuziehungspflicht vor, kam es bei der öffentlichen Anhörung der Sachverständigen vor dem Bundestagsausschuss für Jugend, Familie und Gesundheit am 23.1.1985 zu einer Überraschung, auf die der BDH aber vorbereitet war. Die **„Vereinigung der Hebammenlehrer"** und die **Bundesärztekammer** versuchten erstmalig offensiv, die den Hebammen vorbehaltenen Tätigkeiten einzugrenzen. Ihr Ziel war eine gegenseitige Hinzuziehungspflicht sowie die Auflage, dass die Schwangerenbetreuung und die Überwachung des Wochenbettverlaufs von der Hebamme nur auf Anordnung des Arztes geleistet werden sollte.

Der damalige Vorsitzende der Vereinigung, der Hebammenlehrer J. W. Dudenhausen, begründete die ärztliche Stellungnahme zur gegenseitigen Hinzuziehungspflicht mit dem unvorhersehbaren Risiko bei jeder Geburt, einer höheren Totgeburtenrate außerhalb der Klinik und mit der in den Kliniken gängigen Praxis, wo Hebamme und Facharzt ohnehin bei 98 Prozent der Geburten gemeinsam anwesend sind. Frauen, die zu Hause gebären wollten, sollten nicht schlechter versorgt werden als diejenigen, die eine Klinik bevorzugten. Nach seiner Überzeugung war die Zeit der alleinverantwortlichen Hebammengeburtshilfe beendet – in der Zukunft müsse die gemeinsame Hebammen-Arzt-Geburtshilfe ausgeübt werden. In diesem Punkt entsprach der Gesetzgeber jedoch nicht den Wünschen der Ärzteschaft.

Auch bei der Forderung, die Wochenbett- und Schwangerenbetreuung den Hebammen nur auf ärztliche Anweisung vorzubehalten, argumentierten die Mediziner damit, dass es dabei vor allem darum gehe, pathologische Vorgänge zu erkennen und zu behandeln. Beides sollte nur der Arzt verantworten. Einzelne Ärzte hatten zwar die Hebammenforderungen unterstützt, fanden aber in ihren Gremien keine Mehrheiten.

Die **Position der Hebammenlehrer** empfanden die Hebammen als besonders enttäuschend – da diese „aufgrund ihrer eigenen Ausbildertätigkeit genau wissen müssten, welche Leistungen Hebammen zu erbringen in der Lage sind", schrieb die Berliner Hebamme Helena Wiktor in der DHZ 1985. Die Hebammenlehrer hätten sich „die gegen die Hebammen gerichteten Forderungen der unmittelbaren ärztlichen Konkurrenzverbände zu eigen gemacht".

In den folgenden Jahren verschärfte sich das Klima zwischen Hebammen und Geburtshelfern wie der Kommentar des Vorsitzenden der Vereinigung der Hebammenlehrer, Wolfgang Künzel, zum Hebammengesetz 1989 zeigt:

> *„Der Wunsch, durch den Gesetzgeber auch die Hinzuziehungspflicht des Arztes durch die Hebamme zu erreichen, wurde nicht aufgenommen. Das haben wir sehr bedauert. Es ging uns nicht darum, die Tätigkeit der Hebamme zu beschränken, auch nicht darum, die Voraussetzungen zu schaffen, dass jeder Arzt, auch der nicht in der Geburtshilfe erfahrene, zu einer Geburt hinzuzuziehen sei. Wir strebten an, durch die gemeinsame Hinzuziehungspflicht das Wohl der sich uns anvertrauenden Patienten durch die Geburtshilfe erfahrene Ärzte sicherzustellen und damit alternativen Formen der Geburtshilfe vorzubeugen und sie zu verhindern. Ich sehe mich in diesem Punkt mit Ihnen einig." … „In Kenntnis dieser Tatsache (dem Rückgang der Sterblichkeitsraten aufgrund der Entwicklungen der Geburtsmedizin in den letzten 30 Jahren), müsste sich eigentlich alternative Geburtshilfe, und ich meine damit Geburtshilfe ohne Sicherheit für Mutter und Kind, von selbst verbieten."*
> (43)

Der Gesetzgeber fixierte 1985 die **Wochenbettbetreuung** als vorbehaltene Tätigkeit für die Hebammen, die Schwangerenbetreuung dagegen bekamen sie nicht zugesprochen. Diese enge Fassung der vorbehaltenen Tätigkeiten begründete das zuständige Bundesministerium 1983 „mit dem derzeitigen Hebammenmangel", stellte aber in Aussicht, dass bei steigenden Hebammenzahlen „durchaus an eine Erweiterung der vorbehaltenen Tätigkeiten zu denken" wäre. Das Bundesministerium hatte bereits Ende der 70er-Jahre gezweifelt, ob die erforderliche Zahl von Hebammen zur Verfügung stehe, um die Betreuung in der Vor- und Nachsorge flächendeckend sicherzustellen. Demgegenüber verwies Maria Hipp 1979 auf die hohe Anzahl von Bewerbungen auf einen Ausbildungsplatz: 500–800 Bewerbungen ständen nur 15 Ausbildungsplätze gegenüber. Es wäre ohne Frage möglich, in Kürze genügend Hebammen auszubilden, wenn dafür Ausbildungspersonal zur Verfügung stehen würde. (BDH 1979). Enttäuscht äußerte sie auf der Jahrestagung des BDH 1979:

> *„Es ist absolut beschämend, dass jedes Land in der EG-Runde seit 1968 gesetzliche Veränderungen gehabt hat, nur wir nicht. Wir sind und bleiben das europäische Schlusslicht."*

Die Verankerung der Hinzuziehungspflicht und die Vorbehaltenen Tätigkeiten im **Gesetz von 1985 hatte folgende Gründe**:

1. Die Liegezeiten der Wöchnerinnen sollten aus Kostengründen verkürzt wurden.
2. Wissenschaftlich begleitete Projekte hatten den Nutzen der Hebammen in der Betreuung von Schwangeren, Gebärenden und Wöchnerinnen belegt.
3. Es gab eine zunehmend politisch aktive und geschlossene Hebammenorganisation und -schaft.
4. Eine starke Frauenbewegung forderte eine alternative Geburtshilfe außerhalb der Klinik und besann sich auf die Hebamme als Fachfrau für die Vorgänge um Schwangerschaft und Geburt.

Der letzte Grund war ganz entscheidend für die gesetzliche Verankerung der Hinzuziehungspflicht verantwortlich. Dadurch musste der Gesetzgeber dafür Sorge tragen, dass nur Fachpersonal außerhalb der Klinik die Geburtshilfe durchführen durfte. Da die Frauen, die die Hausgeburtshilfe forderten, sich explizit von einer frauenfeindlichen, männlich dominierten, technischen Klinikgeburtshilfe abwandten, war eine Verankerung der beidseitigen Hinzuziehungspflicht für den Staat obsolet. Somit reagierte er auf die **Forderungen der Frauen**. Da sich diese Kräfte weitgehend erst ab Ende der 70er-Jahre entfalteten, hat die Berufsgruppe m. E. davon profitiert, dass die Reform des Gesetzes so lange verschleppt worden war. Die typischen Verzögerungen der politischen Entscheidungen im Hebammenwesen, die sich bisher immer zum Nachteil der Berufsgruppe ausgewirkt hatten, schlugen hier ins Gegenteil um.

Das Ende der Pauschale für Geburtshilfe

Nachdem das Gesundheitswesen lange Zeit nicht vorrangig unter wirtschaftlichen Gesichtspunkten beurteilt worden war, sondern bis Anfang der 70er-Jahre die Sozialpolitik „in dieser Strategie des überproportionalen Wachstums eine besondere Aufgabe und einen besonderen Ausweis ihres Erfolges" gesehen hatte, geriet das Gesundheitssystem damals unter dem Stichwort **„Kostenexplosion im Gesundheitswesen"** ins Gerede. Prognosen sagten beängstigende Steigerungen der Ausgaben der Gesetzlichen Krankenversicherung (GKV) vorher (30). Die erstaunliche Expansionskraft der GKV, die durch steigende Beitragszahlungen finanziert worden sei, ist jahrzehntelang als sozialer Fortschritt angesehen und gefördert worden.

Da die so genannte „Ärzteschwemme" und der „Bettenberg" die Kassen seit den 70er-Jahren stark belastete, sollte „der Übergang zu einer einnahmeorierten Ausgabenpolitik" vorgenommen werden und gesundheitsökonomische Konzepte zur „Dämpfung des Ausgabenwachstums" beitragen. Zur Reduzierung des kostspieligen ärztlichen Leistungsvolumens sollten z. B. Sozialstationen beitragen, die in das System der Gesundheitsversorgung eingeführt wurden. Eine erste gesetzliche Maßnahme war das Krankenversicherungs-Kostendämpfungsgesetz vom 30.6.1977, das die Kostenentwicklung durch freiwillige Vereinbarungen der Akteure im Gesundheitswesen stabilisieren sollte.

Im Bereich der geburtshilflichen Versorgung wurde die **postpartale Verweildauer für Wöchnerinnen**, die 1981 zwischen zehn bis vierzehn Tagen gelegen hatte, auf sechs Tage gesenkt (RVO § 197). Die Verkürzung der Liegezeiten der Wöchnerinnen hatte im Hebammenwesen zwei entscheidende Weichenstellungen zur Folge. Einerseits wurde am 1.7.1984 das so genannte **Splitting** eingeführt, wonach die Leistungen der Berufsgruppe nicht mehr pauschal als Hebammenhilfe abgerechnet wurden, sondern die Leistungen für Geburtshilfe und Nachsorge getrennt in den Gebührenkatalog aufgenommen wurden. Andererseits schuf diese Neuregelung, und auch die steigende Nachfrage der Frauen nach ambulanten Geburten, einen erheblichen **Mehrbedarf an außerklinischer Hebammentätigkeit** in der Nachsorge, den die Hebammen abdecken mussten. Der Bedarf an Wochenbettbetreuung war damals riesengroß und für die Hebammen öffnete sich dadurch ein gesichertes Arbeitsfeld außerhalb der Klinik, wenn auch zunächst nur schlecht bezahlt, wie Ursula Schroth sich erinnert.

Am Anfang waren es vor allem die angestellten Hebammen, die die Versorgung der Frauen auch außerhalb der Kliniken mit Nebentätigkeitsverträgen leisteten. Die Freiberuflichkeit gewann für die Hebammen immer mehr an Attraktivität, da sich die selbstständige Tätigkeit für sie gut mit der eigenen Familie vereinbaren ließ und sich ihnen eine Alternative zur reinen Kreißsaalarbeit eröffnete. Auch die Hebammenschulen wurden aufgestockt und die Zahl der Hebammenschülerinnen verdoppelte sich fast von 780 im Jahr 1980 auf 1400 im Jahr 1987.

Das Splitting sollte nach den Vorgaben des zuständigen Bundesministeriums kostenneutral vorgenommen werden, die vorherige Pauschale für die Geburt und die Wochenbettbetreuung musste also angemessen aufgeteilt werden. An dieser Frage entzündete sich eine für den Verband folgenreiche Diskussion. Einige **freiberufliche Hebammen** fühlten sich bei der Festsetzung der Gebühren für die Pauschale „Geburtshilfe" nicht genügend berücksichtigt, vor allem die vom BDH gebilligte unbegrenzte Stundenanzahl für die Geburt wurde von ihnen scharf kritisiert. Dieser Konflikt führte dazu, dass die Hebamme **Barbara Leske** ihre Kandidatur als Präsidentin des BDH für die freiberuflichen Hebammen 1984 zurückzog und am 29.3.1984 den **Bund freiberuflicher Hebammen Deutschlands (BfHD)** gründete. „Zielsetzung des BfHD war es von Anfang an, die autonome, außerklinische Hebammen-Rundum-Betreuung zu erhalten, zu stärken und den Hebammen, die diese Form des Berufsbildes praktizierten, die wirtschaftliche Grundlage dafür zu bieten" schrieb die heutige Vorsitzende des Verbandes Dorothea Kühn. Der Verband setzte sich vor allem für eine leistungsgerechte Vergütung der „selbstverantwortlichen außerklinischen Hebammenbetreuung" und für ein mehrmonatiges Externat der Hebammenschülerinnen bei freiberuflichen Hebammen ein. Gemeinsam verfolgte er mit dem BDH die Durchsetzung der Hinzuziehungspflicht und der vorbehaltenen Tätigkeiten. Zu seinem 10-jährigen Jubiläum hatte der eigenständige Verband ca. 450 Mitglieder.

Da im BDH ab 1983 beide Gruppierungen, die Klinik- und die freien Hebammen, durch je eine Präsidentin vertreten sein sollten, wählten die Delegierten der Landesverbände **Anni Wirth** aus Illertissen in einer Nachtsitzung auf der BDH-Tagung 1984 als Präsidentin für die Freiberuflichen. Hatte der Mann der vielbeschäftigten Hebamme Anni Wirth ihr noch mit auf den Weg gegeben „bring nur nicht wieder einen Posten mit", war er einige Tage später sehr überrascht, als ein Paket an die „Präsidentin des BDH" zu Hause eintraf. Nur weil die Tochter mit Frau Wirth gemeinsam die Praxis teilte, konnte die Abwesenheit der Mutter für die Verbandstätigkeit aufgefangen werden. Die Aufgabenbereiche der beiden BDH-Vorsitzenden Ursula Schroth und Anni Wirth waren klar voneinander abgegrenzt und beide Frauen bestätigten eine gute Zusammenarbeit. Die **doppelte Präsidentinnenschaft** endete 1989. Seitdem wird die Präsidentin von ihrer Berufstätigkeit freigestellt.

Zur Person

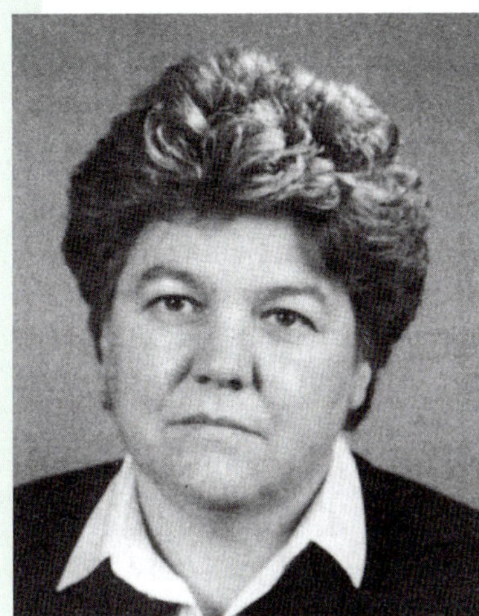

Abb. 4-10

Anni Wirth wurde am 15.1.1931 in Vöhringen/Illers geboren. Sie absolvierte zunächst eine Ausbildung als Kneipp-Bademeisterin, bevor sie 1952 die Hebammenausbildung in Bamberg begann. Von 1953 bis 1991 arbeitete sie als freie Hebamme in Illertissen.

Die Mutter von vier Kindern wurde 1973 Vorsitzende des Hebammenbezirks Schwaben und vertrat als Präsidentin des BDH die Freiberuflichen Hebammen von 1984 bis 1989 in der Organisation gemeinsam mit Ursula Schroth. Anni Wirth war für die Gebührenverhandlungen der Freiberuflichen zuständig und die klare Aufgabenteilung zwischen den beiden Präsidentinnen trug sicher auch dazu bei, dass sie ein „auffallend gutes Gespann" gewesen sind.

Beruf und die zeitaufwändige Verbandstätigkeit ließen sich für Anni Wirth nur in Einklang bringen, weil ihre beiden Töchter, die ebenfalls Hebammen sind, sie während ihrer Verbandstätigkeit vertreten konnten. Anni Wirth lebt heute in Vöhringen.

Sozialmediziner forschen für und mit Hebammen

Europäische Vergleichsstudien Mitte der 70er-Jahre ergaben, dass die Versorgungslage, die Ausbildungs-, Weiterbildungs- und Karrieremöglichkeiten der bundesdeutschen Hebammen am schlechtesten war. Andererseits verursachten „die Klinik- und Arztdichte und auch die apparative Ausstattung in der Frauen- und geburtshilflichen Versorgung gegenüber allen anderen Ländern der Welt in der Bundesrepublik die höchsten Kosten", konstatierte der hannoversche Sozialmediziner Jürgen Collatz 1993 (15). Der Hebammenpersonalschlüssel in der Bundesrepublik sei „mit weitem Abstand am schlechtesten entwickelt". Collatz monierte die skandalös fehlende Unterstützung von Bundesländern und öffentlichem Gesundheitswesen für die Weiter- und Fortbildungskonzeptionen für Hebammen und das Unverständnis der Politik für Forschung und Modellvorhaben mit Hebammen. Die Berufsgruppe hätte ein zu geringes Image, wozu „auch der Rufmord der Hebammentätigkeit bei Hausgeburten" beigetragen hätte. Außerdem hätten sich für die Hebammen Schwierigkeiten bei der Durchsetzung einer familienorientierten Geburtshilfe in der Klinik ebenso ergeben wie bei Umsetzung der Vor- und Nachsorge. Gerade hier hätte es Verbote und Behinderungen von Verwaltungschefs und Chefärzten, von Krankenkassen, Gesundheitsämtern und Politikern gegeben. Die Qualität der Patientenorientierung in der gynäkologischen Praxis gehe aber am Bedarf der Frauen mit hohen sozialen und medizinischen Risiken vorbei. Neuere europaweite Forschungen zeigten, dass „die perinatale Mortalität dort niedrig ist, wo Hebammen in der Versorgung der Schwangeren beteiligt sind", hätte auch der hausgeburtskritische Gynäkologe Dieter Berg, 1985 festgestellt.

Zu Beginn der 70er-Jahre stagnierte die Senkung der **perinatalen Sterblichkeit** in der Bundesrepublik und stieg in einigen Bundesländern sogar wieder an. Statistiken wiesen zwar eindrücklich die allgemeine Senkung der Sterblichkeitsraten nach, zugleich wurde aber davon ausgegangen, dass die weit fortgeschrittenen Kenntnisse der Peri- und Neonatologie kaum noch Veränderungen bei den Sterblicheitsziffern erwarten ließen. Um die Gründe für die bundesdeutschen, vergleichsweise schlechten Statistiken aufzudecken, vergaben Bund und einzelne Länder Forschungsaufträge. Damit sollte geklärt werden, welche Gründe für die „Überhöhung" der Mütter- und Säuglingssterblichkeit in der Bundesrepublik verantwortlich waren (16). Diese Studien wurden damals von verschiedenen Wissenschaftlern bemängelt. Ihrer Meinung nach wurden darin ökologische und biologisch-medizinische Faktoren nicht hinreichend berücksichtigt. Sie vermissten vor allem folgende Aspekte: die Berücksichtigung von Erkrankungen vor und während der Schwangerschaft, die psychosoziale Situation der Schwangeren und ihrer Familie, das Vorsorgeverhalten und die medizinische Versorgung der Schwangeren im ambulanten und stationären Bereich. Ihrer Meinung nach konnten die Sterblichkeitsraten nur gesenkt werden, wenn die soziale Situation der schwangeren Frauen, Verbesserungen der Prävention im ambulanten Bereich und die Verbesserung der psychosozialen Kompetenz des medizinischen Personals in die Betreuung eingehen würden (29). Ihrer Meinung nach besaßen die Hebammen die Kompetenzen, um in diesen Bereichen erfolgreich zu wirken.

Im Jahr 1979 gab die Bundesregierung das **erste sozialmedizinisch orientierte Modellprojekt** in Auftrag. Unter der Leitung des Soziologen Johann Jürgen Rhode von der Medizinischen Hochschule wurde im 3-jährigen Modellversuch „Hebammenprojekt" in Zusammenarbeit mit dem BDH das **Berufsbild der „Familienhebamme"** entwickelt (34). Das Ziel dieses Modells war die Senkung der Mütter- und Säuglingssterblichkeit durch eine langfristige Betreuung (nachgehende Fürsorge) von Schwangeren und Frauen mit Säuglingen, die ein medizinisches oder psychosoziales Risiko aufwiesen. Die Fortbildung von 28 ausgebildeten Hebammen zu Familienhebammen erfolgte in der Zeit vom 1.10.1979 –31.5.1980. Sie nahmen ihre Tätigkeit in fünf Hebammenstationen in Bremen und zweien in Bremerhaven am 1.10.1981 auf. Die Kernzeit des Modells lag in der Zeit zwischen dem 1.1.1981 und 31.12.1982.

Maria Hipp wurde als Sachverständige des BDH in die Planung einbezogen. Nach den ersten Gesprächen in Hannover glaubte sie kaum noch an die Umsetzung des Projektes, da es ihrer Meinung nach zu wenig Realitätsbezug zum Beruf der Hebamme hatte. Aus ihrer Tätigkeit bei Pschyrembel in Ostberlin, zwischen 1946 und 1952, hatte sie Erfahrungen in der Schwangerenberatung erworben und wusste auch, was den Hebammen an Wissen in der Nachsorge fehlte. Das Modell, das bereits vorgelegen hatte als sie einbezogen wurde, war dann gestutzt und dadurch machbar geworden. An der achtmonatigen Hebammenfortbildung war sie als Ausbilderin beteiligt. Sie erinnert sich an die schwierigen Verhandlungen mit dem Frauenärzteverband in Bremen und an die Schwierigkeiten bei der praktischen Umsetzung des Projektes, die schon damit begannen, dass keine Wohnungen für

Hebammenstationen vorbereitet waren. Erst nach einer dreimonatigen Verzögerung konnten die Familienhebammen ihre Tätigkeit aufnehmen. Maria Hipp erinnert sich an diese Zeit:

> *„Als wir angefangen haben, hatte das Land Bremen die höchste Säuglingssterblichkeit – als wir aufhörten, die beste von allen Bundesländern. Es war also wirklich mal in Mark und Pfennig zu zählen. In Bremen hatten wir tolle Zahlen. Zum Schluss erreichten wir 90 Prozent der Entbindungen, obwohl es ein freiwilliges Angebot war. Wir haben anfangs grad 15 Prozent Schwangere erreicht, weil die Ärzte gemauert haben wie es ging, vor allen Dingen die Ärzteverbände.*
> *Das Wochenbett erreichten wir sehr gut, weil die Kinderärzte sehr schnell mit gemachthaben. Die haben nämlich gemerkt, was es wert ist, wenn ein Kind nicht gediehen ist, weil die Frau nicht mit ihm zurecht kam. Sie rieten den Frauen zur Familienhebamme und stellten auch den Kontakt her. Das hat toll funktioniert.*
> *Es hat zwar viele Schwierigkeiten gegeben, aber der Bremer Senat hatte verstanden, was das Projekt bringt. Und eigentlich hätte ich das auf das Bundesgebiet übertragen mögen, dass jede Frau den Anspruch auf eine Familienhebamme hat, dass Hebammen angestellt und sozial abgesichert sind. Aber politisch war das absolut nicht zu erreichen. Und als ich das merkte, da hab' ich gedacht – in Gottes Namen muss es dann mit Freiberuflichen sein."*

Der wissenschaftlich begleitete Modellversuch der „Familienhebamme" belegte deutlich die effektive Hilfe von Hebammen. Gerade durch das niedrigschwellige Angebot konnten „echte" Risikogruppen erreicht werden. Außerdem wies die Studie einen **enormen Beratungsbedarf von Frauen** nach, den die bestehende ärztliche Versorgung nicht abdeckte. Nach Collatz waren die „Hebammen in unserer Gesellschaft gefragt, wenn sie auf diese Bedürfnisse eingehen können".

Obwohl auch andere europäische Vergleichsstudien bestätigten, dass die durch Hebammen durchgeführte Schwangerenvorsorge bei gesunden als auch Risikoschwangeren zu besseren Ergebnissen führt, blieb in der Bundesrepublik das **Modell der ärztlichen Schwangerenvorsorge** gültig, obwohl es erwiesenermaßen lückenhaft und teuer ist. Die Sozialmedizin, deren Arbeitsbereich und Wirkungsfeld „die soziale Umwelt der Menschen und die Fragestellung ist, welchen Anteil diese bei der Entstehung, Behandlung und Verhütung von Krankheiten hat", wie der Mediziner Udo Schagen definiert, wurde in der Forschungslandschaft der Bundesrepublik ausgeklammert und kaum thematisiert (63). Auch wegen des geringen Stellenwerts der Sozialmedizin in der Bundesrepublik konnten am Ende des Modellprojektes zwar einzelne Familienhebammenstellen dauerhaft eingerichtet werden, eine flächendeckende Institutionalisierung unterblieb aber.

Weitere Projekte mit Modellcharakter wurden im Jahr 1987 initiiert. Hierzu gehörte die **Hausgeburtendokumentation in Hannover**, in Anlehnung an die klinischen Perinatalstudien, und eine Untersuchung zu Haus- und Klinikgeburten, die die Medizinische Hochschule Hannover im gleichen Jahr plante und aus der später das **„Emslandprojekt"** hervorging.

Die Sozialmediziner hatten die Berufsgruppe bei einer Schärfung ihres Berufsprofils unterstützt. Vor allem aber boten sie ihnen wissenschaftlich fundierte Begründungen für ihre Tätigkeit, wodurch es den Hebammen möglich war, sich von der ärztlichen Praxis abzugrenzen und ihr eigenes Berufsprofil herauszustellen. Umfangreiches Zahlenmaterial belegte eindrücklich ihre Wirksamkeit und konnte von ihnen argumentativ genutzt werden.

Politische Aktivitäten des Berufsverbandes

Die große Angst der Hebammen hatte in den 60er- und 70er-Jahren darin bestanden, dass die Hinzuziehungspflicht fallen könnte und der Beruf dadurch unterging. Jutta Koberg erinnert sich, dass sie, Ursula Schroth, Maria Hipp und Harald Horschitz für seine Erhaltung „wie die Löwen beim Ministerium gekämpft" haben. Als ganz großes Plus bezeichnet sie, dass der damalige Vorsitzende der Hebammenlehrer Vasterling aus Hannover, hinter den Hebammen gestanden hatte und mehrmals die VertreterInnen des Verbandes zu den Beratungen im Bundesministerium begleitet hatte. Der größte Teil seiner Kollegen sei allerdings zur Hinzuziehungspflicht der Meinung gewesen: „Wo gibt es denn das – in keinem anderen Land gibt es das."

Hatten die **Jahrestagungen des BDH** in der Regel in Frankfurt am Main stattgefunden, wurden diese im Zuge der Beratungen über das Hebammengesetz ab 1975 nach Bonn verlagert, um die Politiker auf das Podium zu bekommen. Zu diesem Zeitpunkt beginnt nach Harald Horschitz die Hebammenorganisation erstmals politisch richtig zu arbeiten. **Maria Hipp** sei eine Frau mit politischen Denkweisen gewesen, die den Verband schon viel früher nach vorn gebracht hätte, wenn sie mehr zu sagen gehabt hätte. Mit der Fusionierung von VDA und BDH 1982 und dem Aufbau der Geschäftsstelle in Karlsruhe hatte sie entscheidende Weichen für die Arbeit des Verbandes gestellt. Gerade durch die Geschäftsstelle, die von der erfahrenen Hebamme **Jutta Koberg** geleitet wurde, war es **Ursula Schroth**, als Vollzeit beschäftigte Leitende Hebamme, überhaupt nur möglich, ihre vielfältigen Verbandstätigkeiten nebenberuflich zu erbringen.

Zur Person

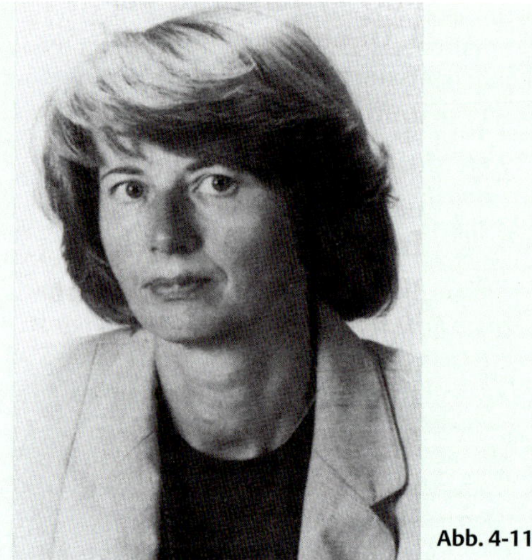

Abb. 4-11

Ursula Schroth wurde am 26.3.1942 in Melle geboren. Um die Wartezeit zur Hebammenausbildung zu überbrücken, lernte sie zunächst den Beruf der Arzthelferin, und begann 1961 mit der Hebammenausbildung in Paderborn. Von 1963 bis 1993 war sie durchgehend an großen geburtshilflichen Abteilungen tätig: von 1963 bis 1968 an einer großen Hamburger Klinik, von 1968 bis 1972 an der Bremer Frauenklinik an der St. Jürgen-Straße und von 1972 bis 1993 an der Universitätsfrauenklinik und Hebammenschule Kiel. Die einjährige Weiterbildung zur Unterrichts- und Leitenden Hebamme absolvierte sie 1971 in Berlin.

Ursula Schroth führte den Hebammenlandesverband Schleswig Holstein von 1979 bis 1983, und war von 1983 bis 1989 Präsidentin des BDH für die angestellten Hebammen. In ihre Amtszeit fiel die Reform des Hebammengesetzes 1985, wo sie für den Erhalt der Hinzuziehungspflicht und der Vorbehaltenen Tätigkeiten „gepowert" hat.

Sie war von 1985 bis 1992 Mitglied des Bundesgesundheitsrates und hat sehr viel Zeit in die Verhandlungen mit der DAG um die Tarifänderungen für Hebammen investiert. Eine Chance, die Verbandsstrukturen zu erneuern, sah sie in der paritätischen Besetzung des Vorsitzes des BDH durch eine freiberufliche und eine angestellte Hebamme, wie dies während ihrer Amtszeit existierte.

Auch nach der Zeit ihres Verbandsvorsitzes engagierte sie sich für den BDH und die Hebammen: als Vorsitzende der Hebammengemeinschaftshilfe von 1988–1998 und als Vorsitzende der Gutachterkommission von 1992–2002. Ursula Schroth lebt heute in Kiel.

Zunehmend engagierten sich Hebammenverbände in den 80er-Jahren auch auf **Kreisebene**, sie veranstalteten Podiumsdiskussionen und luden örtliche Politiker ein. Dies waren nach Harald Horschitz Zeichen dafür, dass die Hebammen angefangen hatten, viel mehr politisch zu denken. Die Verbandsarbeit fand nun nicht mehr nur auf Landes- und Bundesebene, sondern auch auf der regionalen Ebene statt.

„Im Kampf um die Hinzuziehungspflicht hatten sich ganz wesentlich Gruppierungen der Hebammenschülerinnen und der jungen Hebammen eingemischt. Gerade aus den Ausbildungsbetrieben heraus wurden sehr viele Aktivitäten organisiert,

sodass ich sogar einmal 200 000 gesammelte Unterschriften an die Politiker übergeben konnte",

so Ursula Schroth. Beim Kampf um den Erhalt der Hinzuziehungspflicht sprachen die Hebammen explizit **Frauen als Mitstreiterinnen** an. So berichteten die bayrischen Hebammen und Verbandsvertreterinnen Karen Brandel und Anni Wirth von mehr als zwei Millionen Unterschriften des Landesverbandes, was durch die Beteiligung des bayrischen Landesfrauenausschusses möglich gewesen sei, dessen Mitgliedsverbände die Hebammen bei ihren Forderungen unterstützt hätten. Zur Neuregelung des Hebammengesetzes hatte die Hebammenorganisation speziell die weiblichen Bundestagsabgeordneten angesprochen, die als Antwort für die Hebammenbelange mobilisierten. „Die weiblichen Politikerinnen entschieden sich fraktionsübergreifend: Für die Hebammen tun wir was!", weiß Horschitz zu berichten.

Auch auf der lokalen Ebene sollten die Hebammen enger mit den Frauen zusammenarbeiten. So forderte Ruth Kölle ihre Berufskolleginnen 1981 auf, den Elterngruppen als Fachkraft beizutreten und Kontakte zu Frauen in den „Alternativgruppen" zu suchen, „weil diese ihre Standpunkte aggressiv vertreten und darum in der Öffentlichkeit gehört werden".

Auch einen Lobbyisten hatte die Hebammenorganisation engagiert. Ab 1983 war der **Medizinjournalist Wolfgang Lange** in Bonn für den BDH tätig, zunächst in lockerer Zusammenarbeit, von 1985 bis in die 90er-Jahre hinein mit einem Honorarvertrag. Er hatte einige Semester Jura studiert, sodass er „mit seinem Gefühl für juristische Sachen überall geguckt hat, ob da was für die Hebammen drinsteckte. Ganz gleich ob das Arzneimittelgesetz hieß, oder Lebensmittelgesetz oder mit Säuglingsnahrung zusammenhing – irgendwie hat er immer die Bezüge zu uns hergestellt", schwärmt Harald Horschitz heute. Wolfgang Lange versorgte die Hebammen mit Informationen und publizierte Stellungnahmen, die auf eine ungewohnte Resonanz in Bonn trafen. Er war Mitglied der Bundespressekonferenz, verfasste dpa-Meldungen und ermöglichte dem Verband, frühzeitig auf politische Entwicklungen zu reagieren. Lange sei „ein ganz wesentlicher Stützpunkt bei den gesetzgeberischen Vorhaben gewesen, hatte Zugang zu jedem Briefkasten der Bonner Bundestagsabgeordneten, er hat die Flöhe husten gehört", erinnert sich Ursula Schroth.

So hatte die Hebammenorganisation all ihre Kräfte mobilisiert, um in der Öffentlichkeit als auch bei den politischen Entscheidungsträgern Unterstützung für die Verankerung der vorbehaltenen Tätigkeiten und der Hinzuziehungspflicht zu bekommen. Die Durchschlagskraft, die Programmatik und die Medienarbeit der Berufsorganisation waren wesentlich verbessert worden (15).

Am Ende der Bemühungen der Hebammenorganisation im Gesetzgebungsverfahren konnte die Hebamme Edeltraud Trombik zum 100-jährigen Jubiläum der Hebammenorganisation im Jahr 1985 feststellen:

„Die Hebammen sind heute ein materiell und sozial abgesicherter Berufsstand, der besonders im Verlauf der letzten Jahre wieder stärker in das Bewusstsein der Öffentlichkeit gerückt ist und an Popularität und Ansehen gewonnen hat. Das geschah teils durch die Arbeit der Medien, teils durch eigene Aktivitäten, vor allem aber durch das wachsende Interesse der Frauen an diesem Beruf. Wir Hebammen sind heute wieder gefragt, und darüber freuen wir uns." (82)

Nationale und internationale Vernetzung

Durch die Mitgliedschaft in nationalen als auch internationalen Gremien suchte die Hebammenorganisation Unterstützung für ihre Ziele. So war sie schon 1971 Mitglied der „Bundesvereinigung für Gesundheitserziehung" und der „Deutschen Zentrale für Volksgesundheitspflege", bei der Maria Hipp ab 1976 im Beirat tätig war. Die Mitgliedschaft im „Deutschen Frauenring" erfolgte 1966 und in der „Deutschen Liga für das Kind" 1978. Im Jahr 1985 wurde Ursula Schroth über zwei Wahlperioden in den Bundesgesundheitsrat berufen. Diese Zusammenschlüsse unterstützten die Hebammen in der Diskussionsphase des Hebammengesetzes ab Ende der 70er-Jahre mit Resolutionen und Stellungnahmen vor allem zu den Themen Vor- und Nachsorge.

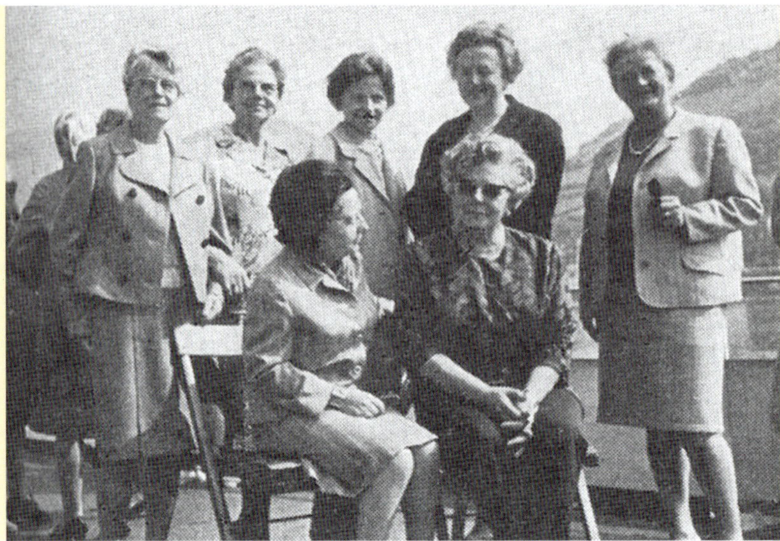

Abb. 4-12 Hebammenkongress 1971 in Mainz Stehend von li.: Oberin Elfriede Krauß; Gisela Gmelin; Frau Dr. Thurmfahrt, Österreich; Frau van Til, Holland; Oberin Maria Hipp; Sitzend von li.; Ruth Kölle, Marjorie Bayes, England

Auch auf nationaler Ebene sollten der Zusammenhalt und Austausch gefördert werden. Ruth Kölle organisierte dafür 1971 den **ersten nationalen Kongress der Hebammen** unter dem Titel „Geburtshilfe und Hebammenhilfe heute“ in Mainz, dem folgten weitere in den Jahren 1977, 1982, 1985, und 1989.

Auf internationaler Ebene hatte die Hebammenorganisation bereits ab 1949 wieder Kontakte zum **International Midwifery Congress (IMC)** geknüpft. An den Planungstreffen für den internationalen Kongress, der 1954 in London stattfand, waren die Hebammen Frieda Riede aus Stuttgart, Gisela Gmelin aus Tübingen und Käthe Hartmann aus Augsburg beteiligt. Im Exekutiv-Komitee des IMC wurden die bundesdeutschen Hebammen ab 1954 von der jeweiligen Auslandsbeauftragten des BDH vertreten: ab 1954 von der nordrhein-westfälischen Hebamme Magdalene Schwietzke, ab 1967 von Ruth Kölle, von 1975 bis 1985 von Maria Hipp und ab 1987 von der Tübinger Hebamme Helga Schweitzer.

Ein **internationaler Hebammenkongress** fand **1966 in Berlin** statt, der laut Gmelin „wegen dem vielseitig gebotenen und der straffen Organisation allgemeine Bewunderung“ gefunden hatte. Auf den alle drei Jahre stattfindenden IMC-Konferenzen nahm der BDH regelmäßig teil. Ende der 80er-Jahre hat sich eine Gruppierung deutschsprachiger Länder organisiert, die heute als fester Bestandteil zum IMC gehört. Jutta Koberg wurde 1987 zur Vorsitzenden gewählt.

Internationales Ansehen genossen die bundesdeutschen Hebammen bei ihren Kolleginnen bis weit in die 60er-Jahre hinein jedoch nicht, sagt Maria Hipp. Das Bild, das sie dort vermittelten, war sehr einseitig, da sich die Vertreterinnen beim IMC hauptsächlich aus der Gruppe der freiberuflichen Hebammen zusammengesetzt hatten. „Deswegen waren wir überhaupt nicht gut angesehen.“ Es hieß „die sind ja lowest level“.

Gerade bei den internationalen Begegnungen trat die **De-Professionalisierung der bundesdeutschen Hebammen** unübersehbar zu Tage. Sie entsprachen den Standards ihrer europäischen Kolleginnen nicht. Ein Blick auf das Programm des 11. IMC mit dem Kongressthema „Die Stellung der Hebammen in Beziehung zur Mütterfürsorge“ im Jahr 1957 offenbart, dass die bundesdeutschen Kolleginnen zu diesem aktuellen und europaweit diskutierten Thema nichts Neues beizutragen hatten. Sie traten dort mit dem Vortragstitel „Entwicklung und Organisation der Frauenmilchsammelstelle“ auf, wohingegen die anderen Beiträge die modernen Aspekte der Hebammentätigkeit, wie die Schwangeren- und Wochenbettgymnastik oder die psychosomatische Geburtsvorbereitung, thematisierten. Die bundesdeutschen Hebammen waren von einer Modernisierung des Berufes abgehängt.

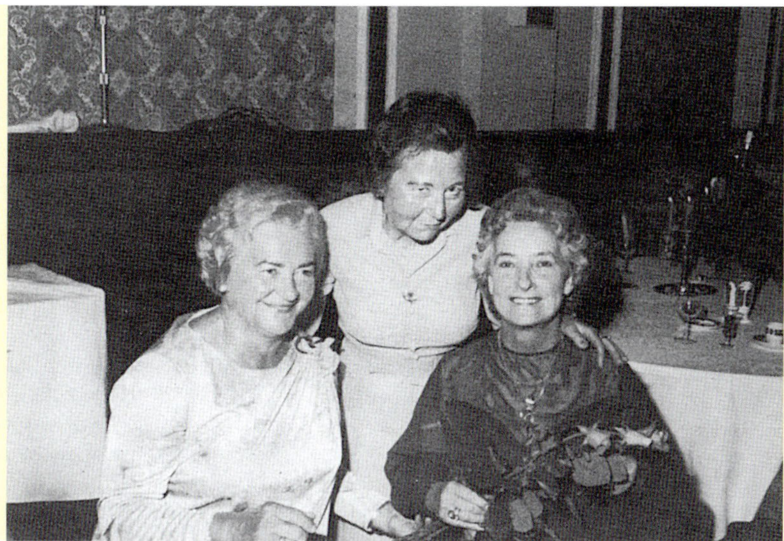

Abb. 4-13
Abordnung deutscher Hebammen beim ICM-Kongress in Brighton 1981 von li.: Maria Hipp; Ruth Kölle; ICM Präsidentin Mrs. Andrews

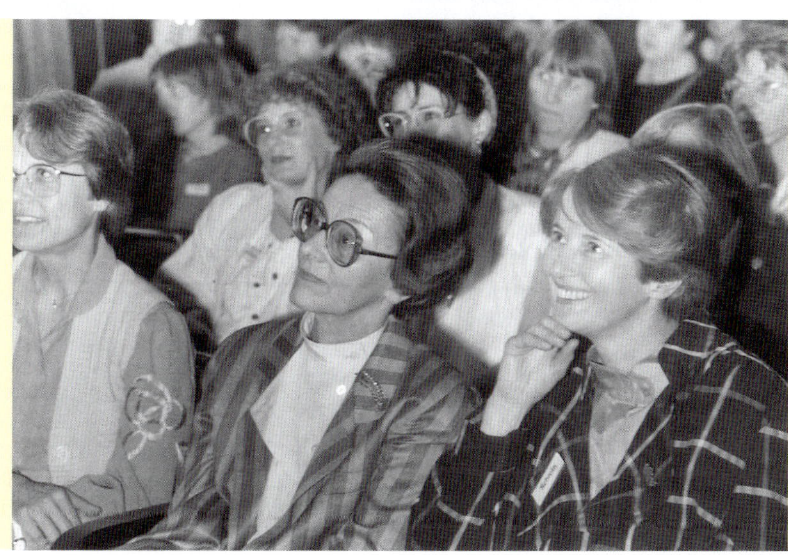

Abb. 4-14
Hebammenkongress 1985
Mitte: Edelgard Trombik, Marburg; re.: Ursula Schroth, Präsidentin des BDH

An Treffen der Hebammenvertretungen der sechs Mitgliedsstaaten der Europäischen Wirtschaftsgemeinschaft (EWG) nahm Ruth Kölle 1968 teil. In diesem Forum ging es um die Angleichung des Hebammenberufes innerhalb der EWG-Mitgliedsstaaten. Da dort auch über Ausbildungsfragen diskutiert wurde, nahm ab 1969 zusätzlich eine Vertreterin des VDA an den Treffen teil. Dieses Amt übernahm von 1968 bis 1982 Maria Hipp aus Freiburg, und von 1982 bis 1993 Jutta Koberg. Dem bundesdeutschen Gremium der EWG-Kommission gehörten damals jeweils eine Vertretung des Berufsverbandes, der Gewerkschaften, der Hebammenlehrer und der Bundesregierung an.

Zur Person

Ruth Kölle wurde am 5.9.1918 geboren. Nach dem Hebammenexamen an der Stuttgarter Landesfrauenklinik 1941 nahm sie ihre Praxis als freiberufliche Hebamme in Weinsberg auf. Von 1945 bis 1948 leitete sie dort ein Entbindungsheim gemeinsam mit ihrer Mutter.

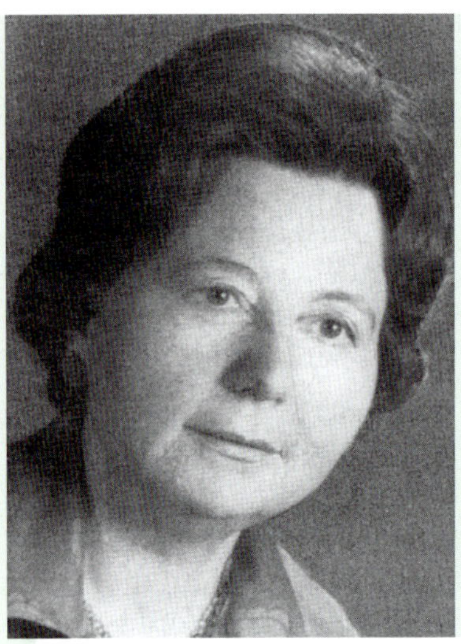

Abb. 4-15

Ruth Kölle stand von 1958–1983 zunächst dem nordbadischen und dann dem späteren Baden-Württembergischen Hebammenlandesverband vor. Sie hatte von 1964 bis 1968 das Amt der Schriftführerein des BDH inne, dessen Vorsitz sie von 1968 bis 1983 übernahm. Die langjährig vom BDH geplante Geschäftsstelle führte sie als nebenberufliche Leiterin von 1969 bis 1982 in Weinsberg. Sie hatte maßgeblichen Anteil an der Organisation des 1. Deutschen Hebammenkongresses 1972 in Mainz unter dem Thema: „Geburtshilfe und Hebammenhilfe heute." Durch ihre guten Englischkenntnisse konnte sie die westdeutschen Hebammen im ICM, zunächst beim ICM Kongress in London 1954, und später in der EG Kommission vertreten.

Auch außerhalb des BDH engagierte sie sich – so wurde sie 1981 in den Stadtrat Weinsberg gewählt. Ruth Kölle verstarb am 28.7.1999 in Weinsberg.

Hebammen und Gewerkschaften

Ab dem 1.1.1954 war der Berufsverband der angestellten Hebammen korporatives Mitglied in der Gewerkschaft des **Verbandes Weiblicher Angestellter (VWA)**. Diese vertrat die Klinikhebammen in tariflicher, juristischer und rechtlicher Hinsicht. Der Mitgliedsbeitrag bei der Gewerkschaft der VWA hatte zwar nur bei einer DM pro Hebamme gelegen, aber die Ergebnisse dieser Zusammenarbeit ließen für Maria Hipp zu wünschen übrig. Das Thema der gewerkschaftlichen Organisierung beschäftigte zwar auch die freiberuflichen Hebammen, da sie aufgrund der „geringen Schlagkraft" nach einer Unterstützung von starken gesellschaftlichen Gruppen fahndeten. Positionierte sich der BDH noch 1960 zu dieser Frage: „Ein Beitritt kommt für die freipraktizierenden Hebammen deshalb nie infrage, weil sie keinen Arbeitgeber haben. Außerdem wäre es mit der Ethik unseres Berufes unvereinbar, als Druckmittel den Streik anzuwenden", wiederholten sich die Forderungen nach einem Anschluss Ende des gleichen Jahrzehnts. Da in der ÖTV nur Mitglied sein konnte, wer „im Organisationsbereich der ÖTV in einem Arbeits-, Dienst- oder Amtsverhältnis steht", gab es für die niedergelassenen Hebammen keine Aussicht auf eine Mitgliedschaft.

Da eine Mitgliedschaft in der ÖTV nur als Einzelmitglied möglich war, schloss der BDH Mitte der 70er-Jahre einen **Gruppenvertrag mit der DAG** ab, womit er die so genannte Korporative Mitgliedschaft erwarb.

Im Rahmen des Kooperationsvertrages führte der BDH für jede angestellte Hebamme, die Mitglied war, einen Beitrag an die Gewerkschaft ab. Damit verband Ursula Schroth die Vorstellung, dass diese Gewerkschaft die Hebammen ordentlich vertritt. Eine Vertretung der einzelnen Hebamme sei zwar nicht möglich gewesen, wohl aber die Mitarbeit des BDH bei der Veränderung des damals bestehenden Tarifvertrages, was viel Zeit gekostet habe.

Diese Verhandlungen in den 80er-Jahren endeten für den BDH überraschend mit einer **Schlechterstellung für die angestellten Hebammen**. Nach den Verhandlungen im Jahr 1986 wurden Klinikhebammen eine Gehaltsgruppe herabgestuft und erhielten nun den gleichen Tarif wie die Krankenschwester. Diese Entscheidung wurde damit begründet, dass beide Berufe die gleiche Arbeit leisten, und beide z. B. auch Schicht- und Sonntagsdienste machen müssen. Das „Mehr an Verantwortung", was die Hebamme trägt, und womit vorher auch die unterschiedlichen Gehaltsstufen begründet worden waren, ging nicht in die Regelungen ein.

Nach diesen Erfahrungen kündigte der BDH 1988 den Kooperationsvertrag mit der DAG. Ursula Schroth hatte diese Entscheidung unterstützt, „weil wir sozusagen über den Tisch gezogen worden sind". Späteren Vorwürfen, sich nicht genügend um diese Angelegenheit gekümmert zu haben, hält sie entgegen, dass es kein Stimmrecht für den BDH gegeben hatte und er auch nicht direkt zu den Auseinandersetzungen zugezogen worden sei. Harald Horschitz erklärt den enttäuschenden Ausgang der Tarifverhandlungen einerseits damit, dass sich die Hebammen nicht genügend in der Gewerkschaft engagiert hatten, andererseits sei Ende der 70er-Jahre der Hebammenberuf von Frauen außerordentlich nachgefragt worden und deshalb sei für die Gewerkschaften als auch für deren Gegenspieler auf Arbeitgeberseite „klar gewesen: für Hebammen müssen wir nix tun". Für die Krankenschwestern jedoch hätten sie sich eingesetzt, da dort der Nachwuchs wegzubrechen drohte. Er bedauert die Reaktion des BDH, denn seitdem sei dieser nicht mehr gewerkschaftlich organisiert. Dadurch fehlten Informationen und auch ein Stück Einflussnahme, „wir sitzen draußen und müssen warten, was passiert".

Langjährige Stütze der Hebammenorganisation: der Staude Verlag

Im Elwin Staude Verlag wurde seit 1886 eine Zeitschrift für Hebammen verlegt. Seit 1920 war der Verlag im Besitz der Familie Zickfeldt und wurde ab 1928, über 50 Jahre hinweg, von Kurt Zickfeldt verantwortlich geleitet. Als dieser im Jahr 1985 verstarb, ging die Leitung des Verlages an seinen Sohn, **Kurt Zickfeldt** jun., über. Die Druckerei und die Verlagsleitung hatten ihren Sitz seit 1939 in Osterwieck/Harz und ab 1949 in Hannover.

Da der Verlag in seinem Programm die bevölkerungs- und rassenpolitischen Gedanken des Nationalsozialismus verbreitet hatte, wurde ihm die Arbeit nach 1945 in dem in der sowjetischen Besatzungszone liegenden Osterwieck untersagt. Die Herausgabe der „Deutschen Hebammen-Zeitschrift" konnte Kurt Zickfeldt 1949 in Hannover wieder aufnehmen, wozu ihn die westdeutschen Hebammen immer wieder aufgefordert hatten. Durch das Erscheinen eines Verbandsorgans waren die Hebammen einerseits im Öffentlichen Gesundheitswesen als Berufsgruppe wieder sichtbar und andererseits konnte wieder ein Informationsaustausch zwischen den Hebammenlandesverbänden hergestellt werden. Das Blatt hatte zudem den Zweck, die Fortbildung der Hebammen durch wissenschaftliche Beiträge zu sichern.

Kurt Zickfeldt stand im Kontakt zu allen Hebammenlandesvorsitzenden, insbesondere zu den Vorsitzenden der Bundesorganisation. In den Briefwechseln fällt besonders seine freundschaftliche und unterstützende Art, gepaart mit offener, konstruktiver Kritik gegenüber den Hebammen auf. Er war m. E. ein echter Unterstützer, vor allem der niedergelassenen Hebammen. So schilderte sein Sohn, dass selbst Sonntags die Familie nachstand, wenn ein Anruf von Hebammen kam. Die zum Teil erbitterten persönlichen Streitigkeiten unter den Hebammenlandesvorsitzenden vermochte er manches Mal zu schlichten, sodass sie sich wieder an einen Verhandlungstisch setzten und ihre gemeinsamen Ziele gegenüber Einzelinteressen Vorrang bekamen.

Insbesondere unterstütze er die niedersächsische Landesvorsitzende Nelly Behr, die in der Umgebung lebte. Er empfahl Behr den Juristen von der Bach, der bis 1958 für sie tätig war. Kurt Zickfeldt war häufig bei den Treffen der Landesverbandsvorsitzenden mit Ministerialbeamten und Hebammenlehrern, und beriet Nelly Behr beim Verfassen von Flugblättern, Anschreiben an ministerielle Behörden und Abgeordnete. Auch finanziell griff der Verleger dem Hebammenverband unter die Arme: sei es im Falle von Ausstellungsteilnahmen, Telefonkosten, Kongressen als auch bei der Erstellung von Broschüren.

Ende der 50er-Jahre regte Kurt Zickfeldt die Einrichtung einer **Pressestelle** an, um den zu Beginn der 60er-Jahre zunehmend publizierten diffamierenden Artikeln über Hebammen in den öffentlichen Medien etwas entgegenzusetzen. Diese wurde 1957 unter der Leitung von Anne Springborn realisiert.

Bei der Spaltung des Verbandes 1953 bemühte er sich erfolgreich, dass beide Spitzenverbände weiterhin in einer Zeitschrift veröffentlichten und nicht zwei Blätter erschienen. Standen hinter seinem Rat für die Hebammen sicherlich eigene wirtschaftliche Interessen, fürchtete er auf der anderen Seite auch um die Sachlichkeit in der Berichterstattung zweier konkurrierender Zeitschriften, wovon nach der Sichtung des Quellenmaterials auch ausgegangen werden muss. Er unterstrich die Bedeutung der DHZ vor allem für die Außenwirkung auf die Behörden, die dem Fachblatt wichtige Informationen entnahmen und in dem sich die Hebammen als Organisation präsentierten. Die Auflage ging allerdings mit der Schrumpfung der Berufsgruppe von 1950 bis 1970 um die Hälfte zurück, Gesundheitsämter bestellten die Zeitschrift ab, immer weniger Firmen waren an Werbeanzeigen interessiert und auch wissenschaftliche Aufsätze der Hebammenlehrer blieben zunehmend aus.

Das sinkende Interesse an der Zeitschrift stand – nach Maria Hipp – möglicherweise im Zusammenhang damit, dass Zickfeldt sich von den Freiberuflichen hat „einwickeln" lassen. Der Verlag hatte zwar **„Die Klinikhebamme" als Beilage** zur DHZ von Mai 1968 bis 1972 herausgegeben, dennoch ließ Maria Hipp Kurt Zickfeldt 1974 wissen, dass er der Verlagerung der Berufstätigkeit der Hebammen von der Freiberuflichkeit in die Klinik in der Zeitschrift nicht genügend Raum gab. Sie forderte, die Interessen der Anstaltshebammen deutlicher in den Vordergrund zu stellen, denn diese ließen sie immer wieder wissen, „dass sie sich nicht ausreichend in der DHZ repräsentiert fühlen."

> *„Die DHZ hat meines Erachtens endlich die Gewichtung der Interessen entsprechend der Entwicklung zu berücksichtigen. Die angestellte Hebamme wird die Zukunft sein, bitte tragen Sie dazu bei, dies mit zu artikulieren, damit ihr Bild deutlicher sichtbar wird."*

Tagungsberichte sollten kürzer ausfallen und der Fort- und Weiterbildung mehr Platz eingeräumt werden, monierte sie noch 1979. Sie regte 1978 an, eine **Geschichte des Hebammenverbandes** zu schreiben, was 1982 durch die Veröffentlichung der Kieler Hebamme Helga Hahmann, „Die Hebammen und ihre Berufsorganisation. Ein geschichtlicher Überblick" verwirklicht wurde. Dadurch sollten vor allem die Hebammenschülerinnen mit der Verbandsgeschichte vertraut gemacht werden. In den 80er-Jahren baute der Verlag, entsprechend dem gestiegenen Bedarf von Hebammen an Fachliteratur, das Buchprogramm für die Berufsgruppe aus.

Den Hebammen fehlten bis Mitte der 70er-Jahre Frauen, die kompetent waren, den Verband zusammenzuführen. Dazu trug sicher das „Klebenbleiben" der alten Landesverbandsvorsitzenden auf ihren Posten bei, die einer Umstrukturierung des Verbandes gemäß den veränderten Bedingungen für den Beruf fremd gegenüberstanden. Kurt Zickfeldt hat m. E. für die freiberuflichen Hebammen so lange eine wichtige Lücke gefüllt, bis sie selbst in der Lage waren, ihre Interessen zielgerichteter zu artikulieren.

Frauen und Frauenorganisationen

Die im Grundgesetz der Bundesrepublik verankerte **Gleichberechtigung zwischen Mann und Frau** war und ist „ein politischer Dauerbrenner", so die Historikerin Ute Frevert (22). Obwohl die Frauen in der Nachkriegszeit noch der Meinung waren, dass Westdeutschland durch ihre Überzahl zum „Frauenland" geworden war, denn sie hatten ihre Leistungsfähigkeit beim Wiederaufbau der Städte unter Beweis gestellt, war der Traum von einer gleichberechtigten Teilhabe an den öffentlichen Angelegenheiten schnell ausgeträumt.

> *„So tiefgreifend sich politische Strukturen und Problemlagen auch veränderten, so einschneidend viele Zäsuren in den täglichen Lebensverhältnissen auch sein mochten, so viel Kontinuität herrschte doch im Bereich der Geschlechterpolitik. Dass Männer politische Verantwortung übernahmen, während Frauen Verantwortung für den Zusammenhalt und die Fortdauer des Familienverbandes trugen, war eine auch in den Umbruchsjahren der Nachkriegsära selbstverständliche Form der Arbeitsteilung."* (22)

Familienbild

Die **Familie** galt als ein „Zentralproblem" in der Nachkriegszeit. Die „natürliche" Ordnung der Geschlechter war in den 50er-Jahren bedroht durch den „Frauenüberschuss", hohe Scheidungsraten, dadurch dass ein Viertel aller Kinder ohne Vater aufwuchs, durch eine hohe Zahl unehelicher Geburten, eine angeblich gesunkene Moral bei Frauen und dadurch, dass die Frauen im und nach dem Krieg die gleichen Fähigkeiten wie die Männer bewiesen hatten. Von all diesen verschiedenen Faktoren befürchteten Politiker, Kirchenträger und Sozialwissenschaftler, dass sie Unordnung und Unsicherheit in das Geschlechterverhältnis bringen würden. Deshalb ist die Gleichberechtigung in der Bundesrepublik durch die Familienpolitik ausgehebelt und über die Ehe das Verhältnis der Geschlechter neu geordnet worden, was in der Literatur als **„konservative**

Modernisierung“ oder **„Re-Maskulinisierung“** beschrieben wird (56).

Dem Mann blieb bis 1959 die Autorität in der Familie vorbehalten – die Gleichberechtigung im Familienrecht konnte erst 1977 abgeschlossen werden. Der Staat schuf das wirkmächtige Leitbild der **„Hausfrauenehe“** – dem Mann wurde die Rolle des Familienernährers und die Autorität in der Familie, der nicht erwerbstätigen Ehefrau die Rolle als Hausfrau und Mutter von wenigstens zwei Kindern zugewiesen. Die Familiengesetzgebung schloss die unverheirateten Frauen mit Kindern von den Vergünstigungen des neuen Sozialstaates aus und vernachlässigte somit ein Drittel der Mütter, die in anderen Formen der Familienorganisation lebten. Fast unbestritten konnte sich die Vorstellung durchsetzen, dass die Erfüllung der Frau nur durch die Ehe gegeben sei. Die Politiker hatten mit der Familiengesetzgebung das Geschlechterverhältnis zwar restauriert – der Kampf um die Rollenverteilung spielte sich nun innerhalb der Ehen ab.

Trotz der starken gesellschaftlichen Kräfte in den 50er-Jahren, am Leitbild der „Hausfrauenehe“ festzuhalten, hat es aber Dynamiken gegeben, die diese Rolle aufweichten. So hatte z.B. die **Erwerbsquote verheirateter Frauen** innerhalb des Jahrzehnts um ca. zehn Prozent zugenommen. In den großen Frauenzeitschriften wandten sich Leserinnen und Journalistinnen zu Beginn der 60er-Jahre vereinzelt gegen das gängige Frauenleitbild, vor allem junge Ehefrauen mit kleinen Kindern, die sich auf das Hausfrauendasein reduziert fühlten. Mit diesen **„zornigen jungen Frauen“** wurde der Trend markiert, der sich bis zum Ende des Jahrzehnts durchgesetzt hatte: Frauen wollten beides – Ehe und Kinder sollten Berufstätigkeit nicht mehr ausschließen. Das Leitbild der verheirateten Hausfrau hatte ausgedient (23).

Zwar kam der Ehe und Familiengründung bei den Frauen in den 60er-Jahren nach wie vor ein hoher Stellenwert zu und der Trend, in immer jüngerem Alter zu heiraten, hielt bis Mitte dieses Jahrzehnts an. Die Zunahme der Geburten hielt ebenfalls bis zu diesem Zeitpunkt an – der **Babyboom** gipfelte in der Mitte der 60er-Jahre und kehrte sich dann deutlich ins Gegenteil um. Andererseits gingen Scheidungsraten in die Höhe und die Ehe, von vielen ersehnt, wurde, endete enttäuschend für Frauen und Männer.

So machte die **Neue Frauenbewegung** die Familie als Keimzelle der Unterdrückung und Ausbeutung von Frauen aus. Damit stellte sie sich gegen die Tradition der alten Frauenbewegung, „die seit 1949 im Deutschen Frauenring ein unauffälliges und politisch wirkungsloses Mauerblümchen-Dasein fristete, und an der grundsätzlichen Bindung aller Frauen an Mutterschaft und Familie festgehalten“ hatte, so Ute Frevert.

Eine staatliche Politik, die den Frauen eine gleichberechtigte gesellschaftliche Teilhabe, z.B. im Erwerbsleben, einräumte, gab es in der Bundesrepublik bis Ende der 60er-Jahre nicht. Impulse zur Veränderung des Geschlechterverhältnisses gingen hier von „unten“ aus, von der Jugend- und Bildungsszene, schreibt Ute Frevert. „Zu veritablen Umbrüchen der Geschlechterverhältnisse, die auch gesamtgesellschaftlich sichtbar waren, kam es hier aber erst in den 70er-Jahren.“

Dieser Exkurs in die Frauengeschichte der Bundesrepublik in den ersten beiden Nachkriegsjahrzehnten macht deutlich: **Frauen waren ohne Macht und ohne Stimme**. Vernetzungen mit Frauenorganisation, die vor allem Nelly Behr suchte – sie trat mit ihrem niedersächsischen Landesverband bereits 1951 dem Deutschen Frauenring bei und hatte auch immer wieder gerade die weiblichen Landtagsabgeordneten angeschrieben, wie dies der BDH in den 60er-Jahren ebenfalls praktizierte – blieben ergebnislos – Auch von der Bach meinte 1955

> *„dass den Hebammen ihre schlechte wirtschaftliche Stellung nur zugemutet wird, weil sie Frauen und keine Männer sind.“*
> (12)

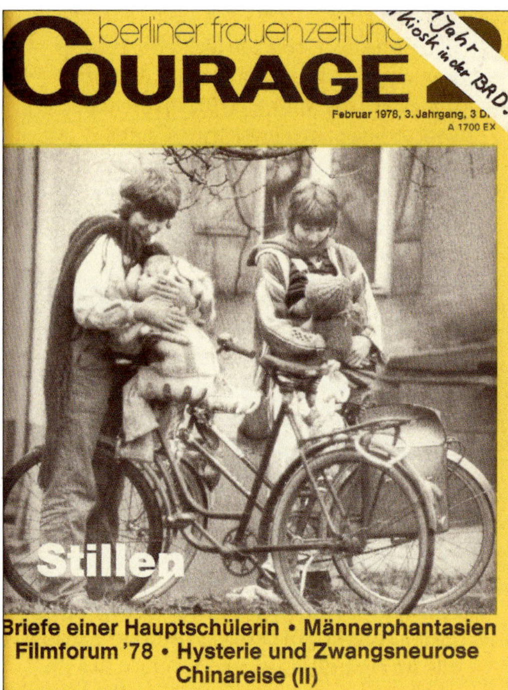

Abb. 4-16 Titelblatt der Berliner Frauenzeitschrift „Courage 2", Februar 1978

Der Zusammenhang zwischen dem Frauenberuf und der Machtlosigkeit von Frauen damals ist ebenso unerforscht wie die Frage nach dem Zusammenhang des Frauenleitbilds der 50er- und 60er-Jahre und dem Wunsch der Frauen in der Klinik zu entbinden. Dass aber die Hauptursache in den unzureichenden und schlechten Wohnverhältnissen lag, galt schon zu Beginn der 60er-Jahre nicht mehr als trifftiges Argument.

Die Abwendung der Frauen von der häuslichen zur klinischen Geburtshilfe, erreichte 1970 die 95-Prozent-Marke. Sobald sich ihnen die Möglichkeit bot, die Hausgeburt abzuwählen, machten sie von der Möglichkeit in der Klinik zu entbinden Gebrauch. Erst zu Beginn der 70er-Jahre begannen die Frauen, sich mit der in den Kliniken stattfindenden Geburtshilfe auseinander zu setzen und entdeckten die gerade erst untergegangene Hausgeburt neu für sich.

Die neue Frauenbewegung und ihre Kritik an der klinischen Geburtshilfe

„Mein Bauch gehört mir" war die Parole, mit der die Frauenbewegung in der Bundesrepublik Anfang der 70er-Jahre das Recht auf Abtreibung forderte und den Grundstein für die Frauengesundheitsbewegung legte (75). Als Teil einer allgemeinen Technik- und Medizinkritik in den 70er-Jahren bezog die Frauenbewegung eine „radikale Frontstellung gegen die Gynäkologie und klinische Geburtshilfe" stellte sie Sozialwissenschaftlerin Urte Sperling rückblickend fest (71).

Mit **Selbsthilfe- und Selbsterfahrungsgruppen** wurden praktische Alternativen zu den damals bestehenden medizinischen Angeboten des Gesundheitssystems geschaffen. Hier lernten die Frauen vaginale Selbstuntersuchungen und „sich das Wissen und den Zugang zu bisher verbotenen Zonen ihres eigenen Körpers zurückzuerobern, der bis dahin Männern – Ehemännern und männlichen Experten – vorbehalten war". Diese Bewegung leitete den **Widerstand gegen eine männlich dominierte Gynäkologie** ein, die sie als Unterdrücker der Frauen ausmachten. Die Gynäkologie definiere die Frauen per se als krank, normiere und kontrolliere den Frauenkörper mit eingreifenden und schädlichen Methoden.

Der **ganzheitliche Ansatz der Frauengesundheitsbewegung** stellte das körperliche und psychische Erleben in einen Zusammenhang mit der gesellschaftlichen Diskriminierung von Frauen und brachte die von ihnen gemachten Erfahrungen unter der Maxime „das Private ist politisch" in die Öffentlichkeit. Die **Forderung nach „Selbstbestimmung"** war der motivierende und konstituierende Ansatz der Gesundheitsaktivistinnen, schreibt die Medizinsoziologin Regina Stolzenberg. Aus den Selbsthilfegruppen ging 1974 das erste bundesdeutsche Feministische Gesundheitszentrum in Berlin hervor.

Zentrale Themen der frühen Frauengesundheitsbewegung waren Abtreibung, Verhütung und Sexualität. Die Medikalisierung von Schwangerschaft und Geburt war hier eher randständig und wurde von einer eigenen Bewegung aufgenommen. Deren Kritik richtete sich gegen die in den Geburtsablauf eingreifende technisch orientierte Geburtsmedizin, die Mitte der 70er-Jahre mit der „programmierten Geburt" ihren Höhepunkt erreicht hatte, und als Gewalt gegen Frauen interpretiert wurde, so Stolzenberg weiter. Die Hausgeburtshilfe, in der die Geburt als natürlicher Vorgang betrachtet wurde, kam nach und nach als Möglichkeit zum „selbstbestimmten Gebären" zurück in das öffentliche Bewusstsein.

Getragen wurde diese Bewegung durch eine **Vielzahl von Basisaktivitäten** von Frauen mit traumatischen Geburtserfahrungen, Frauen mit Kindern, die sich in Still-, Krabbel- und Müttergruppen organisierten. Theoretische Grundlagen boten die seit Mitte der 70er-Jahren erschienene **kritische Frauenliteratur** zum Thema, aber auch engagierte Mediziner, wie Michel Odent, der sich für eine Humanisierung des Gebärens einsetzte.

Im Jahr 1982 wurde in Berlin der **Verein „Geburtshaus für eine selbstbestimmte Geburt"** gegründet und bot durch eine Kontakt- und Beratungsstelle ein Forum für alle, die einen Wandel der technisch orientierten Geburtsmedizin herbeiführen wollten. Forderungen waren „das Recht von schwangeren Frauen und Müttern/Eltern auf eine umfassende Vorbereitung auf die Geburt und das Leben mit dem Kind" und „das Recht von Frauen auf eine Geburtshilfe, die ihre Selbstbestimmung, ihre Kompetenz und ihre Würde sowie die Würde des Neugeborenen achtet". Im Jahr 1987 eröffnete der Verein in Berlin das **erste Geburtshaus Europas**. Hier lag die „Geburt in Frauenhand". Die besondere Qualifizierung der hier tätigen Hebammen, als auch der Hausgeburtshebammen war nach Hanne Beittel „sie müssen viel wissen, um wenig zu tun". Die Hauptrolle spielt in der Geburtshilfe außerhalb der Klinik die gebärende Frau. Weitere Kennzeichen dieser Geburtshilfe sind die geringen Interventionsraten in den Geburtsverlauf, eine vertrauensvolle Atmosphäre und der Verzicht auf Routinen. Die Frauen geben in der Regel eine hohe Zufriedenheit mit der Geburt im Geburtshaus oder im eigenen Haus an.

In den **feministischen Zeitschriften** wie Emma, Clio und Courage erschienen einzelne Hefte, die den Umgang mit Schwangerschaft und Geburt im bestehenden klinischen Rahmen kritisierten und eine „natürliche" Geburtshilfe forderten. Die Frauenzeitschriften titelten Ende der 70er- und Anfang der 80er-Jahre „Ärzte gegen Hebammen", „Ärzte verdrängen Hebammen – geplantes Gesetz bedroht Eigenständigkeit", „die unsanfte Geburt", „Der wilde Kreißsaal" und positionierten sich im Interesse der Frauen für eine alternative Geburtsbetreuung neben der Klinik und so für die Berufsgruppe der Hebammen.

Von der **Bewegung zur natürlichen Geburt** haben, neben den Frauen, insbesondere die Hebammen profitiert, da sie als Berufsstand, „der sozial anerkannt und etabliert ist", die Geburtshilfe außerhalb der Klinik betrieben haben. Der dominierende Einfluss der Geburtsmedizin auf das Gebären schien damals zurückgedrängt worden zu sein und dies kam in der Hebammengesetzgebung von 1985 zum Ausdruck. Die Pflicht des Arztes, zu jeder Geburt eine Hebamme hinzuzuziehen, wurde auf einer neuen Basis verankert, ebenso wie der eigenverantwortliche Hebammenbeistand bei jeder normal verlaufenden Geburt.

Der Staat musste damals ein Modell für alternative Geburtenbetreuung zur Verfügung stellen, da einflussreiche gesellschaftliche Gruppen im demokratischen Staat dies forderten. Und so hat „die Emanzipation der Frauen, gerade auch unter der Geburt, unseren Berufsstand wieder attraktiv gemacht", resümierte die Hebamme Annemarie Reinke.

Literatur

1. Akademie für öffentliches Gesundheitswesen in Düsseldorf 1986 (Hrsg.) Mütter- und Säuglingssterblichkeit in der Bundesrepublik Deutschland. Schriftenreihe, Band 14. Eigenverlag, Düsseldorf (1986)
2. Albrecht H. Der Kaiserschnitt im Wandel der Geburtshilfe von 1885–1985. In: Beck L. (Hrsg.) Zur Geschichte der Gynäkologie und Geburtshilfe. Aus Anlass des 100jährigen Bestehens der Deutschen Gesellschaft für Gynäkologie und Geburtshilfe. Springer Verlag, Berlin (1986) S. 103–119
3. Bach von der K-O. Vereinigung Deutscher Hebammenverbände. In: DHZ (1954) S. 215
4. Bach von der K-O. Die wirtschaftliche Lage der Hebammen in der Bundesrepublik Deutschland. In: DHZ (1960) S. 383–386
5. Behr N. Neuaufbau in Niedersachsen. In: DHZ (1949) S. 12–13
6. Behr N. Bemerkungen über die Verordnung zur Änderung der Verordnung über die von den Krankenkassen an die Hebammen für Hebammenhilfe zu zahlenden Gebühren vom 3.4.1954. In: DHZ (1954) S. 150–151
7. Bellaire, I. Bericht über die 28. Delegierten-Tagung des Bundes Deutscher Hebammenverbände. In: DHZ (1977) S. 126- 132
8. Beske F. Die Hebamme in Gegenwart und Zukunft. In: DHZ (1967) S. 453–456
9. Böhme G. Wissenschaftliches und lebensweltliches Wissen am Beispiel der Verwissenschaftlichung der Geburtshilfe. In: Ders. Alternativen der Wissenschaft. Suhrkamp Verlag, Frankfurt/Main (1980) S. 27–53
10. Bretscher J. Ist der geburtshilfliche Fortschritt meßbar? In: Dudenhausen, J.W. (Hrsg.) Das Kind im Bereich der Geburts- und Perinatalmedizin. De Gruyter Verlag, Berlin (1987) S. 47–69
11. Bundesministerium für Jugend, Familie und Gesundheit. Mütter- und Säuglingssterblichkeit. Neue Untersuchungen und Ergebnisse. Schriftenreihe, Band 67. Kohlhammer Verlag, Stuttgart (1978)
12. Burchardt E. Bericht über die Haupttagung der Landeshebammenschaft Niedersachsen 1955. In: DHZ (1955) S. 208–210
13. Buurmann O. Das Hebammenwesen in Niedersachsen. In: DHZ (1949) S. 9–11
14. Collatz J. Analysen zur „Mutterschaftsvorsorge“. Prozesse der Versorgung und ihre Beeinflussung durch psychosoziale und biomedizinische Faktoren. Dissertationsschrift, Hannover (1983)
15. Collatz J. Ist die Hebamme in unserer Gesellschaft noch gefragt? Zum heutigen Stellenwert und zukünftigen Entwicklungsmöglichkeiten des Hebammenberufes. In: DHZ (1991), S. 98–104
16. Collatz J; Rhode J.-J. Ergebnisse der Aktion Familien-Hebamme im Überblick. Evaluation eines Modellversuchs zur Verbesserung der medizinischen Versorgung und gesundheitsdienlichen Lebensweise in der Schwangerschaft und im Säuglingsalter. München (1986)
17. Duden B. Die Ungeborenen. Vom Untergang der Geburt im späten 20. Jahrhundert. In: Schlumbohm J (Hrsg.) Rituale der Geburt. Beck Verlag, München (1998a), S. 149–168
18. Duden B. Entkörperung im Dienst der Gesundheit. In: Beiträge zur feministischen Theorie und Praxis. Gesundheitsnormen und Heilversprechen. Heft 49/50, Köln (1998b) S. 119–129
19. Duden B. Begreifendes Wissen im Rahmen von Risikokalkulationen? In: Bund Deutscher Hebammen e.V. Kongressband zum X. Hebammenkongress in Dresden 2001. (2001) S. 40–46
20. Dudenhausen J. Stellungnahme der Hebammenlehrer zur Anhörung des Bundesausschusses für Jugend, Familie und Gesundheit zum Entwurf eines Gesetzes über den Beruf der Hebamme. In: DHZ (1985) S. 148–149
21. Frasch G. Die Frage Hausgeburt/Klinikentbindung vor ihrem historischen und ihrem aktuellen Hintergrund. Dissertation im Fach Medizin, Berlin (1987)
22. Frevert U. Frauen auf dem Weg zur Gleichberechtigung – Hindernisse, Umleitungen, Einbahnstraßen. In: Broszat M (Hrsg.) Zäsuren nach 1945. Schriftenreihe der Vierteljahrshefte für Zeitgeschichte. Oldenbourg Verlag, München (1990) S. 113–130
23. Frevert U. Umbruch der Geschlechterverhältnisse? Die 60er-Jahre als geschlechterpolitischer Experimentierraum. In: Schildt A (Hrsg.) Dynamische Zeiten: die 60er-Jahre in den beiden deutschen Gesellschaften. Hamburger Beiträge zur Sozial- und Zeitgeschichte. Christians Verlag, Hamburg (2000) S. 642–660
24. Gmelin G. 25 Jahre Hebammenorganisation auf Bundesebene. In: DHZ (1974) S. 60–62
25. Grü. W. Die Lehrhebamme. In: DHZ (1986) S. 313–315
26. Hahmann H. Die Hebamme und ihre Berufsorganisation. Ein geschichtlicher Überblick. Staude Verlag, Hannover (1990)
27. Hannoversche Allgemeine Zeitung vom 29.11.1983. Stadt erteilte einer Hebamme Erlaubnis zur Niederlassung
28. Heineman E. What Difference Does a Husband Make? University of California Press Ltd (1999)
29. Hellbrügge T. Perinatalstudie Niedersachsen und Bremen. Soziale Lage, medizinische Versorgung, Schwangerschaftsverlauf und perinatale Mortalität. Fortschritte der Sozialpädiatrie, Bd. 7. Urban & Schwarzenberg Verlag, München (1983)
30. Herder-Dorneich P. Sozialökonomische Entwicklungen im Gesundheitswesen, ihre Auswirkungen auf den ambulanten Sektor und ihre ordnungspolitische Steuerung. In: Bogs H (Hrsg.) Gesundheitspolitik zwischen Staat und Selbstbestimmung. Zur Ordnungspolitik des

Gesundheitswesens. Deutscher Ärzte Verlag, Köln (1982) S. 133–236
31. Hillemanns H. G (Hrsg.) Das Restrisiko gegenwärtiger Geburtshilfe. Springer Verlag, Berlin (1989)
32. Hillemanns H. G (Hrsg.) Geburtshilfe – Geburtsmedizin. Eine umfassende Bilanz zukunftsweisender Entwicklungen am Ende des 20. Jahrhunderts. Springer Verlag, Berlin (1994)
33. Hillmann K-H. Wörterbuch der Soziologie. 4. Auflage. Alfred Kröner Verlag, Stuttgart (1994)
34. Hipp M. Zur praktischen Durchführung der Aktion Familienhebamme. In: DHZ (1980) S. 219–220
35. Horschitz H. Das Krankenkassengebührenrecht der Hebamme. Text und Kommentar zur Hebammenhilfe-Gebührenordnung vom 28. Oktober 1986 (Bundesgesetzblatt Teil I, Nr. 55, S. 1662). Elwin Staude Verlag, Hannover (1987)
36. Huch A. Einige Gedanken zum festlichen Anlass. In: Saling (1996) Vorwort
37. Interviews mit: Brandel Karen; Hipp Maria, Horschitz Harald; Kette Brigitte, Koberg Jutta, Reinke Annemarie; Schroth Ursula; Wirth Anni
38. Jeran C. Für und Wider in den Stellungnahmen zur Frage der Berufsbezeichnung. In: DHZ (1961) S.114
39. Keding G. Der öffentliche Gesundheitsdienst – seine Möglichkeiten und Verpflichtungen bei der Bekämpfung der Mütter- und Säuglingssterblichkeit. In: Akademie (1986) S. 35–61
40. Koch. Hebamme und Schwangerenfürsorge. In: DHZ (1952) S. 92–93
41. Kölle R. Der BDH – Organisation und Tätigkeit. In: DHZ (1971) Sonderdruck
42. Kühn D. Schreiben vom 15.6.2004
43. Künzel W. Grußworte des 1. Vorsitzenden der Vereinigung der Hebammenlehrer. In: Bund Deutscher Hebammen e.V., Kongressband vom V. Nationalen Hebammenkongress 1989 vom 22.–24.5.1989 in Karlsruhe. Hannover 1989.
44. Kuller C. Familienpolitik im föderativen Sozialstaat. Die Formierung eines Politikfeldes in der Bundesrepublik 1949–1975. Oldenbourg Verlag, München (2004)
45. Krauß E. Tagung der VertreterInnen der Hebammenverbände des Bundesgebietes und Gründung einer Arbeitsgemeinschaft. In: DHZ (1950) S. 63–64.
46. Krauß E. Bericht über die 4. Hauptttagung des Verbandes Deutscher Anstaltshebammen 1961. In: DHZ (1961) S. 348–350
47. Kurtenbach H, Horschitz H. Hebammengesetz. Gesetz über den Beruf der Hebamme und des Entbindungspflegers vom 4. Juni 1985. Mit den Richtlinien der Europäischen Gemeinschaft und der Ausbildungs- und Prüfungsordnung für Hebammen mit Erläuterungen. Staude Verlag, Hannover (1986) und ebd. 2. Auflage, Hannover (1994)
48. Lenzen D. Krankheit als Erfindung. Medizinische Eingriffe in die Kultur. Fischer Verlag, Frankfurt/Main (1991)
49. Lindner K. Hebamme – ein „Begriff“. In: DHZ (1962) S. 168–170
50. Lindner U. Gesundheitsvorsorge für Schwangere und Säuglinge 1949–1965: Pläne, Maßnahmen, Defizite. In Woelk W, Vögele J (Hrsg.) Geschichte der Gesundheitspolitik in Deutschland. Dunker & Humblot, Berlin (2002), S. 347–378
51. Lindner, U. Gesundheitspolitik in der Nachkriegszeit. Großbritannien und die Bundesrepublik Deutschland im Vergleich. Veröffentlichungen des Deutschen Historischen Instituts London Band 57. R. Oldenbourg Verlag, München (2004)
52. Lisner W. „Die Hüterinnen der Nation“? Hebammen in der Zeit des Nationalsozialismus. Am Beispiel des Landes Lippe. Dissertation im Fach Geschichte an der Universität Hannover (2004)
53. Maier E. Die Entwicklung der Säuglingssterblichkeit im nationalen und internationalen Vergleich mit Folgerungen für den öffentlichen Gesundheitsdienst. In: Akademie (1986) S. 7–34
54. Martius G. Hebammenlehrbuch. Im Auftrag des Bundesministeriums für Jugend, Familie und Gesundheit. 2. Auflage. Thieme Verlag, Stuttgart (1971)
55. McKeown T. Die Bedeutung der Medizin. Suhrkamp Verlag, Frankfurt/Main (1982)
56. Moeller R. G. The „Remasculinisation“ of Germany in the 1950s. Introduction and „The Last Soldiers of the Great War“ and “Tales of Family Reunions in the Federal Republic of Germany”. In: Signs 24, 1, (1998), S. 101–106 und S. 129–145
57. Neuhauser P. Das Risiko, in Deutschland geboren zu werden. In: Stern, Heft 27, (1969), S. 16–26 und 131–132
58. Neuscheler V. Beruf und Berufsorganisation der Hebamme. Professionalisierung oder Deprofessionalisierung eines Gesundheitsberufes? Konstanzer Schriften zur Sozialwissenschaft Band 12. Gorre Verlag, Konstanz (1991)
59. Rockenschaub A. Gebären ohne Aberglaube. Eine Fibel der Hebammenkunst. Aleanor Verlag, Lauter (1998)
60. Ruge W, Hakemeyer U. Zur Geschichte der niedersächsischen Landesfrauenklinik Hannover. In: Niedersächsischer Sozialminister (Hrsg.) Niedersächsische Landesfrauenklinik Hannover. Werbedruck Brandt, Hameln (1981) S. 5–14
61. Saling E. Das Kind im Bereich der Geburtshilfe. Eine Einführung in ausgewählte aktuelle Fragen. Thieme Verlag, Stuttgart (1966)
62. Saling E (Hrsg.) Das Kind im Bereich der Schwangerschafts- und Geburtsmedizin. Von den Anfängen bis zur Gegenwart. Festschrift anlässlich des 70. Geburtstages von Prof. Dr. med Erich Saling über vom Jubilar entwickelte oder schwerpunktmäßig ausgebaute Konzepte, Methoden und Maßnahmen der Schwangerschafts-, der Geburts- und der Perinatalmedizin. H.U.F. Verlag, Mühlheim/Ruhr (1996)

63. Schagen U. Sozialmedizin – verdrängter Lehrinhalt im Medizinstudium. In: Jahrbuch für Kritische Medizin 27. Argument Verlag, Hamburg (1997) S. 113–136
64. Schindele E. Schwangerschaft. Zwischen guter Hoffnung und medizinischem Risiko. Rasch und Röhring Verlag, Hamburg (1995)
65. Schlieper B. Die Rolle der Hebamme in der Schwangerenvorsorge. Diplomarbeit im Fach Diplom-Soziologie an der Universität Bielefeld (1997)
66. Schücking B. Schwangerschaft – (k)eine Krankheit. In: Zeitschrift für Frauenforschung. Heft 4 (1994) S. 56–64
67. Schücking B. Generative Gesundheit von Frauen. In: Hurrelmann K (Hrsg.) Geschlecht, Gesundheit und Krankheit. Männer und Frauen im Vergleich. Hans Huber Verlag, Bern (2002) S. 225–240
68. Schücking B, Schwarz C. Technisierung der „normalen" Geburt – Interventionen im Kreißsaal. Abschlussbericht des Projektes an der Universität Osnabrück (2002)
69. Schumann M. Ein Beruf in der Krise: Niedergelassene Hebammen in den 50er-Jahren. In: Dorffner G; Horn S: Aller Anfang. Geburt, Birth, Naissance. Sozialgeschichte der Medizin. Wiener Gespräche. Verlagshaus der Ärzte. Wien (2004) S. 107–115
70. Schumann M. Die Hebammenausbildungsreform 1963. In: Kongressband zum X. Hebammenkongress 17.–19.5.2004 in Karlsruhe, S. 275–282
71. Sperling U. Schwangerschaft und Medizin. In: Busse R (Hrsg.) Gesundheitskult und Krankheitswirklichkeit. Kritische Medizin im Argument Bd. 23. Argument Verlag, Hamburg (1994) S. 7–21
72. Stark E.-M. Geboren werden und Gebären. Eine Streitschrift für die Neugestaltung von Schwangerschaft, Geburt und Mutterschaft. Frauenoffensive Verlag, München (1976)
73. Stascheck B. Widmung und Nachruf. In: DHZ (2000) S. 7
74. Statistisches Bundesamt Wiesbaden. Bevölkerung und Kultur. Volks- und Berufszählung vom 6. Juni 1961. Erwerbspersonen in beruflicher Gliederung. Fachserie A. Kohlhammer Verlag, Stuttgart (1968)
75. Stolzenberg R. Frauengesundheitszentren und Geburtshäuser. Von Autonomie und Abgrenzung zu Einfluss und Kooperation. In: Kolip, P (Hrsg.) Weiblichkeit ist keine Krankheit. Die Medikalisierung körperlicher Umbruchphasen im Leben von Frauen. Juventa Verlag, Weinheim und München (2000) S. 215–237
76. Stroschen K. Nachkriegselend, Schwarzmarkt und Wiederaufbau: Demonstrationsbezirk Neukölln. In: Heimatmuseum Neukölln (Hrsg.) Der erste Schrei oder Wie man in Neukölln zur Welt kommt. Begleitband zur Ausstellung. Berlin (2000) S. 29–31
77. Statistisches Bundesamt Wiesbaden. Bevölkerung und Kultur. Fachserie A, Volks- und Berufszählung vom 6. Juni 1961, Heft 13, Erwerbspersonen in beruflicher Gliederung. Kohlhammer Verlag, Stuttgart (1968)
78. Süss W. Gesundheitspolitik. In: Hockerts H. G (Hrsg.) Drei Wege deutscher Sozialstaatlichkeit. NS-Diktatur, Bundesrepublik und DDR im Vergleich. Oldenbourg Verlag, München (1998) S. 55–100
79. Tew M. Safer Childbirth? A critical history of maternity care. London (1990)
80. Tietze K. W, Claren M, Fisch G, Jaedicke P. Ergebnisse aus der Dokumentation im Mutterpaß. In: Fortschritte der Medizin Nr. 24 (1979) S. 1127–1132
81. Tietze K.W. Ergebnisse zur Schwangerenvorsorge. Entstehung und Inhalte ärztlicher Betreuung in der Schwangerschaft. In: Zink A (Hrsg.) Schwangerschaft und medizinische Betreuung: Vorsorge und Behandlung durch Kassenärzte im Vergleich deutscher und ausländischer Frauen. De Gruyter Verlag, Berlin (1985) S. 13–27
82. Trombik E. Die Hebammen 1885–1985. Festvortrag anlässlich des nationalen Hebammenkongresses vom 13.–15.5.1985. In: DHZ (1985) S. 174–178; S. 215–218.
83. Uebe A. Die rechtliche Situation der Hebammen in der Geburtshilfe in Deutschland seit 1871. Dissertation im Fach Medizin. Staude Verlag, Hannover (2000)
84. Werner F. Der Beruf der Hebamme als Problem für Staat und Recht. In: DHZ (1957) S. 339–344
85. Wilken H. Neue Aspekte einer verbesserten Geburtsleitung. In: Zentralblatt für Gynäkologie, Heft 1 (1986) S. 1–16
86. Winau R. Das Kind im Bereich der Schwangerschafts- und Geburtsmedizin – Historische Anmerkungen. In: Saling (1996) S. 104–108.
87. Zander J. Die Hebamme, ihr Berufsbild und ihre Tätigkeit aus der Sicht eines Arztes. In: DHZ (1977) S. 232–234
88. Zimdars K; Sauer K. Hebammengesetz vom 21. Dezember 1938 nebst Erläuterungen und einem Anhang mit den wichtigsten, den Hebammenberuf betreffenden Gesetzen und amtlichen Vorschriften einschließlich der Verordnungen und Erlasse zur Durchführung des Hebammengesetzes. Staude Verlag, Berlin/Osterwiek am Harz (1941)
89. Zimdars K; Sauer K Hebammengesetz vom 21. Dezember 1938. Staude Verlag, Berlin/Osterwiek am Harz (1941) neu bearbeitete dritte Auflage von Koch F, Bernhardt F. Staude Verlag, Hannover (1955)
90. Zoege M. Hebammenausbildung. Eine Untersuchung zur Qualifizierung von Hebammen vor dem Hintergrund der soziologischen Professionalisierungsdebatte. Dissertation im Fach Soziologie, Hannover (2002)

(Ohne Angabe der Primärquellen aus dem Bundesarchiv Koblenz, dem Niedersächsischen Hauptstaatsarchiv und dem Elwin Staude Verlag Hannover. Auf die Einzelauflistung der Quellen aus der Fülle der Delegiertentagungen der Hebammenverbände wurde verzichtet. Siehe dazu die Dissertation der Autorin, die voraussichtlich 2006 erscheint)

Für das Lesen und Kommentieren meines Textes danke ich Maria Hipp, Jutta Koberg, Ursula Schroth und Barbara Duden ganz herzlich. Ebenso gilt mein Dank meinen Interviewpartnerinnen, die im Literaturverzeichnis (Punkt 37) namentlich genannt sind.

5 Viel Neues im Osten: Hebammen erleben die Wiedervereinigung (1989–2005)

Brigitte Borrmann, Sigrid Ehle

1. GESAMTDEUTSCHER
EBAMMENKONGRESS IN KARLSRUHE
vom 18. bis 20. Mai 1992

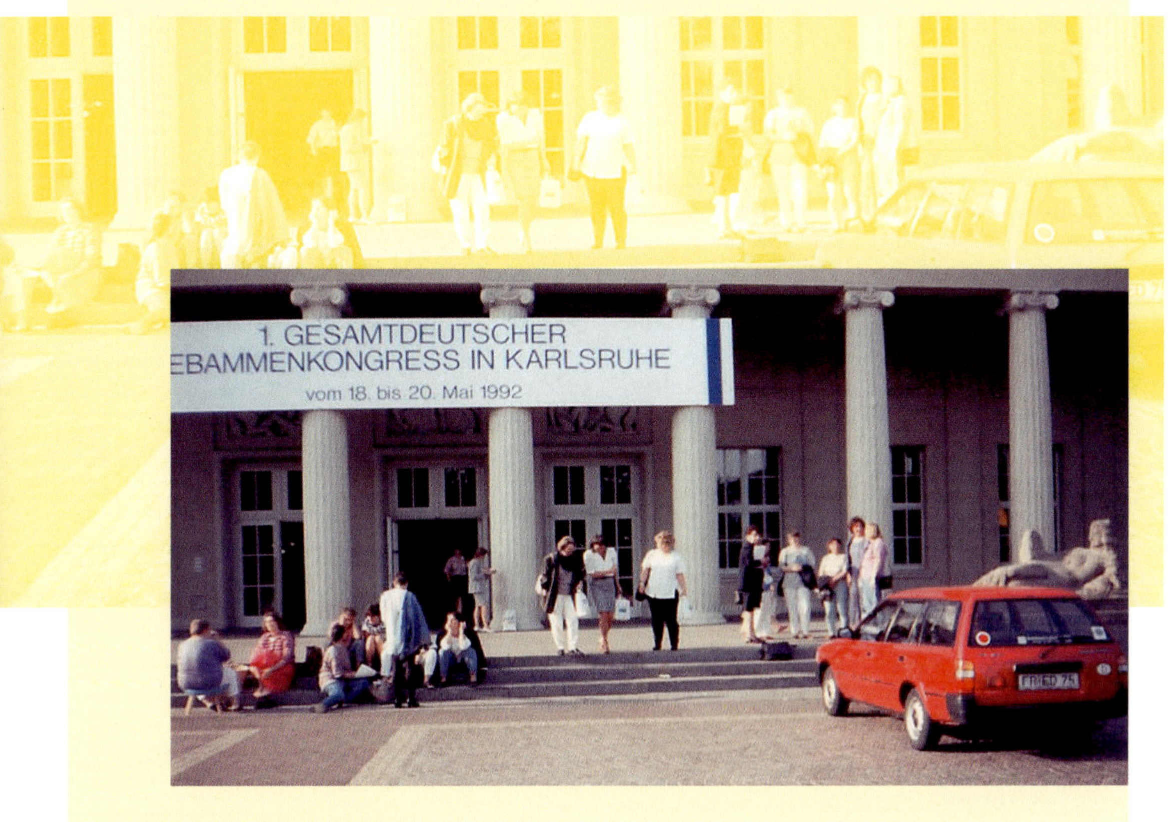

„Wir wussten damals, entweder wir lernen schwimmen oder wir gehen unter – aber Hebammen gehen nicht unter!“

Christa Arndt

1989 – das Jahr der Wende

Brigitte Borrmann

Die beginnende Lockerung der Grenzen zur Bundesrepublik zeigte bereits im Verlaufe des Jahres 1989 Folgen. Junge Kolleginnen – noch ohne familiäre Verpflichtungen – kamen von Besuchsreisen in die BRD nicht zurück, fanden auch mühelos Anstellung in bundesdeutschen Kreißsälen. Der Informationsfluss zwischen Ost und West kam durch die Zunahme von Kontakten, auch zwischen Hebammen, spürbar in Gang. In den Kreißsälen öffnete das den Blick für Veränderungen in der Geburtshilfe, die sich auch in der BRD zu dieser Zeit durchsetzten. So wurde z. B. den werdenden Vätern bei uns ebenfalls der Zugang zum Kreißsaal während der Geburt ihrer Kinder ermöglicht. Dabei gab es allerdings auch Widerstände und Vorbehalte vonseiten der Ärzte und auch einiger Hebammen, was sich später noch manches Mal wiederholte.

Noch hatten wir gewohnt hohe **Geburtenzahlen**. In der Stadt Dresden z. B. wurden selbst 1990 noch in den fünf Kreißsälen der Stadt 5386 Kinder geboren, in ganz Sachsen 49 774. Alle Hebammen, sowohl in Schwangerenberatungsstellen als auch in Kreißsälen, hatten ausreichend zu tun. Und die Spontangeburt hatte einen hohen Stellenwert, selbst bei Beckenendlagen war die vaginale Entbindung aufgrund des Könnens unserer Ärzte keine Besonderheit.

Die **Kreißsaalausstattungen** waren teilweise in einem desolaten Zustand. So hatten wir Entbindungsbetten, die Jahrzehnte alt waren und bei deren Benutzung wir Hebammen und Schülerinnen vollen körperlichen Einsatz bringen mussten. So ließen sich Eingriffe im „Querbett“ mitunter nur durchführen, wenn das Personal die Funktion der Beinhalter übernahm, weil die alte Technik einfach nicht mehr zu gebrauchen war.

Wir waren erfinderisch und hatten außerdem gelernt, viele Dinge parallel zu tun. Das waren neben unseren eigentlichen Hebammentätigkeiten nicht wenige Hilfsarbeiten, für die es keine entsprechenden Arbeitskräfte gab. Unser Zuständigkeitsbereich umfasste die gesamte Reinigung und Wiederaufbereitung von zahlreichen Arbeitsmaterialien, da es bis auf Spritzen und Kanülen noch kaum Einwegmaterialien gab. Wir Hebammen betrieben in unserem Kreißsaal-Trakt selbst den Heißluft- und Dampfsterilisator und mussten sogar für die übrigen Bereiche im Haus mit sterilisieren. Nicht selten mussten wir in Ermangelung von Reinigungskräften gemeinsam mit unseren Schülerinnen die Fußbodenreinigung übernehmen, denn die Hygiene im Kreißsaal zu gewährleisten, gehörte nun mal zu unseren Pflichten.

In manchen Diensten vollbrachten wir Drahtseilakte zwischen der Betreuung der Schwangeren und Kreißenden sowie der Erledigung notwendiger Hilfsarbeiten, die mit ansteigendem „Betrieb“ im Kreißsaal auch zunahmen – die Frauen sollten keinen Verlust an Zuwendung erfahren. Rückblickend kann ich dazu nur feststellen, dass diese Misere in den Versorgungs- und Arbeitsbedingungen glücklicherweise keine gesundheitlichen Folgen für die von uns betreuten Frauen und Kinder gebracht hat – und wir hatten noch nicht die immensen Müllberge, wie sie uns später beschert sein sollten.

Es kam **die „Wende“** mit der überraschenden Grenzöffnung und sie brachte auch uns Hebammen in eine völlig neue Situation. Plötzlich konnten wir ohne Schwierigkeiten gen Westen reisen, und wir taten es. Kontakte mit bekannten Berufskolleginnen in der BRD wurden aufgenommen bzw. vertieft, wodurch wir über die Arbeitsweise dieser Hebammen, über die Situation in ihren Kreißsälen und manches andere mehr erfuhren. Leider war es noch kaum möglich, per Telefon Kontakte zu pflegen, weil bei uns Telefonanschlüsse in Privathaushalten der DDR äußerst rar waren.

1990 – das Jahr der Wiedervereinigung und vieler Veränderungen

Brigitte Borrmann

Friedliche Wiedervereinigung

Durch die sich häufenden wirtschaftlichen Missstände kam es in der Bevölkerung der DDR zu einer stetig wachsenden Unzufriedenheit, die aber von der Regierung nicht als Anlass zu Änderungen erkannt, sondern mit politischen Parolen übermalt wurde. Diese frustrierende Situation fand ein erstes Ventil in den **Massenausreisen** über die am

11.9.1989 geöffnete ungarisch-österreichische Grenze. Die beginnenden **Montagsdemonstrationen** fanden immer mehr Zuspruch, und mit dem Rücktritt Erich Honeckers am 18.9.1989 begann ein Veränderungsprozess, der zum symbolischen **Fall der Berliner Mauer** am 9.11.1989 führte. Dadurch endete die jahrzehntelange Ost-West-Konfrontation und weckte die Hoffnung auf ein friedvolles Miteinander.

Die wirtschaftlichen und sozialen Probleme, die die zusammengebrochenen kommunistischen Diktaturen in Mittel- und Osteuropa hinterlassen hatten, waren gravierend.

Die Demokratisierung nahm ihren Anfang. Bereits im Januar gründete sich der Krankenhausrat der Stadt Dresden mit dem Ziel, Einheitlichkeit im Dresdner Gesundheitswesen zu schaffen. Die Bildung von Personalräten – eine für uns unbekannte Institution – wurde vorbereitet.

Per Beschluss des Ministerrates der DDR über lohnpolitische Maßnahmen erhielten unter anderem Krankenschwestern und andere medizinische Fachschulkader, dazu gehörten auch die Hebammen, ab März dieses Jahres eine Grundgehaltserhöhung von 300 Mark (der DDR), was in Anbetracht der bevorstehenden Währungsumstellung eine äußerst erfreuliche Entscheidung war. Für das Jahr 1990 wurde eine Urlaubsneuregelung beschlossen, wonach Hebammen ab dem 2. Jahr ihrer Tätigkeit zwei Tage Zusatzurlaub bekommen sollten.

Im März trafen zahlreiche **Hilfssendungen aus der BRD** in Dresden ein, die an die verschiedenen Krankenhäuser der Stadt aufgeteilt wurden – und wir erhielten u. a. ein moderneres Entbindungsbett.

Etwa ab Januar/Februar diesen Jahres wurden in unserem Kreißsaal ein Hilfspfleger und später noch zwei Zivis eingesetzt, die uns zunehmend die sehr aufwändige Arbeit der Instrumentenaufbereitung und der Sterilisation sowie andere Hilfsarbeiten abnahmen. Damit ging es uns schon ein ganzes Stück besser, wir hatten nun mehr Zeit für die Frauen, die wir betreuten. Einer der drei jungen Männer wurde dann der erste und bisher einzige in Ostdeutschland ausgebildete Entbindungspfleger.

Am 1. Juli gab es mit der **Währungsunion**, die uns die DM brachte, eine große Euphorie bei den meisten Menschen. Ein entscheidender Schritt auf dem Weg zur Wiedervereinigung der beiden deutschen Staaten war getan. Es etablierten sich die ersten improvisierten Einkaufsmärkte, wo die Leute scharenweise hinzogen, um Produkte „aus dem Westen" zu erstehen. Mit dem „richtigen Geld" in der Tasche wurden auch die Reisen gen Westen machbarer, was von vielen sehr bald genutzt wurde.

Unvergessen wird wohl der **3. Oktober 1990** bleiben – der Tag der Wiedervereinigung beider deutscher Staaten. Große Feierlichkeiten würdigten dieses Ereignis überall in Deutschland.

Für uns sollte es der Beginn von **einschneidenden Veränderungen in unseren bisherigen Lebens- und Arbeitsgewohnheiten** sein. Da war die Vorbereitung auf das Lohnsteuerrecht der BRD, das schon ab dem 1.1.1991 in den neuen Bundesländern greifen sollte; die Übernahme der bundesdeutschen Arbeitsschutzgesetzgebung in unseren Gesundheitseinrichtungen, beginnend mit dem Chemikaliengesetz ab dem 1. August 1990; die Vorbereitung der Einführung des Systems der gesetzlichen Krankenkassen ab dem 1. Januar 1991 und der erste Kontakt mit der ÖTV als unserer künftigen Gewerkschaft.

Erstmalig wurden wir leider auch mit dem **Problem der Arbeitslosigkeit** konfrontiert. In der Hochschulzeitung der Medizinischen Akademie Dresden wurde dazu ein Artikel „Arbeitslos? Was tun?" veröffentlicht.

Gegen Ende des Jahres erfolgte die Bekanntgabe der neuen Bestimmungen über den Mutterschutz für Geburten ab dem 1. Januar 1991, was ja sehr unmittelbar das Arbeitsfeld der Hebammen betraf. Das Ende der Schwangerenberatungsstellen kündigte sich an und erstmalig war die „Hebammenhilfe" benannt.

Wir wurden förmlich überrollt von immer neuen Mitteilungen und Maßnahmen. Zum Glück blieben wir in dieser aufregenden Zeit nicht völlig allein, erhielten Hilfe durch Gesundheits- und Hochschuleinrichtungen verschiedener alter Bundesländer. Bei uns an der Medizinischen Akademie Dresden entwickelte sich die Zusammenarbeit mit der Universitäts-Klinik Hamburg-Eppendorf sehr intensiv. Wenn auch wir Hebammen keinen direkten Fachaustausch hatten, so fand er doch für die Berufsgruppen der Ärzte und Schwestern statt. Viel Hilfe und Unterstützung für unsere Berufsgruppe kam vor allem auch vom Bund Deutscher Hebammen.

Verband der Hebammen in der DDR (VdH)

Sigrid Ehle

Mit der friedlichen Wiedervereinigung des ehemals kommunistischen Ostdeutschlands mit der Bundesrepublik Deutschland am 3.10.1990 trafen auch zwei sehr **unterschiedlich strukturierte Gesundheitssysteme** aufeinander. Eine Anpassung des einheitlich gegliederten Gesundheitswesens in Ostdeutschland an den wesentlich differenzierter aufgebauten westdeutschen Gesundheitsdienst wurde in sehr kurzer Zeit, von Ende 1990 bis Mitte 1992, durchgeführt.

Die Mehrzahl der Krankenhäuser in Ostdeutschland wurde bis dahin zentral verwaltet und befand sich in staatlicher Trägerschaft. Ein Netz medizinischer Einrichtungen stellte die ambulante Versorgung sicher. Dazu gehörte eine flächendeckende medizinische Betreuung der Frauen in Schwangeren- und Mütterberatungsstellen. In der ehemaligen DDR gab es nur angestellte Hebammen in den geburtshilflichen Abteilungen der staatlichen Kliniken und in den Schwangerenberatungsstellen. Die Berufsprobleme der Hebammen in Ost- und Westdeutschland waren dadurch teilweise sehr unterschiedlich geprägt.

Durch den tief greifenden Strukturwandel waren die ostdeutschen Hebammen in besonderer Weise betroffen. Als Folge des einsetzenden Erfahrungsaustausches der Kolleginnen aus Ost und West setzten sofort Bestrebungen ein, einen **Berufsverband für Hebammen auch im Osten** entstehen zu lassen.

In den Jahren der DDR war die einzige Interessenvertretung der Hebammen eine „Zentrale Fachkommission für Hebammen des Institutes für Aus- und Weiterbildung". Diese Kommission bestand aus den leitenden Hebammen der zwölf Bezirkskliniken bzw. Universitätskliniken.

Zur Vorbereitung der Gründung des Berufsverbandes hatte sich in Berlin eine Gruppe von Hebammen unter Leitung von Helgard Friedrich gefunden, die Kontakt zur Geschäftsführung und zum Präsidium des Bundes Deutscher Hebammen in Karlsruhe aufnahm, um formale Fragen zu klären. Eine der Anfragen war zum Beispiel die nach dem „Statut" des Berufsverbandes. Mit dem Wort „Statut" konnte nach Auskunft der Geschäftsführerin Frau Koberg in diesem Moment niemand so recht etwas anfangen. Als sich während der Zusammenarbeit mit dem BDH herausstellte, dass es sich hierbei um eine gesetzliche Grundlage handelt, die in den Organisationen der DDR üblich war, konnte diese „Sprachbarriere" problemlos genommen werden und es stand den Zuarbeiten des BDH nichts mehr im Wege. Schon zu diesem Zeitpunkt war immer wieder die enge Zusammenarbeit mit den Hebammen aus den alten Bundesländern erkennbar, die den Problemen und Gründungsschwierigkeiten mit offenen Ohren und Rat und Tat zur Seite standen.

So nahmen dann auch am Gründungstag des „Verband der Hebammen der DDR", am 3.3.1990, die Geschäftsführerin Jutta Koberg, die BDH-Präsidentinnen Angelika Josten und Isolde Brandstädter, der Justiziar des Berufsverbandes Prof. Dr. Horschitz, Vertreterinnen einzelner Landeshebammenverbände und der Herausgeber der Deutschen Hebammenzeitung Kurt Zickfeld an der Veranstaltung teil.

Diese fand in Berlin im Hörsaal der Frauenklinik Friedrichshain statt. Zu diesem denkwürdigen Ereignis waren auch ca. 250 Hebammen aus allen Teilen der DDR angereist, voller Tatendrang und auch etwas neugierig auf die westdeutschen Kolleginnen. Wichtigste Frage an diesem Tag war natürlich: „Warum ist ein Berufsverband überhaupt notwendig?" Es wurde das vorläufige Statut vorgestellt und nach einigen Änderungen verabschiedet. Nach der Mittagspause, in der es zu ersten intensiveren Gesprächen der Kolleginnen aus Ost und West kam, wurde dann der erste Vorstand eines Berufsverbandes für Hebammen der DDR gewählt: als Vorsitzende Christel Schubert, als Stellvertreterinnen Christel Nehrling und Karin Nietzsch.

Des Weiteren wurden noch 14 Hebammen repräsentativ für die einzelnen Bezirke in den erweiterten Vorstand gewählt. Geschäftsführerin wurde Helgard Friedrich, die die Geschicke des VdH bis zur Zusammenlegung mit dem BDH führte.

Während der Gründungsveranstaltung vereinbarten der BDH und der Elwin-Staude-Verlag eine kooperative Zusammenarbeit mit dem jungen Berufs-

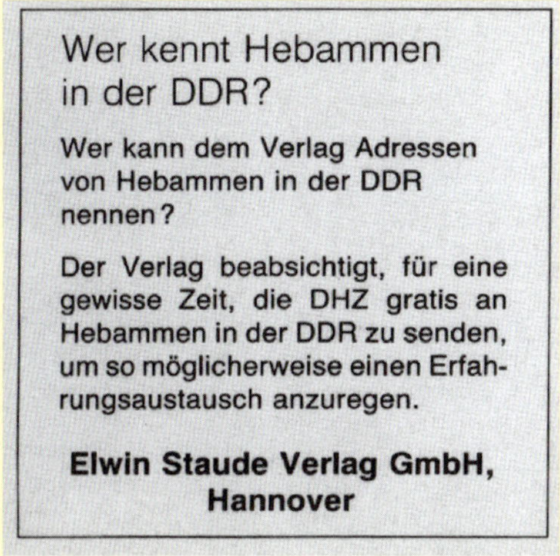

Wer kennt Hebammen in der DDR?

Wer kann dem Verlag Adressen von Hebammen in der DDR nennen?

Der Verlag beabsichtigt, für eine gewisse Zeit, die DHZ gratis an Hebammen in der DDR zu senden, um so möglicherweise einen Erfahrungsaustausch anzuregen.

Elwin Staude Verlag GmbH, Hannover

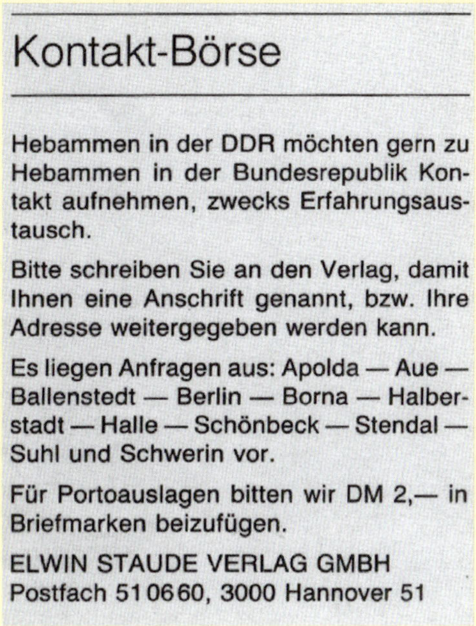

Kontakt-Börse

Hebammen in der DDR möchten gern zu Hebammen in der Bundesrepublik Kontakt aufnehmen, zwecks Erfahrungsaustausch.

Bitte schreiben Sie an den Verlag, damit Ihnen eine Anschrift genannt, bzw. Ihre Adresse weitergegeben werden kann.

Es liegen Anfragen aus: Apolda — Aue — Ballenstedt — Berlin — Borna — Halberstadt — Halle — Schönbeck — Stendal — Suhl und Schwerin vor.

Für Portoauslagen bitten wir DM 2,— in Briefmarken beizufügen.

ELWIN STAUDE VERLAG GMBH
Postfach 51 06 60, 3000 Hannover 51

Abb. 5-1 Kontaktanzeigen in der DHZ

verband, um über die Deutsche Hebammenzeitschrift den Erfahrungsaustausch zu fördern und zu intensivieren. Dies ist besonders zu erwähnen, da die Hebammen der DDR bis dato kein eigenes Forum für die Diskussion ihrer Probleme nutzen konnten.

Durch die selbstlose Unterstützung des BDH konnte der durch die Misswirtschaft in der DDR entstandene Mangel an elektronischen Geräten, wie Computern, Faxgeräten und Kopierern vermindert werden. Dies ermöglichte dem VdH einen besseren Start in die Verbandsarbeit.

Durch die **Umstrukturierung** des gesamten Gebietes der DDR im Sommer 1990 – aus den zwölf Bezirken wurden wieder die fünf Bundesländer, Sachsen, Thüringen, Brandenburg, Sachsen-Anhalt und Mecklenburg-Vorpommern – musste sich natürlich auch der Verband der Hebammen der DDR den neuen Strukturen anpassen. Nach einer zentralen Veranstaltung des Verbandes deutscher Hebammen in Erfurt gründeten sich im Herbst des gleichen Jahres die Landeshebammenverbände.

Durch den Sonderstatus Berlins arbeiteten bis zur regulären Neuwahl des bestehenden Berliner Berufsverbandes die beiden Verbände parallel. Mit den Neuwahlen erfolgte dann auch die Vereinigung der Berliner Hebammenverbände.

Vereinigung zum gesamtdeutschen Berufsverband

Sigrid Ehle

Da auch nach der Gründung der einzelnen Landesverbände immer noch zwei Dachverbände existierten, der „Bund Deutscher Hebammen e.V." und der „Verband der Hebammen" mit den dazu gehörenden Geschäftsstellen, beschlossen die Landesverbände Ost, nach Mitgliederversammlungen in den einzelnen neuen Bundesländern, einen Zusammenschluss zum **gesamtdeutschen „Bund Deutscher Hebammen e.V."** zum 1.1.1991. Der Verband hatte nun annähernd 10 000 Mitglieder. Die Gründungsmitglieder des damaligen VdH zogen sich danach leider aus der aktiven Verbandsarbeit zurück.

Die Vorstände der neuen Landesverbände wurden in Berlin durch ein Seminar des BDH in Verbandsarbeit geschult, hier gab es noch erheblichen Nachholbedarf. Unterstützung während der Einführung

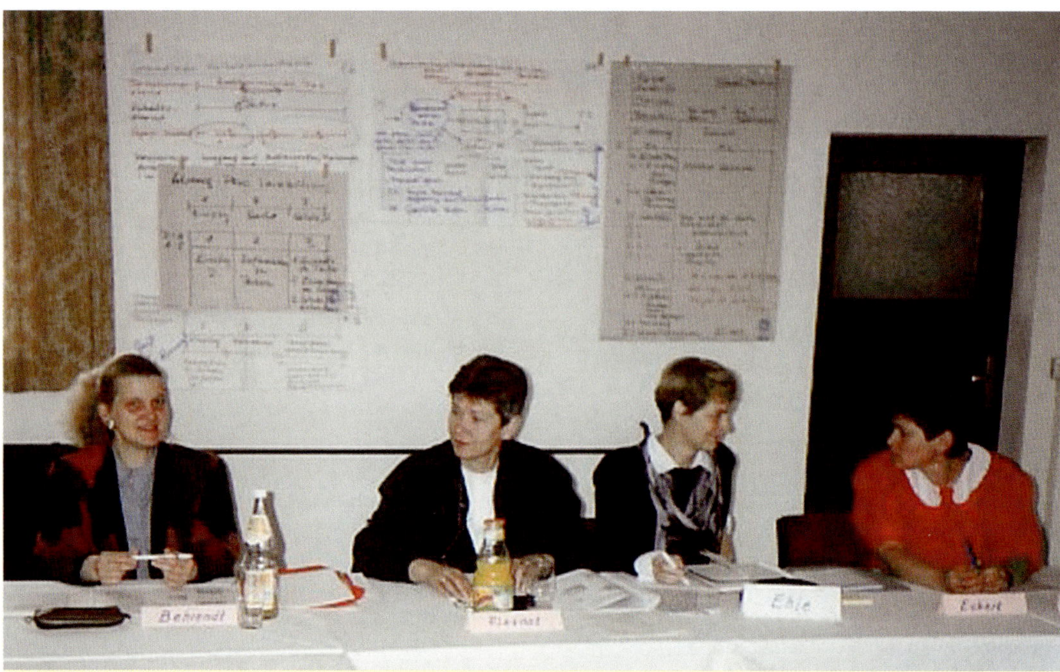

Abb. 5-2 Seminar zur Verbandsarbeit

in die intensive Verbandsarbeit erfuhren die neuen Vorsitzenden durch die Geschäftsführerin Jutta Koberg, die Präsidentinnen Angelika Josten und Isolde Brandstädter, die Vorstände der einzelnen Landesverbände sowie durch viele Kolleginnen aus den verschiedenen Bundesländern.

Trotz dieses doch sehr einseitigen Informationsflusses kam nie ein Gefühl der Bevormundung oder Zurechtweisung auf, da alle Fragen und Probleme in einem **Klima der Euphorie und des Tatendrangs**, von dem sowohl die Kolleginnen der neuen als auch der alten Landesverbände ergriffen waren, erörtert und gelöst wurden.

Mit dem Einigungsvertrag vom 3.10.1990 hatte nun das Hebammengesetz vom 4. Juni 1985 auch in den neuen Bundesländern seine Gültigkeit. Die **Übernahme des bundesdeutschen Rechts** erwies sich als sehr günstig, da für den ostdeutschen Raum noch immer das Gesetzesblatt vom 21.12.1938 Gültigkeit hatte und jetzt möglichst schnell die Landesgesetzgebung geschaffen werden musste.

Die Hebammen in Ostdeutschland mussten sich durch die Umstrukturierung des Gesundheitswesens tief greifenden Veränderungen ihrer beruflichen und arbeitsrechtlichen Situation stellen.

Neben einer intensiven Beratung in Fragen der Geburtsvorbereitung, Geburtsnachsorge und der Erhebung von Gebühren für ihre Arbeitsleistungen war die juristische Betreuung des Bundes Deutscher Hebammen durch den Justiziar Prof. Dr. Horschitz von besonderem Nutzen und half bei der Orientierung in den neuen, ungewohnten Rechtsverhältnissen. So waren zu Beginn der Verbandsarbeit der Unterschied und die Notwendigkeit von Bundes- und Landesgesetzgebung, Berufs- und Gebührenverordnung und privater Gebührenverordnung den ostdeutschen Hebammen nicht geläufig, da die neuen Bundesländer in ihrer Vergangenheit eine einheitliche Gesetzgebung und ein einheitliches staatliches Versicherungssystem gewohnt waren. Da auch ein komplett neues Verwaltungssystem aufgebaut werden musste, waren die Mitarbeiter der Aufbaustäbe des Regierungsapparates immer sehr entgegenkommend, aufgeschlossen und kooperativ. Es fehlte z. B. an der landesrechtlichen Untersetzung des Bundesrechts durch ein Landeshebammengesetz, eine Gebührenverordnung für privat Versicherte und eine Berufsordnung. Hier waren **unbürokratische Lösungen** möglich, die heutzutage nur noch schwer vorstellbar sind.

So wurde zum Beispiel der Landeshebammenverband Mecklenburg-Vorpommern auf einem Vordruck des Amtsgerichts Hamburg eingetragen, da das Land Mecklenburg und damit auch die Landeshauptstadt Schwerin noch nicht über eigene Vordrucke verfügten. Auch schwerwiegende Probleme, wie eine eigene Landesgesetzgebung, konnten schnell bearbeitet werden. So wurde die Berufsordnung schon am 14.12.1992 und das Landeshebammengesetz am 23.12.1992 verabschiedet.

Das alles darf aber nicht darüber hinweg täuschen, dass es noch gravierende Probleme gab. Mit einer **aktiven Öffentlichkeitsarbeit** musste dem dringenden Informationsbedarf entsprochen werden. Die Regelungen des Bundes-Hebammengesetzes zu den Vorbehaltstätigkeiten für Hebammen oder das Recht der Schwangeren auf Hebammenleistungen in der Vor- und Nachsorge mussten durch intensive Öffentlichkeitsarbeit bekannt gemacht werden. Aufklärungsarbeit auf allen Ebenen und rein organisatorische Arbeiten, wie das Aufstellen einer Hebammenliste, mussten gleichzeitig mit der Formulierung und Diskussion der landesrechtlichen Regelungen im politischen Raum erfolgen. Das ist rückblickend erstaunlich gut gelungen.

1. Gesamtdeutscher Hebammenkongress

Sigrid Ehle

Vom 18.–20.5.1992 fand dann der 1. Gesamtdeutsche Hebammenkongress in Karlsruhe statt. Mit großer Freude wurden die Kolleginnen der neuen Bundesländer von ihren Kolleginnen aus Westdeutschland begrüßt. Niemand konnte sich der großen Emotionen und auch der historischen Bedeutung dieses Momentes erwehren. Um den westdeutschen Hebammen die Situation und die Arbeitsbedingungen in der ehemaligen DDR nahe zu bringen, gab es zu dieser Thematik einen Vortrag und Erfahrungsbericht aus Ostdeutschland. In den darauf folgenden Gesprächen zeigte sich das wachsende Interesse der westdeutschen Kolleginnen an der Hebammentätigkeit in der ehemaligen DDR.

Neue Bundesländer – neue Herausforderungen

Brigitte Borrmann

Die nachfolgenden Beispiele sollen verdeutlichen, wie sich auch die Hebammen in den neuen Bundesländern ohne Zeitverzug den neuen Herausforderungen gestellt haben.

In Leipzig begann bereits Ende 1990 eine **sehr intensive Seminartätigkeit**, die hauptsächlich durch die Hebamme Brigitte Ohm initiiert worden war. Durch die Kontakte, die B. Ohm knüpfte, vermittelten zahlreiche bekannte Hebammen und Seminarleiter aus dem Westen zum größten Teil unentgeltlich den wissensdurstigen Hebammen das nötige „Know-how“ für die Freiberuflichkeit.

Der Weg der Leipziger Hebamme Constanze Koschorz in die **Freiberuflichkeit** ist ein Beispiel dafür, wie es auch anderen Kolleginnen damals ergangen ist. In einem Beitrag der DHZ vom März 1991 berichtete sie, dass sie bereits ungeduldig auf diesen Schritt gewartet hatte. So nahm sie bereits zu Beginn des Jahres 1990 Kontakt mit Erika Pichler auf, um an deren Fortbildungen teilzunehmen. „Am Geld soll es gewiss nicht scheitern…“ antwortete ihr E. Pichler, die sich sehr erfreut über die Kontaktsuche der Leipziger Kollegin zeigte und auch Angebote machte. Die Teilnahme an den gewünschten Seminaren wurde für sie Realität und darüber hinaus holte sie sich weiteres Rüstzeug in einem Existenzgründungsseminar bei Herrn Jerczinsky. Im Dezember meldete sie sich dann für die Weiterbildung „Kirchröder Turm“ an und war mit einer weiteren Kollegin aus den neuen Ländern vermutlich die erste ostdeutsche Hebamme, die sich ab Mai 1991 so umfassend auf die Freiberuflichkeit vorbereiten konnte.

Über ihren Schritt in die Freiberuflichkeit berichtete sie weiter, dass sie die bürokratische Seite der ganzen Angelegenheit zunächst nicht durchschaute. Sie schrieb:

> *„Selbst auf dem Gesundheitsamt zeigte man sich etwas ratlos, jedoch erfreut über unsere Aktivitäten. Doch nicht überall muss das so einfach sein, in Jena wurde einer Hebamme bereits mit einer Geldbuße gedroht, weil sie freiberuflich arbeitet.“*

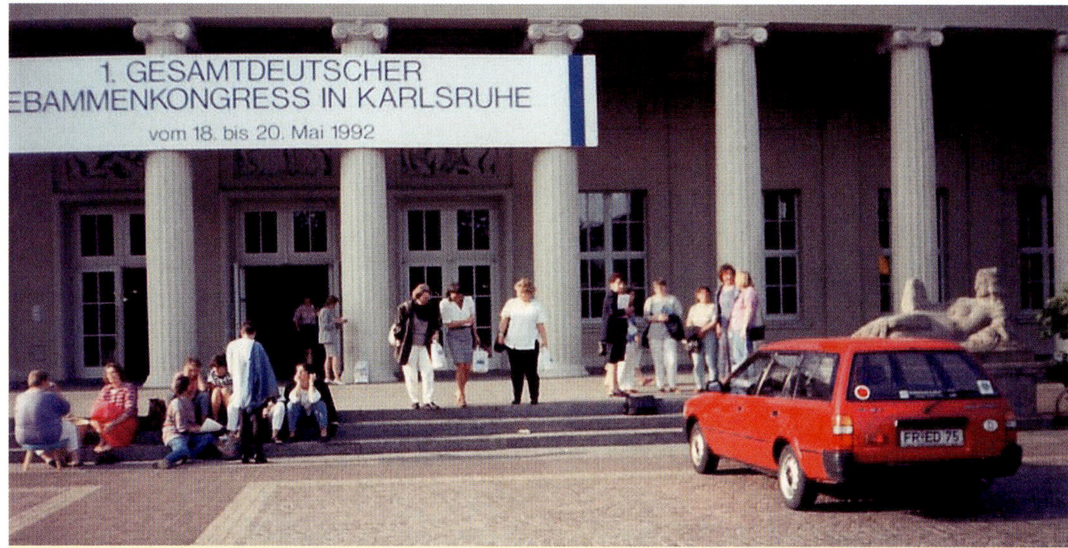

Abb. 5-3 1. Gesamtdeutscher Hebammenkongress in Karlsruhe (1992)

Ab Januar 1991 begann C. Koschorz, neben ihrer Kreißsaaltätigkeit, freiberuflich zu arbeiten und bot vor allem Wöchnerinnen Nachsorge an. Mit den verschiedensten Mitteln versuchte sie, den Frauen dieses völlig neue Leistungsangebot von Hebammen nahe zu bringen und hatte Erfolg, denn ab Mitte Januar konnte sie sich vor Arbeit kaum retten.

Eine neue Situation ergab sich für zahlreiche Hebammen durch die **Schließung der Schwangerenberatungsstellen** der ehemaligen DDR, die im Sommer 1991 erfolgte. Es entstand eine ziemliche Verunsicherung der dort tätigen Kolleginnen, von denen letztendlich einige mit den Gynäkologen, mit denen sie bisher schon zusammen gearbeitet hatten, in deren Niederlassung ging, wo sie angestellt wurden. Andere versuchten auch in Kliniken, und dort zumeist in den gynäkologischen Ambulanzen, unterzukommen.

Von zwei Kolleginnen aus dem Umland Dresdens weiß ich, dass sie bereits im Februar bzw. März 1991 aus der angestellten Tätigkeit in Schwangerenberatungsstellen in die Freiberuflichkeit gingen. Eine von ihnen war die Hebamme Christa Arndt, die, bereits 55-jährig, den „Sprung ins kalte Wasser“ wagte und heute darüber sagt:

„Wir wussten damals, entweder wir lernen schwimmen oder wir gehen unter – aber Hebammen gehen nicht unter!“

Dabei war das **Einkommen aus der freiberuflichen Tätigkeit** noch äußerst gering, nur 45 % der Gebühren, die Hebammen in den alten Bundesländern bekamen, wurden hier im Osten bezahlt – „die hohe Fahrtkostenpauschale half gut wirtschaften“, schätzt sie heute ein. Und viel fahren mussten die ersten Freiberuflerinnen in den ländlichen Gebieten in der Anfangszeit auf jeden Fall, weil es einfach noch zu wenig Hebammen in diesem Ressort gab. Frau Arndt berichtet, dass sie in dieser Anfangszeit in der Regel bis zu 1500 km im Monat gefahren ist, scherzhafterweise bezeichnete sie sich als „Berufskraftfahrer mit Hebammenexamen“.

Voller Dankbarkeit erinnert sie sich an die selbstlose und ermutigende Unterstützung, die sie und andere Kolleginnen durch die bayerischen Hebammen erfahren haben. Ganz besonders denkt sie dabei an Frau Brandl, die damalige Vorsitzende des Bayerischen HLV. Auch Christa Arndt hatte großen Zuspruch und konnte über Arbeitsmangel nicht klagen.

Doch das war nicht überall so. Die von den Hebammen angebotene **Nachsorge** stieß nicht bei allen Frauen sofort auf Gegenliebe, da es ein für sie bis dahin unbekanntes Angebot war. So berichtet eine Hebamme aus Dresden, dass sie im ersten Jahr ihrer Freiberuflichkeit nur ein sehr geringes Arbeitspensum hatte und damit logischerweise auch ein geringes Einkommen.

Hartnäckig kämpften die ersten freiberuflichen Hebammen um eine Erhöhung der Gebühren in den neuen Ländern, da die **Vergütung** in Höhe von 45 % gemäß Gebührenordnung West ein existenzielles Problem darstellte und außerdem im Vergleich zu Physiotherapeuten und Ärzten in freiberuflicher Tätigkeit, die von Anfang an 50 bzw. 60 % der entsprechenden Gebühren im Westen erhielten, nicht einzusehen war. Per 1.10.1991 erfolgte dann die Aufstockung der Gebühren für Hebammen in den neuen Bundesländern auf 60 %.

Der sich bereits zu dieser Zeit andeutende Rückgang der Geburtenzahlen ließ einige Hebammen verständlicherweise zunächst zögern, sich für die Freiberuflichkeit zu entscheiden, zumal sich diese anfangs fast ausschließlich auf die Nachsorge und Geburtsvorbereitung beschränkte. Sie bemühten sich, insbesondere durch Herausgabe von ersten regionalen Hebammenlisten, die Schwangeren und Wöchnerinnen auf ihre Angebote aufmerksam zu machen. Die Listen wurden in den Entbindungskliniken und in Arztpraxen ausgelegt, die Hebammenhilfe den Frauen nahe gebracht.

Nur zaghaft entwickelte sich die **außerklinische Geburtshilfe**. Nur wenige Hebammen waren bereit, diesen Schritt zu gehen und auch den Schwangeren fehlte noch das notwendige Selbstvertrauen dafür.

Überall in den neuen Bundesländern entstanden etwa ab Mitte der 90er-Jahre erste von Hebammen geleitete **Geburtshäuser und Hebammenpraxen**, in denen die Frauen außerhalb von Kliniken gebären konnten. In Sachsen machte die Hebammenpraxis in Dresden-Bühlau im Januar 1996 den Anfang. Im Jahre 2002 wurden in Sachsen 597 außerklinische Geburten registriert, davon 191 Hausgeburten, die übrigen in Geburtshäusern und in Praxen.

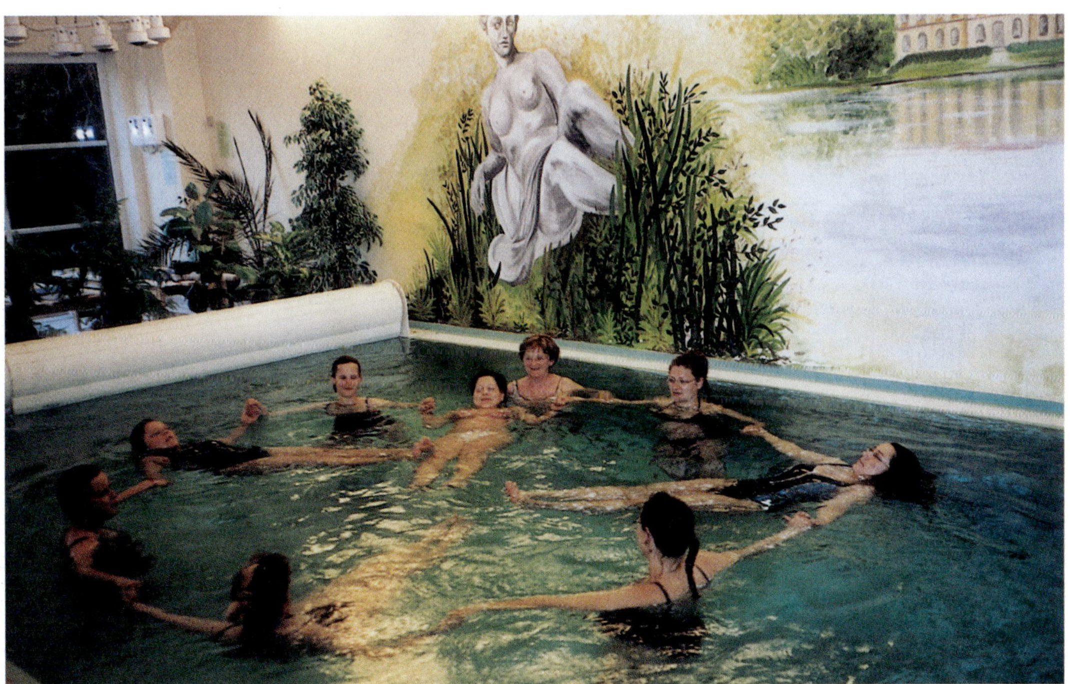

Abb. 5-4 Christa Arndt, eine der ersten freiberuflichen Hebammen in den neuen Bundesländern, beim Schwangerenschwimmen

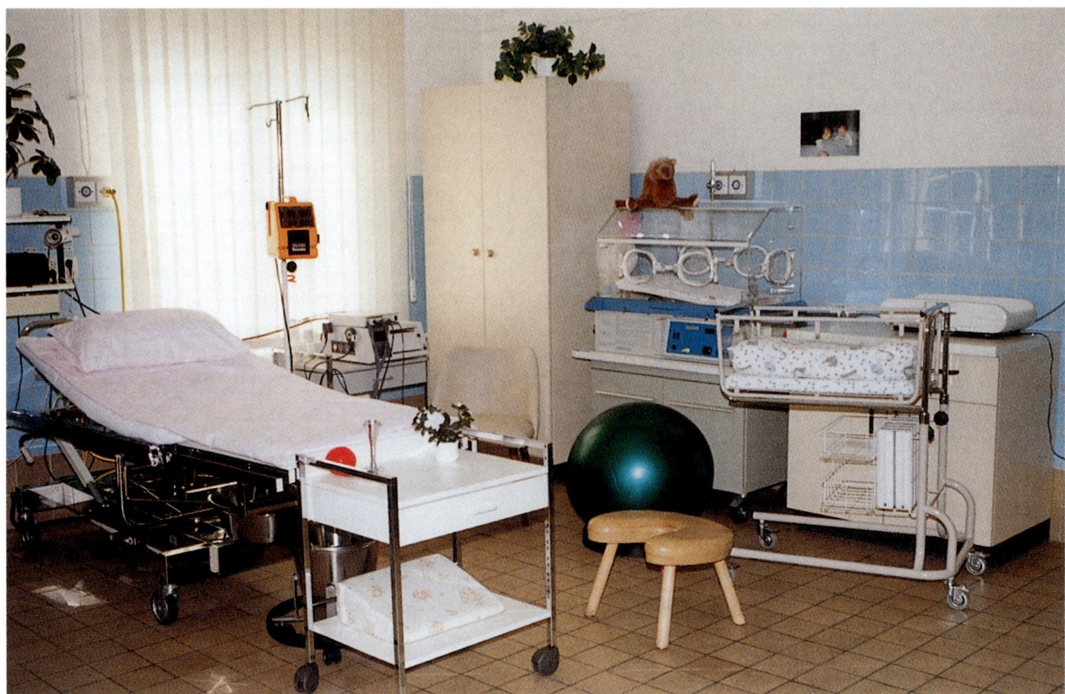

Abb. 5-5 Ein alter Kreißsaal wird mit neuen Utensilien wie Pezziball und Gebärhocker „aufgemöbelt"

Die Anzahl der **Hausgeburts-Hebammen** in Sachsen ist inzwischen auf nahezu 30 angestiegen, hinzu kommen noch die Hebammen, die in Geburtshäusern und Praxen Geburten begleiten – eine sehr erfreuliche Entwicklung, durch die allerdings noch nicht in allen Regionen der Bedarf an außerklinischer Geburtshilfe ausreichend gedeckt werden kann.

Die **Veränderungen in unseren Kreißsälen** gingen nach der Wiedervereinigung recht zügig voran. Nicht nur wir Hebammen erhielten Informationen über neue Trends in der Geburtshilfe, sondern auch die Schwangeren erfuhren von neuen Möglichkeiten des Gebärens und traten, wenn auch zunächst nur vereinzelt, mit ihren Vorstellungen und Forderungen an uns heran. Dies betraf insbesondere die Gebärhaltung, den Einsatz von natürlichen Mitteln zur Geburtserleichterung und Maßnahmen der Erstversorgung des Kindes.

Besonders selbstbewusste Frauen wollten einfach mit entscheiden beim Geburtsgeschehen. Das bedeutete, dass wir Hebammen uns auf die **Vorstellungen und Wünsche der Frauen** stärker als bisher einstellen, ihnen bereitwillig entgegen kommen mussten, wenn wir gegenüber der „Konkurrenz", die sich sehr bald zwischen den Kreißsälen der einzelnen Regionen herausbildete, weiter bestehen wollten.

Dieser Prozess ging nicht problemlos vonstatten. Sowohl vonseiten der Hebammen als auch vonseiten der Ärzte gab es immer wieder Vorbehalte und Unverständnis. Besonders offen für alle Veränderungen waren in der Regel die jüngeren Kolleginnen.

Die **Geburtsvorbereitungskurse** wurden wieder belebt und mit neuen Inhalten angereichert, Partner wurden einbezogen. Dabei halfen uns Fortbildungen bei Erika Pichler, Barbara Staschek und später auch bei Hanna Fischer. Wie sie plädierten wir Hebammen für aufrechte Gebärpositionen und statteten unsere Kreißsäle mit Gebärhockern und ähnlichem aus. Wir beschäftigten uns mit dem Thema „Tod im Kreißsaal" und halfen betroffenen Frauen/Familien besser damit fertig zu werden, in dem wir selbst anders als bisher mit diesem Ereignis umzugehen lernten.

Sehr bald schon nutzten wir die Möglichkeit, auf Fortbildungen die Grundlagen der Homöopathie und deren Einsatz in der Geburtshilfe kennen zu lernen. Die anfängliche Ablehnung durch die Ärzte wurde durch erfolgreiche Anwendung dieser Methode allmählich gegenstandslos. Schließlich öffneten sich die Hebammen auch der Akupunktur und machten sich vertraut mit Aromatherapie, Bachblüten und ähnlichen natürlichen Methoden, die sich während Schwangerschaft und Geburt einsetzen lassen.

Neben diesen sehr willkommenen Themen mussten sich die Kreißsaalhebammen aber auch mit der neuen Dokumentation, mit veränderten Arbeitsschutzbestimmungen und anderen **Rechtsvorschriften** vertraut machen. Ab 1. Juli des Jahres 1991 wurde der BAT (Ost) für die Beschäftigten des Öffentlichen Dienstes wirksam, das Ausgangsniveau der **Vergütung** lag bei 60 % des vergleichbaren Einkommens in den alten Bundesländern, außerdem gab es Einschränkungen bezüglich Arbeitszeit und Kündigungsschutz. Massiven Widerspruch gab es in der Folgezeit gegen die festgelegten Regelungen der Nichtanerkennung der Berufsjahre und der Einordnung in ein fiktiv herabgesetztes Lebensalter. Erst Mitte 1992 wurde dieses Problem behoben.

Hebammenausbildung nach der Wiedervereinigung

Brigitte Borrmann

Alle aufgeführten Veränderungsprozesse blieben nicht ohne Auswirkungen auf die Hebammenausbildung, die bis dahin in einer anerkannt guten Qualität durchgeführt worden war. Der drastische Rückgang der Geburtenzahlen und die sich immer stärker etablierende Geburtsmedizin verschlechtern die praktischen Ausbildungsbedingungen für die Hebammenschülerinnen beträchtlich. Die Hebammen, die durch die bestehenden Arbeitsbedingungen selbst stark überfordert und belastet sind, bringen für die Schülerinnen nicht immer die nötige Geduld auf.

Erschwerend kommt hinzu, dass der hohe Pflichtstundenanteil der Hebammenlehrerinnen die Möglichkeit der Praxisanleitung von Hebammenschülerinnen immer weniger zulässt.

Dennoch ist die Zahl junger Frauen und Mädchen, die sich um eine Ausbildung als Hebamme bemühen, ungleich höher als die Zahl der verfügbaren Ausbildungsplätze. Mit hohen Idealen gehen die Schülerinnen an ihre Ausbildung und finden diese ganz besonders verwirklicht in den Externatseinsätzen bei freiberuflichen Hebammen.

Alle bereits zu DDR-Zeiten existierenden Hebammenschulen bestehen auch heute noch, jedoch verminderten sich die Ausbildungsplätze und damit auch die Zahl der Ausbildungsjahrgänge.

Die Absolventinnen der ostdeutschen Hebammenschulen konnten bisher, bis auf wenige Ausnahmen, sofort in die Praxis einsteigen, was durchaus einen Gradmesser für die Qualität der Ausbildung darstellt.

Auch wenn die freien Arbeitsplätze für Hebammen zurückgehen, sollten Ausbildungsstätten mit bewährter Tradition und mit hervorragend ausgebildeten Lehrkräften unbedingt erhalten werden.

Der dramatische Rückgang der Geburtenzahlen

Brigitte Borrmann

1992 kam es überall in den neuen Bundesländern zu einem drastischen Sinken der Geburtenzahlen, es wurden nur noch halb so viele Kinder geboren wie vorher. 1994 erreichte diese Entwicklung ihren Höhepunkt mit einem Geburtenrückgang um ca. 60 %. Dieser Trend war dort am stärksten, wo infolge des wirtschaftlichen Zusammenbruchs vor allem junge Leute abwanderten. Mit dieser Entwicklung hatte keiner gerechnet und die Folgen sollten sich noch über Jahre in vielen Bereichen nachteilig auswirken.

In den meisten **Kreißsälen** entstand eine Situation, die es bis dahin nicht gegeben hatte: die Zahl der angestellten Hebammen war zu hoch. Glücklicherweise wurde primär nicht an Entlassungen gedacht. Die Hebammen versuchten, durch eine Reduzierung ihrer persönlichen wöchentlichen Arbeitszeit die Arbeitsplätze möglichst aller Kolleginnen zu erhalten.

Zu diesem Zeitpunkt entschieden sich auch zunehmend angestellte Hebammen, als Äquivalent für ihre nunmehr reduzierte Arbeitszeit in die freiberufliche Nebentätigkeit einzusteigen. Nicht zuletzt waren auch finanzielle Zwänge ein Grund dafür.

Ein nächster Schritt, um mit dem Problem des „Hebammenüberschusses" in den Kliniken klar zu kommen, war der **Einsatz von Hebammen auf Wöchnerinnen-Stationen**, was sich vielerorts als schwierig erwies. Zum einen waren die Hebammen zunächst selbst nicht bereit, ihr Tätigkeitsfeld „Kreißsaal" auch nur zeitweise aufzugeben, zum anderen waren die Verwaltungen in den unterschiedlichsten Häusern nicht selten der Meinung, dass eine Hebamme in der Wöchnerinnen- und Neugeborenen-Betreuung nur als pflegerische Hilfskraft entlohnt werden könne.

An meiner Klinik mussten wir einen hartnäckigen Kampf mit der damaligen Pflegedienstleitung, unter Einbeziehung des Personalrates, ausfechten, bis endlich Hebammen mit der vollen Vergütung auf der Wöchnerinnen- und Neugeborenen-Station eingesetzt werden konnten.

Heute lässt sich sagen, dass die Nutzung des kompletten Berufsfeldes für die Hebammen letztendlich einen **Zuwachs an Kompetenz** bedeutete.

Der drastische Rückgang der Geburten führte zwangsläufig zu einem regelrechten **Konkurrenzkampf zwischen den Häusern**. Man versuchte alles, um Frauen ins eigene Haus zu „locken". Die meisten Kreißsäle wurden in den folgenden Jahren großzügig renoviert und mit allem ausgestattet, was die Gebärenden erwarteten. Die Entbindungsabteilungen übertrafen sich mit Angeboten, wie z. B. Informationsabende und Kreißsaalführungen, alles um wettbewerbsfähig zu bleiben – es ging schließlich ums Überleben für die Kreißsäle und ihr Personal.

Durch die geringer werdende Anzahl von Schwangeren und Wöchnerinnen entwickelte sich auch ein gewisses **Konkurrenzverhalten zwischen freiberuflich tätigen Hebammen**, wobei insbesondere bei den nur freiberuflich tätigen Kolleginnen Unverständnis und Unmut über die sich ausweitende freiberufliche Nebentätigkeit angestellter Hebammen wuchsen. Andererseits entwickelte sich auch der Erfahrungsaustausch zwischen den Hebammen – es etablierten sich die **„Hebammen-Stammtische"**, die in der Anfangszeit sowohl von angestellten als auch von freiberuflich tätigen Hebammen gut besucht wurden.

In den Folgejahren entwickelte sich die Geburtensituation nur mäßig, in wirtschaftlich schwachen Regionen eher negativ. Hebammen mussten glücklicherweise nicht entlassen werden, allerdings wurden über lange Zeit auch kaum Absolventinnen bzw. neue Hebammen eingestellt, wodurch in so manchem Kreißsaal ein verhältnismäßig hoher Altersdurchschnitt bei Hebammen entstanden ist.

Es kam zu einer weiteren, sehr prägenden Entwicklung. Kliniken, die 1993/94 noch reichlich Fördergelder erhalten hatten und damit großzügige Sanierungen durchführen konnten, werden mit **zunehmender Geldnot der Kommunen** seit Ende der 90er-Jahre mehr und mehr abgestoßen. Es gründeten sich GmbH und gGmbH, private Träger übernahmen die gut sanierten Einrichtungen und damit auch die Kreißsäle.

Das war der Beginn einer neuen beruflichen Entwicklung von Hebammen, die nun unter dem Druck drastischer Sparzwänge, teilweise gewollt, aber vor allem ungewollt, in das **Belegsystem** entlassen wurden und noch werden. Was die Kolleginnen dabei ganz besonders belastet, sind die Unsicherheit und Existenzangst.

Betrachten wir unsere **heutige Situation** und vergleichen sie mit der in den alten Bundesländern, so lassen sich kaum noch Unterschiede feststellen. Hier wie dort wird die Hebammen-Geburtshilfe immer mehr von der ärztlichen Geburtsmedizin verdrängt. Seite an Seite kämpfen die Hebammen um den Erhalt ihrer originären Tätigkeiten, lehnen sich auf gegen die zunehmende Pathologisierung der Schwangerschaft, gegen nicht zu vertretende Trends wie den „Wunschkaiserschnitt" und manches andere mehr. Identisch sind inzwischen auch die reduzierten Personalschlüssel für angestellte Hebammen in den Kreißsälen sowie der durch die Frühentlassung von Wöchnerinnen zunehmende Arbeitsumfang für freiberuflich tätige Hebammen.

Noch immer besteht allerdings der mit nichts zu erklärende Unterschied in der Entlohnung – Hebammen im „Osten" erhalten für ihre Arbeit 90 % von dem, was ihre Berufskolleginnen im „Westen" bekommen.

Zusammenfassend lässt sich feststellen, dass uns die „neue Zeit" beruflich eine Menge positiv zu Bewertendes gebracht hat, allerdings kommen auch wehmutsvolle Gedanken an die zurückliegen-

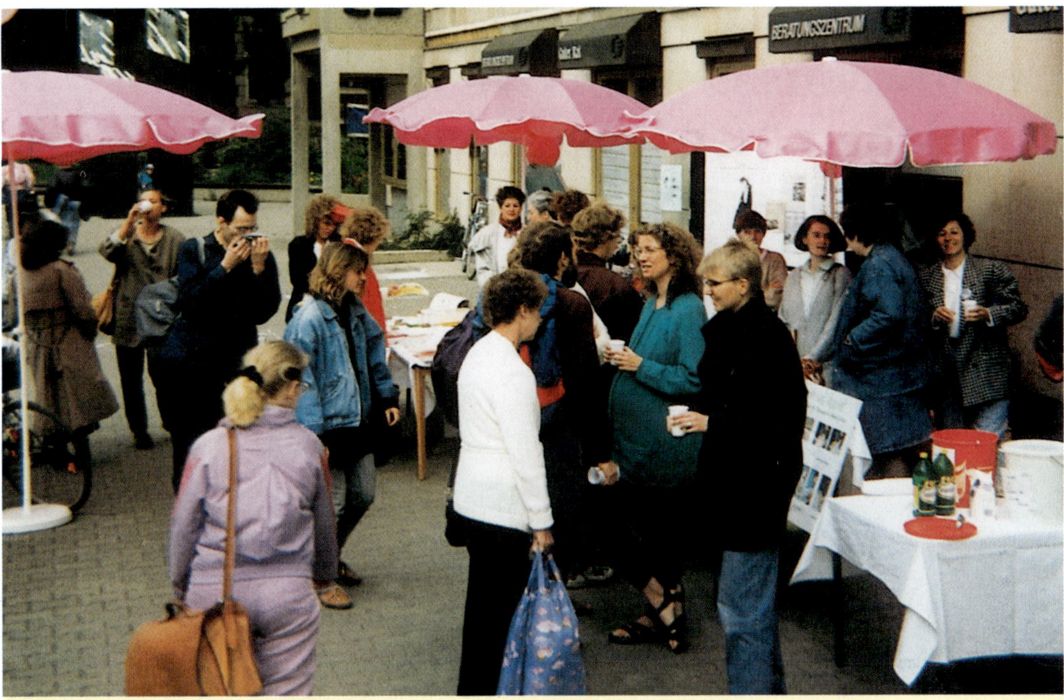

Abb. 5-6 Hebammentag in Dresden (1993)

de Zeit auf. Wir Hebammen hatten sichere Arbeitsplätze, und das nicht nur der hohen Geburtenzahlen wegen. In der Zusammenarbeit gab es zumeist ein verständnisvolles Miteinander und ein helfendes Füreinander – es wurde einfach mehr miteinander gesprochen – Akzeptanz und gegenseitiges Verständnis prägten den Umgang miteinander. Zwischenmenschliche Kontakte wurden gepflegt.

Heute bestimmen zunehmend ökonomische Zwänge und Konkurrenzdruck das Arbeitsklima und haben in der klinischen und auch außerklinischen Geburtshilfe den Umgang zwischen den Beteiligten nachteilig beeinflusst, haben härter und auch rücksichtsloser gemacht.

Literatur

1. „Academia Medicinae Dresdensis" Hochschulzeitung der Akademie „Carl Gustav Carus" Jahrgänge 1989 bis 1993
2. Statistisches Landesamt des Freistaates Sachsen. Statistisches Jahrbuch Sachsen 1991
3. Länderstatistik 2002 Sachsen. Erstellt im Auftrag von QUAG e.V. vom ZQ in Hannover
4. Unterlagen des SHV e.V.
5. Beitrag der Hebamme C. Koschorz für die DHZ, geschrieben im März 1991
6. Schriftstücke der Hebamme C. Koschorz aus den Jahren 1990/1991
7. Schriftliche Zuarbeit der Hebamme Brigitte Ohm
8. Gespräche mit 10 Hebammen aus Sachsen

6 Im Westen nichts Neues: Hebammenarbeit zwischen Bevormundungsversuchen und dem Streben nach beruflicher Autonomie (1989–2005)

Edith Wolber

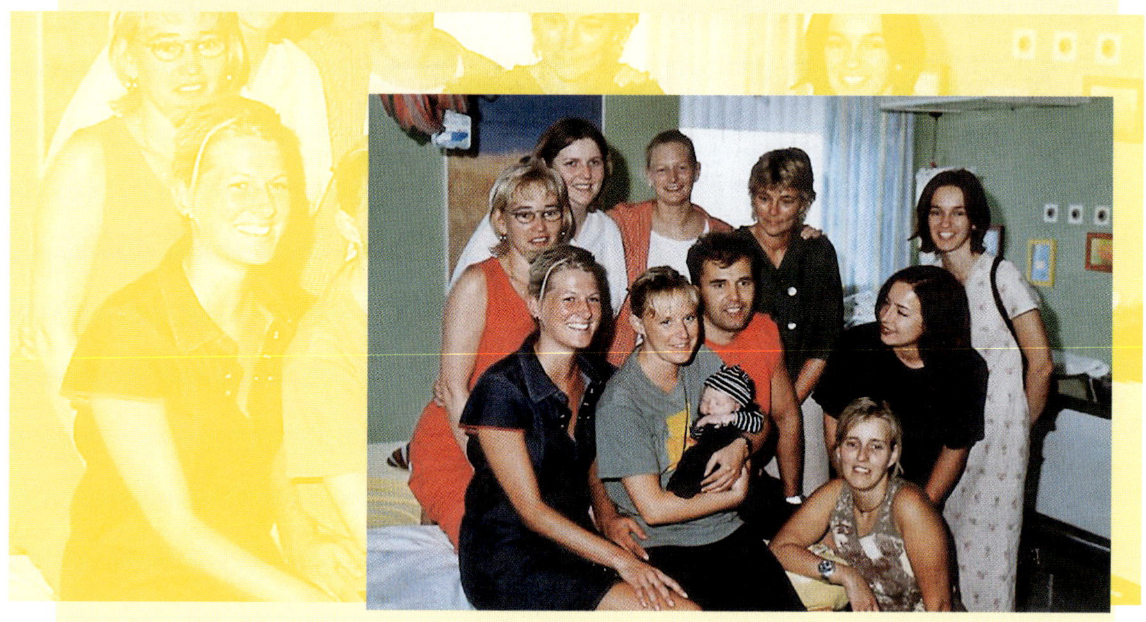

„Trotz aller geschichtlichen Veränderungen geht es bei der Geburtshilfe – gleich wo die Geburtshilfe stattfindet – immer nur um dieses: Um die Begleitung des Prozesses, in dem die Frau und das Kind Subjekte sind und dennoch die Geburt, wie zuvor die Schwangerschaft, nicht „machen", sondern in sich, durch sich geschehen lassen."

Colette Mergeay 1995

„Wenn wir alle es schaffen, Hebamme im Sinne von Midwife an der Seite von Frauen und Familien zu leben, ist mir um unsere Zukunft nicht bange."

Lilo Edelmann 1995

Bei der Delegiertentagung im April 1989 standen Neuwahlen an. Isolde Brandstädter und Angelika Josten gingen als neue Doppelspitze aus den Wahlen hervor. Die großen Themen bei ihrer Amtsübernahme hingen eng mit der gesundheitspolitischen Situation Ende der 80er-Jahre zusammen.

Zur Person

Isolde Brandstädter wurde 1951 in Freiburg geboren und hat 1973 an der Universitätsklinik in Freiburg ihr Hebammenexamen abgelegt. Unmittelbar nach der Ausbildung wurden ihre beiden Kinder geboren, sodass Isolde Brandstädter während der Familienzeit in verschiedenen Kliniken und Kreißsälen Aushilfstätigkeiten wahrnahm, jedoch keine feste Anstellung hatte.

Als die Kinder etwas größer waren, übernahm sie 1981 die Kreißsaalleitung in Tuttlingen. Von 1985–1989 arbeitet Isolde Brandstädter als Beleghebamme in Breisach und war in der Geburtsvorbereitung, in der Nachsorge und der Hebammensprechstunde tätig.

Seit 1982 hat sich Isolde Brandstädter in der Verbandsarbeit engagiert. Zwischen 1982 und 1986 war sie Bezirksvorsitzende des Regierungsbezirkes Südbaden. Danach, das heißt bis zur Präsidentschaft, hatte Isolde Brandstädter den Landesvorsitz von Baden-Württemberg.

Viele kennen Isolde Brandstädter auch als „Hebamme aus der Geschäftsstelle", denn dort war sie nach ihrer Präsidentschaft für ein Jahr Ansprechpartnerin für alle Hebammenbelange.

Heute arbeitet Isolde Brandstädter in der Frauenklinik in Freiburg und ist Stadträtin in Breisach.

Angelika Josten wurde 1947 in Konstanz geboren und legte 1970 in Freiburg ihr Hebammenexamen ab. Danach arbeitete sie als freiberufliche Hebamme im Schwarzwald, bevor sie nach Bonn in den neu aufgebauten Intensivkreißsaal ging. In den frühen 70er-Jahren übernahm sie die dortige Hebammenschule. Zwischendurch pausierte sie, um die Lehrerinnenausbildung in Göttingen nach zu holen, kehrte danach aber wieder an die Hebammenschule Bonn zurück. Nach der Geburt ihrer ersten Tochter 1977 schied Angelika Josten aus der Hebammenschule aus und arbeite freiberuflich in der Schwangerenvor- und nachsorge.

1982 wurde Angelika Josten Vorsitzende des Hebammenverbandes Nordrhein, der im gleichen Jahr mit dem Verband Westfalen-Lippe fusioniert. „Arm war der Verband während der Anfangsjahre und wenig strukturiert." Aber durch die Zusammenarbeit mit

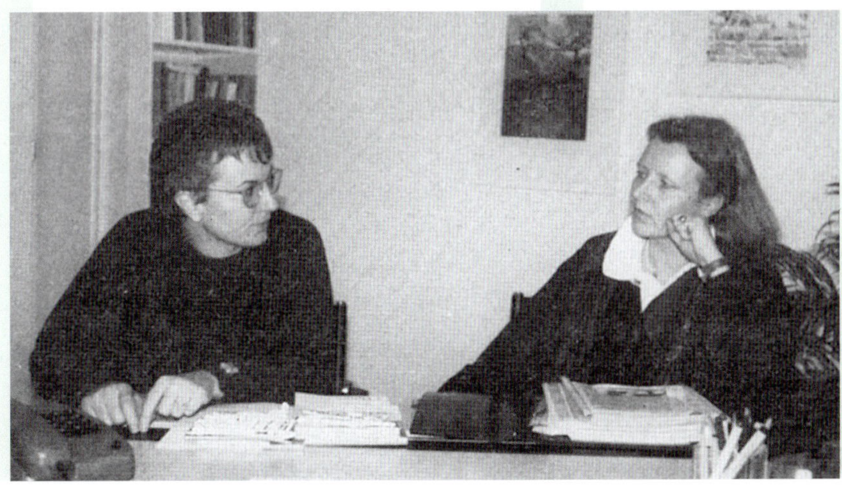

Abb. 6-1 Isolde Brandstätter und Angelika Josten

engagierten Frauen ist es Angelika Josten gelungen den NRW-Landesverband zu dem zu machen, was er heute ist. Die Mutter von 4 erwachsenen Kindern schätzt seit mehr als 20 Jahren die offene und aktive Arbeit im Hebammenverband und zeigt sich stolz über die verbandspolitische Entwicklung der Hebammenarbeit in Deutschland.

Die gesundheitspolitische Situation in Deutschland

Mitte der 70er-Jahre tauchte erstmals das Schlagwort **„Kostenexplosion"** in der gesundheitspolitischen Debatte auf. In dieser Zeit drohte innerhalb von nur 5 Jahren eine Verdoppelung der Leistungsausgaben der Gesetzlichen Krankenversicherung (GKV).

Die **Gründe** für diese Entwicklung waren vielfältig: Zum einen war der Kreis der Versicherungspflichtigen ausgeweitet worden, zum anderen hatte die damalige SPD-Regierung den Leistungskatalog der Krankenkassen erweitert. Zudem hat sich die Zahl der niedergelassenen Ärzte seit den 60er-Jahren verdreifacht. Durch den medizinisch-technischen Fortschritt waren auch die Behandlungsmethoden aufwändiger und sehr viel teurer geworden.

Die Politik erkannte den Handlungsbedarf, und gleich nach der Bundestagswahl im Herbst 1976 entschied sie sich für das **Ziel der Beitragsstabilität**. Das hieß, die Ausgaben der Krankenkassen sollten zukünftig nicht stärker steigen als deren, auf der Grundlohnentwicklung beruhenden Beitragseinnahmen.

Doch 10 Jahre nach Inkrafttreten des „Gesetzes zur Kostendämpfung" zeigte sich, dass diese Maßnahmen nicht ausreichten, um die chronischen Defizite der gesetzlichen Krankenkassen in den Griff zu bekommen. Deshalb war zum 1.1.1989 eine große Strukturreform der GKV geplant, die mithilfe des **„Gesundheitsreformgesetzes" (GRG)** durchgesetzt werden sollte. Aber dieses Gesetz blieb in der Tradition der Kostendämpfung und beinhaltete keine Reform des Gesundheitssystems. In seinem Kern umfasste das Gesetz Selbstbeteiligungen, Leistungsbegrenzungen sowie die Einführung von Festbeträgen für Arzneimittel. Der Ausgabenanstieg wurde dadurch jedoch nicht gebremst, da die Pharmaindustrie, aber auch die großen Ärzteverbände immer wieder neue profitable Schlupflöcher für sich ausmachten.

Fragebogenaktion zur „Arbeitssituation der angestellten Hebammen in der BRD"

Den Kostendruck bekamen auch die Hebammen hautnah zu spüren. Ende der 80er-Jahre wurden überall normale Entbindungsabteilungen zu geburtshilflichen Intensivstationen umgebaut und nach Ausweitung des Risikokatalogs (65) schnellte die Anzahl der Risikogeburten in die Höhe. Dieser medizinischen Entwicklung stand eine nicht angepasste Personalsituation gegenüber. Hohe Überstundenzahlen und die gleichzeitige Betreuung von zwei und mehr Geburten waren Alltag für die meisten Hebammen. Besonders gravierend waren die personellen Engpässe durch langfristige Ausfälle wie Mutterschutz, Erziehungsurlaub und chronische Krankheiten.

Als sich die Klagen der angestellten Hebammen über unzumutbare Arbeitsbedingungen mehrten, verschickte die noch amtierende Präsidentin Ursula Schroth Ende 1988 an alle angestellten Mitgliedsfrauen des BDH einen Fragebogen, um etwas über die personelle Situation in den einzelnen Kreißsälen zu erfahren. Die Antworten waren „niederschmetternd" (56), denn auf die Frage: „Wie kommen Sie mit der personellen Situation zurecht" antwortete mehr als die Hälfte mit „schlecht" und „sehr schlecht".

Als Folge dieser Ergebnisse wandte sich Prof. Horschitz an die Deutsche Krankenhausgesellschaft (DKG) und forderte **Mindestbesetzungen für die geburtshilflichen Abteilungen**. Darüber hinausgehend verlangte er Hebammenplanstellen für zusätzliche Angebote wie Rooming-In, die Schwangerenambulanz und für die Risikoabteilungen (31).

Die Verhandlungen um eine bessere personelle Ausstattung in den Kreißsälen verliefen zäh. Angelika Josten erinnert sich, dass sie gemeinsam mit der ehemaligen Präsidentin Ursula Schroth unermüdlich für bessere Arbeitsbedingungen kämpfte. Die Deutsche Krankenhausgesellschaft und die Krankenkassen bewegten sich jedoch nur unmerklich auf die Forderungen des BDH zu.

Hinhaltetaktik bei der Gebührenverhandlung

Nicht viel anders erging es Isolde Brandstädter, die als Verhandlungsführerin des BDH in Sachen Gebührenerhöhung auftrat. Für das Jahr 1988 wurde vom Bundesministerium für Arbeit- und Sozialordnung eine weitere Gebührenerhöhung für freiberufliche Hebammenarbeit zugesagt. Aber lange tat sich nichts. Im Herbst 1989 fand dann ein Gespräch im Bundesministerium für Arbeit (BMA) statt. Zurückschauend, so berichtet Isolde Brandstädter, seien die Vorschläge im Ministerium wohlwollend aufgenommen worden. Danach herrschte jedoch Funkstille und auf mehrmaliges Nachhaken kamen nur ausweichende Antworten.

An der Basis des BDH rumorte es deshalb beträchtlich. Die Geduld der Freiberuflichen war längst überstrapaziert, denn die steigenden Lebenshaltungskosten waren kaum noch auszugleichen und noch immer war ein großer Teil der Hebammenleistungen nicht im Gebührenkatalog mit aufgenommen.

Eine Hebamme erhielt 1988 beispielsweise 22 DM brutto für einen täglichen Wochenbettbesuch zur Versorgung von Mutter und Kind und eine 230 DM-Pauschale für eine Geburt. Es gab für Geburten jedoch noch immer keine Sonn- und Feiertagszuschläge und auch keine Nachtzuschläge. Die telefonische Wochenbettberatung war in der Gebührenordnung gar nicht enthalten und konnte deshalb auch nicht abgerechnet werden.

„Ohne Hebis keine Babys"!

Der 5. Mai 1990 war ein besonderer Tag. Die beiden Präsidentinnen Angelika Josten und Isolde Brandstädter hatten zum **bundesweiten Aktionstag** aufgerufen, um gegen die „Entbindungskatastrophe" und für „bessere Arbeitsbedingungen" auf die Straße zu gehen. Viele Tausend Hebammen waren diesem Aufruf gefolgt und in zahlreichen Sonderzü-

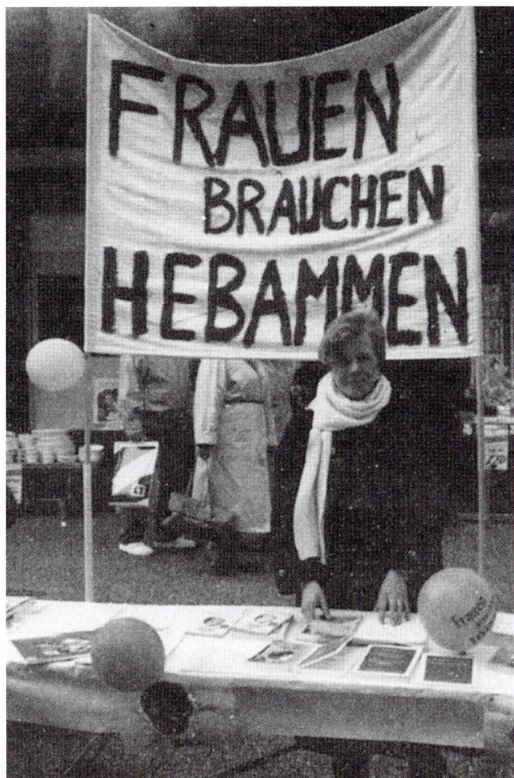

Abb. 6-2 „Frauen brauchen Hebammen"

gen und Sonderbussen fuhren die Hebammen in die Bundeshauptstadt Bonn.

Landauf landab standen in belebten Fußgängerzonen Infostände, um auf die Misere der Hebammen aufmerksam zu machen. Auf den bundesweiten Demonstrationen wurden Flugblätter verteilt mit dem Tenor: „Hebammen brauchen gute Arbeitsbedingungen in den Entbindungsabteilungen um eine gute Geburtshilfe zu ermöglichen."

Die Tagespresse berichtete ausführlich über das kämpferische Vorgehen der Hebammen. „Ohne Hebis keine Babys" schrieb beispielsweise die Südwestpresse, sei der „Schlachtruf" der Tübinger Hebammen gewesen und in der Kölner Zeitung war zu lesen, dass sich die Hebammen gegen die „Fließbandarbeit im Kreißsaal" zur Wehr setzen (9). Insbesondere auch die Landesverbände hatten bei dieser Aktion vorbildliche Arbeit geleistet. Erst durch die unterschiedlichsten Aktivitäten, so Isolde Brandstädter, sei die Hebammenproblematik bundesweit ins öffentliche Bewusstsein gebracht worden, sogar in den Abendnachrichten des ZDF wurde über den Aktionstag berichtet (9).

An diesem 5. Mai wurden bundesweit auch ca. **300 000 Unterschriften** gesammelt, die die Forderung nach besseren Arbeitsbedingungen in den geburtshilflichen Abteilungen bekräftigen sollten. Doch wie die Unterschriften an die Verantwortlichen, das meinte Anfang der 90er-Jahre an den Mann bringen? Die Präsidentinnen des BDH wandten sich mit der Übergabe der Unterschriften bewusst an den Gesetzgeber, weil die häufigen Bitten und Forderungen gegenüber den Krankenhausträgern um eine Verbesserung der Stellensituation bislang missachtet worden waren (33). Das Konzept zur Personalbemessung für Hebammen lag im Grunde fertig auf dem Tisch und hätte schon vor Monaten in die Verhandlungen mit den Krankenkassen eingebracht werden können. Aber immer wieder wurden die Hebammen von der DKG hingehalten.

Um die Übergabe medienwirksam zu gestalten, beschlossen Agathe Blümer und Angelika Josten die Unterschriftenlisten in einer alten Kinderwiege zu überreichen. In Vertretung des damaligen Arbeitsministers, Norbert Blüm, erschien Bernhard Jagoda, damals Staatssekretär im Bundesministerium für Arbeit. Er sicherte den Hebammen zu, dass die Unterschriften „nicht sofort im Reißwolf" landen würden (64).

Die neue Gebührenordnung ist da

Nach langen zähen Verhandlungen konnte die neue Gebührenverordnung am 1.7.1990 endlich in Kraft treten. Isolde Brandstätter schrieb damals (15):

> *„Die Gebührenordnung ist ein Beispiel dafür, was mit Teamarbeit und Solidarität unter Hebammen zu erreichen ist ... Eine ganz wesentliche Hilfe waren die vielen Unterschriftenlisten und die Öffentlichkeitsarbeit am 5. Mai. Nur durch dieses Zusammenspiel ist dieses Ergebnis überhaupt möglich geworden. Es ist ein Kompromiss – aber einer, mit dem wir eine Zeit leben können."*

WIR HEBAMMEN
FRAU gönnt sich ja sonst nichts
FORDERN
Hebammenmangel
GEFAHR
für
MUTTER und
KIND
HEBAMME
mehr als nur
GEBURTSHILFE

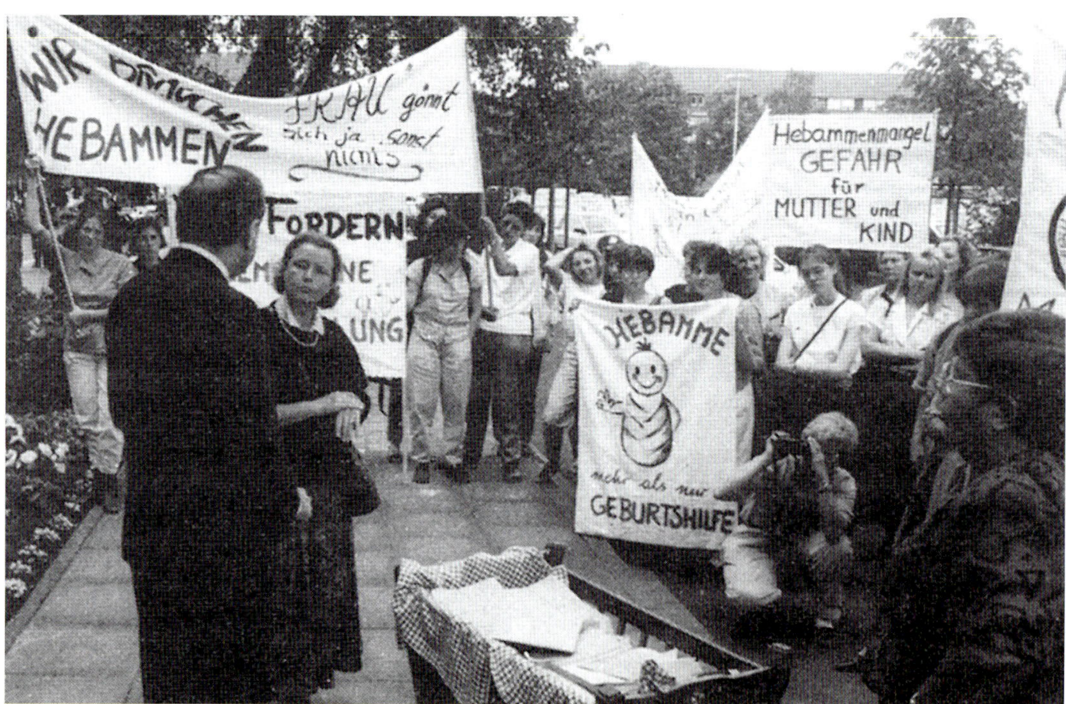

Abb. 6-3 Hebammendemonstration und Übergabe der Unterschriften

Die SPD, zu dem Zeitpunkt in der Opposition, kritisierte in der Ärzte-Zeitung die Anhebung der Hebammengebühren als „vollkommen unzureichend. ... Auch durch die geplante Erhöhung werde die Einkommenslage der Hebammen nicht angemessen verbessert. Die Gebühr für den Wochenbettbesuch von frisch Entbundenen hätte ... zum Beispiel von 22 auf 44 DM verdoppelt werden müssen". Nach der neuen Gebührenordnung wurde die Gebühr für die Wochenbettbesuche auf 37 DM festgelegt, für den ersten Besuch nach der Geburt an Sonn- und Feiertagen konnten 43 DM abgerechnet werden.

Neue Personalanhaltszahlen für geburtshilfliche Abteilungen

Insgesamt wurde sechs Jahre verhandelt, vertagt, vertröstet und gestritten, bis es zwischen dem BDH, der Deutschen Krankenhausgesellschaft und der Vereinigung der Gesetzlichen Krankenkassen zu einem tragbaren Ergebnis gekommen ist (32).

Zum 1. Januar 1993 sollten die neuen Personalanhaltszahlen umgesetzt werden. Gleichzeitig trat auch das „Gesundheitsstrukturgesetz" (GSG) in Kraft, das erstmals in die Strukturen des Gesundheitssystems eingreifen wollte. Als Sofortmaßnahmen wurden alle Ausgabenblöcke für die Jahre 1993–1995 budgetiert – das heißt, die Ausgabenobergrenzen wurden festgelegt – auch für die Personalzahlen.

Aber anders als bei den anderen „Gesundheitsberuflern" waren die Hebammen von der „Kostendeckelung der Planstellen" ausgenommen. Bei der Berechnung der Personalanhaltszahlen wurden neben der Versorgung von Mutter und Kind auch Zeiten erfasst, die sich mit administrativen und organisatorischen Tätigkeiten, sowie auf die Durchführung ambulanter Tätigkeiten bezogen (6). Für den BDH hatte sich das Engagement ausbezahlt – denn die Personalzahlen waren für viele Jahre richtungseisend.

Personalsituation für Lehrhebammen

Der Bund Deutscher Hebammen hatte noch einen weiteren Verhandlungsschwerpunkt: Es ging um die Zahl der „Lehrhebammen" im Verhältnis zur Anzahl der „Schülerinnen". Bereits 1967 wurde von den Mitgliedsstaaten der Europäischen Gemeinschaft (EG) gefordert, dass sowohl in der Krankenpflege als auch in der Geburtshilfe die Ausbildungsinhalte an die steigenden Erkenntnisse, Entwicklungen und Ansprüche angepasst werden müssten. Die einzelnen Schulen waren an einen gesetzlichen Ausbildungsauftrag gebunden und der verlangte für die Umsetzung einer qualifizierten Ausbildung genügend fachlich gebildetes, hauptamtlich tätiges Personal, das zudem über pädagogische Fähigkeiten verfügt.

Im Namen einer **pädagogisch qualifizierten Ausbildung** empfahlen die Spitzenverbände der Krankenkassen und die deutsche Krankenhausgesellschaft bei den Pflegesatz- und Budgetverhandlungen die neuen Vorschläge zu berücksichtigen, wobei das Verhältnis Unterrichtskraft/SchülerIn wie folgt aussehen sollte:

1:18 ab 1992
1:17 ab 1993
1:16 ab 1994
1:15 ab 1995

Eta Reitz, verantwortliche Beirätin für den Ausbildungsbereich appellierte an die Verwaltungen, dass sie dieser Empfehlung Folge leisten sollten (49). Von Anfang an wurde dieser Vorschlag jedoch von einzelnen Verwaltungen ignoriert.

Gebären aus eigener Kraft statt technisierter Klinikgeburt

Im April 1992 hatte in Gießen ein viel beachteter Kongress statt gefunden, bei dem sich rund 200 Hebammen kritisch mit der **Technisierung der Geburtshilfe** auseinander setzten. Die dort geführten Diskussionen vermitteln einen guten Eindruck von der Not der Hebammen, die sich gegen eine zunehmend aggressive Gynäkologenlobby zur Wehr setzen mussten.

Was war diesem Kongress vorausgegangen? Monate zuvor hatte es ein Treffen zwischen den beiden Präsidentinnen und der Deutschen Gesellschaft für Gynäkologie gegeben. Bei diesem sehr „unerfreulichen Gespräch", so erinnert sich Angelika Josten, ging es um die Hausgeburtshilfe. Dabei hatten der Justiziar und der Vorsitzende des Gynäkologenverbandes Isolde Brandstädter und Angelika Josten ein völlig **„unverschämtes Angebot"** unterbreitet: Wenn die Hebammen zukünftig auf die Hausgeburtshilfe verzichten würden (da war gerade ein leichter Anstieg zu verzeichnen), dann würden die Gynäkologen im Gegenzug ihren Kampf gegen die Hinzuziehungspflicht fallen lassen. Die beiden Präsidentinnen waren über diesen Vorschlag schockiert, beschreiben ihn rückblickend als „einen unanständigen Deal" und empfanden es als eine Frechheit, die Hinzuziehungspflicht auf diesem Weg aushebeln zu wollen.

Zu Beginn der 90er-Jahre konnten die Gynäkologen auch die **Krankenkassen** für ihre Interessen gewinnen. Nur so ist es zu erklären, dass die Geburt in einer von Hebammen geleiteten Entbindungseinrichtung weitgehend aus eigener Tasche bezahlt werden musste. Ein Indiz dafür, dass die Kassen kein Interesse an den kostengünstigeren außerklinischen Geburten zeigten.

Die hessische Ministerin für Jugend, Familie und Gesundheit, Iris Blaul, forderte deshalb auf dem Kongress in Gießen konsequenterweise kostendeckende Pflegesätze auch bei Entbindungen außerhalb der Krankenhäuser. Die Grünen-Politikerin kritisierte „in ungewohnter Schärfe die Haltung der Krankenkassen, die eine ausreichende Finanzierung der Entbindungen zu Hause oder in speziellen Geburtshäusern mit der Begründung verweigerten, dafür seien allein die Kliniken zuständig" (69).

Auch Marsden Wagner sprach deutliche Worte. Der ehemalige Direktor der perinatalen Sektion der Weltgesundheitsorganisation (WHO) interpretierte den **Kampf der Gynäkologen gegen die außerklinische Geburtshilfe** als deren Wunsch „Macht und Kontrolle über den Geburtsvorgang zu besitzen". Die Mediziner, so die polemische Zuspitzung Wagners in Gießen, trauen nicht den Frauen, sondern den Maschinen" (69). Die Psychoanalytikerin Marina Gambaroff setzte noch ein Argument oben drauf, indem sie vom Versuch der männlich dominierten Ärzteschaft sprach, denen es darum geht „den Frauen das Gebären zu enteignen" (69).

Die anwesenden Hebammen – und sie wussten ca. 9000 BDH-Mitgliedsfrauen hinter sich – kritisierten, dass sie zwar laut Gesetz für die Geburt und die Zeit nach der Entbindung zuständig seien, dass ihre Tätigkeit jedoch „zunehmend ärztlicher Autorität unterstellt sei und sie selbst **zu bloßen Arzthelferinnen degradiert** würden ... Vor allem aus Angst und Mangel an Aufklärung" berichteten die anwesenden Hebammen, „wählen die meisten Frauen die technisierte Klinikgeburt – aber eben auch aus ökonomischen Gründen" (1).

Angelika Josten kritisierte in diesem Zusammenhang, dass Frauen den Entbindungsort nicht völlig frei wählen können. So müssten beispielsweise werdende Mütter und Wöchnerinnen den Aufenthalt in Entbindungsheimen, die von Hebammen geleitet werden, weitgehend aus eigener Tasche bezahlen.

Satzungsänderung ermöglicht alleinige und hauptamtliche Präsidentschaft

Nach einer Satzungsänderung wurde Isolde Brandstädter bei der Delegiertentagung 1992 in Mainz als Präsidentin wieder gewählt. Die Satzungsänderung hatte es ermöglicht, dass sie alleinige und hauptamtliche Präsidentin des Verbandes wurde. Angelika Josten hatte aus familiären Gründen auf eine erneute Kandidatur verzichtet.

Am besten lässt sich diese notwendig gewordene Satzungsänderung bezüglich der „Hauptamtlichkeit" der Präsidentin an der Lebenssituation von Isolde Brandstädter festmachen. Sie hatte zwei Kinder und arbeitete zusätzlich als Beleghebamme in Breisach, denn die Aufwandsentschädigung für ihre Verbandsarbeit betrug während der Jahre 1989 bis 1992 gerade einmal 500 DM im Monat. Isolde Brandstädter beschreibt diese Zeit als „sehr stressig". Häufig musste sie, aus einer langwierigen Sitzung oder von einer Tagung kommend, direkt in den Kreißsaal, oder umgekehrt, direkt vom Kreißsaal, müde und aus Zeitgründen kaum richtig vorbereitet, in eine Verhandlung gehen.

Darüber hinaus machte die gesundheitspolitische Entwicklung während der frühen 90er-Jahre, aber auch der allgemeine Professionalisierungsdruck und die Fülle der zu erledigenden Aufgaben deutlich, dass die Verbandsarbeit des BDH nicht länger „quasi ehrenamtlich", sondern nur hauptamtlich geleistet werden konnte. Es war unübersehbar geworden, dass es neben dem Präsidentinnenamt keinen weiteren Spielraum für eine Erwerbsarbeit gab.

Durch den Wegfall der Doppelspitze sollte auch die **Außenrepräsentation des Verbandes** klarer werden. Dadurch, dass es zukünftig in verbandspolitischen Fragen auf Bundesebene nur noch eine Ansprechpartnerin geben sollte, wurde eine bessere Wahrnehmung der Hebammenarbeit durch Politik und Medien erhofft. Verbandsintern war die Präsidentin den angestellten und den freiberuflichen Hebammen gleichermaßen verpflichtet.

Nach der Satzungsänderung standen der Präsidentin **drei „Beisitzerinnen"** zur Seite. Sie sollten die drei Säulen des Berufsstandes repräsentieren: den Bereich der angestellten Hebammen, den freiberuflichen Bereich und den Bereich der Ausbildung. Die drei Beirätinnen sollten zukünftig ihre Berufsfelder transparenter machen und spezifische Interessen aus den einzelnen Aufgabengebieten formulieren. Es wurde vereinbart, dass sich die Beirätinnen in allen wichtigen Entscheidungen mit der Präsidentin beraten und bei allen Verhandlungen, die ihr Fachgebiet betreffen, beteiligt sein sollen (16).

International Confederation of Midwives (ICM)

Die Hauptaufgabe des ICM besteht darin, die Hebammen in allen Ländern der Welt zu stärken und zu unterstützen, damit sie allen Frauen die Hebammenhilfe geben können die sie benötigen und die ihnen auch zusteht, so die Präsidentinnen des derzeitigen ICM-Vorstandes (66).

Momentan sind 85 Hebammenverbände aus 75 Ländern im ICM organisiert. Die Geschäftsstelle des ICM befindet sich, seit dem Umzug aus London, in den Haag. Das ICM-Journal „International Midwifery" wird aber nach wie vor in England hergestellt (66).

Unabhängig von seiner Mitgliederzahl hat jeder Hebammenverband zwei stimmberechtigte Mitglieder im ICM. Alle drei Jahre finden Council-Sitzungen statt, die jeweils dem internationalen Hebammenkongress vorgeschaltet sind. Bei diesen Council-Sitzungen wird über die zukünftige Verbandspolitik diskutiert, Positionspapiere und Resolutionen verabschiedet, Arbeitsaufträge verteilt, das Budget festgelegt und der Vorstand neu gewählt.

Deutschland stellte sogar eine Vize-Direktorin, nämlich Helga Schweitzer, die dieses hohe Amt zwischen 1987 und 1993 bekleidete. Ein wichtiges Amt hatte auch Christine Mändle, die zwischen 1990–1999 als Regionalvertretern für die deutschsprachige Region im ICM zuständig war. Die nächste deutsche Regionalvertretung für Europa ist bereits in Sicht: Andrea Stiefel wurde beim ICM-Kongress im Sommer 2005 in Brisbane/Australien in dieses Amt gewählt.

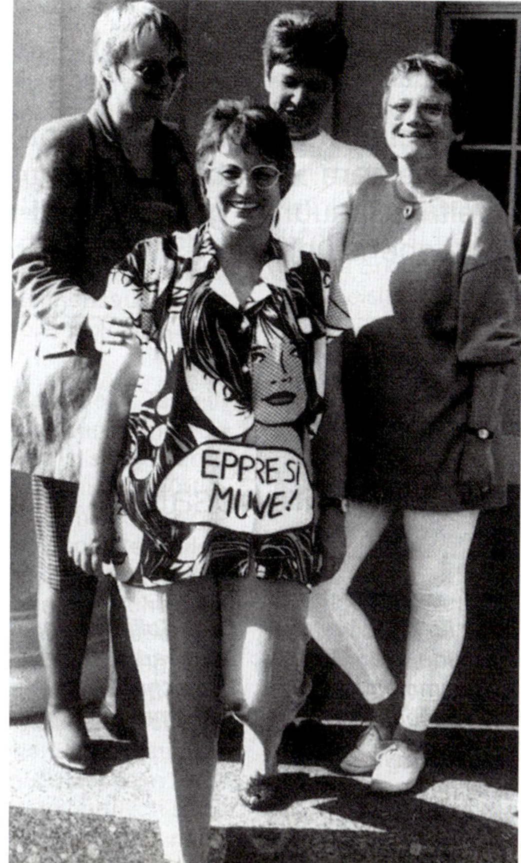

Abb. 6-4 Der neue Vorstand (1992)
vorne: Isolde Brandstädter (Präsidentin),
hintere Reihe von links nach rechts: die Beirätinnen Eta Reitz (Ausbildung), Heidrun Alexnat (Angestellte Hebammen), Frauke Lippens (Freiberufliche Hebammen)

Obwohl die sozialen und politischen Unterschiede zwischen den Herkunftsländern der Hebammen riesig sind, zeigt der Austausch zwischen den ICM-Mitgliedsländern, dass die Geburt weltweit einer Medikalisierung ausgesetzt ist und die Gesundheit von Frauen und Kindern nach wie vor in vielen Ländern bedroht ist.

Der ICM ist eine Organisation, die eindeutig **frauen- und berufspolitische Stellung** bezieht. Durch einen guten Informationsfluss und eine Vernetzung mit Partnerorganisationen wie der WHO, UNICEF oder dem Population Fund der UN gelingt es dem ICM, das Thema Frauen- und Familiengesundheit bis in die höchsten Gremien zu transportieren. Auf

Drängen des ICM arbeitet seit 2001 eine Hebamme bei der WHO Genf im Department of Reproductive Health and Research im Programm „Making Pregnancy Safer".

Das ICM-Präsidium legt jährlich das Motto für den **Internationalen Hebammentag** fest, der seit 1991 in vielen Ländern der Welt als Aktionstag gilt.

Hebammen nutzen diesen Tag, um auf ihr Wirken und ihre Bedeutung in der Gesellschaft aufmerksam zu machen und um aktuelle gesundheits- und berufspolitische Themen anzusprechen.

Der ICM, mit seiner internationalen Orientierung, war immer wieder auch **Impulsgeber für die nationale Arbeit** des BDH. 1990 erarbeitete beispielsweise das internationale Komitee einen Ethik-Kodex für Hebammen, der von der deutschen ICM Arbeitsgruppe übersetzt wurde. Bei der Delegiertentagung im Frühjahr 1992 wurden diese „Grundsätze" als Leitlinien für die Hebammenarbeit verabschiedet:

Grundsätze einer Ethik für Hebammen

Hebammen arbeiten in einer gesellschaftlichen Verantwortung und begleiten Frauen, Kinder, Partner und Familien besonders während Schwangerschaft, Geburt und Wochenbett. Die Menschenwürde und die Rechte der Frau sind wesentliche Maßstäbe für ihr Handeln. Eine qualifizierte Ausbildung befähigt sie dazu.

Hebammen sehen in menschlicher Fortpflanzung und Geburt natürliche Lebensvorgänge, die einer fachkundigen Begleitung bedürfen. Wo Menschen in diese Vorgänge eingreifen, muss die Würde der Frau gewahrt sein und ihr Selbstbestimmungsrecht geachtet werden. Umfassende Information und ausreichend Zeit sind die Voraussetzungen für eine Entscheidungsfindung.

Hebammen unterstützen sich gegenseitig und arbeiten mit anderen Berufsgruppen zusammen, die sie beratend hinzuziehen. Sie überweisen, wenn die Situation es erfordert.

Hebammen haben eine staatlich geregelte Schweigepflicht und ein Zeugnisverweigerungsrecht.

Hebammen sollten keiner Frau die für sie notwendige Hilfe verweigern, unabhängig von Rasse, Kultur, Weltanschauung, gesellschaftlicher Stellung und Lebensführung.

Hebammen schützen in ihrem beruflichen Alltag Frauen und Familien vor körperlichen und seelischen Schäden. Deren Gesundheit und Wohlergehen ist Ziel ihres gesellschaftspolitischen Engagements.

Hebammen erforschen ihre Arbeit und begleiten sie wissenschaftlich, um die Qualität zu sichern. Sie gestalten ihre Aus-, Fort- und Weiterbildung. Ihr Wissen und ihre beruflichen Fähigkeiten geben ihnen Macht über die ihnen anvertrauten Frauen; diese Macht darf nicht missbraucht werden.

Hebammen beobachten mit kritischem Augenmerk neue Entwicklungen auf den Gebieten Geburtshilfe, Reproduktionsmedizin und Genforschung.

BDH-Resolution zur Neuregelung des Schwangerschaftsabbruchs

Die 90er-Jahre waren innenpolitisch durch die konservative Politik der CDU geprägt, außenpolitisch durch die verschiedenen Bürgerkriege im ehemaligen Jugoslawien. Leidtragende waren in beiden Fällen die Frauen, die als Spielball männlicher Machtinteressen betrachtet wurden. Dass das frauen- und familienpolitische Engagement der Hebammen nicht an der Kreißsaaltür endete, soll an zwei Beispielen gezeigt werden.

In der ehemaligen DDR waren **Empfängnisverhütung und Familienplanung** selbstverständlich gewesen. Das Selbstbestimmungsrecht der Frau galt beim Schwangerschaftsabbruch als unteilbar. Die Fristenlösung (bis zur 12. SSW) war Ausdruck dieser liberalen Haltung.

Nach der Wiedervereinigung war dieses alte DDR-Recht der Kirche und den konservativen Parteien des Westens ein Dorn im Auge. Die CDU, Anfang der

90er-Jahre Regierungspartei, räumte dem „Schutz des ungeborenen Kindes" oberste Priorität ein, während die bayerische CSU vehement das „Lebensrecht des ungeborenen Kindes" verteidigte und dies über das Selbstbestimmungsrecht der Frau stellte. Die Oppositionsparteien mischten sich ebenfalls ein und während die SPD für in Not geratene Frauen „Hilfe statt Strafe" forderte, stellten Bündnis 90/Die Grünen die ersatzlose Streichung des § 218 in den Mittelpunkt ihres Parteiprogramms, was durch den Appell „Frauen entscheidet selbst! Jedes Kind hat das Recht erwünscht zu sein" noch unterstrichen wurde.

Die Debatte wurde innerhalb und außerhalb der politischen Gremien kontrovers geführt, denn die „Abtreibungsfrage war zur Gewissensfrage" erhoben worden. Nach langem Ringen wurde im Bundestag und Bundesrat ein Kompromiss gefunden. Die Gegner der Reform wollten diese Entscheidung nicht akzeptieren und riefen deshalb die oberste Instanz, das Bundesverfassungsgericht in Karlsruhe, an. Im Mai 1993 gab das Bundesverfassungsgericht dann bekannt, dass die vom Bundestag und Bundesrat formulierten Beschlüsse verfassungswidrig sind und umgearbeitet werden müssen.

Auch innerhalb des BDH wurde die **Reform des § 218** unterschiedlich bewertet. Bei der Delegiertenversammlung am 25.11.1993 kam es zu hitzig geführten Diskussionen, als es darum ging, eine einheitliche Resolution des BDH zu verabschieden. Mit ausdrücklicher Distanzierung der bayerischen und saarländischen Stimmen, verabschiedeten die Delegierten eine Resolution zur Neuregelung des Schwangerschaftsabbruchs, darin hieß es (43):

> *„Die Zahlen in der ehemaligen DDR zeigen, dass Frauen und Ärzte/Ärztinnen auch VOR dem Karlsruher Urteil verantwortungsbewusst mit dem ungeborenen Leben umgegangen sind. Im Interesse der Gesundheitsfür- und -vorsorge spricht sich der BDH für eine Regelung aus, die es ermöglicht, dass gewollte und gewünschte Kinder geboren werden."*

Seit dem 1.10.1995 gilt das neue Gesetz, das von den feministischen Gruppierungen sehr unterschiedlich aufgenommen wurde. Während die einen es als „Karlsruher Schandurteil" bezeichneten, waren andere durchaus zufrieden, denn gegenüber der Indikationsregelung liegt die Entscheidung jetzt allein bei der betroffenen Frau: Sie muss sich einer Pflichtberatung unterziehen, unter Angaben von Gründen, aber ohne Rechtfertigung. Nach erfolgter Beratung kann sie innerhalb von 12 Wochen nach der Empfängnis entscheiden, ob sie Mutter wird oder nicht. Sofern diese Voraussetzungen erfüllt sind, bleibt zukünftig ein Schwangerschaftsabbruch straffrei.

Frauen helfen Frauen im Krieg

„Die Vergewaltigungen gehören zur Kriegsstrategie, sie sind eine intelligente Waffe, für die man kein Benzin und keine Munition braucht", so Asija Armanda von der Zagreber Frauengruppe Kareta 1993. Als sich 1993 in Deutschland die Berichte von systematischen massenhaften Vergewaltigungen im ehemaligen Jugoslawien mehrten, wurde sehr schnell deutlich, dass die **„Waffe Vergewaltigung"** von allen Kriegsparteien gleichermaßen als unmittelbarster und brutalster Akt gegen Frauen vom Beginn des Krieges an eingesetzt wurde (44).

In Freiburg gründeten engagierte Kommunalpolitikerinnen den **Verein „Frauen helfen Frauen im Krieg"**. Der bundesweite Spendenaufruf erreichte auch den BDH. Das Ergebnis war gut, schrieb Isolde Brandstädter, vor allem die Hebammenschulen haben sich sehr engagiert (17). Mit dem Geld wurde ein gynäkologischer Ambulanzwagen angeschafft. Durch ein Team deutscher Ärztinnen, Hebammen, Krankenschwestern und Sozialarbeiterinnen sollten Flüchtlingsfrauen und ihre Kinder betreut und medizinisch versorgt werden (48).

Bundesweit wurde das Tabuthema „Menschenrechtsverletzungen an Frauen im Krieg", zur Sprache gebracht, denn Krieg ist immer Gewalt gegen Frauen, auch durch Monika Hauser, die Gründerin von medica mondiale. Mitten im Krieg gründete die Kölner Gynäkologin 1993, trotz Granaten und fehlender Infrastruktur, gemeinsam mit bosnischen Frauen ein Frauentherapiezentrum, das kriegstraumatisierte Frauen medizinisch und psychologisch betreute.

Schultheiss
Gute Geburtshilfe
ist Friedensarbeit
Haben wir nur noch
GELD für KRIEG

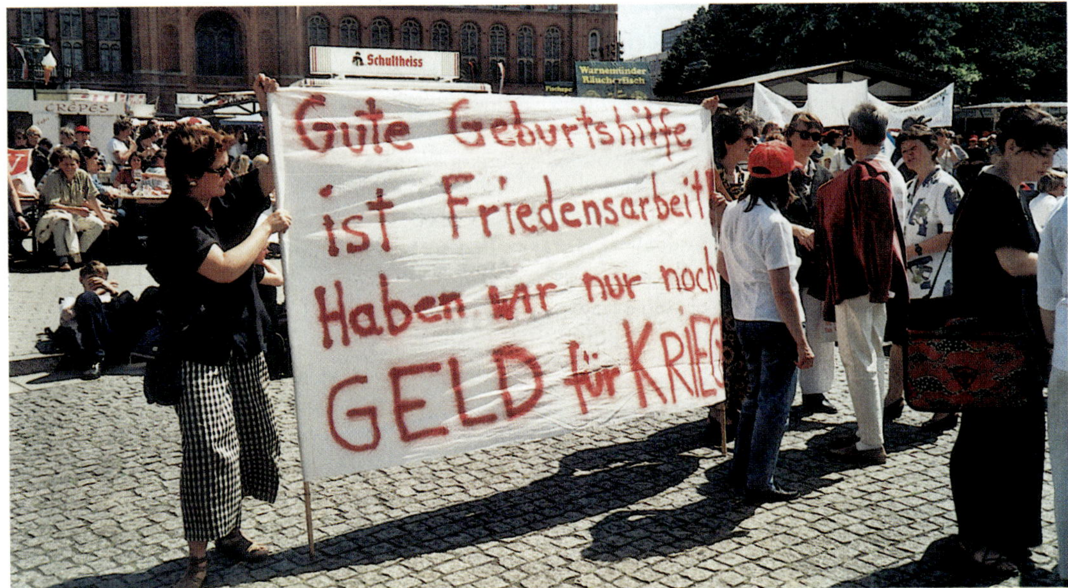

Abb. 6-5 „Gute Geburtshilfe ist Friedensarbeit", Hebammen-Demonstration in Berlin

Die Bundesgeschäftsstelle in Karlsruhe

1982 wurde die Geschäftsstelle des BDH in Karlsruhe etabliert, nachdem sich die Verbände der angestellten und freiberuflichen Hebammen zusammengeschlossen hatten. **Jutta Koberg** wurde erste Geschäftsführerin und verwaltete die Geschicke des Verbandes bis zum Jahresende 1991.

Im Jahr 1982 hatte der Verband 2000 angestellte und 1200 freiberufliche Mitglieder. Zehn Jahre später waren bereits 9000 Mitgliedsfrauen aus inzwischen 16 Landesverbänden im BDH organisiert. Um die Mitglieder zentral verwalten zu können, wurde ein Computer angeschafft, in dem erstmals alle Daten zentral gespeichert wurden.

Diese zentrale Bundesgeschäftsstelle war aber noch aus anderen Gründen notwendig geworden: In den 90er-Jahren gab es einen enormen Technisierungsschub innerhalb der medizinischen Diagnostik und Therapie, was natürlich nicht ohne Konsequenzen für die Arbeitsanforderungen und Arbeitsbedingungen der Hebammen blieb. Der BDH musste sich diesen **strukturellen Veränderungen** stellen und konnte dies nur, indem er seine Interessen gegenüber den Krankenhausträgern und der Politik mit einer Stimme vortrug und gleichzeitig eine zentrale Anlaufstelle hatte, über die die Interessen der 16 Landesverbände vertreten wurden.

Nur durch die Zusammenarbeit von Geschäftsstelle und Präsidium konnte auf die Ausbildungsrichtlinien und Personalsituation in den Kreißsälen Einfluss genommen, Gebührenverhandlungen und Kongresse vorbereitet werden und Fort- und Weiterbildungen organisiert werden, so die scheidende Jutta Koberg, die nach neunjähriger Tätigkeit als Geschäftsführerin des BDH zum Ende des Jahres 1991 in den wohlverdienten Ruhestand trat (36, 29).

Nach einer Interimszeit während der Barbara Bandorf, Heidrun Fürtsch und Thomas Albrecht die Arbeit in der Geschäftsstelle leiteten, übernahm **Ingrid Pellin** als gelernte Kauffrau im Sommer 1993 die Geschäftsführung. Eine gut funktionierende Verwaltung und einen stabilen Finanzhaushalt beschrieb sie bei „Amtsantritt" als ihre anvisierten Ziele (47).

Durch den Zusammenschluss der Ost- und Westhebammen stieg das Arbeitsvolumen in der Geschäftsstelle enorm an. Das heißt, bis zum Arbeitsende von Frau Pellin im Dezember 2003, wollten die knapp 15 000 Mitgliedsfrauen nicht nur „verwaltet", sondern auch gut betreut und beraten sein.

Das erforderte einen Umzug in die Gartenstraße 26 und immer wieder technische Erweiterungen und personelle Umstrukturierungen. Vieles von dem, was in der Geschäftsstelle „angezettelt" wurde, trägt die Handschrift von Ingrid Pellin. Ganz besonders wird dies bei der Verzahnung der Landesverbände mit der Bundesebene des BDH deutlich. Aber auch für die respektvolle und bewährte Zusammenarbeit mit „unserem" Justiziar Professor Harald Horschitz war die Geschäftsstelle ein wichtiger „Umschlagplatz". Zu diesem vielseitigen Gelingen hat Frau Pellin wesentlich beigetragen. Am Ende ihres Wirkens hinterließ sie 2003 eine gut funktionierende Geschäftsstelle in schönem Ambiente.

Der neuen Geschäftsführerin **Barbara Felchner** blieb keine lange Anlaufzeit, als sie im Januar 2004 ihre Arbeit aufnahm: Die von der Delegiertentagung im November 2002 beschlossene Organisationsentwicklung war in vollem Gange und die ersten Erkenntnisse mussten umgesetzt werden. Gemeinsam mit der Beratergruppe beo-dialog haben verschiedene Projektgruppen eine Ist-Analyse der Verbandsstruktur durchgeführt, um dann in einem zweiten Schritt gemeinsame Ziele zu entwickeln und Strategien für die Umsetzung zu planen.

Die zentralen Fragen lauteten: Was braucht der Verband? Was will der Verband in Zukunft erreichen? Und was will der Verband investieren? Für Frau Felchner bestand eine der ersten großen Herausforderungen darin, ein einheitliches Entlohnungskonzept zu entwickeln, das sich an klar definierten Stellenbeschreibungen orientiert.

Das was in einer **Geschäftsstelle** „eigentlich" passiert, bleibt für Außenstehende meist unsichtbar. Deshalb ist es sehr interessant, Bettina Salis bei ihrem „Streifzug durch die Geschäftsstelle" zu begleiten (52). Durch den „Besuch" können Außenstehende erahnen, wie viele telefonische Beratungsgespräche die beiden Hebammen Ellen Grünberg und Regine Knobloch mithilfe suchenden Kolleginnen führen, oder wie aufwändig das Personal- und Vertragswesen ist, das Frau Eble und Frau Nold betreuen. Die Aboverwaltung des Hebammenforums und die Zusammenarbeit mit Redaktion und Druckerei liegen in Händen von Frau Kuhn, während Frau Jagau dem Präsidium zuarbeitet und sich um die Organisation der Fortbildungen kümmert. Insgesamt arbeiten 11 Frauen in der Geschäftsstelle und tragen zum guten Funktionieren der Verbandsarbeit bei.

Arbeitsschwerpunkt Gebührenkommission

Bei der Delegiertentagung im November 1994 wurde **Lilo Edelmann** als neue Präsidentin gewählt. Während ihrer Amtszeit standen für Lilo Edelmann vier große Themen im Vordergrund: Die Sichtbarmachung und die Professionalisierung der Hebammenarbeit, die Akademisierung der Hebammenausbildung und die Arbeit in der neu gegründeten Gebührenkommission.

Zur Person

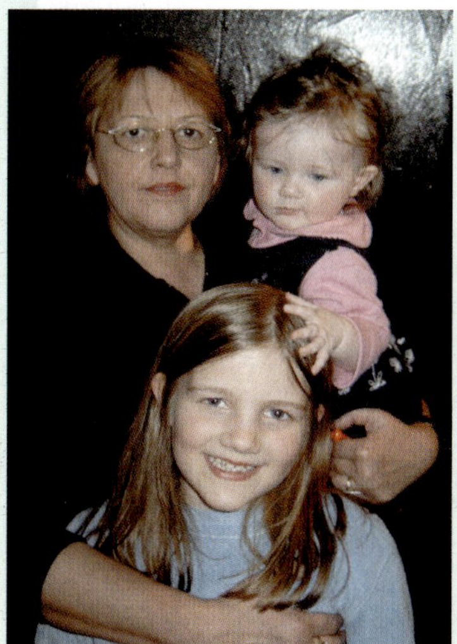

Abb. 6-6

Lilo Edelmann wurde 1955 in Rheine in Nordrhein-Westphalen geboren und legte 1974 in Paderborn ihr Hebammenexamen ab. Ihre Ausbildung war durch ein schulmedizinisches Denken geprägt. Erst in den darauf folgenden Berufsjahren konnte Lilo Edelmann in Emsdetten die Ideen einer „Ganzheitlichen Hebammenbetreuung" umsetzen. Während der Familienphase von 1980–1985 brachte sie drei Söhne zur Welt. Nach der Geburt des dritten Sohnes erfuhr sie im eigenen Umfeld, dass die Frauen während des Wochenbettes allein gelassen werden.

Nach ihrer Rückkehr in den Kreißsaal war Lilo Edelmann über die Pathologisierung der Geburten entsetzt. Sich selbst erlebte sie als

„gynäkologisch-technische Assistentin degradiert". Über das Emsland-Projekt bekam Lilo Edelmann Zugang zur freiberuflichen Hebammenarbeit und verschärfte gleichzeitig ihren Blick für frauenpolitische Belange.

1993 wurde sie Beirätin für den freiberuflichen Bereich. 1994 wurde Lilo Edelmann dann zur Präsidentin gewählt. Die Rückkehr in die Hebammenpraxis gestaltete sich nach dreijähriger Präsidentschaft als sehr schwierig.

Heute ist Lilo Edelmann Fachbeirätin für die DHZ und arbeitet in eigener Praxis. Sie war viele Jahre Kreisvorsitzende im Emsland, möchte für dieses Amt 2005 jedoch nicht mehr kandidieren. Die Frauengesundheit ist ein Thema, das Lilo Edelmann besonders am Herzen liegt.

Hebammen
arbeit
ist mehr wert
als 8,50/Stunde
Herr
Seehofer!

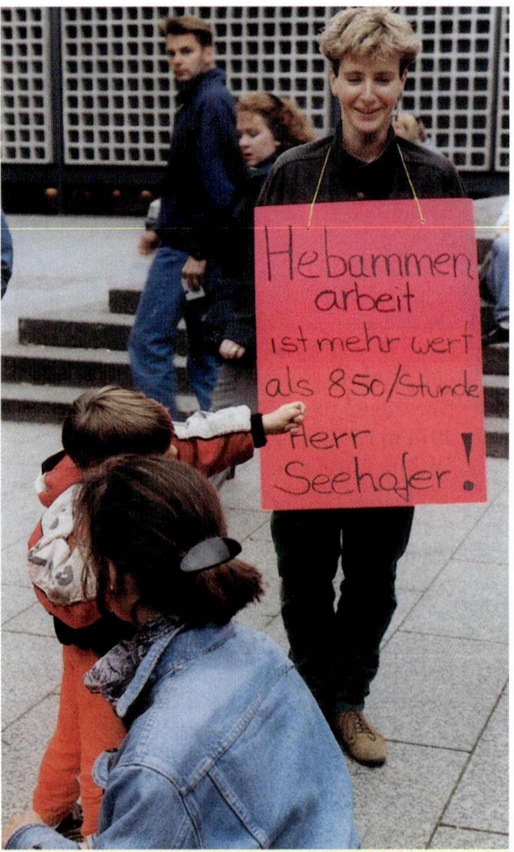

Abb. 6-7 „Hebammenarbeit ist mehr wert"

Bei der Einsetzung der **Kommission zur Neufassung der Hebammengebührenverordnung** meinte der Bundesgesundheitsminister Horst Seehofer (CSU), dass die Arbeit in der Gebührenkommission mit Sicherheit ein Jahr dauern würde. Dies war ein Irrtum, wie sich später herausstellte – auch diese Gebührenverhandlungen zeichneten sich durch wiederholte Verschiebungen, Vertröstungen und Vertagungen aus.

Ende Oktober 1995 wurden auf einer Sitzung im Bundesgesundheitsministerium die Leistungsbeschreibungen der einzelnen Hebammentätigkeiten fertig gestellt. „Am vorgelegten Konzept des BMG", so Lilo Edelmann, eine der Hauptakteurinnen in Sachen Gebührenerhöhung, „hatten wir noch einige redaktionelle Verbesserungsvorschläge" (19). Wichtiger war jedoch noch einmal ganz klar zu machen, dass die Rufbereitschaft nicht Bestandteil der Geburtspauschale sein dürfte. Es wurde auch gefordert, dass die Stillberatung über die 8. Woche hinaus abrechenbar sein sollte und die Wochenbettbesuche während der ersten 10 Tage gleichzeitig mit der telefonischen Beratung erstattet werden müssten. Erst im September 1997 wurde die 3-stufige Erhöhung vom Bundesrat verabschiedet.

Qualitätssicherung in der Geburtshilfe: die QUAG-Geburtsstunde

Mitte der 90er-Jahre hielt die Diskussion um „Qualitätssicherung" Einzug in das medizinische und geburtshilfliche Handeln. 1995 rief Dagmar Bothe im Namen der neu gegründeten **Arbeitsgruppe „Qualitätssicherung im BDH"** zur Mitarbeit auf. Die Gruppe hatte es sich zum Ziel gesetzt, „Qualitätssicherungsverfahren für die Hebammentätigkeit zu erarbeiten" (14). Neben der außerklinischen Geburtshilfe sollte vor allem auch die Tätigkeit der Hebammen in den Kreißsälen und auf den Schwangeren- und Wochenstationen einer Qualitätssicherung unterzogen werden.

Bis zu diesem Zeitpunkt gab es weder eine normierte Begriffsbestimmung für die Qualität geburtshilflichen Handels, noch eine Definition für die Qualität ärztlichen Handels, noch für die der gesundheitlichen Versorgung. Dazu kam, dass die Kriterien der geburtshilflichen Qualität starken Wandlungsprozessen und dem Zeitgeist unterlagen. Noch in den 80er-Jahren galten niedrige Sectioraten, aber hohe Episiotomieraten als positives Qualitätskriterium in der Geburtshilfe. In den 90er-Jahren veränderte sich die Erwartungshaltung der Frauen und es galt die Mehrheitsmeinung, dass eine Geburt schmerzfrei, schnell, unanstrengend und unkompliziert sein sollte. Diese Erwartungshaltung der Frauen korrespondierte mit einer ansteigenden Quote an Geburtseinleitungen, PDAs und Wunschkaiserschnitten (59).

Die **Perinatalerhebungen einzelner Bundesländer** waren und sind deshalb ein wichtiges Instrument der Qualitätssicherung in der Geburtshilfe. In der hessischen Perinatalstudie wurden beispielsweise alle stationären Geburten dokumentiert und zwar unter „Einbeziehung der Aspekte von Schwangerenvorsorge, Morbidität der Neugeborenen und der Mütter“. Aus diesen Perinatalerhebungen ließen sich jedoch nicht unbedingt Kriterien einer guten oder schlechten Hebammenbetreuung ableiten, auch wurde damit ausschließlich die klinische Geburtshilfe erfasst.

Es gab also bis Mitte der 90er-Jahre keine aussagekräftigen Daten über die **medizinischen Risiken der außerklinischen Geburtshilfe**. Somit war es schwierig, den Kritikern der außerklinischen Geburtshilfe etwas entgegen zu setzen. Aus dieser Situation heraus entstand die Idee, die bundesweit etwa 8–10 000 außerklinischen Geburten zu dokumentieren und auszuwerten. Im Januar 1995 fanden sich deshalb Hebammen, eine Ärztin, Vertreterinnen der Berufsverbände der Hebammen, Sozialwissenschaftlerinnen und Vertreterinnen des Netzwerks für Geburtshäuser in Berlin in einer Arbeitsgruppe „Qualitätssicherung in der außerklinischen Geburtshilfe“ zusammen (Qualitätssicherung in der außerklinischen Geburtshilfe, 1999). 1996 übernahmen die Hebammenverbände BDH und BfHD die Verantwortung für einen Dokumentationsbogen. Der Erfassungsgrad von außerklinischen Geburten ist seit dieser Zeit kontinuierlich angestiegen, von rund 60 auf 85 % im Jahr 2002.

Im Jahr 2000 wurde die **„Gesellschaft für Qualität in der außerklinischen Geburtshilfe“** gegründet. Seit dieser Zeit wird die jährliche außerklinische Perinatalerhebung von QUAG e.V. gesteuert und koordiniert. QUAG e.V, so die Abkürzung, befindet sich in der Trägerschaft beider Hebammenverbände. Mit ihrer Arbeit will QUAG e.V: die „hebammenspezifische Qualität der geleisteten Geburtshilfe herausarbeiten“, so Anke Wiemer die Geschäftsführerin, „die mit dem Ansatz – low tech and high touch – charakterisiert werden kann … Dabei sind sowohl die psychosozialen als auch die medizinischen Attribute der Versorgung von großem Interesse für die allgemeine Weiterentwicklung einer frauenfreundlichen Geburtshilfe“.

Berufsgenossenschaft für Gesundheitsdienst und Wohlfahrtspflege – BGW

Seit 1983 ist Telse Dieberitz Beauftragte des BDH bei der Berufsgenossenschaft. Die Berufsgenossenschaft für Gesundheitsdienst und Wohlfahrtspflege, kurz BGW, ist die gesetzliche Unfallversicherung für nichtstaatliche Einrichtungen im Gesundheitsdienst und in der Wohlfahrtspflege. Sie ist in Branchen gegliedert und umfasst zur Zeit 34 gewerbliche Berufsgenossenschaften und ist für über 5 Millionen Versicherte zuständig.

Während der Gründungsphase der BGW zwischen 1929 und 1933 befanden sich die Hebammen in einer prekären beruflichen und sozialen Situation. „Uneinheitliche Ausbildungsstandards und eine zersplitterte Gesetzgebung erschwerten ihnen die Niederlassung und die Berufsausbildung“ (12). Durch den starken Geburtenrückgang in den 20er-Jahren sank ihr Einkommen noch tiefer. Für Hebammen gab es keinerlei geregelte Sozialleistungen.

Nur vereinzelt konnten Hebammen mit den Kommunen Verträge abschließen, die ihnen ein jährliches Mindesteinkommen sowie Ruhegeld und Hinterbliebenenversorgung garantierten. In die gesetzliche Krankenversicherung wurden die meisten Hebammen erst 1938 aufgenommen. Die **freiwillige Versicherung gegen Berufsunfähigkeit** ab 1929 durch die BGW, war deshalb ein wichtiger berufspolitischer Schritt.

Damals wie heute besteht eine der vorrangigen Aufgaben der BGW in der Verhütung von Arbeitsunfällen, Berufskrankheiten und arbeitsbedingten Gesundheitsgefahren. Im Schadensfall sorgt die BGW für eine medizinische, berufliche und soziale Rehabilitation sowie für eine angemessene Entschädigung.

Als Teil des deutschen Sozialversicherungssystems ist die gesetzliche Unfallversicherung, und damit die BGW, eine Körperschaft des öffentlichen Rechts. Ihre gesetzlich übertragenen Aufgaben führt sie in eigener Verantwortung unter staatlicher Aufsicht durch.

Gutachterinnenkommission

Im April 1994 wurde die Gutachterinnenkommission des BDH offiziell institutionalisiert. Ursula Schroth wurde die allererste Vorsitzende der Kommission.

Bereits seit etwa 1985 wurden im Bedarfsfall Gutachten zum Tätigwerden von Hebammen bei geburtshilflichen Schadensfällen angefertigt. Das hing damit zusammen, dass der Versicherungsgeber seit dieser Zeit mit der Forderung auftrat, dass tatsächliche, aber auch vermeintliche Schadensfälle durch Hebammen sofort gemeldet werden müssen.

Im Falle einer Meldung geht diese an die BDH-Geschäftsstelle und wird von der dafür beauftragten Hebamme in der Geschäftsstelle an die Versicherung weiter geleitet. Die Gutachterinnenkommission und die Rechtsstelle erhalten je eine Kopie des Vorgangs.

Die Gutachterinnen nehmen dann bei Bedarf Kontakt mit der betroffenen Hebamme auf - einerseits um die Situation einzuschätzen, andererseits um das weitere Vorgehen zu klären (20).

Im Jahr 2003 gab es 67 Meldungen, 2004 waren es 79 Meldungen und laut Aussagen der Gutachterinnen Cäcilie Fey und Patricia Gruber wird die Quote für 2005 noch einmal deutlich höher ausfallen. Auffallend ist die rückläufige Schadensmeldung bei Schulterdystokie (was auf das Fortbildungsangebot zurückgeführt wird). Dafür gibt es jedoch vermehrte Meldungen rund ums Wochenbett. Wie Hebammenarbeit in Zukunft sicherer gemacht werden kann, ist deshalb eine der zentralen Fragen, an der die beiden Gutachterinnen arbeiten.

Die Arbeitsgemeinschaft MTG

„Die Hebammenausbildung gehört an die Hochschule!"
Aus dem Positionspapier des pädagogischen Fachbeirates im BDH; März 2004

Die **„Arbeitsgemeinschaft der Medizinalfachberufe in der Therapie und Geburtshilfe"** (AG MTG) ist ein Zusammenschluss verschiedener Gesundheitsberufe. Seit der Gründung 1991 werden die Interessen der Hebammen durch die jeweils amtierende Beirätin für Bildung vertreten. In den ersten Jahren arbeiteten Eta Reitz und Friederike Barre in der AG MTG. Ab November 2000 vertrat Antje Kehrbach die Anliegen des BDH in der AG MTG.

Die Frage ist berechtigt, was eine Ergo- oder Logotherapeutin mit einer Hebamme verbindet, bzw. was die gemeinsamen Ziele dieser Arbeitsgruppe sein könnte? Bei allen „handwerklichen Unterschieden" der einzelnen Berufsgruppen gibt es zahlreiche Gemeinsamkeiten und Berührungspunkte. Alle in der AG MTG versammelten Gesundheitsberufe (die Pflegenden sind nicht vertreten) bemühen sich um die Qualifizierung und Anhebung der grundständigen Ausbildung auf Fachhochschulniveau, denn die zunehmende Komplexität der Arbeitsinhalte und Arbeitsmethoden machen eine Verknüpfung der bisherigen Ausbildung mit einer zusätzlichen, wissenschaftsbezogenen Ausbildung erforderlich. In einer sozialwissenschaftlichen Analyse kam auch M. Zoege zu dem Ergebnis, dass den veränderten Anforderungen an den Hebammenberuf am besten durch eine praxisnahe Hochschulausbildung entsprochen werden kann (77).

Die Hebammengemeinschaftshilfe

Das Kürzel HGH steht für den eingetragenen Verein der Hebammengemeinschaftshilfe. Der Verein wurde etwa 1960 gegründet, um Hebammen zu unterstützen, die unverschuldet in Notsituationen geraten sind. Da die Spendeneingänge relativ gering waren, waren zunächst auch die Ausgaben nur in bescheidenem Rahmen möglich, wie z. B. bei Autoschäden, längerer Krankheit oder bei Unfällen (57).

Die finanzielle Situation der HGH verbesserte sich erst 1982 nach der Fusion des VDA (Verband Deutscher Anstaltshebammen) und der Landesverbände der freiberuflichen Hebammen. Zwei Jahre zuvor hatte der VDA in Karlsruhe eine Wohnung gekauft, die nach dem Zusammenschluss an den BDH übertragen wurde und als erste Gechäftsstelle diente. Nachdem die Renovierung der Wohnung abgeschlossen war, die Einrichtung und der erste Computer finanziert waren, blieb ein Restvermögen, das der HGH zu Fortbildungszwecken übertragen wurde. Durch dieses finanzielle Polster konnte die HGH ihre Aktivitäten in Richtung **Fortbildung und Hebammenforschung** erweitern: Ohne die Anschubfinanzierung, bzw. ohne finanzielle Unterstützung wäre weder die Fortbildung freiberuflicher Hebammen in der Bildungsstätte „Kirchröder Turm", noch das „Emslandprojekt" möglich gewesen.

Im Jahr 2000 standen überfällige Strukturveränderungen der HGH an. Dazu wurde das Büro in Hannover aufgelöst und in die Geschäftsstelle in Karlsruhe eingegliedert. Diese Veränderung erleichterte die buchhalterische Arbeit enorm. Es zeigte sich aber auch, dass der Bildungsauftrag nicht mehr länger ehrenamtlich organisiert werden konnte, sondern es vielmehr eine eigens eingerichtete Stelle für eine hauptamtliche **Bundesfortbildungsbeauftragte** (BFB) geben sollte. Die ersten BFBs waren Jana Fischer und Eva-Maria Chrzonsz. Später kam Eva Winkler dazu. Mit der Wahl der neuen BFBs im November 2001 veränderte sich deshalb die Arbeitsstruktur der HGH. Neben der „Nothilfe" sollte die HGH den jährlich stattfindenden **Forschungsworkshop für Hebammen** durchführen und in begrenztem Umfang auch **Forschungsprojekte** unterstützen, deren Ergebnisse der Allgemeinheit zur Verfügung gestellt werden sollten (39).

Zwischen 1993 und 2002 gab die HGH eine **eigene Schriftenreihe** heraus. Insgesamt sind in dieser Zeit 10 Publikationen erschienen. Mit dem Buch von Angelika Ensel „Hebammen im Konfliktfeld der Pränatalen Diagnostik" endete diese eigene Schriftenreihe. Obwohl noch von der HGH herausgegeben, wurde dieser Band 10 bereits im Hippokratesverlag produziert.

Im Nachhinein kann dieses Jahr 2002 als Geburtsstunde einer ausgesprochen **gelungenen Kooperation** betrachtet werden. Angestoßen wurde die Idee der Zusammenarbeit mit dem Hippokrates Verlag von der HGH-Vorsitzenden Sabine Krauss, die die Notwendigkeit erkannte, vorhandenes Hebammenwissen zu sammeln und zu publizieren, bevor es in Vergessenheit gerät. Sabine Krauss war aber auch klar, dass ein Verband wie der BDH nicht alles selber können muss, und so wurde ein kommerzielles Unternehmen mit der Buchproduktion und der Vermarktung beauftragt.

Dass dieser Denkansatz erfolgreich war, zeigt bereits der erste Band der neuen **Fachbuchreihe „BDH-Expertinnenwissen"**, im Hippokrates Verlag, in der Hebammen ihr Expertinnenwissen an andere Hebammen weitergeben: „Das Neugeborene in der Hebammenpraxis" wurde innerhalb weniger Monate im Jahr 2004 zu einem Bestseller.

Stillen – der beste Start ins Leben

Seit 1993 hat der BDH auch eine **Bundesstillbeauftragte**. Dieses Amt war notwendig geworden, weil parallel zur Zunahme technisierter Geburten während der 70er- und 80er-Jahre das Thema Stillen im Krankenhaus vernachlässigt wurde. Durch die Tätigkeit einer Bundesstillbeauftragten versuchte der BDH dieser Entwicklung entgegen zu steuern.

Andrea Wehling wurde 1993 von der Delegiertenversammlung für ein Jahr als Bundesstillbeauftragte gewählt. Um einen Überblick über die Stillsituation in den Ländern zu bekommen, forderte sie alle Bundesländer, aus ihren Reihen eine Stillbeauftragte zu wählen. Durch eine Fragebogenaktion erhoffte sie bis zur Delegiertentagung 1994 einen Überblick über die Stillhäufigkeit und Stilldauer in den einzelnen Kliniken zu bekommen. Dass das Stillen auch eine politische Dimension hat, zeigte sich bereits in ihren ersten Tagen als Bundesstillbeauftragte deutlich, denn es gab in Deutschland keine valide Stillstudie, mit der sich arbeiten ließ. Um die Hebammen in den Kreißsälen für das Thema Stillen zu sensibilisieren, plante die Stillbeauftragte **Fortbildungen auf der Grundlage von WABA** (World Aliance Breastfeeding Action), einem weltweiten Netzwerk von Einzelpersonen und Organisationen. WABA setzt sich seit den frühen 90er-Jahren für den Schutz, die Förderung und die Unterstützung des Stillens ein (71).

Jule Friedrich, Bundesstillbeauftragte von 1994–1998, schrieb nach ihrer vierjährigen Amtszeit, dass Sonderbeauftragte für das Stillen „die notwendige Bewusstseinsarbeit leisten können, um **die Hebamme als „Stillexpertin"**, sowohl innerhalb des Berufsstandes als auch bei den angrenzenden Berufsgruppen, auf gesundheitspolitischer Ebene und vor allem natürlich bei den Frauen im gebärfähigen Alter wieder mehr ins Bewusstsein zu rücken" (21).

Auch den nachfolgenden Stillbeauftragten, Sabine Koopmann und Ute Renköwitz, ging es nicht darum, das Stillen neu zu erfinden, sondern sie wollten die gesundheitsfördernden Aspekte des Stillens in den Mittelpunkt rücken. **„Stillen – ein Grundrecht"** lautete deshalb das Motto der Weltstillwoche im Jahr 2000. Auf internationaler wie auch auf nationaler Ebene wurde dieses Grundrecht thematisiert, denn längst ging man davon aus, dass die Auswirkungen des Stillens von fundamentaler Art sind und sowohl die Entwicklung des Kindes beeinflussen als auch weitreichende Folgen für die Gesundheit der Frauen haben. Für Kinder sollte es ein verbrieftes Recht sein, durch das Stillen den bestmöglichen Gesundheitsschutz zu erhalten. Aber auch Mütter brauchen angemessene Unterstützung, durch garantierte Stillpausen während der Arbeitszeit, um Kinder und Berufstätigkeit vereinbaren zu können, so die Position des BDH.

Auch die **aggressiven Vermarktungspraktiken durch die multinationalen Säuglingsnahrungshersteller** waren immer wieder Thema der Stillbeauftragten. Der „Nestlé-Skandal" hatte dazu geführt, dass von großen Organisationen wie WABA, WHO und UNICEF (United Nations Childrens Fund) Richtlinien erarbeitet wurden, um Kinder und Mütter zu schützen. „WABA akzeptiert deshalb kein Sponsoring von Firmen, die Muttermilchersatzprodukte herstellen", schrieb Sabine Koopmann und bat darum, dass diese Richtlinien auch von den deutschen Hebammen akzeptiert und befolgt werden (38).

Zwischenzeitlich existiert ein **internationaler Kodex zur Vermarktung von Muttermilchersatzprodukten**. Dieser Kodex verbietet diese Produkte nicht, regelt aber genau deren Vermarktung, Werbung, Information, Etikettierung, Qualitätssicherung und richtige Anwendung (50). Die Eckpunkte dieses Kodex verbieten eine direkte Werbung an Müttern und Eltern in der Öffentlichkeit, verhindern den Kontakt von Verkaufspersonal zu schwangeren Frauen und Müttern und verbieten Werbung in Einrichtungen des Gesundheitswesens. Die Einhaltung und Überwachung des Kodex bedarf zahlreicher UnterstützerInnen. IBFAN (International Baby-Food Action Network) dokumentiert beispielsweise die Verstöße der Babynahrungsindustrie und veröffentlicht diese auch regelmäßig im Internet.

Auch in der **Frage der Stilldauer** orientiert sich der BDH an internationalen Richtlinien. Die WHA (World Health Assembly) hat dazu einen Kodex verfasst, der von der 54. Vollversammlung der WHO aufgenommen wurde und die Mitgliedsstaaten auffordert: „die Anstrengungen zu verstärken und neue Herangehensweisen zu entwickeln, um als weltweite öffentliche Empfehlungen das ausschließliche Stillen für die Dauer von 6 Monaten zu schützen, fördern und unterstützen, und sichere und angemessene Beikost zur Verfügung zu stellen bei fortgesetztem Stillen bis zu zwei Jahren oder darüber hinaus" (WHA Res.54.2, Mai 2001).

Gesundheitspolitische Reformbestrebungen

Bei der Delegiertenwahl im November 1997 stellten sich zwei Kandidatinnen für die Präsidentschaft zur Wahl: die bereits amtierende Lilo Edelmann und Magdalene Weiß, die bis dahin Landesvorsitzende in Baden-Württemberg gewesen war. Im ersten Wahldurchgang gab es eine Stimmengleichheit beider Kandidatinnen. Bei einem zweiten Wahldurchgang erhielt **Magdalene Weiß** eine Stimme mehr und war somit die neue Präsidentin. Vier Jahre später, als sie zur Wiederwahl antrat, erhielt sie 87 % der abgegebenen Stimmen. Dieses gute Ergebnis war darauf zurückzuführen, dass sich Magdalene Weiß als Präsidentin aller Hebammen verstand und sich sowohl für die Belange der freiberuflichen als auch die der angestellten Hebammen einsetzte.

Die Amtszeit von Magdalene Weiß war von den unterschiedlichsten gesundheitspolitischen Reformbestrebungen und Veränderungen gekennzeichnet, die alle mehr oder weniger ein Ziel hatten: eine **Kostensenkung der Ausgaben für die Gesundheitsversorgung.**

Zur Person

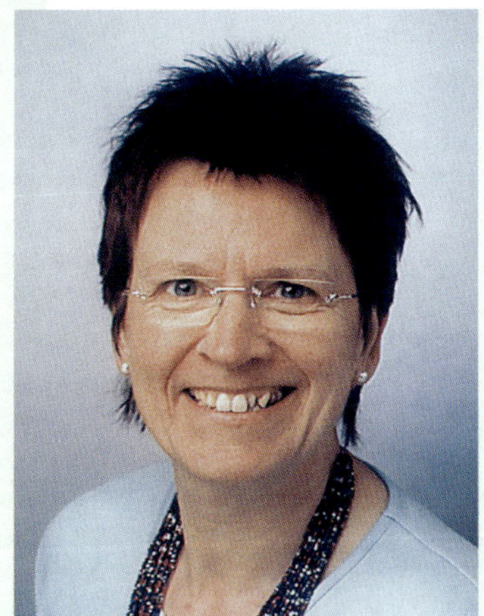

Abb. 6-8

Magdalene Weiß wurde 1956 in Kirchheim am Neckar geboren, studierte zunächst Musik und Theologie und entschied sich dann für eine Hebammenausbildung. Das Examen legte sie 1983 in Tübingen ab. Zahlreiche Weiterbildungen wie Haptonomie, Homöopathie, Rhetorik, Reflexzonentherapie u. a. haben sie darin bestärkt, die Verdienste der Hebammenarbeit mit Stolz und Selbstbewusstsein in der interprofessionellen Auseinandersetzung zu vertreten und zu verteidigen.

Die Verbandspolitik hat Magdalene Weiß „von der Pike auf" gelernt. Lange bevor sie Präsidentin wurde, war sie als Kreis- und Landesvorsitzende für den BDH aktiv.

Magdalene Weiß bezeichnet sich selbst als Feministin, die unerschrocken Partei für das Wohlergehen der Frauen ergreift. Ende 2005 endet ihre 8-jährige Amtszeit als Präsidentin.

Im Wahljahr von Magdalene Weiß wurde das Wort **„Reformstau"** von der Gesellschaft für deutsche Sprache zum Unwort des Jahres gewählt. Zeitgleich forderte der damalige Bundestagspräsident Roman Herzog in einer Rede, dass durch Deutschland ein Ruck gehen müsse, um die anstehenden Aufgaben lösen zu können!

Dieser Ruck blieb allerdings aus, stattdessen versuchte Helmut Kohl im sechzehnten Jahr seiner Amtszeit als Bundeskanzler der CDU die „dritte Stufe der Gesundheitsreform" durchzubringen. Nach dem Gesundheitsreformgesetz (GRG) und dem Gesundheitsstrukturgesetz (GSG) sollten so genannte **Neuordnungsgesetze** (NOGs) die Geldnot der GKV korrigieren. Dazu gehörte, dass bereits 1996 das Krankengeld von 80 auf 70% des Bruttogehaltes gekürzt wurde, Kurleistungen eingeschränkt und die Zuzahlung für Arzneimittel massiv erhöht wurde. Beim Zahnersatz wurden 1997 Festzuschüsse eingeführt, arztgruppenspezifische Richtgrößen traten an die Stelle der Arznei- und Heilmittelbudgets.

Mit der Wahl der rot-grünen Bundesregierung im Herbst 1998 nahm die neue politische Mehrheit einige der Regelungen zurück und am 1.1.99 wurde das „Solidaritätsstärkungsgesetz" wirksam, das als Vorschaltgesetz für die beabsichtigte Gesundheitsreform galt. Zum 1. Januar trat dann das **„Gesundheitsreformgesetz 2000"** in Kraft, das vor allem im stationären Bereich ein durchgängiges, leistungsorientiertes Fallpauschalensystem für die Vergütungen der Krankenhausleistungen einführte. Ab Januar 2003 war das Fallpauschalensystem fakultativ, ab Januar 2004 dann für alle Krankenhäuser und geburtshilflichen Abteilungen vorgeschrieben.

Das **„Gesundheitsmodernisierungsgesetz" (GMG)**, das am 1.1. 2004 – obwohl noch unausgegoren – der Öffentlichkeit vorgestellt wurde, sorgte für großen Unmut in der Bevölkerung. Es war nicht nur die Einführung der Praxisgebühr und die stärkere Eigenverantwortung, die den Versicherten abverlangt wurden. Es trat eine Reihe von Änderungen in Kraft, die der hohen Belastung der gesetzlichen Krankenkassen entgegen wirken sollten. Unter anderem galten ab diesem Datum Festpreise für Arzneimittel. Für teurere Produkte mit der gleichen Wirkung mussten die PatientInnen zuzahlen. Zahnersatz wurde nur noch zu 50% erstattet. Bei Heilmitteln galten 10% Eigenbeteiligung, auch bei Krankenhausaufenthalten erhöhte sich die Eigenbeteiligung von 5 auf 10 Euro. Im geburtshilflichen Bereich wurde das Entbindungsgeld ersatzlos gestrichen, aber auch der Partneranteil bei der Geburtsvorbereitung und die Babymassage.

Im Frühjahr 1999, nur wenige Monate nach dem Regierungsantritt von Rot-Grün, wurde das **„Bündnis für Gesundheit"** gegründet, in dem sich 38 Verbände und Organisationen des Gesundheitswesens zusammengeschlossen hatten. Das Bündnis nahm für sich in Anspruch, für die 4,2 Millionen Beschäftigte im Gesundheitswesen zu sprechen und forderte mehr „Menschlichkeit statt Durchökonomisierung". Bei oberflächlichem Hinsehen schien die Idee stimmig, denn es wurden „durchdachte Reformen" verlangt, die sich am Versorgungsbedarf der Patienten orientieren sollten und die bestehenden Arbeitsplätze im Gesundheitswesen nicht antasten dürften. Erst auf den zweiten Blick wurde erkennbar, dass das Bündnis ärztedominiert war und von diesen instrumentalisiert wurde, um ärztliche Interessen gegenüber der rot-grünen Gesundheitspolitik offensiv zu vertreten.

Andrea Fischer, die neue Gesundheitsministerin der Grünen hatte die Aufgabe, den „Prozess der Entsolidarisierung in der gesetzlichen Krankenversicherung (GKV) möglichst schnell zu stoppen, den die alte Koalition eingeleitet hatte" (30). Aus diesem Grund war der **Widerstand der Ärztelobby** gegenüber Andrea Fischer enorm, denn die Gesundheitsministerin hatte die falschen ökonomischen Anreize im ärztlichen Vergütungssystem längst erkannt und war fest entschlossen, das Honorarsystem zu ändern. „Wir werden uns nicht Sozialismus als Freiheit verkaufen lassen", polemisierte darauf der Freie Verband Deutscher Zahnärzte und die Mitglieder des konservativen Hartmannbundes wurden aufgefordert „geschlossener denn je aufzutreten", um einen „möglicherweise radikalen Politikwechsel" durch Rot-Grün zu verhindern (30).

Durch dieses massive Auftreten der organisierten Ärzteschaft erkannten die unterschiedlichsten Gesundheitsberufe im Bündnis sehr schnell, dass sie nur als Erfüllungsgehilfen ärztlicher Interessen fungierten. Da eine gegenseitige Unterstützung nicht sichtbar war, plädierte Magdalene Weiß deshalb für den Austritt des BDH zum April 2000. Im Nachhinein betrachtet war das eine kluge Entscheidung, denn die Interessen von Hebammen und ÄrztInnen, vor allem der GynäkologInnen, waren doch sehr unterschiedlich, gerade auch hinsichtlich der medikalisierten Geburtshilfe, die wenig später zu boomen begann.

Als Konsequenz aus dieser einseitigen „interdisziplinären" Zusammenarbeit beschloss das Präsidium des BDH die berufspolitischen Interessen der Hebammen wieder selbst zu vertreten und nur in einzelnen Fragen den Dialog mit anderen Berufsgruppen zu suchen (73).

Die **Gesundheitsministerin Andrea Fischer** arbeitet „auf vermintem Gelände", so war damals in der ZEIT zu lesen (26), und dennoch arbeitete sie unbeirrt an der überfälligen Strukturreform im Gesundheitswesen. Für alle völlig überraschend trat sie im Januar 2001 auf dem Höhepunkt der BSE-Krise zurück. Damit hatte der BDH eine wichtige Fürsprecherin im Bundesministerium für Gesundheit verloren, denn, „von Anfang an hatte sie sich mit viel Schwung und Engagement für die Sache der Frauen, die Stärkung von allen „normalen" Prozessen im Leben von Frauen eingesetzt. Mit ihrer bemerkenswerten Dialogbereitschaft hat sie neue Akzente und politische Maßstäbe in der Gesundheitspolitik gesetzt und längst überfällige Entwicklungen angestoßen .... Wir Hebammen haben im Ministerium von Frau Fischer viel Wertschätzung erfahren für die Leistung unserer Berufsgruppe in der primären Gesundheitsversorgung" (75).

In einem Interview bestätigte Andrea Fischer, dass sie die begonnene Aufgabe gerne weitergeführt hätte und das Gesundheitssystem aus seiner Starrheit lösen würde. Diese Aufgabe wurde dann Ulla Schmidt übertragen. Die bisherige stellvertretende Fraktionsvorsitzende der SPD für die Bereiche Arbeit und Soziales, Frauen, Familie und Senioren sollte sich im Namen der Regierung verstärkt an den Belangen der Patienten und Versicherten orientieren (51). Die Erleichterung der deutschen Ärzteschaft war groß, erhofften sie von der neuen Gesundheitsministerin vor allem eines: ein schwaches Rückgrat.

Prof. Friederike zu Sayn-Wittgenstein und Magdalena Weiß sind die Initiatorinnen der zurzeit entstehenden **„Denkschrift zur Situation und Zukunft des Hebammenwesens in der Bundesrepublik".** Hier wird erstmalig eine umfassende, wissenschaftliche Analyse der Situation des Hebammenwesens dargestellt. Sie wird einen wichtigen Beitrag zur Standortbestimmung und zum Stellenwert der Hebammenarbeit im Gesundheitswesen leisten.

Unabhängigkeit, Selbstbestimmung und Eigenverantwortlichkeit haben einen Namen: Hebammen Forum

Im April 2000 endete eine über 100-jährige Partnerschaft zwischen dem Staude-Verlag und dem Hebammenverband. Über Generationen hatte die Familie Zickfeldt die Geschäfte der Deutschen Hebammen Zeitschrift (DHZ) – dem Verbandsorgan des BDH – geführt. Die **Forderung der Delegiertenversammlung vom November 1999**, eine eigene Zeitung, das heißt ein „eigenes Verbandsorgan" zu machen, wurde als ein Akt der Emanzipation betrachtet, denn die Zeit sei überfällig, um sich endlich aus dem väterlichen Schatten des Staude-Verlages zu lösen. Magdalene Weiß schrieb dazu in der Mai-Ausgabe der neuen Verbandszeitschrift Hebammen Forum (72):

> *„Ein Verband von über 12 000 Frauen braucht eine eigene Zeitung, Autonomie und alle Freiheit in Gestaltung von Inhalt und Form! Ein Blatt von Frauen für Frauen gemacht! An diesem Punkt sind wir angelangt. Wir krempeln die Ärmel hoch, um mit den Kräften des herannahenden Frühlings diese Forderung in die Tat umzusetzen."*

Das Hebammen Forum (HF) mauserte sich und veränderte im Laufe der Jahre sein Aussehen. Während die inhaltliche Arbeit am Anfang bei den Redakteurinnen Katharina Kerlen-Petri, Angelika Josten, Bettina Salis und Henriette Thomas lag, kümmerte sich die Rigotti-Klarhorst Medienagentur GmbH um die verlegerische Arbeit und die Abonnentenverwaltung. Aus wirtschaftlichen Gründen wurde der abgelaufene Vertrag mit Rigotti-Klarhorst zu Beginn 2003 nicht mehr verlängert. Aber es waren nicht nur wirtschaftliche Überlegungen, die für diesen Entschluss verantwortlich zu machen waren.

Die Idee, das HF eigenverantwortlich herauszugeben und auch die Abonnentenverwaltung in der Geschäftsstelle in Karlsruhe anzusiedeln, entsprach dem **Selbstverständnis der BDH-Mitgliedsfrauen**: „Sich unerschrocken und selbstbewusst um eigene Interessen zu kümmern". Die engere Verzahnung von Verbandszeitung, Geschäftsstelle und BDH, so die Hoffnung, würden zu einem größeren „Wir-Gefühl" führen und die Identifikation mit der verbandspolitischen Arbeit stärken (67).

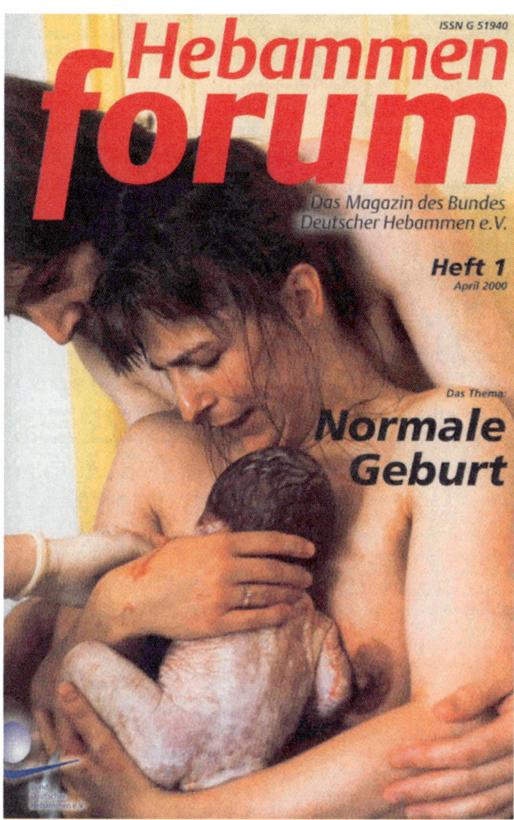

Abb. 6-9 Erste Ausgabe des Hebammenforums

Bedeutung der Gebührenkommission

Bei der Delegiertentagung im November 1997 wurde Helga Albrecht als Beirätin für den freiberuflichen Bereich gewählt. Die Auflösung der „Arbeitsgruppe Gebühren" und die Neubildung einer „Gebührenkommission" war eine Aufgabe, die ihr unmittelbar nach Amtsantritt übertragen wurde. Laut Präambel gehören der Kommission die Beirätin für den freiberuflichen Bereich an, die Präsidentin und eine Hebamme aus der Geschäftsstelle. Daneben gibt es kooptierte Mitglieder, die nur nach Abschluss eines Vertrages Mitglieder der Gebührenkommission werden können. Die **wichtigste Aufgabe** der Kommission ist die Unterstutzung des Präsidiums und der Hebammenlandesverbände bei der Gebührenverhandlung. Aber auch die Vorbereitung auf die Umstellung in die Selbstverwaltung ist ein wichtiges Thema.

Gemeinsam mit den Vorstandsfrauen des BfHD und den Krankenkassenverbänden wurde der BDH im Juni 2001 erstmals ins **Bundesgesundheitsministerium** eingeladen. Bei diesem Treffen ging es darum, die Motive für die Änderungen oder Erweiterungen von Gebühren darzulegen, sowie die Forderung nach einer Gebührenerhöhung zu begründen.

Während der folgenden Verhandlungstermine zeigte sich, dass auch die Verbrauchsmaterialien und Arzneimittel nach dem Wirtschaftlichkeitsgesetz von 2002 neu zu ordnen waren. Ähnliches musste mit den Materialien geschehen, denn auch hier mussten transparentere Voraussetzungen geschaffen werden, um eine bessere Materialabrechnung zu ermöglichen (3).

2003 war ein Jahr des Verhandelns und des Bangens, ob die **Hebammenhilfe-Gebührenordnung** auch den Bundesrat passieren würde. Monika Selow, seit November 2002 neue Beirätin für den freiberuflichen Bereich, rief die Landesverbände dazu auf, vor der Bundesratsentscheidung auf ihre LandesvertreterInnen einzuwirken, damit die Gebührenerhöhung nicht weiter blockiert wird.

Zur großen Erleichterung hat dann der Bundesrat in einem zweiten Anlauf der Erhöhung zugestimmt, sodass sie im Juli 2004 in Kraft treten konnte. Die neue Verordnung beinhaltet eine lineare Erhöhung der Gebühren und Wegegelder um 6,5 %. Nach dieser Anpassung ergibt sich als **Richtwert für die Tätigkeit freiberuflicher Hebammen** ein Stundensatz von 27, 20 Euro.

In der vorliegenden Verordnung wurde der politische Wille festgehalten, in den Jahren 2005 und 2006 zwei weitere Gebührenanpassungen vorzunehmen.

Reise durch die Kreißsäle – Die Präsidentin „on tour“

Die Forderung nach einer Kostendämpfung im Gesundheitssystem verursachte eine enorme Verunsicherung bei den Krankenhausbetreibern, aber auch beim Personal. Mit dem „Gesundheitsreformgesetz 2000“ wurde für den stationären Sektor ein Fallpauschalen-System zur Vergütung der Krankenhausleistungen vorgestellt, das ab 2004 obligatorisch für alle Krankenhäuser vorgeschrieben wurde. Das heißt, ein System das in Australien über 10 Jahre hinweg diskutiert, entwickelt und erprobt wurde, sollte in Deutschland flächendeckend in nur 3 Jahren umgesetzt werden.

Vieles wirkte bei der Diskussion um diese Fallpauschalen (DRGs, diagnosis related groups) unausgegoren – beispielsweise wurde beim ersten Entwurf „vergessen“, die Leistungen der Pflegenden und der Hebammen mit einzuarbeiten, so Heidrun Alexnat (4, 5). Auch die Sorge um die zukünftige Finanzierung der Ausbildung von Hebammen und Pflegenden war berechtigt, denn auch da zeigte sich, dass konkrete Vorschläge und Entscheidungen fehlten und Nachbesserungen dringend nötig waren (34).

Diese allseitige Ungewissheit, aber auch die Auswirkungen des enormen ökonomischen Drucks blieben nicht ohne Auswirkungen auf die geburtshilflichen Abteilungen. Die **Umstellung der angestellten Hebammen ins Belegsystem**, war mit Sicherheit die größte strukturelle Veränderung, die die Hebammen mit tragen mussten. Für Viele bedeutete diese aufgezwungene „neue Freiheit“ in der Freiberuflichkeit eine enorme Existenzbedrohung (2).

Die **Situation der angestellt arbeitenden Hebammen** war deshalb mehr als angespannt. „Ihr Frust und ihr Ausgebrannt-Sein“ nahm Magdalene Weiß deshalb als Anlass zu einer Reise durch die Kreißsäle im Frühjahr 2001 (76). Sie wollte von den Hebammen vor Ort erfahren „wo sie der Schuh drückt“, um mit ihnen im direkten Gespräch über Strategien, mögliche Auswege und Lösungsansätze nachzudenken. Im Mai 2001 begann dann die Kreißsaalreise der Präsidentin in Baden-Württemberg und endete im April 2003 in Sachsen-Anhalt.

Die Unterschiede zwischen den besuchten Kreißsälen waren beträchtlich, nicht nur was die Ausstattung und den technischen Standard betraf. In Mannheim lag die Sectiorate beispielsweise zwischen 30 und 40 %, in München-Neuperlach dagegen bei gerade einmal 8–10 %. Trotz aller Verschiedenheit schälten sich bei den einzelnen Kreißsaalbesuchen zwei immer wiederkehrende Themen heraus: die katastrophale Stellensituation und die problematischen Kommunikationsstrukturen zwischen den Berufsgruppen.

Die **unzureichende Stellensituation** zeigte sich in den Gesprächen als größtes Problem der Hebammen, denn die Personalanhaltszahlen, für deren Einführung der BDH in den frühen 90ern gekämpft hatte, wurden zwischenzeitlich von vielen Häusern wieder ignoriert. Dazu kamen Stellensperren und Einstellungsstopps, sodass nahezu alle Kreißsäle an ihre Leistungsgrenze gekommen waren. In krassem Widerspruch zu dieser Entwicklung stand dabei häufig das von den Medien propagierte Kundenbewusstsein der Patientinnen (37), auf das die klinische Geburtshilfe nicht vorbereitet war.

Immer wieder schwierig erwiesen sich auch die **Kommunikationsstrukturen zwischen den Berufsgruppen**. Auch bei diesem Thema zeigten sich sehr große Unterschiede. Es gab geburtshilfliche Abteilungen mit einem hohen Niveau der Kommunikation zwischen den Berufsgruppen, aber eben auch Kreißsäle, in denen die Hebammen über eine mangelnde Wertschätzung ihrer Arbeit berichteten und über eine Kommunikationsstruktur, die durchaus als „missglückt“ bezeichnet werden kann.

Interessant dürfte vor allem die Analyse von „gelungenen Beispielen“ sein. Denn auch dort sind die strukturellen Bedingungen häufig nicht optimal, und doch scheint, dessen ungeachtet, eine „gelingende Geburtshilfe“ möglich zu sein. Deshalb müssen wir uns die Kriterien genauer ansehen, die unabhängig von den vorgefundenen Rahmenbedingungen die Arbeitszufriedenheit der Hebammen

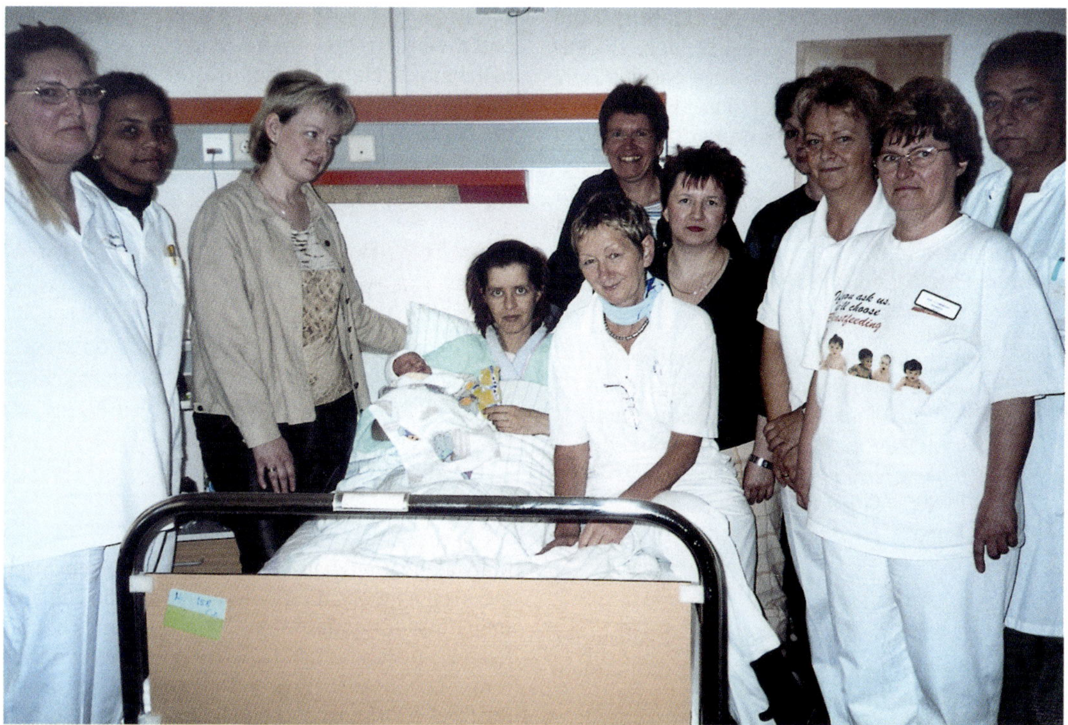

Abb. 6-10 Die Präsidentin on tour bei ihrer letzten Etappe in Magdeburg, April 2003

positiv beeinflussen, den Frauen ein menschenwürdiges Gebären ermöglichen und gegenseitige Wertschätzung „zur Routine" gehören.

Der typische Kreißsaal: Ort der Entmündigung und unnötiger Interventionen

Der typische Kreißsaal ist in Verruf geraten, darüber können auch keine farbenfrohen Ausstattungen hinwegtäuschen. Im neuen Jahrtausend werden laut Perinatalstatistik ca. 98 % aller Kinder im Krankenhaus geboren. Die vorhandenen Perinatalerhebungen wurden jedoch erst jetzt systematisch ausgewertet und 2004 der Öffentlichkeit vorgestellt.

Ein Forschungsprojekt der Universität Osnabrück widmete sich dem Thema **„Technisierung der ‚normalen' Geburt und den Interventionen im Kreißsaal"**. In diesem Zusammenhang wurden die Daten von mehr als einer Million Geburten analysiert (63). Die Ergebnisse waren bestürzend, sodass die Autorinnen zusammenfassend kommentierten:

„auch wenn durch Eingriffe während der Geburt ohne Frage Leben von Müttern und Kindern gerettet wurden, so ist mittlerweile aus dem sozialen und familiären Ereignis der Geburt ein hochtechnisierter Prozess geworden."

Nur noch eine verschwindend kleine Minderheit von knapp 7 % der Frauen bringt ihre Kinder ohne medizinische Interventionen zur Welt. Routinemäßig sind heutige Geburten mit „viel Einsatz von Technik und Medikamenten verbunden, auch wenn die Geburt normal verläuft", das bestätigte die Studie ebenfalls. Immer seltener wird der spontane Wehenbeginn abgewartet, bei mehr als 23 % der Frauen werden ‚Geburtsbeschleuniger' verabreicht, 40 % aller Frauen bekommen einen ‚Wehentropf', 19 % der Frauen gebären unter Periduralanästhesie, bei 52 % aller vaginalen Geburten wird eine Episiotomie durchgeführt, jede 5. Frau bekommt ihr Kind per Kaiserschnitt, davon 10,4 % durch einem geplanten Kaiserschnitt, für 10,2 % endet die bereits begonnene Geburt mit einem Kaiserschnitt (63).

Ist die **technisierte, medikalisierte Geburtshilfe** ein Fortschritt auf dem Weg zu gesunden, glücklichen Müttern und Babys oder ist sie gar das Ziel? (18). Die ärztlichen Befürworter dieser Entwicklung versuchen die Hightech-Geburtsmedizin als Weg und als Ziel zu verkaufen, weil ihnen, aber auch vielen Hebammen, der Blick verloren gegangen ist für die Würdelosigkeit ihres Tuns. Marsden Wagner (70) vergleicht solche AkteurInnen im Krankenhaus mit dem Fisch, der das Wasser nicht mehr sieht in dem er sich bewegt, denn

> *„Ärzte, Hebammen oder Krankenschwestern, die nur krankenhausorientierte, medikalisierte Geburten mit hohem Interventionsgrad kennen gelernt haben, können den tief greifenden Effekt, den ihre Interventionen auf die Geburt haben, nicht mehr sehen."*

Dass sich ein „mechanistisches und medikalisiertes Verständnis von Geburt" auch unter Hebammen findet, scheint nur auf den ersten Blick irritierend – denn die Mehrheit der Hebammen hat ihre berufliche Sozialisation im Kreißsaal erfahren (Olsson zitiert nach 18). Ein Forschungsteam, das Videoaufnahmen von Hebammen mit Eltern vor und nach der Geburt ausgewertet hat, fand bei den Geburtshelferinnen eine Mischung aus „erlernter Hilflosigkeit und Schuld". Ähnlich den ärztlichen Geburtshelfern arbeiten auch sie oft in dem Gefühl, von einer Anschuldigung bedroht zu sein. Sie arbeiten in einer Schuldkultur, gewissermaßen mit hochgezogenen Schultern – keine gute Voraussetzung für eine behutsame menschenwürdige Geburtshilfe.

Dieses Verhalten der Hebammen offenbart ihre **innere Zerrissenheit**: Auf der einen Seite tragen sie eine Idealvorstellung in sich, wie originäre Hebammentätigkeit aussehen sollte, auf der anderen Seite spüren sie, dass sie selbst Teil dieser interventionsreichen Geburtsmedizin geworden sind. Dazu kommt, dass die moderne geburtshilfliche und neonatale Literatur im Wesentlichen auf den Beobachtungen der medikalisierten Geburtshilfe beruht und somit auch die theoretische Ausbildung der Hebammenschülerinnen beeinflusst. Viele haben deshalb nie erfahren, wie Geburten vor all diesen Manipulationen ausgesehen haben, so Marsden Wagner (70).

Dieser Entwicklung muss Einhalt eingehalten geboten werden, appellierte Magdalene Weiß deshalb beim **X. Hebammenkongress 2004** in Karlsruhe an die knapp 2500 Hebammen, sonst droht mit dem einstigen Wissen auch das Unverwechselbare der Hebammenkunst zu verschwinden.

Vom Traum einer menschenwürdigen Geburtshilfe ...

> *„Wenn wir träumen, jeder für sich, dann ist das nur ein Traum. Wenn wir gemeinsam träumen, dann ist das der Anfang der Wirklichkeit."*
> *Helder Camara*

Magdalene Weiß hatte während ihrer Reisen durch die Kreißsäle erfahren, wie weit sich die Hebammenkunst, unter dem Diktat von ökonomischer Effizienz und ärztlicher Expertendominanz von ihrem eigenen Anspruch entfernt hat. „Aber dieser Zustand ist menschengemacht, also auch durch Menschen wieder korrigierbar!" Um gestaltend Einfluss nehmen zu können, hat sie während der letzten Jahre ihrer Präsidentschaft gemeinsam mit den Beirätinnen an der Umsetzung von **vier Schwerpunktthemen** gearbeitet: der Unterstützung der normalen Geburt, dem Hebammenkreißsaal, der Schwangerenvorsorge durch Hebammen und einer an der Praxis orientierten Hebammenforschung, deren Erkenntnisse sich auf die zukünftige Hebammenausbildung auswirken sollen. Die vier unterschiedlichen Themen haben ein gemeinsames Ziel: **eine Hebammengeburtshilfe mit menschlichem Gesicht**, die schwangere und gebärende Frauen in ihrer Suche nach Selbstbestimmung, Selbstkompetenz und in ihrer gesundheitlichen Eigenverantwortung unterstützt.

Laut Schätzung der WHO von 1996 weisen 70–80 % aller Schwangeren bei Geburtsbeginn ein **„niedriges Risiko"** auf. Die erste Hebammenprofessorin in Deutschland, Friederike zu Sayn-Wittgenstein, kommt zu Recht über die Frage ins Grübeln, warum „kein" Risiko, bereits als „niedriges Risiko" eingestuft wird (53), denn genau dieses „niedrige Risiko" legitimiert die Apparatemedizin im Kreißsaal, bei eigentlich normalen Geburten. Im **„Plädoyer für eine normale Geburt"** vertritt der BDH deshalb die Auffassung,

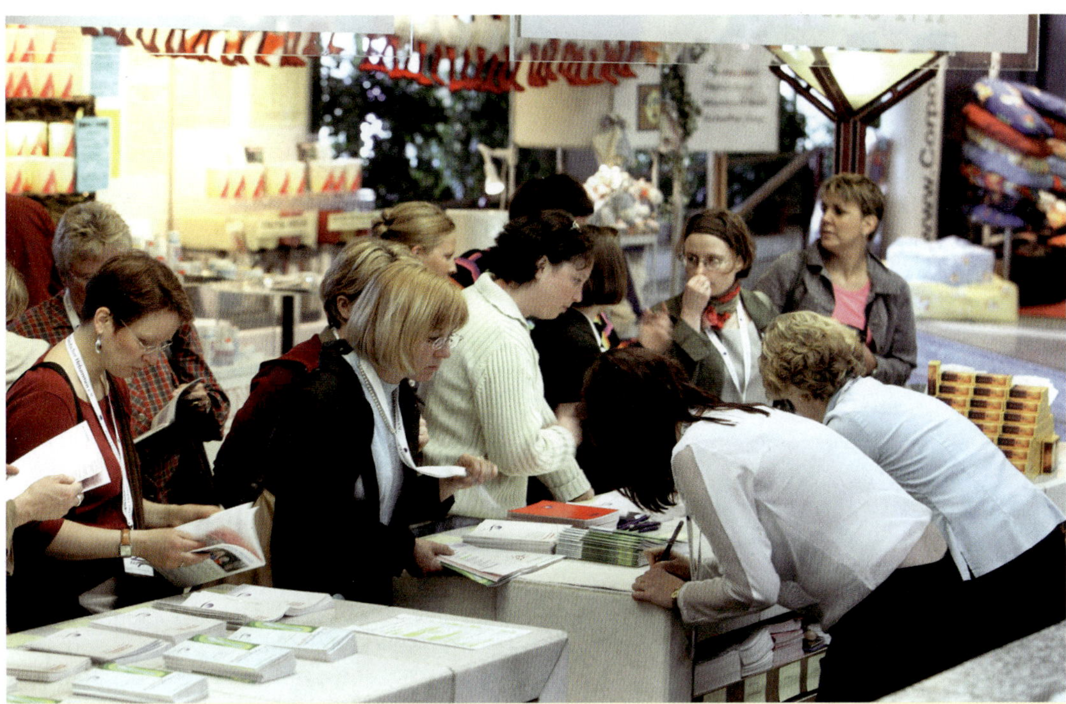

Abb. 6-11 X. Hebammenkongress 2004, großer Andrang bei der Registrierung

„dass die derzeitige Dominanz der Technik in der Geburtshilfe durch ein sachgerechtes Zusammenspiel von Hebammengeburtshilfe und Medizin ersetzt werden soll. Mehr Interventionen und Technik erreichen keine besseren Geburtsergebnisse, vielmehr stellt die kontinuierliche vorgeburtliche Betreuung und der Beistand bei der Geburt derzeit die einzig effektive Möglichkeit dar, die Rate der Morbidität und Mortalität zu senken" ... Das Ziel der geburtshilflichen Betreuung „ist die Gesundheit von Mutter und Kind mit dem geringst möglichen Maß an Interventionen unter Gewährleistung ihrer Sicherheit".

Dieser Ansatz impliziert, dass es bei einer normalen Geburt gute Gründe geben muss, um in den natürlichen Verlauf einzugreifen (11).

Der erste deutsche Hebammenkreißsaal in Reinkenheide

Beim Hebammenkongress hatte Magdalena Weiß 1998 in Bremen die Idee des Hebammenkreißsaales als Perspektive für Frauen und Hebammen vorgestellt. Vom Gedanken bis zur Umsetzung dauerte es allerdings eine ganze Zeit, bis nach einer mehrjährigen Projektvorbereitung am 1. Juli 2003 der erste Hebammenkreißsaal in Deutschland starten konnte. Das Zentralkrankenhaus Reinkenheide bei Bremerhaven bietet diese zusätzliche Betreuungsform als Pilotprojekt an.

„Von Anfang an war klar, dass das Projekt Hebammenkreißsaal auf eine solide Basis gestellt werden muss. Dazu wird der gesamte Prozess von der Projektentwicklung bis zur Realisation von der FH Osnabrück und den Universitäten Bremen und Osnabrück wissenschaftlich begleitet und dokumentiert",

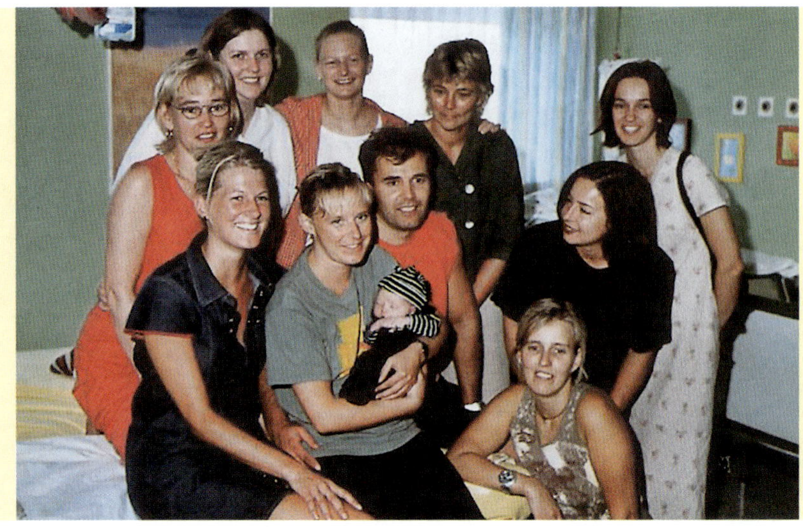

Abb. 6-12
1. Deutscher Hebammenkreißsaal in Reinkenheide: Hebammenteam mit den glücklichen Eltern und dem ersten Kind, das im Sommer 2003 im Hebammenkreißsaal geboren wurde

so Antje Kehrbach, wissenschaftliche Mitarbeiterin im Verbund Hebammenforschung im Projekt Konzeptentwicklung Hebammenkreißssal.

Das **langfristige Ziel** sind Hebammenkreißsäle im ganzen Bundesgebiet. Dazu müssen die Hebammen in den einzelnen Häusern durch Fortbildungen auf die veränderte Arbeitssituation vorbereitet werden. Damit die Idee auch anderswo umgesetzt werden kann, müssen auch die „Kriterien eines Hebammenkreißsaals" standardisiert und durch Begleitforschung abgesichert werden.

Der Hebammenkreißsaal ist kein absolutes Novum, denn in anderen EU-Staaten findet bereits ein hoher Anteil aller Geburten in einem von Hebammen geleiteten Kreißsaal statt – auch aus wirtschaftlichen Überlegungen heraus.

Was ist eigentlich das Besondere, das einen Hebammenkreißsaal ausmacht? Bei dieser Kreißsaalkonzeption betreuen Hebammen in der Klinik eigenverantwortlich gesunde Schwangere und Gebärende mit einer niedrigen Risikoeinstufung. Für die Hebammen bedeutet dies die volle Qualitätsverantwortung für den gesamten Dienstleistungsprozess.

Neben diesen eher strukturellen Eigenschaften ist aber vor allem die **inhaltliche Konzeption** eine völlig andere. Beim Hebammenkreißsaal stehen die Bedürfnisse der Frauen und ihrer Familien im Mittelpunkt. Der Wunsch nach Sicherheit wird erfüllt, denn falls Komplikationen auftreten, wird ein Arzt gerufen. Gleichzeitig finden die Frauen im Hebammenkreißsaal einen geschützten Raum und eine Atmosphäre, die Ruhe und Ungestörtheit ermöglichen, die sie für die Geburt ihres Kindes brauchen. Die kontinuierliche Präsenz und die abwartende Zuwendung einer Hebamme empfinden die Schwangeren und ihre Familien als beruhigend und beschreiben die Geburt im Hebammenkreißsaal „als ideale Lösung".

In Ländern mit einer Hebammen-Geburtshilfe von über 80 %, wie Neuseeland, Niederlande und die skandinavischen Länder, finden sich die niedrigsten maternalen und perinatalen Mortalitätsraten (70). Das hängt ganz wesentlich damit zusammen, dass Hebammen den Frauen sehr viel größere Freiräume zum selbstbestimmten Gebären ermöglichen, ihnen die Zeit und Ruhe zugestehen, die sie für sich und ihre Geburt brauchen. Das bedeutet aber auch, „dass die gesamte Kontrolle in der Hand der Frau bleibt, während die Hebamme die Unterstützung gibt, die die Frau und die Familie stärkt" (70).

„Jede Frau, die die Schwangerschaftsvorsorge in einem modernen Krankenhaus wahrnimmt, läuft Gefahr, sich nicht mehr als Schöpferin, als Ich zu fühlen, das auf die ihr eigene Weise ihr Kind hervorbringt. Nach menschlichen Wertmaßstäben ist das ein Verlust, der – wenn überhaupt – nur schwer zu ermessen ist. Er bewirkt eine Schwächung der Frauen zu einem

Zeitpunkt ihres Lebens, an dem sie Stärke und Selbstvertrauen brauchen, um die Herausforderung der Mutterschaft anzunehmen."
Sheila Kitzinger 1993

Schwangerenvorsorge durch Hebammen

Die Unterschiede zwischen der ärztlichen Schwangerenvorsorge und derjenigen durch Hebammen sind beträchtlich. Seit der Einführung der Mutterschaftsrichtlinien in den 60er-Jahren wurde durch die ärztliche Vorsorge ein engmaschiges Untersuchungsnetz geknüpft, um mögliche Risikoschwangerschaften und Risikogeburten frühzeitig zu erkennen. Dabei wird das Pathologische fokussiert, Schwangerschaft mit Gesundheitsstörung gleichgesetzt und ungefragt die passende Therapie vorgeschlagen: die lückenlose Überwachung und Kontrolle. Das heißt, die Übernahme der Vorsorge durch den Arzt hat innerhalb von wenigen Jahrzehnten zu einer **Pathologisierung der normalen Schwangerschaft** geführt (22, 53). Die Tatsache, dass vorgeburtliche Diagnostik heute routinemäßig zusammen mit der Schwangerenvorsorge angeboten wird, hat diesen Zustand noch verstärkt.

Dennoch ist auffallend, dass es trotz intensiver ärztlicher Schwangerenvorsorge und Pränataldiagnostik bislang nicht geglückt ist, die stagnierende Frühgeburtenrate von 6% zu senken, die antepartuale Mortalität zu beeinflussen, oder einen fetalen Wachstumsrückstand präpartal zu erkennen (59).

Clarissa Schwarz und Beate Schücking (63) haben bei ihren Forschungen noch einen weiteren Aspekt gefunden, der nachdenklich stimmen sollte:

„In Gesundheitssystemen, in denen die Schwangerenbetreuung unter dem entscheidenden Einfluss von Ärzten steht und Hebammen eine marginale Position einnehmen oder ganz fehlen (wie z. B. in den USA und den Großstädten Brasiliens) sind insgesamt hohe Interventionsraten und besonders hohe Kaiserschnittraten zu finden."

Aufgrund dieser bekannten und ernüchternden Ergebnisse formuliert „Effective care in Pregnancy and Child Birth": „Frauen mit normalen Schwangerschaften sollen von Hebammen oder Hausärzten betreut werden, die auf normale Schwangerschaft hin orientiert sind und von denen zu erwarten ist, dass sie die einzelne Frau und ihre Lebensumstände gut kennen" (27).

Laut Hebammengesetz gehört Schwangerenvorsorge ebenso wie Geburtsvorbereitung, Geburtshilfe, Wochenbettbetreuung und Stillberatung zum Aufgabenbereich der Hebamme. Die WHO sieht die Vorsorge durch die Hebamme als optimale und risikomindernde Betreuung der gesunden Schwangeren an. So ist z. B. erwiesen, dass psychosoziale Begleitung die Frühgeburtenrate senkt.

Die **gesunde Alternative** lautet: Schwangerenvorsorge durch die Hebamme! Es hat sich gezeigt, dass in solchen Gesundheitssystemen, in denen die Grundversorgung normaler, gesunder Frauen während der Schwangerschaft und Geburt in den Händen von Hebammen liegt (z. B. in den Niederlanden, Neuseeland und Skandinavien), es weit weniger Risiko-Schwangerschaften und Risiko-Geburten gibt, und die Interventionsarten niedriger sind, bei gleichzeitig guter Gesundheit des Kindes (58).

„Der Bund Deutscher Hebammen startete deshalb im Frühsommer 2004 mit einer Offensive Schwangerenvorsorge durch die Hebamme. Diese etwas anderen Vorsorge versteht Schwangerschaft als einen physiologischen Prozess, der bei gesunden und emotional gestärkten Frauen in der Regel ein medizintechnisches, bzw. invasives Eingreifen überflüssig sein lässt. Bei bester medizinischer Versorgung geht es vor allem darum, das Selbstvertrauen der Schwangeren und Gebärenden in ihre eigene Kraft zu stärken, ihnen die Verantwortung für sich und ihre Entscheidungen zurück zu geben, damit sie in der Weise gebären können, die ihrem eigenen Wollen und den eigenen Wünschen entspricht. Gleichzeitig wird bei der interventionsarmen Schwangerenbetreuung durch Hebammen, eine Überversorgung von gesunden Schwangeren vermieden, was längerfristig zu einer Kostensenkung im Gesundheitssystem beitragen wird."
Aus dem Flyer: Schwangerenvorsorge durch die Hebamme, BDH 2004

Hebammenforschung als wichtiger Baustein für autonomes Arbeiten

Wo und wie die **Hebammenforschung in Deutschland** ihren Anfang nahm, erfahren wir aus einem Interview, das Katja Baumgarten mit Mechthild Groß geführt hat (8):

> *„Nach meinem Vordiplom (in Psychologie) habe ich von 1989 bis 1991 dann in Tübingen die Hebammenschule besucht ... In Tübingen hat uns unsere Lehrhebamme Helga Schweitzer – damals zweite Vorsitzende im ICM – mit einer globalen Perspektive ausgebildet. Gleich zu Beginn der Ausbildung fand dort der Forschungsworkshop Midwives need research, research needs Miwives statt. Für mich als neugierige Hebammenschülerin mit meinen Kenntnissen aus dem Grundstudium war das wegweisend. Dabei habe ich auch Britta Schlieper kennen gelernt. Sie war in Tübingen Hebamme im Kreißsaal und ähnlich motiviert wie ich. So hat es mit den jährlichen Forschungsworkshops angefangen, deren Organisation wir kurze Zeit später selbst in die Hand genommen haben“ ...*
> *Im Oktober 1992 fand in Friedrichshafen ein ICM-Kongress für die deutschsprachige Sektion statt. Britta Schlieper und ich haben eine Workspop zur wissenschaftlichen Literatur angeboten. Am Ende des Workshops waren wir uns einig, wir machen einen Hebammenliteraturdienst. Weitere Kolleginnen kamen dazu. Der „HeLiDI“ erscheint seitdem zweimal im Jahr in allen deutschsprachigen Hebammenzeitschriften ...“.*

Wozu brauchen wir Hebammenforschung? Diese Frage stellen oft die „Basisfrauen“ und bringen damit ihre Befürchtung zum Ausdruck, nun noch mehr leisten zu müssen.

Es ist stimmig, nicht alle Hebammen müssen selbst zu Forscherinnen werden, aber alle Hebammen sollten wissen, dass Hebammenforschung eine große Bereicherung darstellt und die dazu notwendigen Kompetenzen nicht als Belastung, sondern als Ressourcen einer professionellen Hebammen-Geburtshilfe verstehen.

Forschung kann das Wissen rund um die Geburt erweitern. Sie kann dazu dienen, das vorhandene Erfahrungswissen objektiv zu überprüfen. Und das ist wichtig, denn wissenschaftliche Erkenntnisse haben nur eine bestimmte Reichweite. Sobald neue Erkenntnisse vorliegen, bedarf es einer kritischen Auseinandersetzung mit der bisherigen Arbeitsweise, unter Umständen sogar einer Korrektur des bisherigen Tuns (45). An den beiden Beispielen „richtige Gebärhaltung“ und „richtiges Stillen“ zeigt sich sehr deutlich der Einfluss neuer Erkenntnisse auf die Hebammenarbeit: das Stillen im Vier-Stunden-Rhythmus ist heute genauso obsolet wie die Geburt in Rückenlage.

Wenn es eine optimale Betreuung durch Hebammen geben soll, dann braucht es einen eigenen Wissensfundus, sonst wird die Hebammengeburtshilfe immer vom Wissen anderer Berufsgruppen dominiert werden. In diesem Sinne weiter gedacht gilt die Hebammenforschung als Instrument, um sich aus der Umklammerung der destruktiven Geburtsmedizin zu befreien – denn erst die **eigene Forschungskompetenz** gibt den Hebammen die Möglichkeit die Situation der klinischen und außerklinischen Geburtshilfe in der Gegenwart besser zu analysieren (41).

Wichtig erscheint es deshalb, sich mit drängenden Fragen zu befassen, die für eine bessere Betreuung von Mutter und Kind relevant sind. Auch diejenigen, die nicht selbst forschen können oder wollen, sind gefordert, wenn es darum geht, die Forschungserkenntnisse im klinischen Alltag umzusetzen (8). **Evidenzbasierte Praxis** ist einer der Schlüsselbegriffe dabei– denn die gewonnenen Forschungsergebnisse müssen in die Praxis der Hebammengeburtshilfe zurückfließen.

Dass **Hebammenforschung bereits in der Grundausbildung** machbar ist, zeigen die Preisträgerinnen zweier Hebammenschulen, die anlässlich des 10. Hebammenkongresses in Karlsruhe ausgezeichnet wurden. Der Hippokrates Verlag vergab erstmals den Justina-Siegemund-Preis, um wissenschaftliche Arbeiten von Hebammenschülerinnen und -studentinnen zu fördern. Neben einer einzelnen Preisträgerin aus Südtirol wurden die Schülerinnen der Hebammenschulen Bensberg und Berlin-Neuköln für ihre Arbeiten ausgezeichnet.

Noch ist ein Hebammenstudiengang bis heute nicht in Sicht – dennoch sind bereits interessante Hebammenforschungsarbeiten entstanden, die in der

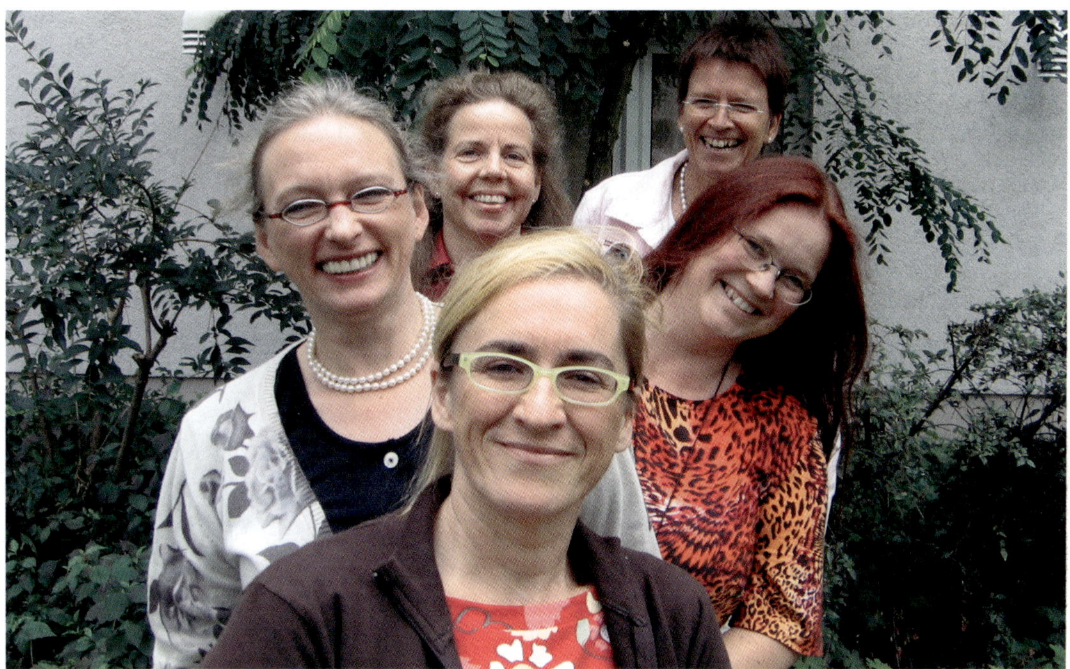

Abb. 6-13 BDH-Präsidium im Sommer 2005
von links: Gerda Weiser (Schatzmeisterin), Martina Klenk (Beirätin), Magdalene Weiß (Präsidentin), Monika Selow (Beirätin), Constanze Koschorz (Schriftführerin)

virtuellen Bibliothek der Universität Osnabrück gesammelt werden. Wie ein Blick in die Veröffentlichungen zeigt, gibt es heute schon zahlreiche Hebammen mit Doktor-Titel, sogar zwei „Hebammenprofessorinnen" unterrichten im Land. Meist sind die akademischen Titel in einem sozial-, kultur- oder pflegewissenschaftlichen Studium erworben worden. Diese **„Hebammenakademikerinnen"** von heute sind diejenigen, die an den berufsqualifizierenden Studiengängen von morgen den Studierenden ihr Wissen weitergeben werden.

Die Zukunft hat bereits begonnen …

Im Jahre 2005 – 120 Jahre nach der Gründung des ersten Hebammenvereins in Berlin – ist vieles erreicht worden, um anderes muss immer noch gekämpft werden. Dies zeigt ein Überblick über die momentan **wichtigsten Ziele und Projekte der Verbandsarbeit,** die vom Präsidium und von vielen engagierten Hebammen in den Landesverbänden angepackt werden müssen:

- Die Arbeitsergebnisse der **Organisationsentwicklung** müssen ausgewertet und im Alltag umgesetzt werden.
- Die zukünftige **Hebammenausbildung** muss praxisnah und wissenschaftlich ausgerichtet und an den Fachhochschulen verankert werden.
- Das Modell **„Hebammenkreißsaal"** soll überall im Land etabliert werden.
- Die **Stillförderung** wird weiterhin ein wichtiges Thema sein, damit es bald nur noch „stillfreundliche Krankenhäuser" im Land gibt.
- **„Hebammen an den Schulen"** sollen so selbstverständlich werden wie das Pausenbrot.
- Es müssen strukturelle Bedingungen geschaffen werden, damit **Familienhebammen** flächendeckend an „Sozialen Brennpunkten" arbeiten können, um das Leben der Neugeborenen und Mütter zu schützen und zu stärken.
- **„Schwangerenvorsorge durch Hebammen"** muss allen Frauen zugänglich gemacht und von fortgebildeten Hebammen angeboten werden.
- Mit den Krankenkassen und der Politik wird auch weiter gestritten werden müssen, damit

der **„Gefälligkeitskaiserschnitt"** endlich aus dem Leistungskatalog der gesetzlichen Krankenkassen verschwindet. Dadurch würde der längst bekannten Tatsache Rechnung getragen, dass eine operative Geburt ein größeres Risiko darstellt als eine normale Geburt.

- Der Hebammenverband wird dieser und zukünftigeren Regierungen deutlich machen müssen, dass ihre propagierte Familienfreundlichkeit **nicht zum Nulltarif** zu haben ist. Das heißt, die Wertschätzung der Hebammenarbeit im Zusammenhang mit Familiengesundheitspolitik muss sich auch in einer besseren Bezahlung niederschlagen.
- Hebammen werden sich noch intensiver als bisher in die öffentliche Diskussion um die **„Zukunft der Geburtshilfe"** einbringen. Dabei wird ein salutogenetischer Standpunkt eingenommen, der darum weiß, dass ein positives Schwangerschafts- und Geburtserlebnis Einfluss auf die zukünftige Gesundheit der Frau und ihrer Familie hat.
- Im Zentrum dieses neuen Verständnisses der körperlichen und seelischen Gesundheit werden die schwangeren und gebärenden Frauen stehen.

Es gibt also auch in den kommenden Jahren noch viel zu diskutieren und vor allem couragiert zu handeln, bis alle Wünsche und Visionen in Erfüllung gegangen sind und es nur noch zufriedene Hebammen und zufriedene Frauen gibt. Auch in Zukunft wird die Arbeit nicht einfach sein. An dieser Stelle hilft vielleicht der alte Spruch über Hebammen: „Sie bleiben immer guter Hoffnung!"

Literatur

1. AP Hebammen auf den Barrikaden: Gegen „technisierte Klinikgeburt. Kongress in Gießen plädiert für das „Gebären aus eigener Kraft“ In: Siegener Zeitung 6.4.1992
2. Albrecht, Helga Bericht aus dem freiberuflichen Bereich. In: HF 2001/5:353
3. Albrecht, Helga Gebührenverhandlungen. In HF 2002/6: 396
4. Alexnat, Heidrun DRG – was verbirgt sich dahinter? In: HF 2001/4:268-289
5. Alexnat, Heidrun Neues aus dem angestellten Bereich. In: HF 2001/5:354
6. Alexnat, Heidrun Personalbedarf für Hebammen. In HF 2002/8:546
7. Baumgarten, Katja Ein Portrait über Monika Hauser. „...berichten was ich gesehen hab“. In: DHZ 5/2001
8. Baumgarten, Katja und Groß, Mechthild Leben im Spagat. In: DHZ 7/2004:12-16
9. BDH Autorinnen Der Tag X im Mai 1990, In: DHZ 7/90: 266-269
10. BDH und BfHD, Hrsg. Qualitätssicherung in der außerklinischen Geburtshilfe. Kommentierung der bundesweiten Erhebung außerklinischer Geburten 1999
11. BDH, Österreichisches Hebammengremiun & Schweizerischer Hebammenverband Hrsg. Sichere Mutterschaft. Betreuung der normalen Geburt. Ein Praktischer Leitfaden, 2001 – first published by WHO under the title Care in normal birth: a practical guide. Report of a technical working group, Genf 1996
12. BGW Für ein gesundes Berufsleben. Seit 75 Jahren Berufsgenossenschaft für Gesundheitsdienst und Wohlfahrtspflege, 1929–2004
13. Blech, Jürgen Die Krankheitserfinder – Wie wir zu Patienten gemacht werden. S. Fischer Verklag, 2003, Frankfurt
14. Bothe, Dagmar, Aufruf der Arbeitsgruppe „Qualitätssicherung“ im BDH. In: DHZ 8/95:385
15. Brandstädter, Isolde Zur neuen Gebührenordnung. In: DHZ 8/90:313
16. Brandstädter, Isolde Aufgabengebiet der Beirätinnen. In: DHZ 8/92:326
17. Brandstädter, Isolde Spendenaufruf – und was dann? In: DHZ 9/93:373
18. Drexelius, Nina Evolution besiegt? Medikalisierte Geburt unter Zugzwang. In: HF 2002/11:731733
19. Edelmann, Lilo Aktuelles aus der Gebührenkommission. In: DHZ 3/96:121
20. Fey, Cäcilie Wer, wie was? Wieso, weshalb, warum? Die häufigsten Fragen an die Gutachterinnenkommission und die wichtigsten Antworten darauf. In: HF 2004/7:496
21. Friedrich, Jule Die Arbeit der Stillbeauftragten. In: DHZ 9/97: XII (Beihefter)
22. Friese-Berg, Sabine Schwangerenvorsorge und -fürsorge durch die Hebamme. In: Kongressband anlässlich des IX. Hebammenkongresses, 2001: 245–250
23. Gebauer, Olga Vorwort. In: Berliner Hebammen-Zeitung, 1. Jahrgang, 1. April 1886
24. Geburtshilfliche Qualitätssicherung, Hessen www.gqhnet.de
25. Groß, Mechthild Angewandte Hebammenforschung – Wissenschaftliches Argumentieren im Hebammenberuf. In: Kongressband anlässlich des VII. Hebammenkongress in Karlsruhe ,1995:193–216
26. Groß, Mechthild Editorial. Laudatio für die Preisträgerinnen. In: Die Hebamme, Heft 4, 16. Jahrgang, Dezember 2003
27. Groß, Mechthild und Enkin et al. Effektive Betreuung während Schwangerschaft und Geburt. Ein Handbuch für Hebammen und Geburtshelfer. Huber Verlag Bern, Göttingen 1998
28. Hahmann, Helga Die Hebammen und ihre Berufsorganisation. Ein geschichtlicher Überblick, Hannover 1992
29. Hipp, Maria Für Jutta Koberg – unser Dank zum Abschied aus der Geschäftsstelle des BDH. In: DHZ 6/92:237-241
30. Hoffmann, Wolfgang Auf vermintem Gelände. Die neue Gesundheitsministerin Andrea Fischer muß mit Druck rechnen. In: Die ZEIT 45/1998 www.zeit.de/archiv
31. Horschitz, Harald Arbeitssituation der angestellten Hebammen – Nachtrag. In: DHZ 3/89:80
32. Horschitz, Harald Endlich ein Ergebnis! Neue Personalanhaltszahlen ab 1993 für geburtshilfliche Abteilungen. In: DHZ 11/92:457
33. Josten, Angelika Appell an die Selbstverwaltung. In: DHZ 7/90:271
34. Kehrbach, Antje Aktuelles aus dem Bildungsbereich. In: HF 2001/5:355-356
35. Kitzinger, Sheila Mütter sind das Salz der Erde. Ein weltweiter Report, Düsseldorf 1993
36. Koberg, Jutta Man muss weggehen können. In: DHZ 1/92:16-17
37. Klenk, Martina Die Präsidentin on tour. Zu Besuch im Universitätsklinikum Giessen. In: HF Mai 2002: 329–330
38. Koopmann, Sabine Stillen ein Grundrecht. Weltstillwoche vom 1. bis 7. 10. 2000. In: HF 9/2000:307-309
39. Krauss, Sabine Hebammengemeinschaftshilfe (HGH). In: HF 2000/11:472
40. Lange, Jürgen Hebammenarbeit in den Kliniken zwischen Selbstbestimmung und gesellschaftlicher Kontrolle. In: Kongressband anlässlich des IX. Hebammenkongresses, 2001:91–95
41. Loytved, Christine Aufgegeben oder abgenommen? – Kompetenzverlust in der Hebammenausbildung. In : HF5/2003:322-327
42. Loytved, Christine Daten und Fakten für die Praxis. In: DHZ 7/2004:10–11
43. N.N. BDH-Resolution zur Neuregelung des Schwangerschaftsabbruchs. In: DHZ 1/94:23

44. N.N. Die Ethnisierung des Sozialen. Die Transformation der jugoslawischen Gesellschaft im Medium des Krieges, Berlin, Göttingen 1993 http://www.nadir.org/nadir/archiv/Internationalismus/jugoslawien/materialien_06/05.html
45. Oblasser, Claudia Forschung als Instrument. In: DHZ7/2004:6-10
46. P.A. Hebammen auf den Barrikaden: Gegen „technisierte Klinikgeburt". Kongress in Gießen plädiert für das „Gebären aus eigener Kraft". In: Siegener Zeitung, 6.4.1992
47. Pellin, Ingrid Neue Geschäftsstellenleiterin im BDH. In: DHZ 7/93:290
48. Rasenack, R. Frauen helfen Frauen im Krieg e.V. Freiburg, Arbeitsgruppe Medizin. In: DHZ 9/93:373
49. Reitz, Eta Empfehlungen zur Zahl der hauptamtlichen Lehrhebammen im Verhältnis der Schülerinnen/Schüler an Hebammenschulen. In: DHZ 7/92:279-282
50. Renköwitz, Ute Der internationale Kodex zur Vermarktung von Muttermilchersatzprodukten – ein Instrument zur effektiven Stillförderung. In: HF 2003/9:581-585
51. Richter, Eva A. Minister-Rücktritte: Gesundheit jetzt Sache der SPD. In: Deutsches Ärzteblatt 98, 19.01.2001: A-73
52. Salis, Bettina Auch Hebammen wollen betreut sein. Ein Streifzug durch die Geschäftsstelle. In : HF 2004/7:492-493
53. zu Sayn-Wittgenstein, Friederike Gebären zwischen Selbstbestimmung und gesellschaftlicher Kontrolle. In: Kongressband anlässlich des IX. Hebammenkongresses, 2001:8-18
54. Schäfers, Rainhild Hebammengeleitete Schwangerenvorsorge im Krankenhaus. In: HF 2003/3:158-169
55. Schneider, Eva Familienhebammen. Die Betreuung von Familien mit Risikofaktoren. Mabuse Verlag, Frankfurt 2004
56. Schroth, Ursula „Arbeitssituation der angestellten Hebammen in der BRD". In: DHZ 2/89:38
57. Schroth, Ursula Hebammengemeinschaftshilfe – Was ist das? In: DHZ 3/91:108
58. Schroth, Ursula Die Gründung der Gutachterinnen-Kommission, Kiel 1.Juni 2005
59. Schücking, Beate Schwangerenvorsorge durch die Hebammen. In: Kongressband anlässlich des IX. Hebammenkongress, 2001:199–201
60. Schücking, Beate Hrsg. Selbstbestimmung der Frau in Gynäkologie und Geburtshilfe. V&R unipress, Göttingen 2003
61. Schücking, Beate „Wunschkaiserschnitt" Selbstbestimmt und risikolos? In: Dr. Med. Mabuse März/April 2004:27–30
62. Schwarz, Clarissa und Beate Schücking Wie normal ist die normale Geburt (noch)? In: Kongressband anlässlich des IX. Hebammenkongress, 2001: 203–210
63. Schwarz, Clarissa und Beate Schücking Adieu, normale Geburt? Ergebnisse eines Forschungsprojekts. In: Dr. Med. Mabuse März/April 2004:22–25
64. Seifert, Ch. 300 000 Unterschriften dem Arbeitsministerium in Bonn übergeben. In: DHZ 7/90:270
65. Stahl, Katja „Das Risikokonzept in der Schwangerenvorsorge". Vortrag bei der Tagung Schwangerenvorsorge durch die Hebammen, Fulda, 21.3.2003
66. Stiefel, Andrea Who is who im ICM. In: HF 5/2000: 67–69
67. Studnitz, Gerti und Agathe Blümer Protokoll der Delegiertentagung des BDH e.V. vom 18.–20. 11. 2002 im Treff-Hotel in Kassel
68. Tiedemann, Kirsten Hebammen im Dritten Reich. Mabuse Verlag, Frankfurt 2001
69. Trunk,Volker Frauen aller Schichten sollen Ort der Geburt frei wählen können. In: Frankfurter Rundschau 6.4.1992
70. Wagner, Marsden Fische können das Wasser nicht sehen. Geburtshilfe menschenwürdig gestalten. In: HF 2002/11: 734
71. Wehling, Andrea Stillbeauftragte des BDH. In: DHZ 1/94:11
72. Weiß, Magdalene Späte Würdigung. Ein Vorwort das keines sein durfte. In: HF 2000/5:63
73. Weiß, Magdalene Bündnis Gesundheit 2000. In: HF 2000/6:157
74. Weiß, Magdalene Und kein(e) (W)ende? In: HF 2000/11:727
75. Weiß, Magdalene Zum Rücktritt der Gesundheitsministerin Andrea Fischer. In: HF 2001/2:110
76. Weiß, Magdalene Die Arbeit der Präsidentin – ein Ausschnitt. In: HF 2001/5:352
77. Zoege, Monika Die Professionalisierung des Hebammenberufs. Anforderungen an die Ausbildung. Huber Verlag, Bern, Göttingen 2004

Quellennachweise

Abb. 1-1 Allgemeine Deutsche Hebammen-Zeitung (ADHZ) 18/1903 Nr. 4, S. 63

Abb. 1-2 aus: Julie Gebauer: Erinnerungen an Olga Gebauer, Staude Verlag 1930, Buchbeginn

Abb. 1-3 Berliner Hebammen-Zeitung, Nr. 1, H. 1, 1. April 1886

Abb. 1-4 Allgemeine Deutsche Hebammen-Zeitung (ADHZ), Nr. 1, H. 1, 1. August 1886

Abb. 1-5 ADHZ 17/1902, H. 7, S. 119

Abb. 1-6 aus: Julie Gebauer: Erinnerungen an Olga Gebauer, Staude Verlag 1930, S. 457

Abb. 1-7 Allgemeine Deutsche Hebammen-Zeitung (ADHZ) 35/1920, Nr. 16, H. 6, S. 207

Abb. 2-1 Zeitschrift der Reichsfachschaft Deutscher Hebammen, 1934, S. 147

Abb. 2-2 Zeitschrift der Reichsfachschaft Deutscher Hebammen, 1936, S. 65

Abb. 2-3 Die Deutsche Hebamme, 1941, S. 103

Abb. 2-4 Zeitschrift der Reichsfachschaft Deutscher Hebammen, 1936, S. 203

Abb. 2-5 Die Deutsche Hebamme, 1940, S. 249

Abb. 2-6 Bundesarchiv: BArch, ehem. BDC, RKK 2100/0352/03, Rauschenbach, Emma

Abb. 2-7 Zeitschrift der Reichsfachschaft Deutscher Hebammen, 1936, S. 310

Abb. 2-8 Zeitschrift der Reichsfachschaft Deutscher Hebammen (1936), S. 47,1

Abb. 2-9 Deutsche Hebammenzeitschrift (DHZ) 1973, S. 151

Abb. 2-10 und **Abb. 2-11** Foto Privatbesitz

Abb. 3-1 Bundesarchiv, Bild 183/N 0301/340

Abb. 3-2 Bundesarchiv, Bild 183/N 1216/321

Abb. 3-3 Sächsisches Hauptstaatsarchiv Dresden, Landesregierung Sachsen, Ministerium für Arbeit und Sozialfürsorge, Nr. 1977

Abb. 3-4 Bildarchiv Karl Dietz Verlag Berlin

Abb. 3-5 bis **Abb. 3-7** Foto Privatbesitz

Abb. 3-8 und **Abb. 3-9** TU Dresden, Universitätsarchiv Medizinische Fakultät, Fotoarchiv im Aufbau

Abb. 3-10 Foto Privatbesitz

Abb. 4-1 Deutsche Hebammenzeitschrift (DHZ) 1961, S. 99

Abb. 4-2 DHZ 1966, S. 208

Abb. 4-3 DHZ 1957, S. 341

Abb. 4-4 aus: Wolgang Gubalke: Die Hebamme im Wandel der Zeiten, Staude Verlag 1964

Abb. 4-5 Foto Privatbesitz (Karen Brandl)

Abb. 4-6 DHZ 1966, S. 327

Abb. 4-7 Neue Presse Hannover, 27.4.1983

Abb. 4-8 aus: Hahmann, Die Hebamme und ihre Berufsorganisation, Staude Verlag 1990

Abb. 4-9 Foto Privatbesitz (Magdalene Weiß)

Abb. 4-10 und **Abb. 4-11** aus: Hahmann, Die Hebamme und ihre Berufsorganisation, Staude Verlag 1990

Abb. 4-12 DHZ 1971, S. 253

Abb. 4-13 DHZ 1981, S. 445

Abb. 4-14 Foto Privatbesitz (Ursula Schroth)

Abb. 4-15 DHZ 1977, S. 131

Abb. 4-16 Zeitschrift „Courage 2", Berliner Frauenzeitschrift, Februar 1978

Abb. 5-1 Kontaktanzeigen in der DHZ

Abb. 5-2 bis **5-6** Foto Privatbesitz

Abb. 6-1 DHZ, Heft 3/1990, S. 106

Abb. 6-2 DHZ, Heft 7, 1990, S. 266

Abb. 6-3 DHZ, Heft 7, 1990, S. 271

Abb. 6-4 DHZ, Heft 8/1992, S. 326

Abb. 6-5 Foto Berliner Hebammenverband

Abb. 6-6 DHZ, Heft 5/2004

Abb. 6-7 Foto Berliner Hebammenverband

Abb. 6-8 Foto Privatbesitz

Abb. 6-9 Hebammenforum, Nr. 1, April 2000

Abb. 6-10 Hebammenforum, Heft 6, 2003

Abb. 6-11 Hebammenforum, Heft 7, 2004

Abb. 6-12 Foto Privatbesitz

Abb. 6-13 Foto Privatbesitz

Sachregister

Personenregister